臨床ハンドセラピィ
Our Hand Therapy Protocol

北海道文教大学教授
坪田貞子 編集

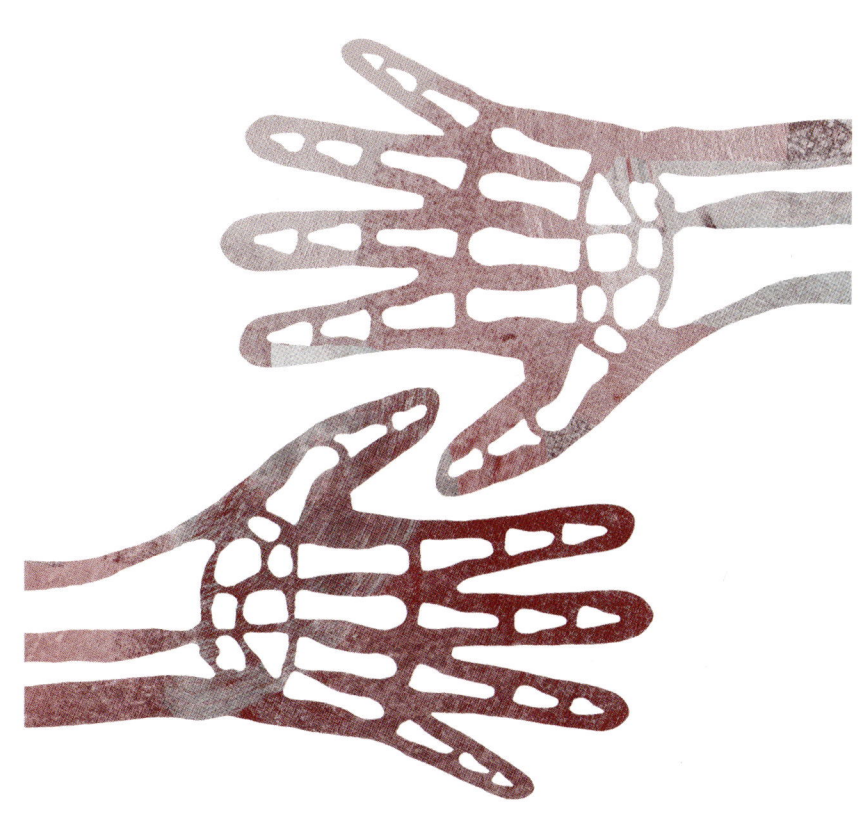

文光堂

■編　集　　　坪田貞子　北海道文教大学人間科学部作業療法学科教授
　　　　　　　　　　　前 札幌医科大学大学院保健医療学研究科教授

■執筆者一覧（執筆順）

坪田貞子	北海道文教大学人間科学部作業療法学科教授
千見寺貴子	Orthopedics Biomechanics Laboratory, Mayo Clinic Research Fellow
白戸力弥	札幌医科大学附属病院リハビリテーション部
陳　敏	YICリハビリテーション大学校非常勤講師
井部光滋	札幌徳洲会病院北海道整形外科外傷センター
及川直樹	羊ヶ丘病院リハビリテーション科 札幌医科大学大学院保健医療学研究科博士課程後期
渡邊佳與子	JICA青年海外協力隊員 ホーチミン市チョーライ病院リハビリテーション科に派遣
金子翔拓	北海道文教大学人間科学部作業療法学科講師
加藤正巳	札幌医科大学附属病院リハビリテーション部作業療法係長
三﨑一彦	北海道済生会小樽病院リハビリテーション室主任
玉　珍	札幌西円山病院リハビリテーション部 札幌医科大学大学院保健医療学研究科博士課程後期

推薦のことば

　坪田貞子教授は今年の3月に札幌医科大学保健医療学部を定年退職された．坪田教授は，まだ歴史の浅い日本のハンドセラピィのパイオニアとして，また北海道におけるハンドセラピストの生みの親として活躍してこられた．これまでの成果の集大成としての著作が『臨床ハンドセラピィ』である．本書の共同執筆者は，札幌医大で坪田教授の指導を受けながらハンドセラピィの発展に尽くしてきた若い作業療法士と大学院生達である．

　坪田教授は九州リハビリテーション大学校の第一期生として，昭和44年に卒業されている．ここは，第二次大戦後，米国において著しく発展したリハビリテーション医学を直接日本に取り入れて，将来のわが国のリハビリテーション医学の指導者を育てるために作られた大学校である．教授陣のほとんどがリハ先進国から招聘された米国人教師であったことからもこの意気込みが感じられる．この学校のとった方針は，日本の全国各地から将来の指導者としてふさわしい優秀な学生を募集することであった．坪田教授は美唄労災病院から推薦を受けた北海道第1号の学生である．当時私が整形外科の研修を受けていた労災病院の若松不二夫院長から聞いたことを記憶している．

　私が直接，坪田教授にお目にかかったのは，昭和58年に私が札幌医大の整形外科に赴任し，その後坪田教授がリハビリテーション部に配属されてからである．私が執刀するときには坪田教授も一緒に手術場に入り，回診では病室で患者さんについてのディスカッションをするなど，二人三脚の手の外科診療が始まった．『臨床ハンドセラピィ』の原稿に目を通すと，坪田教授のハンドセラピィのパイオニアとしての情熱が伝わってくる．

　本書は①ハンドセラピィの基礎知識を記した総論，②主要な手の疾患を取りあげてハンドセラピィの実際を記した各論，③各種評価表，ホームエクササイズ，治療機器，評価機器を紹介した付録から構成されている．各論では，ⓐハンドセラピィの基本戦略，ⓑハンドセラピィ・プロトコル，ⓒ基本的な術前・術後評価，ⓓハンドセラピィを成功させるためのポイントについて，多くのページを割いて丁寧に説明されている．ハンドセラピィに従事している作業療法士，理学療法士，手の外科医を目指す若手医師にとっては恰好の参考書である．

　坪田教授は序文で，本書の執筆に携わった後輩達が，将来ハンドセラピィの臨床家，研究者として新たに得た知識と成果を取り入れて，改訂を重ねていって欲しいと述べている．ハンドセラピィのパイオニアとしての自負心と情熱に，さらに深みと重みが加わることによって，ハンドセラピィの座右の名著に育っていくことを楽しみにしている．

2011年8月

札幌医科大学名誉教授・羊ヶ丘病院名誉院長　　石井　清一

序

　私は作業療法士としての43年間のうち，8年間の教育分野への仕事以外は，ほとんどを身体障害作業療法領域の臨床で仕事をしてきました．そのうちの17年間を札幌医科大学附属病院で，主にハンドセラピィを行ってきました．当時は"ハンドセラピィって理学療法士の仕事じゃないの"といわれるくらい作業療法士にとって認識のない分野でした．短期大学部の助手を経て，私が附属病院に転勤して間もなく，手の外科の権威である整形外科学講座の石井教授が兼任でリハビリテーション部長に，同じくして手の外科の権威（先天異常）の荻野利彦教授が保健医療学部理学療法学科に就任され，ハンドセラピィを組織的に行うことになりました．そこでセラピストとして手の外科疾患や救命救急部の患者の治療に参加し，知識だけでなく，クリティカルな考え方を学びました．また，この間，日本ハンドセラピィ学会，国際ハンドセラピィ学会等への参加は，自らのハンドセラピィを発展させるためにもとても助けになりました．その後，附属病院から保健医療学に転職し，この6年間，同大学の保健医療学部で教鞭をとってきましたが，今年の3月末で定年を迎えました．学部教育でハンドセラピィを教え，大学院（基礎上肢機能障害学講座・ハンドセラピィ）では3名の博士課程，7名の修士課程の学生を受け入れ，それぞれの学生が学位を得て修了していきました．ゼミの教育に終始ご支援，ご指導くださいました同学部理学療法学科の青木光広准教授（現 札幌第一病院副院長）と，医学部解剖学第二講座の藤宮峯子教授にお礼を申し上げます．

　今回，この本の出版を思い立ったのは，出版社が勧めてくれたこともありますが，これまで臨床や大学教育で培ってきた私たちの経験を1冊の本にしたいと考えるようになったからです．ハンドセラピィに関した著書は国内外に優れた出版本がありますが，臨床に即したハンドセラピィのための専門書はそれほど多くはありません．また，手の外科医からは，"ハンドセラピィのプロトコルが書かれた本はないのだろうか"との質問を受けることがありました．そこで，セラピィ指針をもとに臨床実践に即したプロトコルや装具療法に力点を置いた内容で，作業療法士や理学療法士およびリハビリテーション処方箋を書く若手医師に，臨床におけるガイドブックとして利用されることを願って編集しました．著者のほとんどが，私の講座の院生とハンドセラピィを一緒に発展させてきた大学附属病院の作業療法士や卒業生です．このため，副題を *Our Hand Therapy Protocol* としました．この先，彼らが5年，10年と臨床家として，あるいは研究者として仕事をしていく過程で改訂する機会が与えられれば，この初版がわれわれのハンドセラピィの礎となり，次の改訂がハンドセラピィの更なる進化の履歴となって継承されて行くことを願っています．

　最後に，私たちをいつも温かくご指導くださいました札幌医科大学名誉教授・石井清一先生（現 羊ヶ丘病院名誉院長），山形大学整形外科学講座教授・荻野利彦先生，前 札幌医科大学高度救命救急センター・土田芳彦先生（現 札幌東徳洲会病院外傷センター長），前 札幌医科大学附属病院リハビリテーション部副部長・横串算敏先生（現 西円山病院副院長）と，多くのことを教えてくださいました患者の皆様に厚くお礼を申し上げます．

2011年8月

坪田　貞子

目　次

I ハンドセラピィとは …… 1

1 ハンドセラピィとは ……（坪田貞子）…… 2
- Ⅰ ハンドセラピィの歴史 …… 2
- Ⅱ 基本的な考え方 …… 2
- Ⅲ 対象とする疾患と治療 …… 2
- Ⅳ 今後の多様化と発展 …… 3

Ⅱ ハンドセラピィに必要な知識 …… 5

1 手の解剖 ……（千見寺貴子）…… 6
- Ⅰ 手の表面解剖 …… 6
- Ⅱ 骨・関節 …… 6
- Ⅲ 筋解剖 …… 11
- Ⅳ 手の神経 …… 17
- Ⅴ 手の脈管系 …… 17

2 介入の原則 ……（坪田貞子）…… 19
- Ⅰ 早期介入による浮腫の軽減 …… 19
- Ⅱ 介入の手順 …… 19
- Ⅲ セラピィ介入の方法 …… 20
- Ⅳ 組織の修復と介入の時期 …… 21
- Ⅴ 介入されるストレス …… 21

3 評価の原則 ……（坪田貞子）…… 24
- Ⅰ 正確な評価を行う …… 24
- Ⅱ 医師や専門職との連携 …… 24

4 スプリント療法の原則 ……（白戸力弥）…… 26
- Ⅰ スプリントの構造による分類 …… 26
- Ⅱ スプリントの作製目的別分類 …… 26
- Ⅲ 作製テクニック …… 27
- Ⅳ 素材の種類と特性 …… 27
- Ⅴ スプリント作製上の原則 …… 27
- Ⅵ 拘縮に対する矯正目的のスプリント療法の原則 …… 29
- Ⅶ 作製前評価と計画 …… 31
- Ⅷ 作製の手順 …… 31
- Ⅸ 再評価 …… 31

5 物理療法 　　　　　　　　　　　　　　　　　　　　　　　　　　　　　　（陳　敏）……34
- Ⅰ 温熱療法 ……34
- Ⅱ 寒冷療法 ……35
- Ⅲ 光線療法 ……37
- Ⅳ 水浴療法 ……39

6 心理的支持・ケアの原則 　　　　　　　　　　　　　　　　　　　　（坪田貞子）……42
- Ⅰ 外傷患者の心理的ダメージの特徴 ……42
- Ⅱ ケアの原則 ……42
- Ⅲ 長期的な視点に立った支援 ……43

Ⅲ 疾患別プロトコル ……45

1 骨折・脱臼・靱帯損傷 ……46

① 基節骨・中手骨骨折 ―保存的治療（Burkhalter 法）と観血的治療― （井部光滋）……46
- Ⅰ 基節骨・中手骨骨折とは ……46
- Ⅱ ハンドセラピィの基本的戦略 ……53
- Ⅲ 私たちのハンドセラピィ・プロトコル：保存的治療（Burkhalter 法）と観血的治療 ……54
- Ⅳ 基節骨骨折の基本的な術前・術後評価 ……56
- Ⅴ ハンドセラピィを成功させるためのポイント ……57

② 舟状骨骨折 　　　　　　　　　　　　　　　　　　　　　　　　　　（白戸力弥）……59
- Ⅰ 舟状骨骨折とは ……59
- Ⅱ ハンドセラピィの基本的戦略 ……61
- Ⅲ 私たちのハンドセラピィ・プロトコル ……61
- Ⅳ 舟状骨骨折の基本的な評価 ……62
- Ⅴ ハンドセラピィを成功させるためのポイント ……63

③ 橈骨遠位端骨折 　　　　　　　　　　　　　　　　　　　　　　　　（白戸力弥）……65
- Ⅰ 橈骨遠位端骨折とは ……65
- Ⅱ ハンドセラピィの基本的戦略 ……66
- Ⅲ 私たちのハンドセラピィ・プロトコル ……72
- Ⅳ 橈骨遠位端骨折の基本的な術前・術後評価 ……76
- Ⅴ ハンドセラピィを成功させるためのポイント ……77

④ TFCC 損傷・尺骨突き上げ症候群 　　　　　　　　　　　　　　　（白戸力弥）……82
- Ⅰ TFCC 損傷・尺骨突き上げ症候群とは ……82
- Ⅱ ハンドセラピィの基本的戦略 ……84
- Ⅲ 私たちのハンドセラピィ・プロトコル ……85
- Ⅳ TFCC 損傷・尺骨突き上げ症候群の基本的な術前・術後評価 ……86
- Ⅴ ハンドセラピィを成功させるためのポイント ……87

⑤ 肘関節側副靱帯損傷 ……………………………………………（白戸力弥）…… 89
Ⅰ　肘関節側副靱帯損傷とは ……………………………………………………… 89
Ⅱ　ハンドセラピィの基本的戦略 ………………………………………………… 91
Ⅲ　私たちのハンドセラピィ・プロトコル ……………………………………… 93
Ⅳ　肘関節側副靱帯損傷の基本的な術前・術後評価 …………………………… 95
Ⅴ　ハンドセラピィを成功させるためのポイント ……………………………… 95

⑥ 肘頭骨折 …………………………………………………………（白戸力弥）…… 97
Ⅰ　肘頭骨折とは …………………………………………………………………… 97
Ⅱ　ハンドセラピィの基本的戦略 ………………………………………………… 98
Ⅲ　私たちのハンドセラピィ・プロトコル ……………………………………… 99
Ⅳ　肘頭骨折の基本的な術前・術後評価 ………………………………………… 101
Ⅴ　ハンドセラピィを成功させるためのポイント ……………………………… 102

⑦ 上腕骨骨幹部骨折 ………………………………………………（及川直樹）…… 104
Ⅰ　上腕骨骨幹部骨折とは ………………………………………………………… 104
Ⅱ　ハンドセラピィの基本的戦略 ………………………………………………… 105
Ⅲ　私たちのハンドセラピィ・プロトコル ……………………………………… 105
Ⅳ　要点 ……………………………………………………………………………… 106

⑧ 腱板断裂 …………………………………………………………（及川直樹）…… 107
Ⅰ　腱板断裂とは …………………………………………………………………… 107
Ⅱ　ハンドセラピィの基本的戦略 ………………………………………………… 108
Ⅲ　私たちのハンドセラピィ・プロトコル ……………………………………… 108
Ⅳ　腱板断裂の基本的な術前・術後評価 ………………………………………… 109
Ⅴ　ハンドセラピィを成功させるためのポイント ……………………………… 110

2　末梢神経損傷 ……………………………………………………………………… 111

① 尺骨・正中・橈骨神経損傷 ―保存・修復後と知覚再教育― …（渡邊佳與子）…… 111
Ⅰ　末梢神経損傷とは ……………………………………………………………… 111
Ⅱ　ハンドセラピィの基本的戦略 ………………………………………………… 113
Ⅲ　私たちのハンドセラピィ・プロトコル ……………………………………… 117
Ⅳ　尺骨・正中・橈骨神経損傷の基本的な術前・術後評価 …………………… 121
Ⅴ　ハンドセラピィを成功させるためのポイント ……………………………… 122

② 腕神経叢麻痺 ……………………………………………………（渡邊佳與子）…… 124
Ⅰ　腕神経叢麻痺とは ……………………………………………………………… 124
Ⅱ　ハンドセラピィの基本的戦略 ………………………………………………… 125
Ⅲ　私たちのハンドセラピィ・プロトコル ……………………………………… 126
Ⅳ　腕神経叢麻痺の基本的な評価 ………………………………………………… 128
Ⅴ　ハンドセラピィを成功させるためのポイント ……………………………… 128

3 絞扼性神経障害 131

① 胸郭出口症候群 —保存療法によるアプローチ— （金子翔拓）...... 131
- Ⅰ 胸郭出口症候群とは 131
- Ⅱ ハンドセラピィの基本的戦略 132
- Ⅲ 私たちのハンドセラピィ・プロトコル 132
- Ⅳ TOS の基本的な評価 135
- Ⅴ ハンドセラピィを成功させるためのポイント 135

② 手根管症候群 —保存療法によるアプローチ— （金子翔拓）...... 138
- Ⅰ 手根管症候群とは 138
- Ⅱ ハンドセラピィの基本的戦略 140
- Ⅲ 私たちのハンドセラピィ・プロトコル 140
- Ⅳ CTS の基本的な評価 142
- Ⅴ ハンドセラピィを成功させるためのポイント 142

③ 肘部管症候群 （金子翔拓）...... 145
- Ⅰ 肘部管症候群とは 145
- Ⅱ ハンドセラピィの基本的戦略 147
- Ⅲ 私たちのハンドセラピィ・プロトコル 147
- Ⅳ 肘部管症候群の基本的な評価 149
- Ⅴ ハンドセラピィを成功させるためのポイント 149

4 腱損傷 151

① 伸筋腱損傷（縫合後） （坪田貞子）...... 151
- Ⅰ 伸筋腱修復後のハンドセラピィとは 151
- Ⅱ ハンドセラピィの基本的戦略 151
- Ⅲ 私たちのハンドセラピィ・プロトコルと装具療法（伸筋腱損傷の区分別） 153
- Ⅳ 伸筋腱損傷の基本的な術前・術後評価：伸筋腱機能を評価するための Miller の評価 156
- Ⅴ ハンドセラピィを成功させるためのポイント 156

② 手指の屈筋腱損傷 —腱修復後の早期運動療法— （坪田貞子）...... 158
- Ⅰ 屈筋腱損傷とは 158
- Ⅱ ハンドセラピィの基本的戦略 160
- Ⅲ 私たちのハンドセラピィ・プロトコル：早期他動運動＋自動運動 160
- Ⅳ 単独屈筋腱損傷後の基本的な術前・術後評価 163
- Ⅴ ハンドセラピィを成功させるためのポイント 163

③ 手指再接着 （白戸力弥）...... 165
- Ⅰ 手指再接着とは 165
- Ⅱ ハンドセラピィの基本的戦略 165
- Ⅲ 私たちのハンドセラピィ・プロトコル 166

Ⅳ　手指再接着後の基本的な術後評価 173
　　Ⅴ　ハンドセラピィを成功させるためのポイント 173

④ 機能再建 (白戸力弥) 175
　　Ⅰ　機能再建とは 175
　　Ⅱ　ハンドセラピィの基本的戦略 178
　　Ⅲ　私たちのハンドセラピィ・プロトコル 178
　　Ⅳ　機能再建の基本的な術前・術後評価 182
　　Ⅴ　ハンドセラピィを成功させるためのポイント 183

5　人工関節 185

① 肘関節 (及川直樹) 185
　　Ⅰ　人工肘関節とは 185
　　Ⅱ　人工肘関節の外科的介入 185
　　Ⅲ　ハンドセラピィの基本的戦略 186

② 手指MP関節 (坪田貞子) 188
　　Ⅰ　MP関節人工関節とは 188
　　Ⅱ　人工関節置換術の基本的戦略と適応 188
　　Ⅲ　私たちのハンドセラピィ・プロトコル 189
　　Ⅳ　人工関節置換術の基本的な術前・術後評価 192
　　Ⅴ　ハンドセラピィを成功させるためのポイント 192

6　手根不安定症 (白戸力弥) 194
　　Ⅰ　手根不安定症とは 194
　　Ⅱ　ハンドセラピィの基本的戦略 197
　　Ⅲ　私たちのハンドセラピィ・プロトコル 198
　　Ⅳ　手根不安定症の基本的な評価 199
　　Ⅴ　ハンドセラピィを成功させるためのポイント 199

7　手指の変形　―保存療法としての装具療法― (渡邊佳與子) 201
　　Ⅰ　手指の変形：マレット指・白鳥の首変形・ボタン穴変形・尺側偏位とは 201
　　Ⅱ　ハンドセラピィの基本的戦略 204
　　Ⅲ　私たちのハンドセラピィ・プロトコル 205
　　Ⅳ　手指の変形に対する基本的な評価 208
　　Ⅴ　ハンドセラピィを成功させるためのポイント 210

8　関節症 211

① 母指CM関節症 (及川直樹) 211
　　Ⅰ　母指CM関節症とは 211
　　Ⅱ　ハンドセラピィの基本的戦略 212

② 変形性肘関節症 —保存療法と術後療法— （金子翔拓）…… 214
- Ⅰ 変形性肘関節症とは …… 214
- Ⅱ ハンドセラピィの基本的戦略 …… 215
- Ⅲ 私たちのハンドセラピィ・プロトコル：保存療法編 …… 215
- Ⅳ 私たちのハンドセラピィ・プロトコル：術後療法編 …… 216
- Ⅴ 変形性肘関節症の基本的な評価 …… 218
- Ⅵ ハンドセラピィを成功させるためのポイント …… 218

9 腱鞘炎 …… 220

① ドケルバン病 —スプリント療法によるアプローチ— （金子翔拓）…… 220
- Ⅰ ドケルバン病とは …… 220
- Ⅱ ハンドセラピィの基本的戦略 …… 221
- Ⅲ 私たちのハンドセラピィ・プロトコル：スプリント療法 …… 221
- Ⅳ ドケルバン病の基本的な評価 …… 224
- Ⅴ ハンドセラピィを成功させるためのポイント …… 224

② ばね指 —スプリント療法によるアプローチ— （金子翔拓）…… 226
- Ⅰ ばね指とは …… 226
- Ⅱ ハンドセラピィの基本的戦略 …… 227
- Ⅲ 私たちのハンドセラピィ・プロトコル：スプリント療法 …… 227
- Ⅳ ばね指の基本的な評価 …… 229
- Ⅴ ハンドセラピィを成功させるためのポイント …… 229

10 テニス肘 （金子翔拓）…… 231
- Ⅰ テニス肘とは …… 231
- Ⅱ ハンドセラピィの基本的戦略 …… 232
- Ⅲ 私たちのハンドセラピィ・プロトコル：保存療法編 …… 232
- Ⅳ 私たちのハンドセラピィ・プロトコル：術後療法編 …… 234
- Ⅴ テニス肘の基本的な評価 …… 235
- Ⅵ ハンドセラピィを成功させるためのポイント …… 235

11 デュプイトレン拘縮 （加藤正巳）…… 238
- Ⅰ デュプイトレン拘縮とは …… 238
- Ⅱ ハンドセラピィの基本的戦略 …… 240
- Ⅲ 私たちのハンドセラピィ・プロトコル …… 242
- Ⅳ デュプイトレン拘縮解離術の基本的な術前・術後評価 …… 244
- Ⅴ ハンドセラピィを成功させるためのポイント …… 244

12 フォルクマン拘縮（阻血性拘縮） （坪田貞子）…… 246
- Ⅰ フォルクマン拘縮とは …… 246

Ⅱ　ハンドセラピィの基本的戦略 ……………………………………………………………… 246
　　Ⅲ　フォルクマン拘縮の術前評価 ……………………………………………………………… 247
　　Ⅳ　私たちのハンドセラピィ・プロトコル …………………………………………………… 248

13 複合性局所疼痛症候群 ……………………………………………（三﨑一彦）…… 251
　　Ⅰ　CRPS とは …………………………………………………………………………………… 251
　　Ⅱ　ハンドセラピィの基本的戦略 ……………………………………………………………… 254
　　Ⅲ　私たちのハンドセラピィ・プロトコル …………………………………………………… 254
　　Ⅳ　CRPS の基本的な介入前後評価 …………………………………………………………… 257
　　Ⅴ　ハンドセラピィを成功させるためのポイント …………………………………………… 258

14 先天異常 ……………………………………………………………（加藤正巳）…… 260
　　Ⅰ　先天異常とは ………………………………………………………………………………… 260
　　Ⅱ　ハンドセラピィの基本的戦略 ……………………………………………………………… 263
　　Ⅲ　私たちのハンドセラピィ・プロトコル …………………………………………………… 263
　　Ⅳ　先天異常の基本的な術前・術後評価 ……………………………………………………… 264
　　Ⅴ　ハンドセラピィを成功させるためのポイント …………………………………………… 264

15 熱傷 …………………………………………………………………（加藤正巳）…… 266
　　Ⅰ　熱傷とは ……………………………………………………………………………………… 266
　　Ⅱ　ハンドセラピィの基本的戦略 ……………………………………………………………… 271
　　Ⅲ　私たちのハンドセラピィ・プロトコル …………………………………………………… 271
　　Ⅳ　熱傷の基本的な評価 ………………………………………………………………………… 271
　　Ⅴ　ハンドセラピィを成功させるためのポイント …………………………………………… 271

16 音楽家の手の障害 …………………………………………………（及川直樹）…… 274
　　Ⅰ　音楽家の手の障害 …………………………………………………………………………… 274
　　Ⅱ　ピアニストの PRMDs の原因 ……………………………………………………………… 275
　　Ⅲ　今後の課題 …………………………………………………………………………………… 276

Ⅳ 付録 …………………………………………………………………………………………… 277

1 評価用紙 ……………………………………………（白戸力弥・加藤正巳・坪田貞子）…… 278
2 ホーム・エクササイズ ………………………………………（金子翔拓・玉　珍）…… 283
3 ハンドセラピィに必要な機器 …………………………………………………………… 287

索引 ……………………………………………………………………………………………… 289

I ハンドセラピィとは？

1 ハンドセラピィとは

理解のためのエッセンス

- ハンドセラピィは微小血管外科の発展に伴って手の外科術後の患者に行われる専門に特化したセラピィの総称である．
- 日本でも2010年からハンドセラピィの認定制度が発足した．
- 可能な限りEBMに基づいた評価，治療プログラムと手段（実践）を最適な方法で用いる．
- 産業構造や生活様式に対応した治療や予防教育への期待が広がっている．

I ハンドセラピィの歴史

- ハンドセラピィは微小血管外科の発展に伴って，アメリカで発展した手の外科術後の患者に行われるきわめて高度に専門分化した上肢の機能障害に対するリハビリテーションの1分野（アメリカハンドセラピィ学会の定義）であり，その後，先進各国において手の外科医と理学療法士，作業療法士が協働しながらハンドセラピィを発展させてきた．
- 特に，先進国では（日本も同様），入院期間が短縮され外来通院を余儀なくされるため，術後のリハビリテーションにより高い専門性が求められるようになった．また，PT，OTの開業権のある国で専門特化への道が促進されている．
- ハンドセラピィのはじまりは手の外科手術後となっているが，現在はこの概念は，術後の患者のみを対象にはしておらず，変性疾患など手の機能障害すべてを広く包括している．
- 日本では1988年に日本ハンドセラピィ学会が発足し，学会を中心に教育，啓発活動を行ってきた．2010年からは専門作業療法士（手の外科），認定ハンドセラピストの認定制度が発足し，より専門的な領域として発展してきている．

II 基本的な考え方

- ハンドセラピィの基本的な考え方として，温熱や冷却，電気刺激，振動など物理的刺激や関節可動域訓練，ストレッチング，摩擦（マッサージ）などの徒手的方法，治療活動（therapeutic activities）を用いて，運動器を支えている組織（靱帯・腱，関節包，血管，筋や骨）に効果的なストレスを与えることによって，修復された組織の恒常性を回復させることにある．つまり，適切な負荷（ストレス）を適切な時期にどのように与えるかである．
- そのためには対象とする組織（腱，靱帯，関節包，骨など）の負荷にたいする反応様式について十分理解することが重要である．

III 対象とする疾患と治療

- ハンドセラピィが対象とする疾患，治療の範

表 アメリカハンドセラピィ学会によるハンドセラピィの範囲

評 価	治 療	手 段
体表観察	創傷の管理	温熱の利用
創傷と瘢痕	瘢痕の管理	徒手療法
浮腫	浮腫のコントロール	電気生理学的テクニック
脈管	痛みのコントロール	神経筋テクニック
知覚	知覚再教育	合目的的な活動
関節可動域	可動域訓練	機器や器具の活用
筋力	筋力増強	
巧緻性	巧緻性訓練	
義手	義手訓練	
装具	装具作製と訓練	
職業能力	ワークコンディショニング	
日常生活活動	日常生活活動の訓練	
手指機能		
心理社会的スキル		

囲をアメリカハンドセラピィ学会は，①評価，②治療，③手段の3つに分けている．そして，評価には体表観察，創傷と瘢痕，浮腫，脈管，知覚，関節可動域，筋力，巧緻性，義手，装具，職業能力，日常生活活動，手指機能，心理社会的スキルとし，治療には創傷の管理，瘢痕の管理，浮腫のコントロール，痛みのコントロール，知覚再教育，可動域訓練，筋力増強，義手訓練，装具製作と訓練，Work Conditioning，日常生活活動訓練で，手段には温熱，冷温の利用，徒手療法，電気生理学的テクニック，神経筋テクニック，合目的的な活動，機器や器具の活用などをあげている（表）．

☐ これらの中で，特に装具療法はハンドセラピィ・プログラムには欠かせないものでリアルタイムに装具を作製，修正できるスプリント製作の技術は効果的なセラピィを実施する上で必要不可欠である．

☐ また，評価や治療と実践の基礎となる上肢の機能解剖や生体力学，運動機能障害診断，観血療法（術式），リハビリテーション工学や福祉機器の知識や対象者の心理社会学的な背景の理解など，整合性のあるプログラムの作成が必要である．

☐ このためには，EBMのある治療技法（Art and Science）はセラピィの基本であるが，対象者の職業復帰や社会参加などQOLに結びついた包括的な関与が必要である．

Ⅳ 今後の多様化と発展

☐ 今後，労働のロボット化や危険を回避するような機器の開発，環境の整備が進み，外傷の発生件数は先進各国では減少に転じていこう．

☐ ハンドセラピィにおける外傷疾患へのかかわりは依然として主軸ではあるが，これら産業構造，生活スタイルの変化に伴い，職業や日常生活でコンピュータを多用する人々の増加や音楽家など，おなじ動作を長時間強いられる反復性運動障害や高齢化に伴う変性疾患などの増加が予想される．

☐ そしてこれらに対するセラピィはもとより，予防教育にも守備範囲が広がっていくと考えられる．

☐ 加えて知覚再教育，機能再建，慢性疼痛およびFocal dystoniaなど大脳機能と深く関連している手の働きについても基礎研究を基にしたハンドセラピィの発展が期待される．

文 献
1) 中田眞由美：作業療法士のためのハンドセラピィ入門，三輪書店，2005

（坪田貞子）

II ハンドセラピィに必要な知識

1 手の解剖

理解のためのエッセンス

- 解剖はハンドセラピィに欠くことのできない基礎知識の1つである．

＊ハンドセラピィでは解剖用語の英語略称がたびたび用いられ，慣れるまでは混乱することも少なくない．ハンドセラピィでよく用いられる英語の略称を表1に記載する．

I 手の表面解剖

☐ 手掌表面のランドマークとして，豆状骨，母指球，小指球，母指球皮線，近位手掌皮線，遠位手掌皮線，手首皮線，手掌指節皮線，近位指節間皮線，遠位指節間皮線があげられる[1]（図1）．近位指節間皮線と遠位指節間皮線は，それぞれ近位指節間関節（proximal interphalangeal joint；PIP関節）と遠位指節間関節（distal interphalangeal joint；DIP関節）にほぼ一致する．しかし，手掌指節皮線は中手指節関節（metacarpophalangeal joint；MP関節）の位置とは一致しない．

II 骨・関節

1. 手根骨，手根中央関節

☐ 手根骨は近位列（舟状骨・月状骨・三角骨）と遠位列（大菱形骨・小菱形骨・有頭骨・有鈎骨）からなる（図2）．手根中央関節はこの2つの手根骨列からなり，複雑な手関節の動きの一部を担う．

☐ 種子骨である豆状骨は，尺側手根屈筋（flexor

表1 ハンドセラピィでよく用いられる解剖用語の英語略称（A-Z順）

[筋]				
ADM：Abductor digiti minimi	小指外転筋	FDMB：Flexor digiti minimi brevis	短小指屈筋
ADP：Adductor pollicis	母指内転筋	FDP：Flexor digitorum profundus	深指屈筋
APB：Abductor pollicis brevis	短母指外転筋	FDS：Flexor digitorum superficialis	浅指屈筋
APL：Abductor pollicis longus	長母指外転筋	FPB：Flexor pollicis brevis	短母指屈筋
ECRB：Extensor carpi radialis brevis	短橈側手根伸筋	FPL：Flexor pollicis longus	長母指屈筋
ECRL：Extensor carpi radialis longus	長橈側手根伸筋	ODM：Opponens digiti minimi	小指対立筋
ECU：Extensor carpi ulnaris	尺側手根伸筋	OP：Opponens pollicis	母指対立筋
EDC：Extensor digitorum communis	総指伸筋	PL：Palmaris longus	長掌筋
EDM：Extensor digiti minimi	小指伸筋	[関節]	
EIP：Extensor indicis proprius	示指伸筋	CM：Carpometacarpal joint	手根中手関節
EPB：Extensor pollicis brevis	短母指伸筋	DIP：Distal interphalangeal joint	遠位指節間関節
EPL：Extensor pollicis longus	長母指伸筋	IP：Interphalangeal joint	指節間関節
FCR：Flexor carpi radialis	橈側手根屈筋	MP：Metacarpophalangeal joint	中手指節関節
FCU：Flexor carpi ulnaris	尺側手根屈筋	PIP：Proximal interphalangeal joint	近位指節間関節
		TM：Trapeziometacarpal joint	大菱中手骨関節

carpi ulnaris：FCU）の中に収まるようにして三角骨の掌側面と小関節を形成する．

☐ 手関節の運動にかかわる主要な筋腱に，長橈側手根伸筋（ECRL），短橈側手根伸筋（ECRB），尺側手根伸筋（ECU），橈側手根屈筋（FCR），尺側手根屈筋（FCU）があげられる．

☐ FCUが豆状骨に停止する以外は，これらの筋腱は手根骨に付着せずに中手骨に停止する（図3）．そのため，手関節伸筋・屈筋による手関節運動は，手根骨遠位列と靱帯で強固に結合する中手骨から伝わる力によって起こる．尺側手根屈筋は豆状骨に停止するが，筋の力は豆中手靱帯を介して中手骨に伝えられる．

☐ 手関節の運動はほぼ橈骨手根関節と手根中央関節によって行われる[2]（表2）．

☐ 手関節の靱帯は関節外靱帯と関節内靱帯に分類できる．関節外靱帯といっても，そのほとんどが関節包の一部を構成する関節包靱帯で靱帯が完全に独立した構造ではない．関節内靱帯は手根骨間靱帯で手根骨列を結ぶ[3]．

☐ 掌側橈骨手根靱帯は遠位橈骨の掌側縁から起こり，舟状骨・月状骨・有頭骨へ向かって走行する（図4a）．この掌側橈骨手根靱帯は橈骨舟状骨有頭骨靱帯・短橈骨月状骨靱帯・長橈骨月状骨靱帯，橈骨舟状月状骨靱帯に分類できる．

☐ 尺骨手根骨靱帯は三角線維軟骨複合体（triangular fibrocartilage complex：TFCC）の掌側縁・掌側橈骨月状骨靱帯・尺骨頭から起こり，月状骨・三角骨・有頭骨へ向かって走行する．この尺骨手根骨靱帯は尺骨月状骨靱帯・尺骨有頭骨靱帯・尺骨三角骨靱帯に分類できる．

☐ 手関節の掌側にある関節包靱帯のうち，橈骨月状骨靱帯と尺骨月状骨靱帯は月状骨を頂点としたV形構造を形成する．加えてその末梢にある有頭骨を頂点として舟状骨と三角骨を結ぶ靱帯もV形構造を形成する（図4a）．この二重のV形靱帯構造は，手関節の橈屈と尺

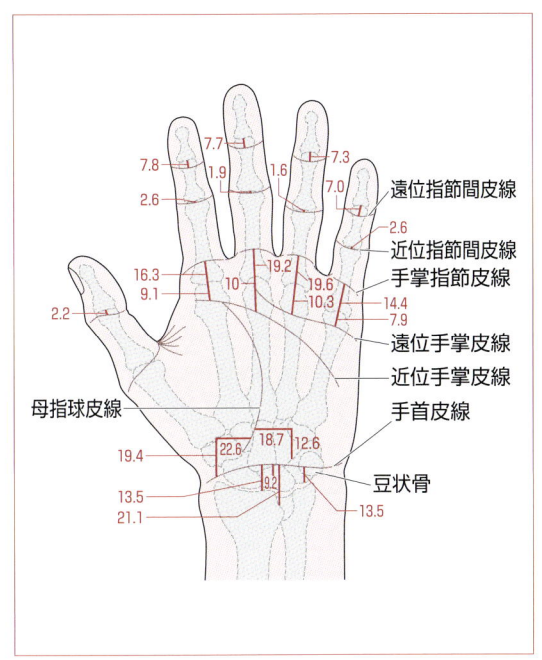

図1　手掌の皮線と骨・関節の位置

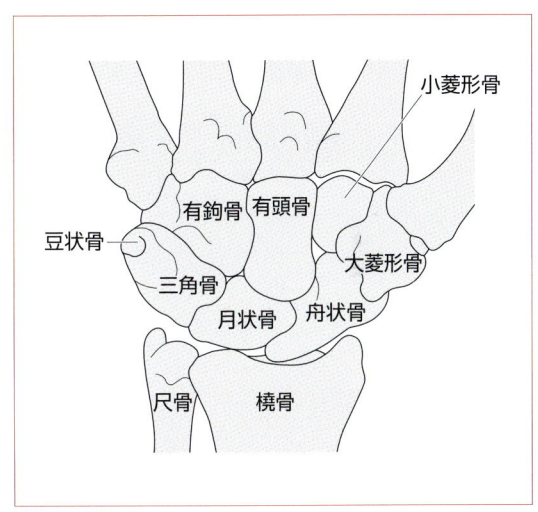

図2　手根骨

屈時に手根骨の近位列と遠位列の運動を協調させるとともに，制動する働きをもつ．

☐ 隣接する手根骨間には関節内靱帯として手根間靱帯が存在するが，有頭骨と月状骨間には靱帯が存在しない（図4a）．the Space of Poirierとよばれるこの部分は力学的に弱い箇

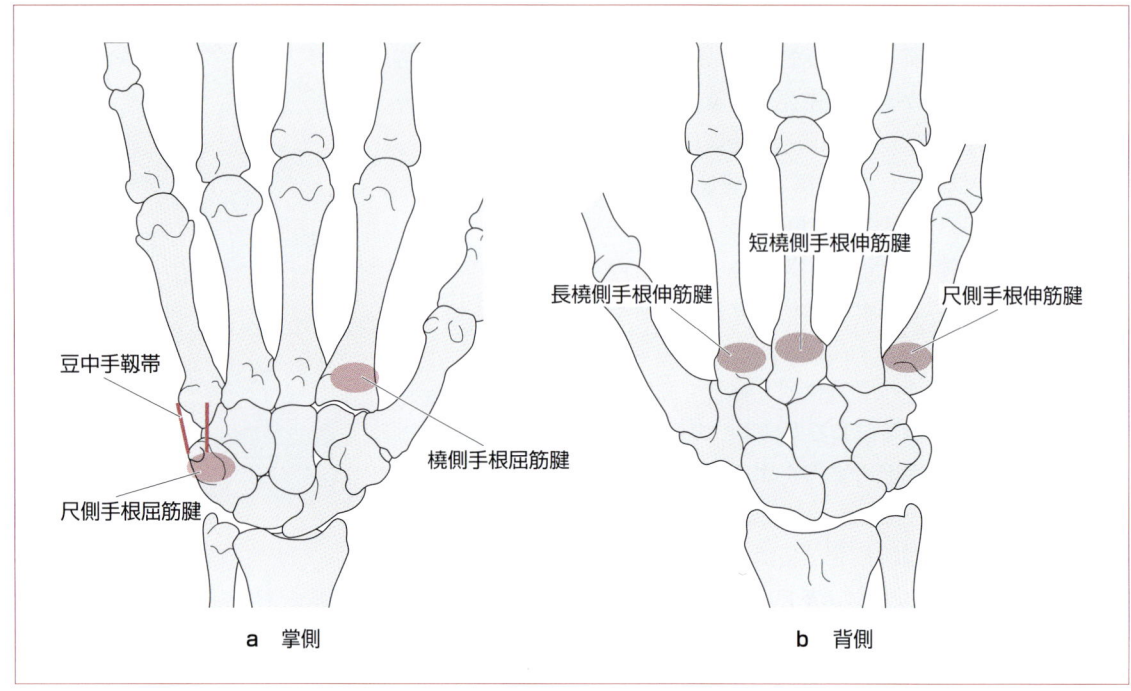

図3 手関節の運動にかかわる主要な筋腱の停止部

表2 手関節運動時の橈骨手根関節と手根中央関節の運動比率(%)

	橈骨手根関節	手根中央関節
掌屈	41	59
背屈	54	46
橈屈	20	80
尺屈	49	51

所とされ，月状骨周囲脱臼はこの部分で起こるとされる．
- 手関節の背側の関節包靱帯には背側橈骨手根骨靱帯と背側手根骨間靱帯があり，手関節掌屈の関節可動域に影響する（図4b）．

2. 橈骨，尺骨，三角線維軟骨複合体(TFCC)

- 橈骨の背側にはリスター結節があり，そこには長母指伸筋（extensor pollicis longus：EPL）腱が走行する．
- 橈骨S状切痕は尺骨と関節面を形成し，尺骨の周りで橈骨の270°の回旋を与える．
- 橈骨と尺骨はその遠位で手根骨と関節を形成する．橈骨手根関節は滑膜性の楕円関節で，舟状骨と月状骨がそれぞれ橈骨に関節面をもつ．
- 遠位橈尺骨はTFCCに連結する．TFCCは手根骨と尺骨を隔てる．
- TFCCは尺骨と手根骨との間の関節の構成要素である．TFCCは関節板，関節半月に類似した構造のMeniscus homologue，尺側側副靱帯，背・掌側の橈尺靱帯，尺側手根伸筋（extensor carpi ulnaris：ECU）腱鞘からなる（図5）．背・掌側橈尺靱帯は，尺骨茎状突起とその基部から，橈骨の内側縁に強固に付着する[4]．

3. 中手骨と手根中手関節(Carpometacarpal joint；CM関節)

- 母指の中手骨は大菱形骨との間に両凹の鞍関節を形成する．このユニバーサル関節は，回旋と分回し運動を含む多様な運動を母指に与える．

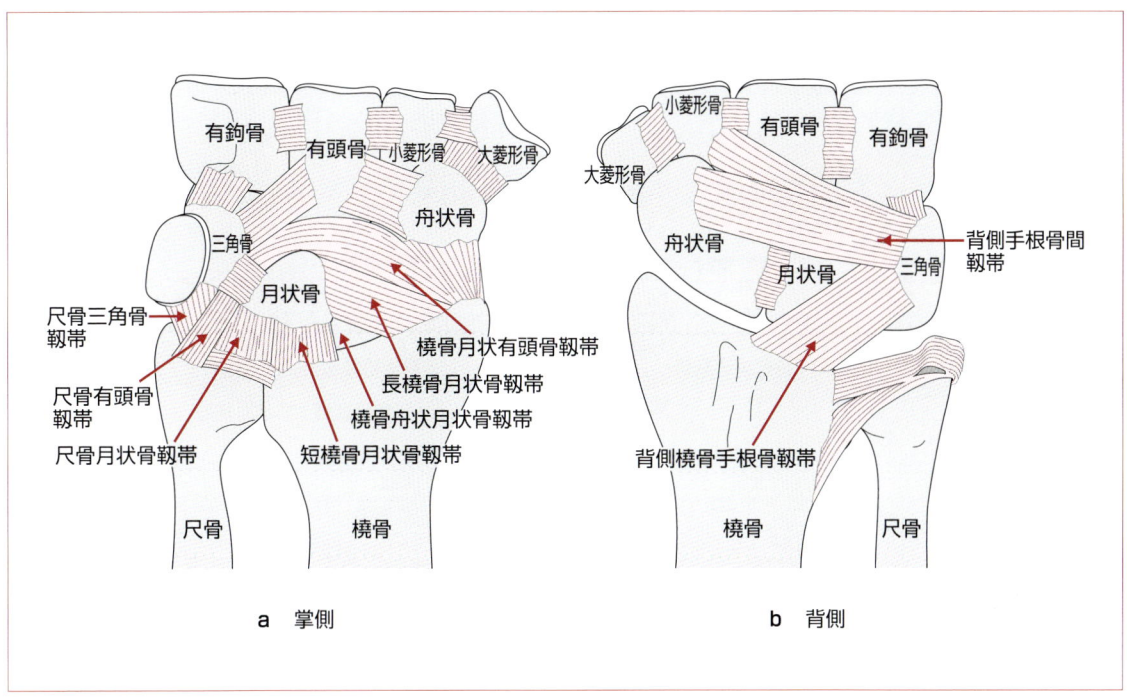

図4　手関節靱帯

- さまざまな靱帯が母指CM関節のスタビライザー機構に関係しており，骨同士の安定性は低い．
- 母指CM関節の重要なスタビライザーは深掌側斜靱帯(deep palmar oblique ligament：palmar beak ligament)と考えられている[5]（図6）．この靱帯は，ピンチやグリップ時に中手骨の背側転位を防止すると言われる．
- 母指のCM関節は男性と女性で異なる特徴をもつ．女性は男性と比較して大菱形骨と中手骨の表面の相反カーブが大きく，関節の適合性が少なく，接触面積も少ない．
- 小指・環指の中手骨は有鈎骨とCM関節を形成する．中指の中手骨は有頭骨と，示指の中手骨は有頭骨と小菱形骨の間にCM関節を形成する．
- 示指と中指のCM関節は可動性が非常に制限される．一方で，可動性をもつ環指と小指の中手骨は，グリップ時に手掌中央に向かって屈曲・回旋する．

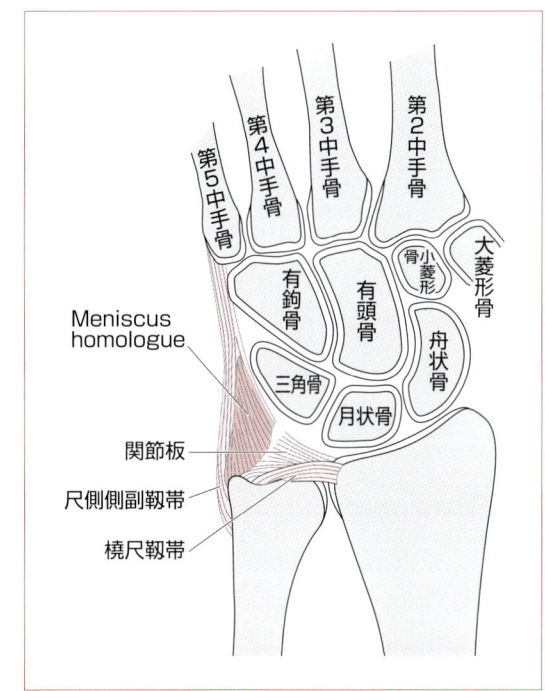

図5　TFCCの構造（尺側手根伸筋腱鞘は含まず）

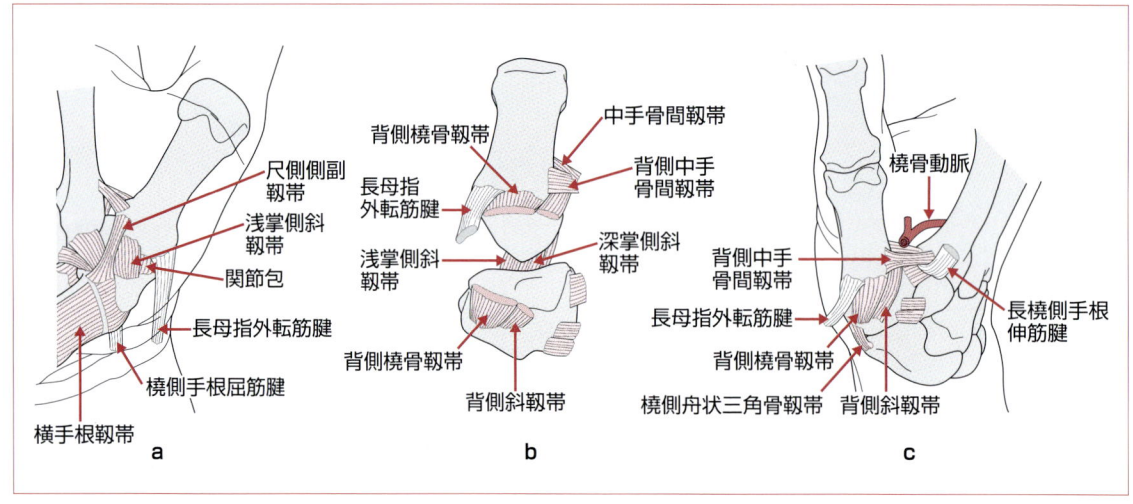

図6 母指CM関節と靱帯

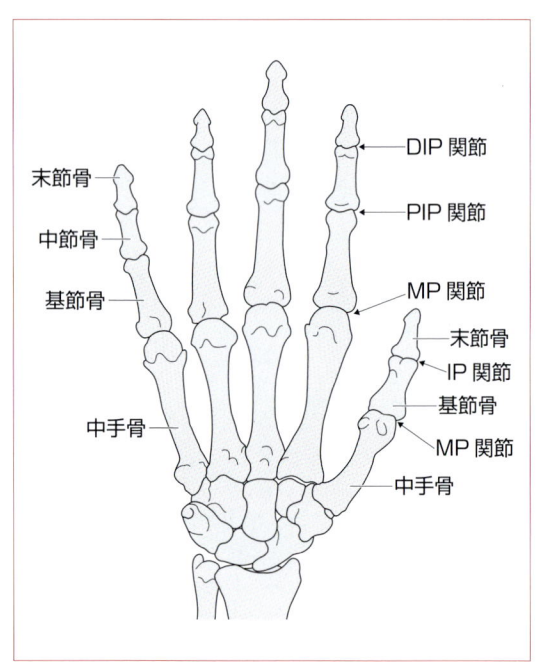

図7 手根骨と指骨

4. 中手指節関節（MP関節），近位指節間関節（PIP関節）と遠位指節間関節（DIP関節）

- □ 示指〜小指の4指は，それぞれ基節骨，中節骨，末節骨の3つの指骨をもち，"Metacarpophalangeal joint；MP関節，Proximal interphalangeal joint；PIP関節，Distal interphalangeal joint；DIP関節"の3つの関節をもつ（図7）．
- □ 一方，母指は基節骨，末節骨の2つの指骨をもち，MP関節とInterphalangeal joint；IP関節の2つの関節をもつ（図7）．
- □ 4指のMP関節は屈曲と伸展，内転と外転を行う．その関節の形状は顆状関節で母指MP関節と似ているが，母指MP関節と比較してより大きな内転と外転運動を行う．
- □ 手指PIP・DIP関節は蝶番関節で屈曲と伸展を行う．
- □ 手指MP関節の側副靱帯は側方の安定性を担う．索状の側副靱帯は矢状面上で中手骨頭がカム状に配列し，中手骨の掌側面が背側面よりも広いため，屈曲時に側副靱帯は緊張し過伸展したときにゆるむ．そのため，手指MP関節伸展時に手指の内転と外転が可能となり，屈曲時に内転と外転が制限される．
- □ 手指PIP関節の側副靱帯も手指PIP関節の安定性を担う．しかし手指MP関節とは異なり，手指PIP関節の側副靱帯は屈曲・伸展時ともに緊張する．

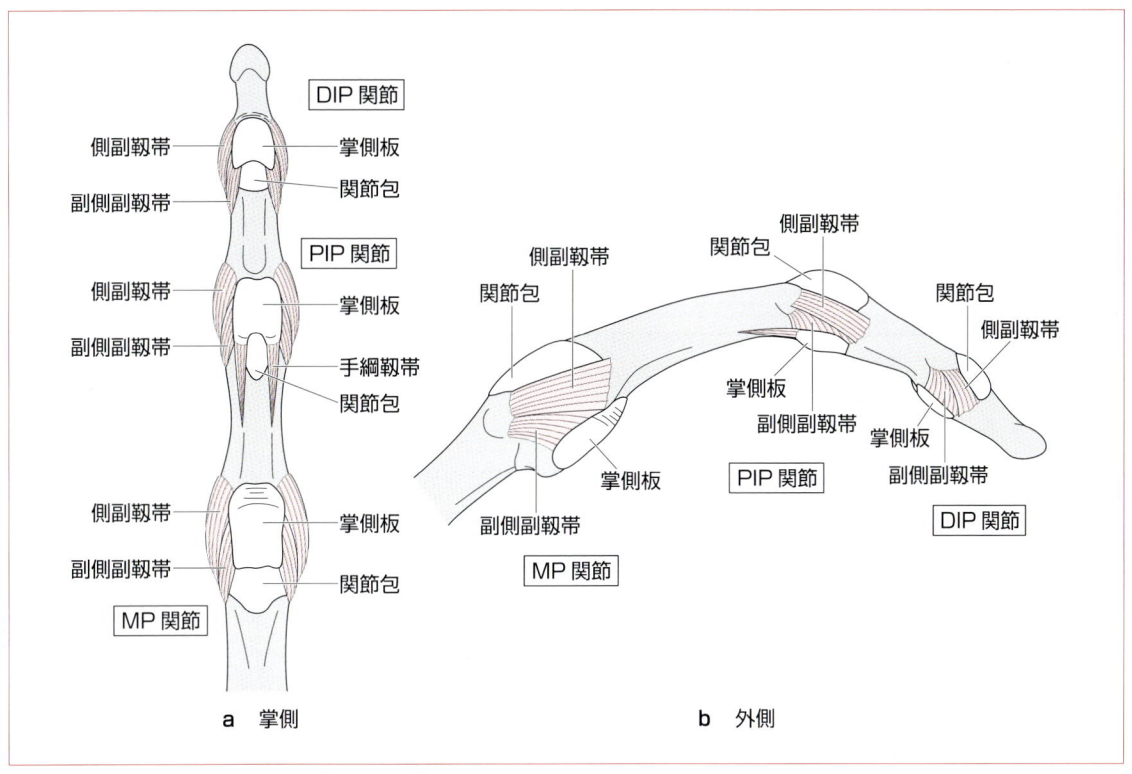

図8 手指MP・PIP・DIP関節周囲組織
a 掌側　　b 外側

□ 手指MP関節と手指PIP関節の掌側板は，ともに線維性軟骨からなる．しかしながらMP関節の掌側板はPIP関節のそれと比較して長く薄いが，関節屈曲時には圧縮するように元々の1/3の長さとなる[6]．

□ 手指PIP関節の掌側板はMP関節の掌側板と比較して硬く，その近位端は手綱靱帯(Check-rein ligament)を形成して基節骨にしっかりと付着する[7]（図8）．この手綱靱帯のためPIP関節の過伸展が制限される．掌側板はPIP関節屈曲時には近位に，伸展時には遠位方向に滑走する．

III 筋解剖

1．伸筋腱

□ 手関節背側の伸筋支帯の下で，手指伸筋腱は6つの区画に分かれた背側コンパートメント

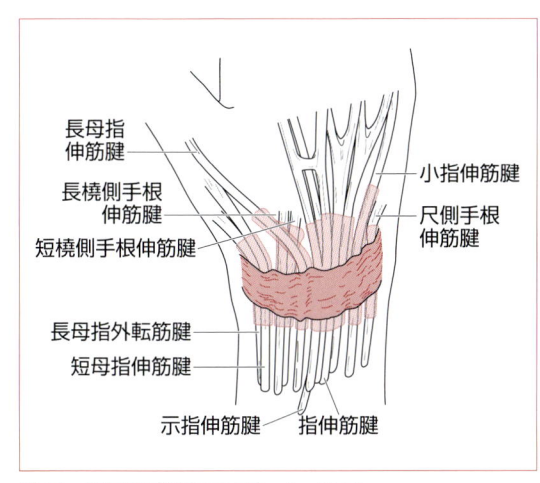

図9 手関節背側コンパートメント

を走行する[8]（図9）．

□ 背側コンパートメントは伸筋腱の弓なり現象(bowstring)を抑制し，効率よく伸筋腱を働かせる（表3）．

表3 背側コンパートメント

区画	腱	主な機能	神経支配
1	長母指外転筋腱（APL） 短母指伸筋腱（EPB）	母指MP関節の伸展 TM関節の伸展と安定	後骨間神経（橈骨神経深枝） 後骨間神経
2	短橈側手根伸筋腱（ECRB） 長橈側手根伸筋腱（ECRL）	手関節の伸展 手関節の伸展と橈屈	橈骨神経 橈骨神経
3	長母指伸筋腱（EPL）	母指IP関節の伸展	後骨間神経
4	指伸筋腱（EDC） 示指伸筋腱（EIP）	4指の伸展 示指の単独伸展	後骨間神経 後骨間神経
5	小指伸筋腱（EDM）	小指の単独伸展	後骨間神経
6	尺側手根伸筋腱（ECU）	手関節の伸展と尺屈	後骨間神経

- 背側コンパートメントの知識は，さまざまな治療—腱滑膜炎や腱損傷時の位置を同定するときなどに重要である．
- 第1区画：長母指外転筋（Abductor pollicis longus：APL）腱と短母指伸筋（Extensor pollicis brevis：EPB）腱が走行する．APL腱は通常2つ〜4つの腱をもつ．60％にAPLもしくはEPB腱の1つが入る，隔離された副区画（sub compartment）を持つ．APLは母指の大菱中手骨関節（Trapeziometacarpal joint；TM関節）を伸展するが，それと同時にピンチ時のTM関節のスタビライザーとしても機能する．EPB腱は母指伸展機構に重要で，母指基節骨底に付着するものはMP関節を伸展する．
- 第2区画：短橈側手根伸筋（Extensor carpi radialis brevis：ECRB）腱，長橈側手根伸筋（Extensor carpi radialis longus：ECRL）腱が走行する．2つの筋は強力な手関節の伸筋であると同時に，手関節橈屈にも働く．ECRL腱は示指中手骨底に，ECRB腱は中指中手骨底にそれぞれ付着する．ECRB腱は手関節の中央に位置するため，より直接的に手関節を伸展する．ECRL・ECRB腱はともにそれぞれの中手骨の橈側に付着するため，より橈屈を促進する．
- 第3区画：長母指伸筋（Extensor pollicis longus：EPL）腱が走行する．EPL腱は母指の末節骨底に付着し，母指IP関節を伸展する．母指IP関節を過伸展するのはEPLだけである．母指の手内筋もIP関節の伸展に働くが，IP関節の過伸展や伸展に対する十分な抵抗力をもたない．EPL腱は第2区画を交差し，第1区画を走行する腱とともに解剖学的嗅ぎタバコ入れを形成する．
- 第4区画：指伸筋（Extensor digitorum communis：EDC）腱が走行する．EDC腱は示指〜小指までの4指，すべての指で骨間筋腱帽に付着する．ただし，示指伸筋（Extensor indicis proprius：EIP）腱は示指の伸筋腱に付着する．EIPは示指を独立して伸展する．一方で，EDCは4指を同時伸展する．EDC腱は腱間結合によって連結し，中指のEDC腱とそれぞれ示指と環指のEDC腱が連結する．
- 第5区画：小指伸筋（Extensor digiti minimi：EDM）腱が走行する．EDM腱は小指EDC腱の尺側に位置し，指の伸展機構に付着する．
- 第6区画：小指の中手骨の尺側に尺側手根伸筋（Extensor carpi ulnaris：ECU）腱が走行する．ECU腱は付着し，手関節を伸展・尺屈する．この区画は前腕回外時には背側に，回内時には掌側に移動する．

2. 前腕屈筋と手指屈筋腱鞘

- 手関節レベルで，3つの屈筋腱が手根管（手根骨と横手根靱帯とに囲まれた空間）の外を通

る．一方，9つの屈筋腱が手根管の中を通る（図10）．

- 長掌筋腱（Palmaris longus：PL）は正中神経支配で，おおよそ20％の人に欠損がある．
- 橈側手根屈筋（Flexor carpi radialis：FCR）は手関節を屈曲，橈屈する．尺側手根屈筋（FCU）は手関節を屈曲，尺屈する．FCUは非常に強力な筋でハンマー動作のようなパワーを必要とする日常動作に重要な筋である．
- 手根管の橈側には長母指屈筋（Flexor pollicis longus：FPL）腱があり，母指IP関節を屈曲する．
- 浅指屈筋（Flexor digitorum superficialis：FDS）腱は4つの腱で手根管を通過し，手指PIP関節を屈曲する．手関節レベルで，環指と中指のFDS腱は示指と小指のFDS腱よりも掌側に位置する．通常小指以外の3指は独立して手指PIP関節が屈曲可能である．
- FDSの背側に深指屈筋（Flexor digitorum profundus：FDP）腱が位置する．FDPは手指DIP関節を屈曲する．示指のFDPは通常独立した機能を持っているが，中指・環指・小指のFDP腱は同一の筋腹であるため，それぞれ単独で作用するのは難しい．
- FDS腱は基節骨付近で二股に分かれ，FDS腱の間を通過する．手指屈筋腱損傷のゾーン2，いわゆるno man's landとよばれる部分である．
- 二股に分かれたFDS腱は中節骨の両側に付着し，PIP関節を屈曲する．FDP腱は二股のFDS腱の間を通過した後に，末節骨底に付着してDIP関節を屈曲する．
- MP関節の近位で，母指や手指の屈筋腱は線維骨性の腱鞘に進入する．腱鞘は母指や手指の屈曲時に弓なり現象（bowstring）を抑制し，腱滑走を効率的にする役割をもつ．
- 手指腱鞘は輪状プーリー（annular pulley）と十字プーリー（cruciate pulley）がある[9]（図11）．輪状プーリーは指関節の回旋中心近くに屈筋

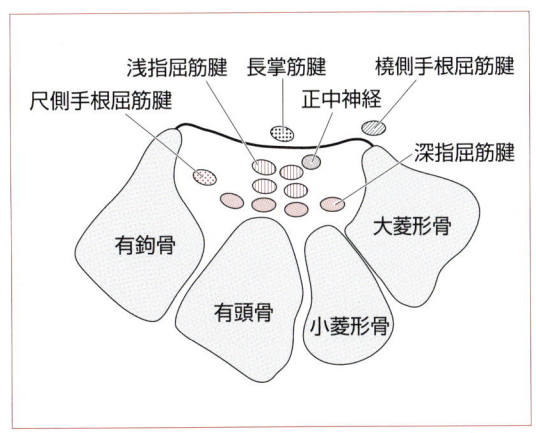

図10　手根管

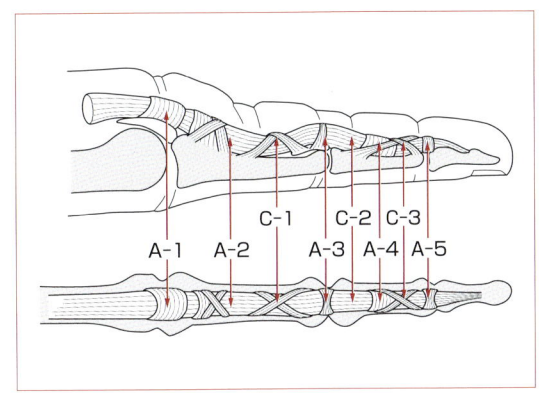

図11　手指プーリー

腱を保持し，腱滑走を効率的にする．輪状プーリーはA1～A5まであり，中でもA2とA4のプーリーが腱の弓なり現象を予防するのに重要なプーリーと考えられている．

- A2とA4プーリーはほかのプーリーと比較して厚い組織で形成され，それぞれ基節骨と中節骨に付着する．
- 十字プーリーは，輪状プーリーにはさまるようにして存在し，近位からC1～C3まで存在する．
- 母指腱鞘は輪状プーリーにはさまれて斜状プーリー（oblique pulley）が存在する．
- 手指屈筋腱に対する血行は腱ひもにより供給されている．FDSに血液を供給する腱ひも長

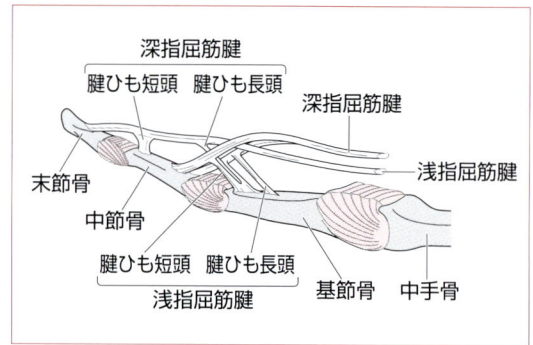

図12 手指屈筋腱　腱ひも

頭はPIP関節の中央付近からはじまり，腱ひも短頭は基節骨頸部付近からはじまってFDPを栄養する腱ひもに繋がる．FDPを栄養する腱ひもは，中節骨頸部付近からはじまりFDPの末端まで血行を与える[8]（図12）．

☐ 手指屈筋腱は，腱とその腱鞘の間にある脂肪あるいは滑液組織を通じた拡散作用によって他動的に栄養吸収を促進し，手指屈筋腱から老廃物を除去する．腱ひもの近位と虫様筋の遠位部は比較的屈筋腱の血行が少ないため，他動的な拡散作用に栄養を依存している．

3. 手内筋

☐ 手内筋は手の中に起始と停止をもつ筋で，指運動に関係する筋である．その中には，背・掌側骨間筋，虫様筋，母指球筋，小指球筋を含む．

☐ 背側骨間筋は4つ存在し，中手骨からはじまり，基節骨と後述する指伸展機構に付着する羽状筋である（図13a）．主に指の外転を行う．

☐ 掌側骨間筋は3つ存在し，中手骨からはじまり，基節骨底に付着して指の内転を行う．半羽状筋である（図13b）．

☐ 小指には背側骨間筋が存在せず，小指の外転は小指外転筋が行う．小指の内転は，第3掌側骨間筋によって行われる．すべての骨間筋は尺骨神経の運動枝に支配される．

☐ 虫様筋は腱からはじまり腱に停止する．とても小さくユニークな筋である[10]（図14）．虫様筋はFDP腱からはじまり，指伸展機構の外側バンドの橈側に付着する．小指の虫様筋は隣接する2つの屈筋腱である小指と環指のFDP腱から起こり，環指の虫様筋は隣接する2つの屈筋腱である環指と中指のFDP腱から起こる．この羽状の虫様筋は両方とも尺骨神経支配である．一方，中指と示指の虫様筋は単独でそれぞれの中指，示指のFDP腱から起こる．この半羽状筋は両方とも正中神経支配である．

☐ 母指球筋のうち，FPL腱の橈側にある筋は正中神経支配で，FPL腱の尺側にある筋は尺骨神経支配である．

☐ 正中神経支配の母指球筋は，短母指外転筋（Abductor pollicis brevis：APB），短母指屈筋（Flexor pollicis brevis：FPB）の浅頭，母指対立筋（Opponens pollicis：OP）である．FPBの深頭と母指内転筋（Adductor pollicis：ADP）は尺骨神経支配である．

☐ APBは大菱形骨と横手根靱帯の掌側面から起こり，母指MP関節と基節骨の橈側に付着する．APBは母指対立運動に重要な運動である母指中手骨の対立，屈曲，回内，掌側外転運動を行う．

☐ FPBはFPLによって大きな浅頭と小さな深頭に分けられる．

☐ FPBの浅頭は，横手根靱帯と大菱形骨から起こり，母指基節骨底の橈側に付着する．FPBの腱性の付着部には種子骨が付着する．FPLの尺側にあるFPBの深頭は母指中手骨から起こり，種子骨とともに母指基節骨底の尺側に付着する．FPBはMP関節を屈曲する．

☐ OPはAPBとFPBの深部に位置する．横手根靱帯と大菱形骨から起こり，母指中手骨の橈側縁とMP関節にある橈側の種子骨に付着する．OPはTM関節で母指中手骨を屈曲する．

☐ ADPの斜頭は示指と中指の中手骨底から起こり，横頭は第3中手骨の骨幹から起こる．

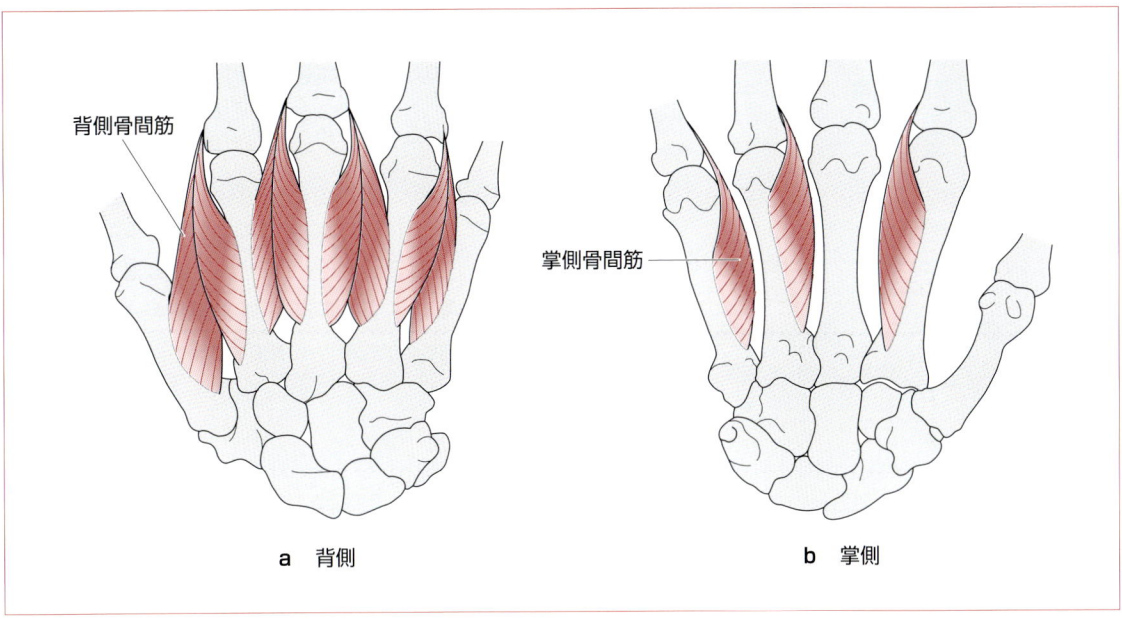

図13 背側骨間筋と掌側骨間筋

斜・横頭ともに扇状に集まり，母指MP関節の掌側板，基節骨底，尺側の種子骨に付着する．ADPはkeyピンチに重要な筋で，機能が失われると，小包をあけたり，鍵をかけるなど動作が難しくなる．

- 小指球筋には小指外転筋（Abductor digiti minimi：ADM），短小指屈筋（Flexor digiti minimi brevis：FDM），小指対立筋（Opponens digiti minimi：ODM）が存在する．
- ADMは豆状骨とFCU腱からはじまり，二股に分かれる．1つは，小指の基節骨底の尺側に付着し，もう1つはEDCの腱膜の尺側縁に付着して小指を外転する．
- FDMはADMより橈側に存在し，有鈎骨鈎の掌側から起こり，小指基節骨底の尺側に付着して小指のMP関節を屈曲する．
- ODMは有鈎骨から起こり，小指中手骨の尺側に付着する．このODMはCM関節で中手骨を屈曲し，小指を母指の方へ引く．これによって，グリップ時に必要な掌のアーチの形状が変わる．

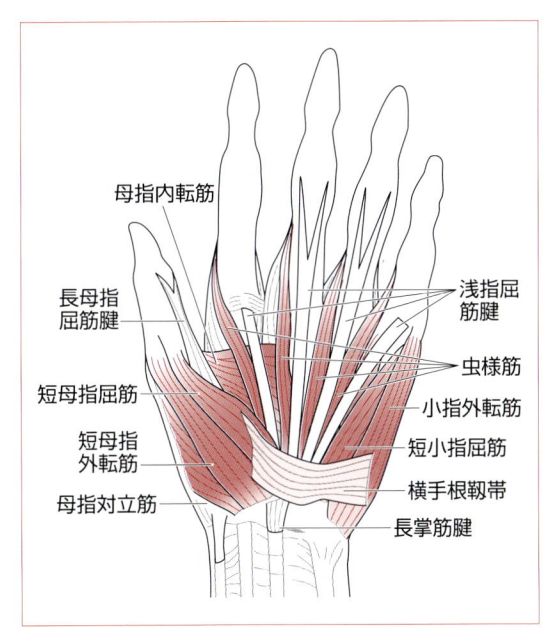

図14 虫様筋

4. 指伸展機構

- 指伸展機構とは，手の外来筋と内在筋がさまざまな方向から3つの指骨に複雑に連結している複合体のことである[11]（図15）．

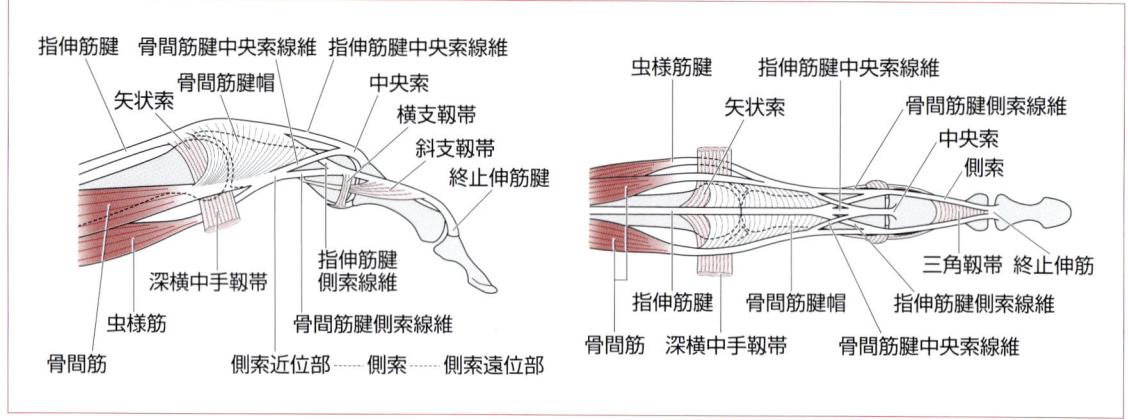

図15 指伸展機構

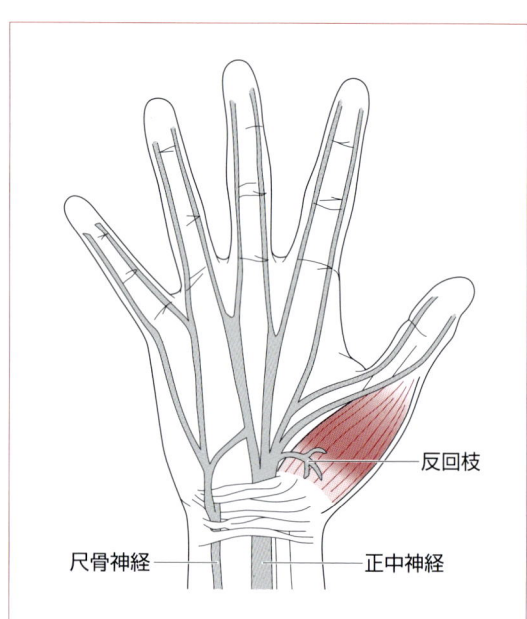

図16 正中神経と尺骨神経

- 指伸展機構の中央部は指伸筋腱中央索が走行して手指MP・PIP・DIP関節を伸展する．指伸筋腱側索は，指伸筋腱中央索が中手骨底に付着する前に分岐して骨間筋腱側索に加わる．
- 基節骨レベルには骨間筋腱帽がある．この骨間筋腱帽の近位に矢状索がある．この矢状索は強靱な線維で，掌側方向へMP関節を包み込むようにしてMP関節の掌側板と基節骨の掌側に付着する．矢状索は伸筋腱の安定をはかり中手骨頭の転移を防ぐ．指伸筋腱中央索が収縮すると，矢状索が引っぱられ基節骨を伸展する．
- EDCはMP関節を伸展する唯一の腱であるが，基節骨には直接付着しておらず，MP関節の関節に付着する．
- 骨間筋腱と虫様筋はMP関節軸の掌側を走行し，PIP・DIP関節軸の背側を走行する．そのため，これらの筋はMP関節を屈曲し，PIP・DIP関節を伸展する．
- 背・掌側骨間筋は側索に加わり，末節骨底に付着してDIP関節を伸展する．
- 背側では三角靱帯が2つの側索の間で側索の適切な位置を保持する．この構造が中央索とともに損傷されたとき，側索は掌側へ落ちこむ．
- 斜支靱帯は基節骨の屈筋腱鞘から起こり，DIP関節軸の背側の終止伸筋腱に結合する．この靱帯はDIP関節を伸展すると同時にPIP関節を屈曲する．
- 横支靱帯はPIP関節レベルで屈筋腱鞘から起こり，側索に付着する．この靱帯はPIP関節が伸展したとき，側索の過剰な背側移動を防止する．一方，PIP関節屈曲時には掌側方向に側索を引く．

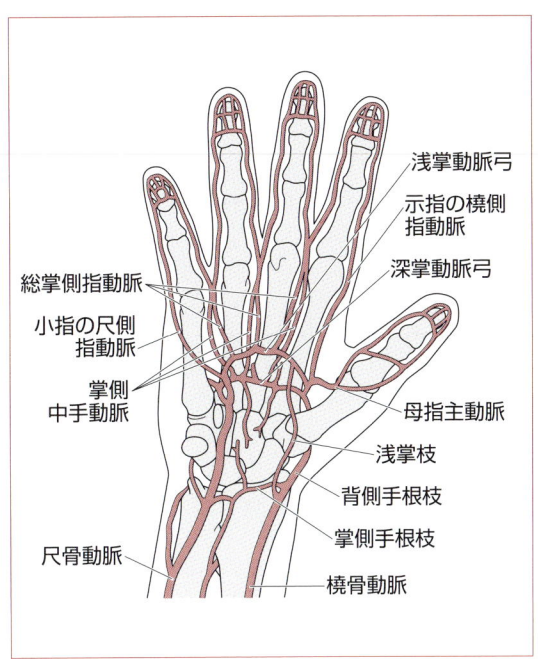

図17 手掌の動脈

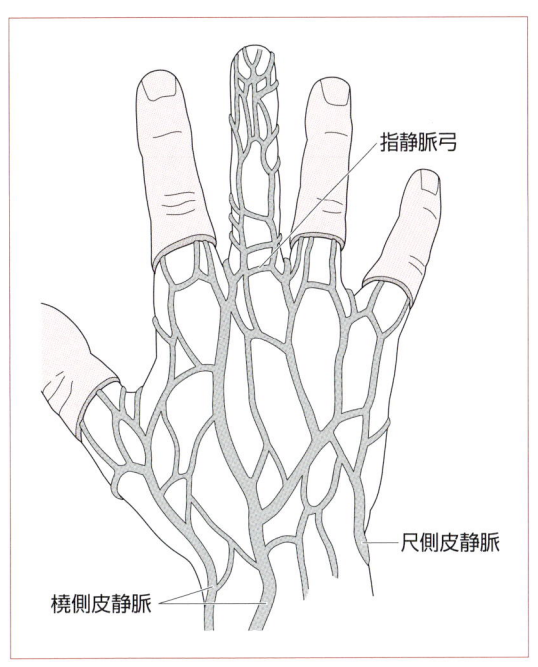

図18 手背の浅静脈

IV 手の神経

- □ 手の知覚には正中神経，尺骨神経，橈骨神経の知覚枝が関係し，手の運動には正中神経，尺骨神経の運動枝が関係する．

- □ 正中神経は手根管を9本の手指屈筋腱とともに走行し，手根管のちょうど末梢で通常3幹に分かれる（図16）．①橈側の幹からは，母指球へ向かう運動枝（反回枝ともよばれ，短母指外転筋，母指対立筋，短母指屈筋の浅頭を支配する）と3つの知覚枝（橈側と尺側の母指神経，固有橈側示指神経）が出る．②中央の幹からは，示指の尺側と中指の橈側の皮膚知覚を司る第1総掌側指神経が出る．③尺側の幹からは，中指の尺側と環指の橈側の皮膚知覚を司る第2総掌指神経が出る[12]．

- □ 示指の虫様筋は固有橈側示指神経から起こり，中指の虫様筋は第1総掌側指神経から起こる．

- □ 尺骨神経は尺骨動脈の橈側を走行し，豆状骨の橈側でGuyon管を通る．そこで運動枝と1〜2幹の知覚枝に分かれる（図16）．

- □ 尺骨神経運動枝は，豆状骨レベルで通常2枝小指球筋への筋枝を出して，手掌の深部に至り，中手骨基部の前面を橈側へ向かって横断する．環指，小指の虫様筋，掌側骨間筋，背側骨間筋，母指内転筋と短母指屈筋の深頭に運動枝を出す．

- □ 尺骨神経の感覚枝は，Guyon管を通った後に小指の尺側を司る固有尺側小指神経と，小指の橈側と環指の尺側を司る総掌側指神経に枝分かれする．

- □ 橈骨神経浅枝は5本に枝分かれして母指球の橈側，第1〜3中手骨の背側，母指・示指・中指・環指橈側の基節骨背側の皮膚知覚を支配する．

- □ 小指の背側と環指の尺側は，尺骨神経により支配される．

V 手の脈管系

- □ 手に血流を与える主要な動脈は，尺骨動脈と橈骨動脈である（図17）．

- 尺骨動脈は，Guyon 管を通って浅掌動脈弓を形成する．浅掌動脈弓は橈骨動脈の浅掌枝と吻合する．加えて尺骨動脈は，手掌深部で橈骨動脈と吻合して深掌動脈弓を形成する．
- 第 2，3，4 指間みずかき部に向かう総掌側指動脈と小指の尺側指動脈は，浅掌動脈弓から起こる．
- 橈骨動脈は，手関節レベルで掌側手根枝と背手根側枝に分岐する．背側手根枝は解剖学的嗅ぎタバコ入れを通り，母指中手骨を回る．その後，第 1 背側骨間筋を貫通して母指内転筋の横頭と斜頭の間を通って掌側に出る．そこで，母指主動脈を形成する．母指主動脈は母指の指動脈，示指の橈側指動脈，深掌動脈弓に分岐する．
- 手の静脈には深静脈と浅静脈がある．
- 深静脈は動脈に随伴して走行する．1 本の動脈に 2 本の深静脈がある．
- 浅静脈は皮下を走行する．指背に集合した静脈は，基節骨背面で指静脈弓を形成する．橈側の静脈は徐々に集まり橈側皮静脈となり，尺側の静脈は尺側静脈として前腕へ上行する（図 18）．

文献

1) Bugbee WD, Botte MJ：Surface anatomy of the hand. The relation ships between palmar skin creases and osseous anatomy. Clin Orthop Relat Res 296：122-126, 1993
2) 山田純司，他：手関節の運動解析—シネラジオグラフィーによる観察—．整形外科バイオメカニクス 8：199-205, 1986
3) Berger RA：The Anatomy of the Ligaments of the Wrist and Distal Radioulnar Joints. Clin Orthop Relat Res 383：32-40, 2001
4) Palmar AK, et al：The triangular fibrocartilage complex of the wrist--anatomy and function. J Hand Surg 6A：153-162, 1981
5) Bettinger PC, et al：An Anatomic Study of the Stabilizing Ligaments of the Trapezium and Trapeziometacarpal Joint. J Hand Surg 24A：786-798, 1999
6) Doyle JR：Surgical Anatomy of the Hand and Upper Extremity. Lippincott Williams & Wilkins, 2002
7) Williams EH, et al：The histologic anatomy of the volar plate. J Hand Surg 23A：805-810, 1998
8) Trumble TE, et al：Principles of hand surgery and therapy. 2ed, Saunders, 2009
9) Lin G-T, et al：Functional anatomy of the human digital flexor pulley system. J Hand Surg 14A：949-956, 1989
10) 本間俊彦，他：手内筋の解剖学．解剖学雑誌 69：123-142, 1994
11) 日本手の外科学会：手の外科用語集．南江堂, 1997
12) Jolley BJ：Patterns of median nerve sensory innervation to the thumb and index finger：an anatomic study. J Hand Surg 22A：228-231, 1997

（千見寺貴子）

2 介入の原則

理解のためのエッセンス

- 可能な限り術後または受傷後に早期介入することで，廃用による機能低下を防ぎ，損傷組織の癒合過程を促進する．
- 癒合組織に，適切な時期，適切な手段で適切な量のストレス（負荷）を効果的に与えることで生理学的恒常性を回復させる．
- 患者へのコンプライアンスは治療結果に影響する．

Ⅰ 早期介入による浮腫の軽減

- ハンドセラピィ介入の原則は，術後早期からの介入により不動による機能的な損失を最小限にし，加えて，外傷後や術後の創傷の治癒過程を促進することである．
- つまり，早期から可能な限り血行を促進し，腱，靱帯，筋肉，神経，皮膚などの軟部組織や骨に対して，適切な種類のストレス（介入手段）を適切な時期に，適切な量と強さおよび頻度を効果的に与えることで，これらの組織に生理学的恒常性を早期から取りもどすことが課題である（図1）．
- 特に術後に予想される浮腫は，浮腫が大きいほど関節可動域を狭小化し，関節運動を固定化し拘縮に繋がりやすい[1]．このため，固定以外の箇所の自動運動や上肢の高挙，就寝時上肢を枕やクッションを用いて心臓の位置より高く保持することが，浮腫の防止や改善に有効である．
- 軟部組織のタイトネス（tightness）を防いで，関節拘縮を起こさせない取り組みが最優先されるべきであり，早期介入におけるハンドセ

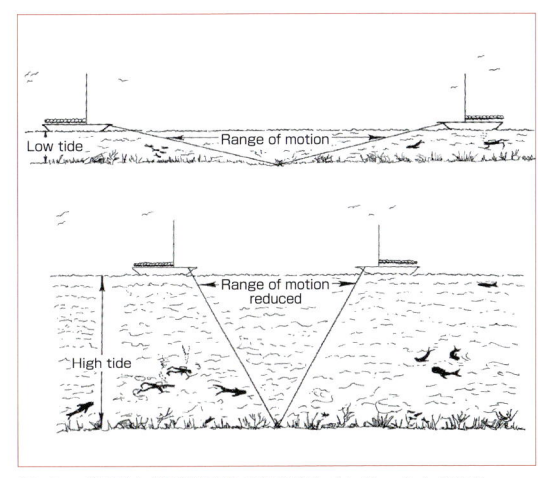

図1 浮腫と関節運動の関係性（文献1より引用）

ラピィの重要な役割である（図2）．

Ⅱ 介入の手順

- **インフォームドコンセント**：セラピィ内容の説明，治療法とその結果の見通しを説明し，患者から同意を得て，セラピィ開始前に患者−治療者間の良好な関係性を築くことである．海外のハンドセンターのセラピストは，治療

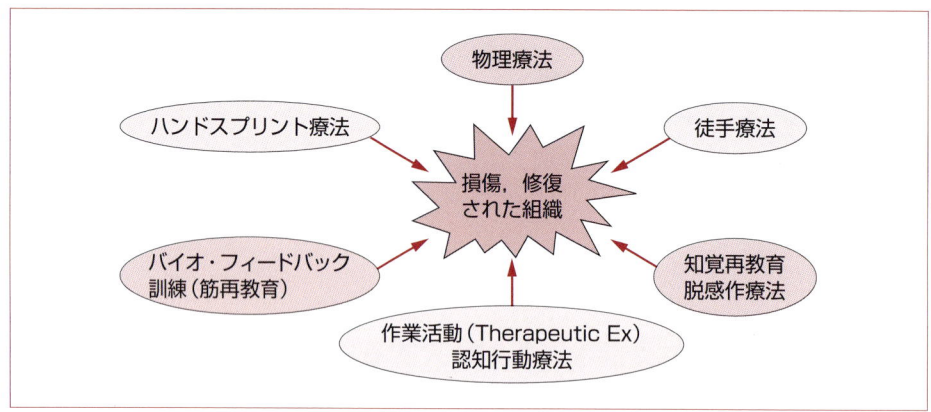

図2 主なセラピィ介入の種類
修復された組織に対してさまざまなストレスを与えることによって，組織の恒常性を回復させる．

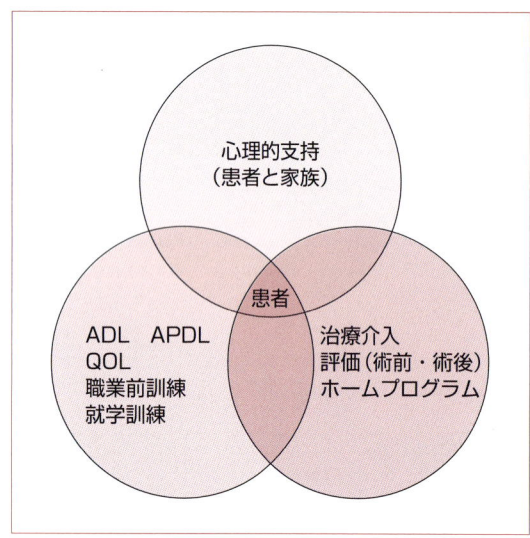

図3 対象者に対するハンドセラピィの基本的な関与

前に実に丁寧な説明を行っている．

☐ **評価**：適応される評価を選択し実施，記録する．可能であれば写真，ビデオでの記録も治療成績の客観的指標となり，ケーススタディにも使える．そのほかX線，CTの読影，術式の理解なども含む．

III　セラピィ介入の方法（図2, 3）

1) **物理療法**：II - 5 参照
   a) 電気療法：①低周波治療，②超音波療法，③キセノン光線療法，④レーザー治療
   b) 温冷熱：①バイブラバス，②パラフィン浴，③交代浴，④アイシング
2) **徒手的手法**：①ストレッチング，②関節モビライゼーション，③関節可動域訓練，④リンパマッサージ，⑤瘢痕マッサージ，⑥PNFなど各種徒手療法
3) **知覚再教育**：①脱感作療法，②侵害刺激からの防御法，③デロン法などの再教育
4) **筋再教育**：EMGバイオフィードバック訓練法（促通・抑制）
5) **スプリント療法**：装具の適応，作製，効果判定
6) **治療的活動**：知覚と運動能力の改善，物品の操作訓練
7) **日常生活動作，日常生活関連動作訓練**
8) **就学および職業前訓練**
9) **心理的ケアおよび認知行動療法的アプローチ**
10) **QOL関連**：SF-36，DASH，など
11) **患者教育**：コンプライアンス，ホームエクササイズ

IV 組織の修復と介入の時期

- 特に術後のセラピィ介入の基本的考え方として，結合組織（腱，靱帯，関節包）に負荷がかからなくなると，基質のターンオーバーが遅延し基質の退化が形成を上回る．このため不動期間を短くして不利を最小限にすることがポイントである（表1）．

- 不動による臨床的な問題として，①組織の粘弾性の低下，②コラーゲン繊維の無秩序化，③関節包の伸張性の低下，および④生化学的組成変化の遅延があげられる．しかし，術後，超早期からの介入が必ずしもよい結果にはつながらないことがあることを念頭におく必要がある．

- たとえ非侵襲的な手術が行われたとしても組織にとっては1つの外傷である．修復された組織の癒合には肉芽組織が繊維芽細胞になるのに3～4日を必要とし，この時期血管の形成は不十分であり，コラーゲン繊維の成熟過程には3～4週間を要する．少なくても術後の第1週目は愛護的な介入が必要で，修復された患部への不必要なストレスは有害でさえある．

- つまり術後管理として，固定（immobilization）と運動（mobilization）をどう配分するのかがセラピィの重要な課題である．

- 臨床ではセラピィ開始時期を執刀医と決めることが前提ではあるが，セラピスト自身も介入前後の創の状態を注意深く観察することで，適正な運動負荷を判断することができる．ハンドセラピィの介入時期で考慮されるべき項目を以下にあげる．
    - ①受傷機転と損傷の重症度
    - ②損傷されている組織と範囲
    - ③炎症・浮腫の程度と範囲
    - ④侵襲の程度・術式
    - ⑤細菌感染の有無
    - ⑥血管損傷の有無
    - ⑦末梢神経損傷の有無
    - ⑧疼痛の有無

- 術後はリスク管理上，術直後や介入前後のセラピストの観察や判断はきわめて重要で，執刀医との密なコミュニケーションがはかられるべきである．

表1　ハンドセラピィが対象とする主な結合組織

1. 固有結合組織	a. 疎性結合組織	皮下組織，血管，末梢神経
	b. 密性結合組織	真皮，骨膜，皮膜，筋繊維，靱帯，腱
2. 特殊結合組織	支持組織	軟骨，骨組織

V 介入されるストレス

1. 強さ

- 結合組織は細胞間質に含まれるコラーゲン繊維からなっている．繊維の間隙配列と密度で各組織の特性が決まる．

- 腱，靱帯，関節包や深部筋膜のような白質繊維の結合組織は高密度のコラーゲン繊維を含んでいる．このため高負荷に強く，それゆえ弾性がない．逆に筋肉は輪状の結合組織でわずかなコラーゲン繊維と伸張を増すための小さな窩腔からできており弾性をつくりだす．

- この2つの異なった負荷に対する反応様式が，構成する結合組織を支持し，衝撃から守っている．つまり，年齢に応じた日常生活動作や運動が関節や筋肉の結合組織の恒常性を保ち，これらの働きを維持している．術後の他動運動や自動運動の効果はこれら結合組織にストレスを加えたときの反応様式に期待するものである．

- 組織が耐えられる以上の負荷を与えることは組織を破綻させるが，反対にほとんどストレスのない状態（不動・安静）は組織にどんな変化も起こさない，もしくは退行させる．

- 一般にハンドセラピィにおけるストレスの強度の与え方の原則としては，低負荷で，長時間

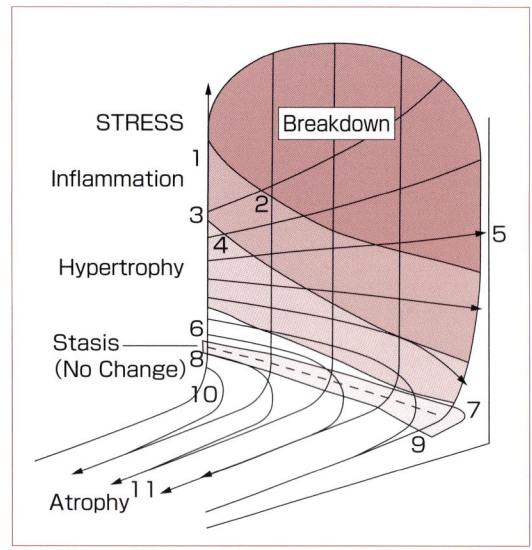

図4 ストレス強度と組織反応の関係
(Brand P W, et al：Clinical Mechanics of the Hand. 1999 から引用)

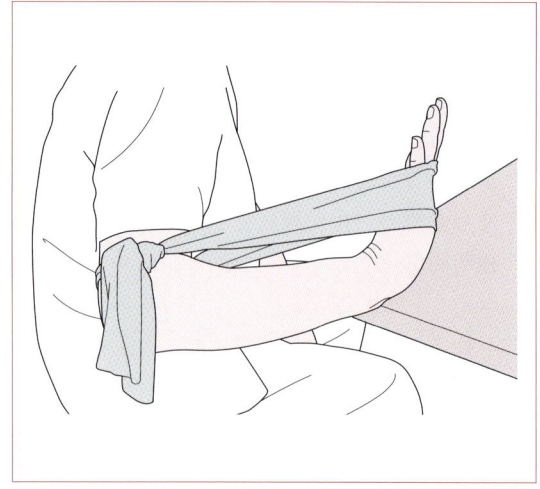

図5 セラバンドを利用した手関節伸展矯正法

の持続的な負荷（Low-load prolonged stretch technique）（図4）を与えることが推奨されている．

- 臨床では，組織のタイトネスの改善に徒手的なストレッチングとともに，矯正装具や他動的関節可動域訓練が用いられている（図5）．
- 臨床的な目安としては痛み反応を起こさない強度で，ゆっくりした速さで，皮膚および皮下組織，腱，靱帯，関節包に対し持続的なストレッチを加えながら動かすことである．
- とりわけ術後の早期に強いストレスを与えることは修復組織の炎症を広げ，血管の破綻を誘発し，結果としては，癒着や可動域制限のもとになるので禁忌である．
- その後，回復の程度に応じて負荷を増すことで，腱や靱帯など結合組織は負荷されたエネルギーを吸収し張力を増していくことになる．
- また，これらの運動負荷に先立って，温熱を加えることが効果的である．これは，コラーゲン繊維の多い密性結合組織では，温度・感覚変化に反応して緊張，弛緩の幅の増加をもたらすことが知られており，加えて細胞外成分の合成を促進できる効果があるからである．
- つまり，運動前の結合組織に熱を加えることは結合組織の伸張性や血行改善には有効な方法であるので，炎症のない，結合組織のタイトネスのある症例では推奨される．逆に運動後の消炎には冷却（cooling）が有効で，スポーツなどの後に行う方法がよく知られている．術後のセラピィ後に用いると効果的である．

2．介入の頻度とホームエクササイズ

- 軟部組織への頻回のモーションストレス（他動運動・自動運動）は正常な粘弾性を維持するうえで必要である．ただし，詳細な回数などは個々の症例によって個別性を考慮しなければならない．
- 炎症などが予想される場合は最小限，それ以外は1日数回，1回の回数を10〜15回程度と規定するなどの方法がある．
- また，多くの患者は少なくとも術後1週間以内で退院することが多いので，入院中から，ホームエクササイズの具体的な方法・頻度や患側の手指や上肢の管理方法と日常生活での患肢の参加の仕方（使用方法）などについて十分な指導が必要である．

- これらは患者の同意のもと，患者が許容できる現実的な方法を準備することが重要である．実施するか否かは患者が決めることであり，セラピスト－患者関係が反映されるので，十分なコミュニケーションが必要である．
- また，ホームエクササイズは術後の成績を左右する重要なプログラムの1つであることを患者にも理解してもらうことである．

文　献

1) Paul W. Brand, Anne M. Hollister：Clincal Mechanics of the Hand third Edition, Mosby, Inc, pp.134-207, 1999

（坪田貞子）

3 評価の原則

理解のためのエッセンス

- EBMに基づいたセラピィの原則は評価からはじまり，評価におわる．
- したがって，セラピィ前後の評価は重要であり，正常値と年齢，性差，職業などにおける基本的データの理解が不可欠である．
- 評価のための基本的項目の選択と正確な評価方法をマスターする．

I 正確な評価を行う

- 臨床においてEBMに基づいたセラピィを行うためには，セラピィ前後の評価は重要である．特に介入前後の測定値の信頼性や妥当性の検討が必要である．
- これと同様に，評価における正常値や年齢，性差，職業における差の検討についてのデータの知識[1]も必要である．
- たとえば，運動器障害で一般的な関節可動域，筋力，握力やピンチ力測定値と，その結果が，生活障害（ADL・APDL）のどの部分で問題になるのか，そして，そのことが個々の対象者の社会生活環境や背景（職歴・教育歴・経済的問題）との関連でどのような影響を与えるのかといった判断がリハビリテーション医療の観点から重要であり，正確な評価データはその基本となる．
- 治療の開始は評価からはじまることが多い．初回面接，インタビューから開始され，診断やこれから行われる予定の治療や外科的介入に備えて評価項目を選択し，実施される．手根管症候群や関節症などの外来患者ではそのようなプロセスが可能である．

II 医師や専門職との連携

- 一方で，外傷患者など救急外傷や緊急術後の患者には必ずしもそのようなプロセスがあるわけではない．これは救急救命センターではしばしばあることで，ここで働くセラピストには迅速な判断や経験が必要である．このとき，セラピストは執刀医との話し合いが重要である．
- とりわけ，リスク管理（生命の危険）と患肢にたいする禁忌事項の把握は最優先されるべきであるが，セラピストは実施された手術の目的や方法について，あらかじめ基本的な理解ができていれば，セラピィ上の具体的な問題点について，より建設的な意見の交換ができる．
- セラピストは主治医からの一方的な情報や指示のみに依存するのでなく，セラピスト自身の持っている専門知識や経験をもとに，執刀医や主治医とディスカッションができればよりよいセラピィができると考える．
- また，外傷患者では頭部外傷や肺挫傷など複合的な損傷を受けている可能性がある症例にも遭遇する．

- このためには運動器のみの評価ではなく，関連する専門職と連携を取りながら総合的な評価を行う．また，外傷の症例では交通事故や労災など訴訟問題を抱えるケースもあるので，評価の際は正確な記録を保存しておくことが重要である．
- 一般的には症状が落ち着けば，今後の生活についても本人，家族との話し合いが必要となるため，ケースワークを基にした福祉資源の活用についても，チーム・カンファレンスで検討されるべきである．そのためにはICF（国際生活機能分類），ICIDH（国際障害分類）を用いて包括的に評価する．

1. 評価のスタイル

1) **トップダウン方式**：救急患者のように，断片的な情報や患者の観察から患者の状態を把握し，必要最低限度の評価から治療プログラムを立てる．経験と熟練を要する．
2) **ボトムアップ方式**：関連するすべての評価を順序よく行い，患者の問題点を明らかにして評価プログラムを策定する．

2. 評価のための基本的項目

大まかに以下のような項目があげられる．

1) **初回インタビュー**：面接，観察，心理的状態，患者のニーズ，そのほか必要事項
2) **機能障害評価**
   ⓐ基本的運動関連：MMT，握力検査，ピンチ力検査，関節可動域検査（他動・自動），TAM法
   ⓑ知覚関連：セメスモノフィラメント検査，2-PD（2点弁別）検査〔静的・動的〕，発汗検査，振動覚検査（125 Hz，265 Hz），痛覚検査，温覚検査，ワトソンボード検査，モバーグピックアップ検査
   ⓒ手指機能評価：簡易基礎上肢検査，パーデューペグボード検査，オコナー巧緻テスト，ジョブソン・テーラー手指機能検査（Jebsen-Taylor Hand Function Test），手指機能指数検査，手尖手掌距離，ナインホール・ペグテスト，機能的操作テスト（FDT：functional dexterity test；小児用の手指巧緻性検査）
   ⓓ知的・精神機能評価：ミニ・メンタル尺度（MMSE：Mini Mental State Examination），ウェクスラー成人知能検査，改訂長谷川式簡易知能評価スケール，自己採点によるうつスケール尺度（Zung），ベック抑うつ評価尺度，日本語版改訂出来事インパクト尺度
   ⓔ言語能力・嚥下検査
   ⓕ痛み：ギボンズのRSDスコア，ショートフォームマギル痛み質問紙，VASスケール，冷覚耐性検査（Cold intolerance）
3) **能力低下評価**
   ・ADL，APDL，バーセルインデックス検査，家事能力評価，FIM，ミニFIM
4) **QOL，社会的不利**
   ・家族調査・家屋・屋外評価，SF-36，DASH，生活度満足度評価，職業興味検査，EQ-5D，QLI，日常生活満足度評価，ロンドンハンディキャップスケール

文 献
1) 道免和久：リハビリテーション評価データブック，医学書院，2010

（坪田貞子）

4 スプリント療法の原則

理解のためのエッセンス

- ハンドセラピィにおいてスプリント療法が果たす役割は大きい．
- 患者の状態を正確に評価・分析し，スプリント療法の原則に従い，合目的的なスプリントを作製する．
- スプリント作製後は，症状・障害の変化に合わせ，適宜修正・再作製する．

I スプリントの構造による分類

- デザインと構造上より基本的に静的スプリント (static splint)，動的スプリント (dynamic splint) に分類される．さらに両者の中間型である漸次静的スプリント (serial static splint) がある．静的スプリントと動的スプリントの適応を表1に示す．
- 静的スプリント：スプリントを装着している部位・運動などの可動性を許さない．また多くの場合，動的スプリントの基盤となる．
- 動的スプリント：アウトリガーなどの特殊装置により装着部位の一部，あるいは全関節が制限下で運動を許されるもの．
- 漸次静的スプリント：拘縮の改善に伴い，漸次矯正角度の変更を行う．Ponseti[1]の内反足ギプス矯正法の原理を応用した方法である．コラーゲンのリモデリングに適したスプリントである．

II スプリントの作製目的別分類

- 対馬[2]が提唱する作製目的別分類に従い，概略を以下に述べる．

表1 静的スプリントと動的スプリントの適応

	静的スプリント	動的スプリント
主な対象組織	関節，皮膚，（筋・腱）	筋・腱，関節
目的	・固定 ・安静 ・支持 ・矯正	・腱滑走の促進，癒着の予防 ・筋の伸張 ・縫合腱（筋），再建組織，麻痺筋の運動アシスト
装着時間	日中・夜間	日中

- 矯正：拘縮のある関節や筋・腱に対し矯正を加え，軟部組織の伸張や癒着の軽減を目的に使用される．
- 固定・支持：動揺性のある関節や骨折後などに，関節あるいは骨のアライメントが崩れないよう関節あるいは骨を一定期間，支持・固定する目的で使用される．
- 保護・予防：外力による損傷や圧迫が加わらないよう組織を保護する．また手の外傷後や末梢神経損傷後など，不良肢位での拘縮が生じるのを防ぐ．そのほか，関節リウマチ患者などの関節変形を予防する目的で使用される．
- 訓練：一定の関節運動を阻止しながら可動域を維持したり，特定の運動を促すために用いる．

表2 各種スプリント素材の種類と特性（文献4より引用，改変）

商品名	厚さ(mm)	形状種類	軟化温度(℃)	加熱時間(分)	伸張性	自着性	特徴・適応例	輸入販売元
オルソプラスト	3.0	穴なし	70〜80	1	小	大	アウトリガー付スプリントに適している	ジョンソン・エンド・ジョンソン(株)
アクアプラスト	3.2 2.4 1.6	穴なし 穴あき	60	3	大	大	広範な使用，ピンチ＆ラップ作製テクニックに適している	酒井医療(株)
オルフィットライト，オルフィットNS，オルフィットエコ	3.2 2.5 2.4 1.6	穴なし 穴あき	60	2〜3	大	大*	*消毒用エタノールまたはサンドペーパーでコーティング膜を剝がした後，加熱が必要	パシフィックサプライ(株)
ポリフォーム	3.2 1.6	穴なし 穴あき	80	3	大	大	硬化時は非常に硬くなり，固定性にすぐれている	酒井医療(株)
レナサーム	−	ポリエステル100％	65	3〜7	大	大	すぐれた成形能力，層を重ねることで強度を高めることが可能．適応範囲が広い	酒井医療(株)

- □ 代償：神経麻痺による麻痺筋などの機能を代償する目的で作製される．
- □ 模擬：術後に得られる機能を，術前にシミュレートして，術後の機能的予測や術前からの運動学習を行う目的で使用するもので，対馬ら[3]はパイロットスプリントとよんでいる．

III 作製テクニック

- □ スプリントの主な作製テクニックには，型紙法，ピンチ＆ラップ，ドレープなどがある．
- □ 型紙法：型紙を作製し，型紙に合わせて素材を切り抜き，モールディングを行う方法．
- □ ピンチ＆ラップ：素材の形状記憶の特性を利用して，素材をつまんで包み込むようにモールディングし，余分な部分をトリミングする方法．
- □ ドレープ：伸縮性の高い素材を使用し，重力により垂れ下がる特性を利用し，モールディングを行う方法．

IV 素材の種類と特性

- □ スプリントにはさまざまな種類の素材がある（表2）．実際に各種素材を使用するにあたり，その素材の特性・特徴を理解した上で選択することが重要である．

V スプリント作製上の原則

1. 静的スプリントにおける作製上の原則

- □ 3点固定の原理：必ず3点で固定となるようデザインする（図1）．この原理は矯正目的のスプリントでも必要となる原理である．

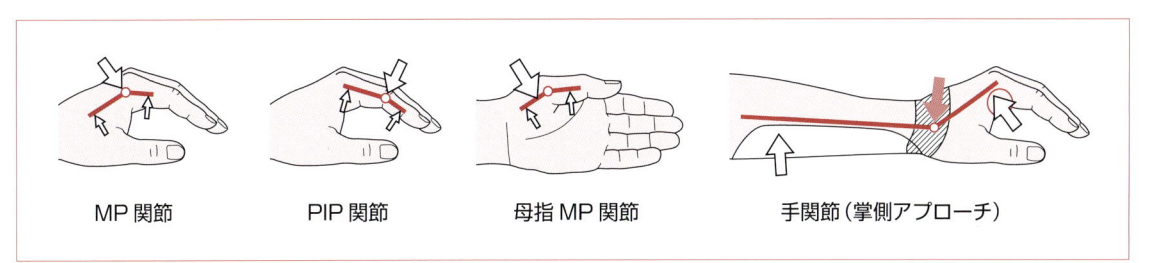

MP関節　　PIP関節　　母指MP関節　　手関節（掌側アプローチ）

図1　各関節における3点固定の原理（文献5より引用，一部改変）

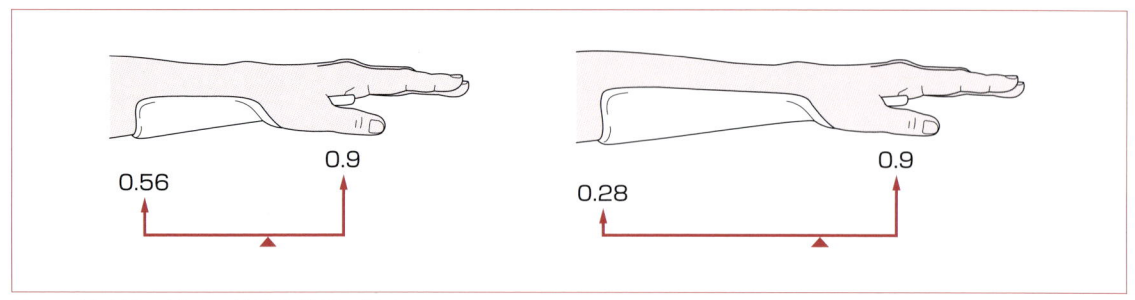

図2 前腕長に対する前腕支持部の長さ（文献6より引用）
前腕支持部の長さが短すぎると，前腕部にかかる力が大きくなる．前腕支持部が長いと肘屈曲時の制限となるため，前腕長の2/3程度が理想的である．

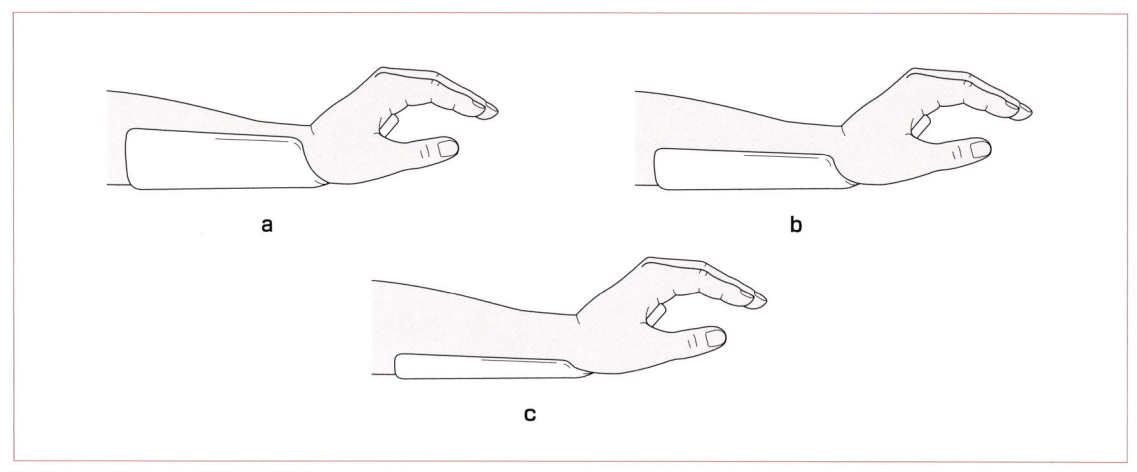

図3 スプリントの側面の高さ
a：高すぎるため，ストラップが有効に機能しにくい．**b**：側面の1/2の高さであり，理想的である．**c**：高さが十分ではないため，固定性・支持性が得られにくい．

- ☐ **全面接触の原理**：スプリントを装着しても快適であり，スプリント内で手の滑り現象が生じないためにも全面で接触させる．またスプリント接触部で生じる圧が均一になるためにも，この原理は重要である．
- ☐ **前腕長に対する長さ**：前腕ベースのスプリントは前腕支持部の長さが前腕長に対し2/3程度が望ましい（図2）．
- ☐ **側方の高さ**：側面の高さの1/2が理想的である（図3）．

2．動的スプリントにおける作製上の原則

- ☐ **カフの設置位置**：腱（筋）縫合および再建術後の伸展補助目的の場合は，縫合腱（筋）や移行腱（筋）などが主に作用する関節の遠位部に設置する（図4）．拘縮改善目的の場合も同様に改善すべき関節の遠位部に設置し，さらに遠位の関節をまたいで設置してはならない．
- ☐ **牽引と固定**：指列に対して平行に，垂直方向へ牽引を加える（図5a，b）．牽引する関節の近位部は牽引方向とは逆方向の力で固定する．その際，固定部に作用する力は垂直となるようにする（図5c）．

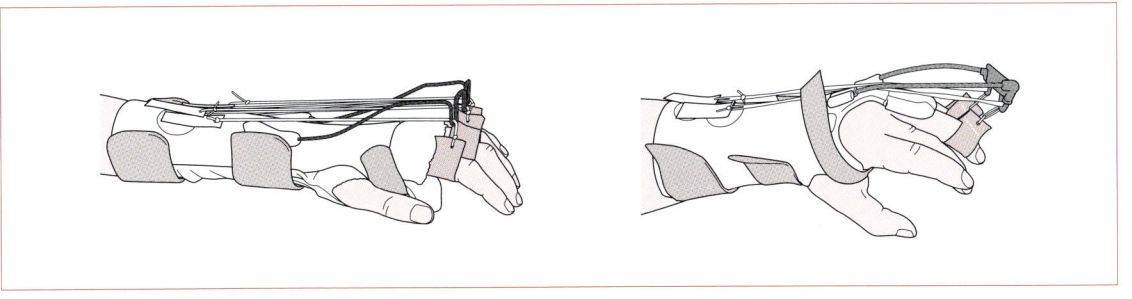

図4 カフの設置位置
左図は手指伸筋腱断裂（Zone 5）縫合後の早期運動療法用の動的スプリントである．カフは修復した指伸筋の機能である MP 関節伸展を補助する目的で，基節部に設置する．一方，右図は中央索（central slip）再建術後の早期運動療法用の動的スプリントである．再建した中央索の機能である PIP 関節を伸展補助する目的で，中節部にカフを設置する．

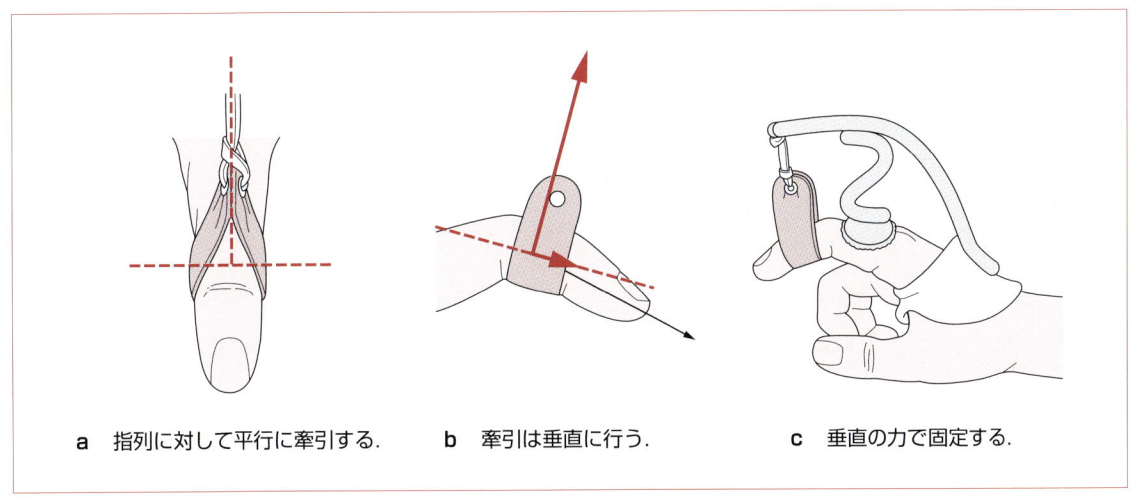

a 指列に対して平行に牽引する．　　b 牽引は垂直に行う．　　c 垂直の力で固定する．

図5 牽引方向

- **牽引力**：牽引目的により牽引力を調整する．矯正目的の場合，弱い力で長時間かけて牽引を行うことが原則である．牽引力は 250 g 以内が理想的である．伸筋腱断裂縫合後に用いる動的スプリントの場合は，MP 関節自動屈曲運動が許容されるよう牽引力を調整する必要がある．特に，女性は牽引ストレスに対して指尖部血流量が低下しやすい[7]ため注意が必要である．
- **ラバ・バンドの特性**：ラバ・バンドを用いて牽引を行う場合，太いラバ・バンドは張力が大きいため，長さは短くてよい（図6）が，ラバ・バンドに抗した運動が困難となる．よって訓練目的にラバ・バンドに抗した運動を行う際は，太すぎないラバ・バンドを選択し，スプリント内で長さを可能な限り長く設置する工夫が必要である．
- **カフ形状と材質**：皿型カフが指尖部血流への影響が少なく，材質はシリコン製が革製より指尖部の血流を阻害しにくい[7]．

VI 拘縮に対する矯正目的のスプリント療法の原則

- 拘縮は予防が第一である．安静肢位スプリン

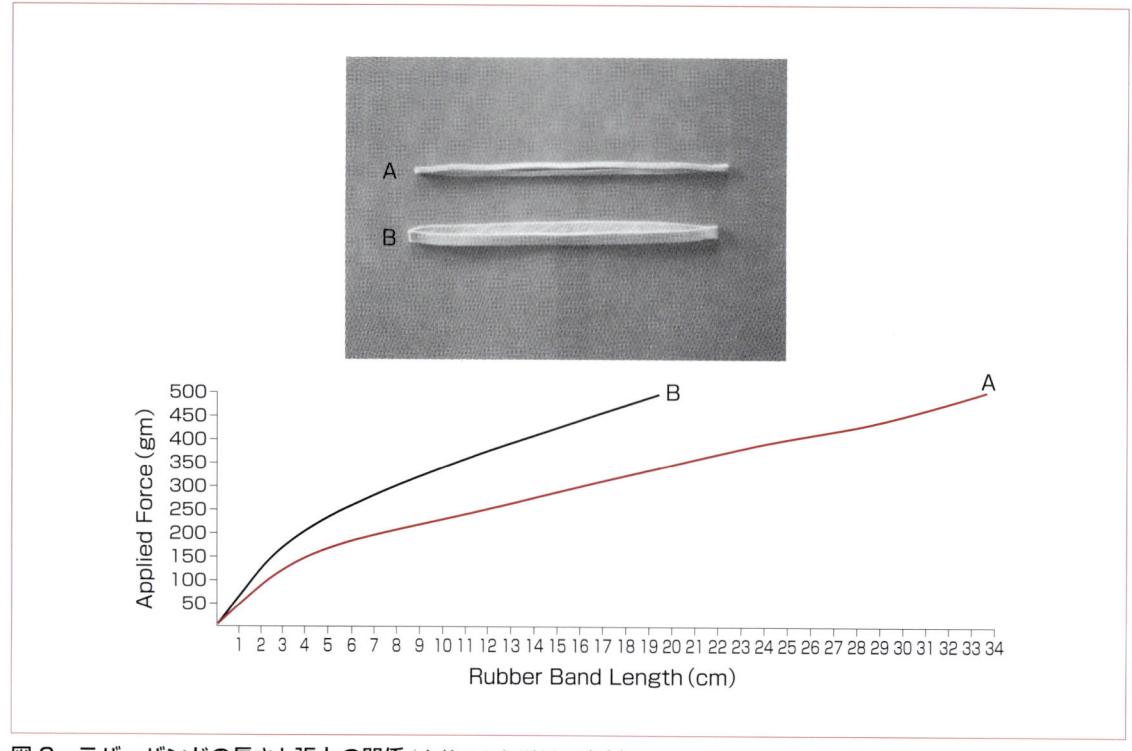

図6　ラバ・バンドの長さと張力の関係（文献6より引用，改変）

ラバ・バンドの太さは長さと張力に影響する．細いラバ・バンド（A）は太いラバ・バンド（B）と比べ，少ない力でより素早く伸張させることができる．細いラバ・バンドはそれに抗した運動を行う際に適している．しかしながら，細すぎるラバ・バンドは発揮される張力が少ないため，目的とした牽引が行われていない場合があるので注意が必要である．

ト（図7）を装着し，不良肢位での拘縮を予防する．

- 瘢痕（scar）は創傷治癒の最終像である．スプリント療法を用いたゆるやかな矯正は瘢痕のリモデリングを促し，favorable scar を形成させるのに有効である．
- 弱い力で，長時間持続的に矯正する（low-load prolonged stress）．
- 拘縮原因組織別のスプリント療法
  a．皮膚性拘縮：軽度な皮膚性拘縮に対し適応となる．瘢痕に対し過度な刺激が加わらないよう静的スプリントにより軽度な伸張を長時間実施する．
  b．関節性拘縮：屈曲拘縮の場合，屈筋の緊張を除去する目的で近位の関節を屈曲位に保持し，目的とする関節を伸展方向へ矯正する．一方，伸展拘縮の場合は，近位の関節を伸展位に保持し，屈曲方向への矯正を加える．関節性拘縮に対しては漸次静的スプリントが有効である．ただし，骨性拘縮に対しては適応外となる．
  c．筋・腱性拘縮：日中は動的スプリント，夜間は静的スプリントを用い，持続的矯正を行う．
- 拘縮除去の程度は，最終可動域での維持時間に比例する[8]．
- 1方向への矯正を行うと，反対方向への可動域が低下する傾向にある．その場合は反対方向への矯正も実施する．
- 装着期間（スプリント療法の限界）：可動域の改善を評価しながらみきわめる．2～3ヵ月継続して，改善が認められない場合，観血的治

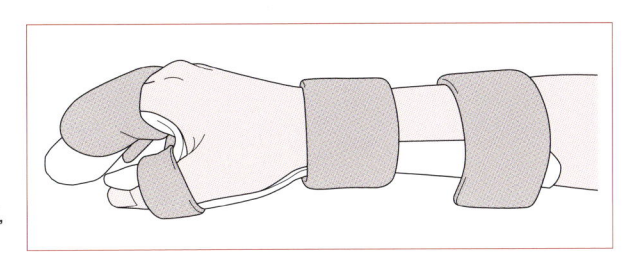

図 7 安静肢位スプリント
母指掌側外転位，IP 関節伸展位，手指 MP 関節屈曲位，PIP・DIP 関節伸展位で作製する．

療の適応となる．

VII 作製前評価と計画

1) **診断名，病態，治療法の理解**：診断名は何であるか，また生じている機能障害を病態と関連付け，何が原因でそのような機能障害を呈しているのか，また必要に応じて原因組織の同定を行う．すでに治療が行われている場合は，どのような目的でその治療法が行われているか理解する必要がある．医師と連絡を密にし，スプリント療法が行われている治療の妨げとならないようにする．
2) **組織状態の評価**：皮膚や創の状態，骨接合の状態と骨癒合の状態，腱・靱帯・血管・神経などの軟部組織の修復状態とその期間など，医師からの情報，手術見学，X 線，視診，触診などから総合的に評価する．また，スプリントを装着する部位の知覚を忘れずに評価する．知覚が脱失・低下している部位は，スプリントにより皮膚のトラブルが生じやすいため，注意が必要である．
3) **スプリント療法の目的**：矯正，固定・支持，保護・予防，訓練，代償，模擬のうち，どの目的でスプリント療法を行うかを明確化する．
4) **スプリントの種類**：静的スプリント，動的スプリント，漸次静的スプリントのどれを選択するか決定する．
5) **スプリントの装着時間**：日中装着するのか，夜間装着するのか，終日装着するのか，治療法に沿った装着スケジュールを決定する．
6) **患者のコンプライアンス**：スプリントは「正確に装着している」ことがその効果を上げる第一条件である[5]．スプリント療法の目的を理解し，正確な装着方法，装着時間，管理方法や二次的合併症を回避するためのセルフチェックの能力を評価することが重要である．患者にその能力がない場合は介護者，小児の場合は両親への指導を徹底する．

VIII 作製の手順（図 8）

IX 再評価

☐ 再評価は以下の点について行う．必要に応じて，再指導・修正・再作製を行う．
☐ 正確に装着しているか（きれいなままのスプリントは装着されていない場合が多い）．
☐ 着脱は自ら可能か．
☐ 作製したスプリントは目的に合致し，効果的に作用しているか．
☐ フィッティングや固定角度が維持できているか（術直後作製したスプリントは腫脹の軽減により，フィッティングが不良となる場合が多い）．
☐ 動的スプリントの牽引力は適切か．
☐ スプリント装着により発赤，接触性皮膚炎，圧迫による知覚障害などの二次的合併症が生じていないか．
☐ スプリント素材やベルクロの劣化が生じていないか．

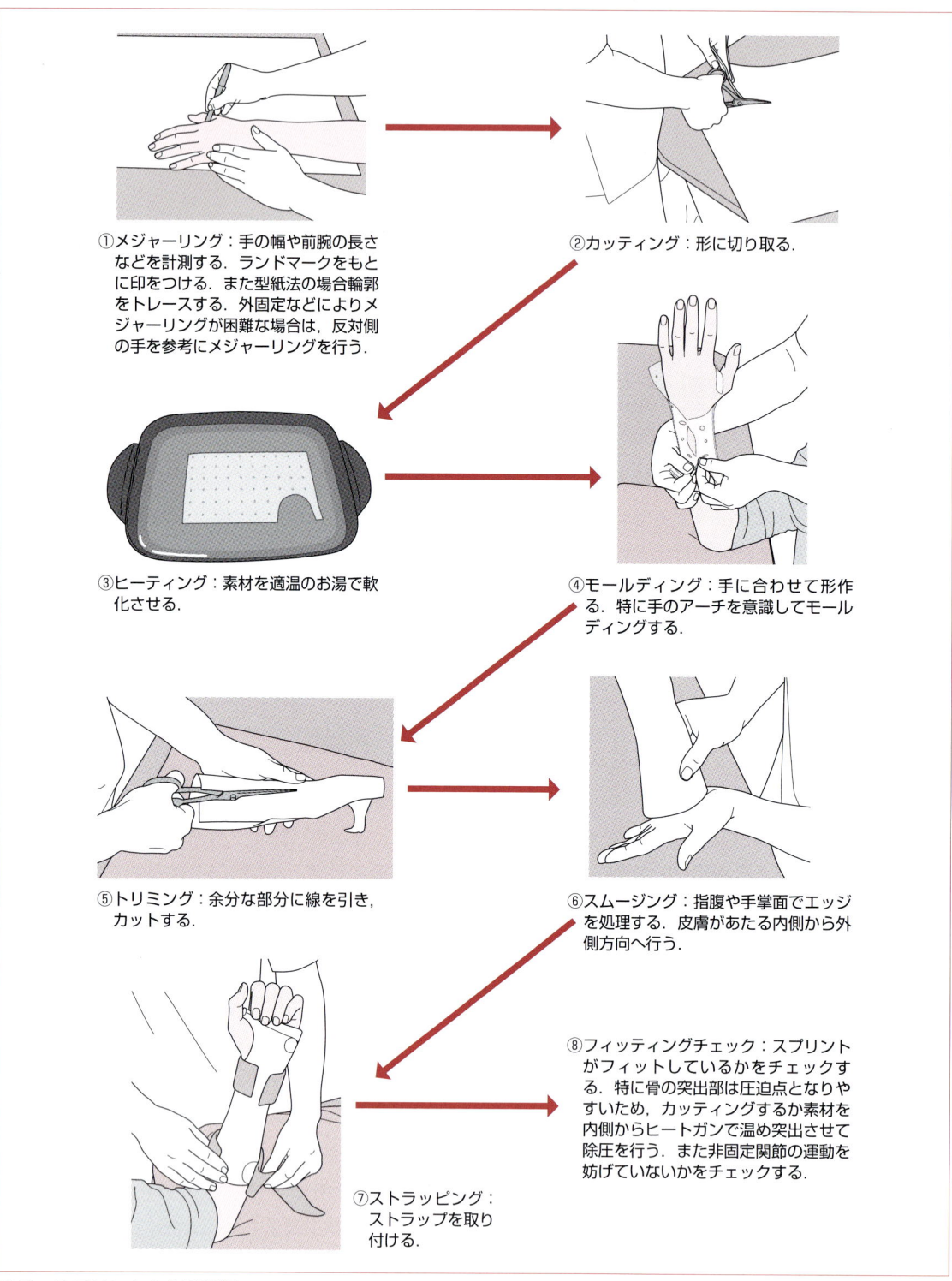

①メジャーリング：手の幅や前腕の長さなどを計測する．ランドマークをもとに印をつける．また型紙法の場合輪郭をトレースする．外固定などによりメジャーリングが困難な場合は，反対側の手を参考にメジャーリングを行う．

②カッティング：形に切り取る．

③ヒーティング：素材を適温のお湯で軟化させる．

④モールディング：手に合わせて形作る．特に手のアーチを意識してモールディングする．

⑤トリミング：余分な部分に線を引き，カットする．

⑥スムージング：指腹や手掌面でエッジを処理する．皮膚があたる内側から外側方向へ行う．

⑦ストラッピング：ストラップを取り付ける．

⑧フィッティングチェック：スプリントがフィットしているかをチェックする．特に骨の突出部は圧迫点となりやすいため，カッティングするか素材を内側からヒートガンで温め突出させて除圧を行う．また非固定関節の運動を妨げていないかをチェックする．

図8　スプリントの作製手順

まとめと展望

スプリント療法の基礎となる原則について述べた．スプリント療法は個々の患者の目的に合わせたものでなければ，効果を期待することができない．セラピストは装着した感想や意見などの主観的評価を患者よりフィードバックとして受け，さらに客観的評価をもとにスプリント療法の効果を常に検証しなければならない．その積み重ねがわれわれの臨床技術を高めるのに繋がると考えている．

文　献

1) Ponseti IV, Campos J：Observations on pathogenesis and treatment of congenital clubfoot. Clin Orthop Relat Res, 84：50-60, 1972
2) 対馬祥子：スプリント療法の適応．日本ハンドセラピィ学会 編，ハンドセラピィ No.6 手のスプリント療法．東京，メディカルプレス，pp.13-31, 1996
3) 対馬祥子，大溝昌章：母指再建前の作業療法―我々の用いているパイロット・スプリントの紹介．作業療法 8：316-317, 1989
4) 椎名喜美子，寺本みかよ：手の外科のスプリント療法に必要な基礎知識．OTジャーナル 28：782-789, 1994
5) 矢崎　潔：手のスプリントのすべて 第2版，東京，三輪書店，pp.66-73, 1998
6) Fess EE, Gettle K：Hand and Upper Extremity Splinting：Principles and Methods 3rd edition. Mosby, philadelphia, pp.161-209, 2005
7) 白石英樹，小林隆司，他：ダイナミックスプリントでの指牽引カフの素材が指尖部血流に及ぼす影響．OTジャーナル 38：1267-1272, 2004
8) Flowers KR, LaStayo P：Effect of total end range time on improving passive range of motion. J Hand Ther 7：150-157, 1994

〈白戸力弥〉

5 物理療法

理解のためのエッセンス

- 物理療法は，電気，熱，水，光線，力などの物理的エネルギーを生体に応用することによって，生体の持つ恒常性の維持や改善をはかるものである．
- 物理療法は使用する物理的エネルギーの形態により得られる効果も異なる．意図した目的を達成するため，各物理療法を熟知した上，適切に選択すべきである．
- ハンドセラピィの分野で常用するものとして温熱療法，寒冷療法，電気療法，光線療法，水浴療法などがあげられる．本章では代表的な治療方法の特徴や各療法の適応などについて述べる(表1)．

I 温熱療法

1. パラフィン浴(図1)

- 特徴：パラフィンは熱伝導率が低いため，高温での使用は可能である．一般的には50～55℃に加熱したパラフィンを用いて，治療を行う．さらにパラフィン浴は皮膚との間に空気層ができるため，保温性も高いという特徴がある．
- パラフィン浴の実施法は基本的に間欠法と持続法がある．持続法は浴槽で20分間浸したまま保持する必要があり，利用率が不良のため，一般的には間欠法がよく使用される．ここでは間欠法について述べる．
- 使用方法：間欠法の使用方法としては，まず石鹸で対象部位をよく洗い，乾かしてからパラフィン浴槽に数秒つけて，その後，静かに対象部位を出して，滴が垂れ終わって，表層が白く固まったらパラフィンの被膜ができる．この動作を8～10回前後繰り返していく．2回目以後は1回目にできた高さより順次下位に留め，これでパラフィングローブができあがる．さらにパラフィングローブをビニールで包み，空気との絶縁をはかるためタオルなどで巻き，約20～30分間保温する．
- 適応：パラフィン浴は熱作用があるため，筋スパズムの寛解，関節拘縮の改善，軟部組織の伸張性の向上，痛みの緩和，腱鞘炎，関節炎(関節リウマチなど)に適応がある．
- 禁忌：パラフィン浴の禁忌症として，急性炎症期，出血，循環障害，知覚障害，皮膚疾患，開放創のある部位，結核・悪性腫瘍，妊婦の腹部などがある．
- 注意点：パラフィンは引火性があるため，火気に近づかないよう気をつける．また，床に落とすと滑りやすくなり，衣類に付くと取りにくくなるなどの欠点がある．
- パラフィンは基本的に再利用するが，汗やご

表1 ハンドセラピィに常用する物理療法の一覧

物理療法	特徴	適応	禁忌	注意点
パラフィン浴	・高温治療可能 ・保温時間長い ・手・足指の凹凸のある部分でも加温可能	・筋スパズムの寛解 ・関節拘縮の改善 ・軟部組織の伸張性の向上 ・痛みの緩和　・腱鞘炎 ・関節炎(関節リウマチなど)	・急性炎症期　・出血 ・循環障害　・知覚障害 ・皮膚疾患　・新生皮膚面 ・開放創のある部位 ・結核・悪性腫瘍 ・妊婦の腹部	・火気に注意 ・床に落とすと滑りやすい ・衣類に付くと取りにくい ・汚れやすい
寒冷療法	・自宅で治療可能	・急性期炎症の緩和 ・有痛性筋スパズムの緩和 ・局所の疼痛緩和 ・筋の再教育,肩関節周囲炎	・末梢循環障害　・寒冷過敏症 ・表在感覚の鈍麻,脱失 ・拒否的な場合 ・重度の高血圧症	・凍傷に注意
極超短波	・深達性がある	・関節リウマチ　・変形性関節症 ・骨折　・脱臼　・肩関節周囲炎 ・断端痛　・筋緊張亢進の軽減 ・筋スパズムの軽減　・腱鞘炎 ・関節拘縮の緩和 ・瘢痕の柔軟性の改善	・基本的には温熱療法と同様 ・急性炎症期状態　・出血傾向 ・皮膚疾患　・感覚障害 ・心臓ペースメーカー ・プレート固定の骨折部 ・人工骨頭部	・金属の表面で反射されることで周囲の軟組織を異常に加熱することに注意
超音波	・深部組織に到達 ・金属物質を埋め込んでいる対象者にも使用可能	・炎症治癒の促進　・疼痛の緩和 ・浮腫を軽減する効果　・腱損傷 ・術後の創傷部位の回復促進 ・瘢痕治療 ・薬物の皮下組織への浸透作用	・温熱療法の場合と同様 ・腫瘍　・心疾患 ・血栓性静脈炎　・急性敗血症 ・妊婦の腹部 ・発育期の小児の骨端	・放射線療法と併用できない ・使用する場合,6ヵ月以上の間隔が必要
レーザー	・深部組織に到達 ・光化学作用 ・電磁作用	・鎮痛　・消炎作用 ・腱鞘炎　・手根管症候群 ・上腕骨上顆炎　・テニス肘 ・肩関節周囲炎　・創傷治癒	・妊婦　・悪性腫瘍 ・心臓疾患　・新生児 ・乳児 ・体力の弱い高齢者	・目に直接当たらないように注意
渦流浴	・マッサージ効果 ・清浄作用 ・機械的刺激	・温熱療法と同様 ・末梢循環の改善 ・疼痛　・慢性疼痛の緩和 ・関節拘縮の改善　・筋緊張 ・筋スパズムの軽減 ・瘢痕組織の改善	・温熱療法と同様 ・各種疾患の急性期,炎症期 ・感覚障害　・循環障害 ・皮膚疾患　・出血傾向 ・非炎症性浮腫　・悪性腫瘍 ・乳幼児	・消毒,滅菌に注意する ・対象部位以外に障害がある場合は転倒などに注意
交代浴	・自宅で治療可能	・循環の促進　・疼痛 ・亜急性期の浮腫　・腫脹 ・関節リウマチ　・断端痛 ・外傷後血腫の吸収促進 ・捻挫　・脱臼　・骨折後遺症 ・RSD(反射性交感神経障害)	・寒冷療法と同様 ・悪性腫瘍	・開放創の場合,消毒,滅菌に注意

みなどで汚れやすいため,定期的に濾過する必要がある.

II 寒冷療法(図2,図3)

☐ 特徴:寒冷療法は対象部位に低温度の刺激を与える治癒法である.組織温度が低下することで,循環系の影響,代謝の低下,疼痛の緩和,筋への作用に生理学的効果があると言われている.とくに急性炎症症状に用いられる場合が多い.

☐ ハンドセラピィでよく用いる方法はアイスパックとクリッカーである.

☐ 使用方法:アイスパックは市販の氷嚢,ビニール袋,タオルなどに氷を入れて使用する場合と,市販のジェルパックを使用する場合がある.

☐ アイスパックの場合は,直接対象部位に当てるが,凍傷を防ぐため,対象部位との間には1〜2枚のタオルを入れる.さらに,治療中に頻繁に対象部の状態をチェックし,対象者の

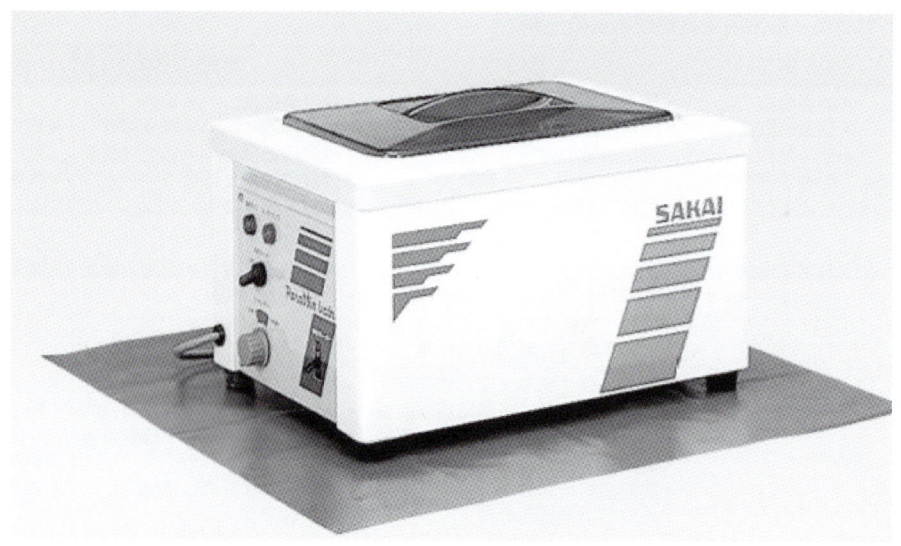

図1 パラフィン装置(手指用；酒井医療株式会社より提供)

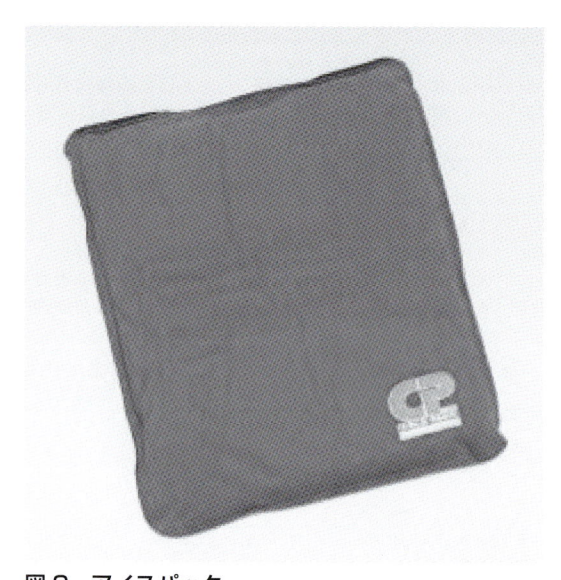

図2 アイスパック
(PIM-1601A；酒井医療株式会社より提供)

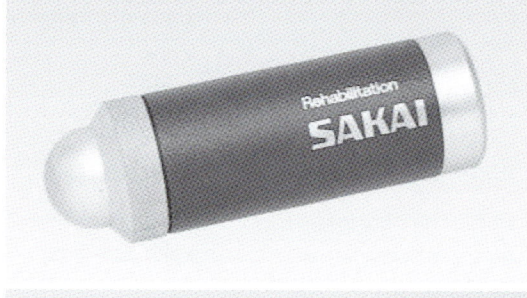

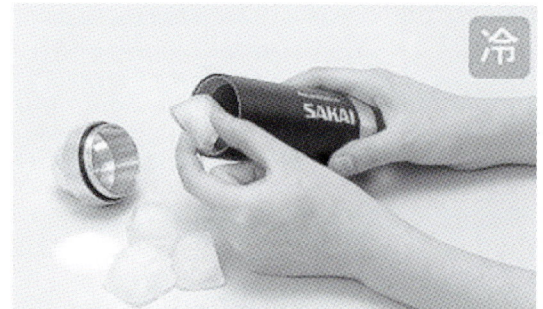

図3 クリッカー(酒井医療株式会社より提供)

感覚を聞く必要がある．アイスパックの場合は，筋緊張を抑制するには30分前後が必要となる．
- クリッカーの場合は，氷と食塩を3対1の割合でいれ，よく振り，金属面の先端に霜がついてから，金属面を対象部位に当て使用する．クリッカーの金属表面の温度は-10℃前後になるため，凍傷を起こさないように，対象部位に軽く当てて，円を描くようにする．4～5分くらいで，対象部位の感覚が鈍麻したら中止する．
- 適応：ハンドセラピィの中で寒冷療法の適応

として，主に急性期炎症の緩和，有痛性筋スパズムの緩和，局所の疼痛緩和および筋の再教育などがあげられる．
- 禁忌：寒冷療法の禁忌としては，末梢循環障害，寒冷過敏症，表在感覚が鈍麻，脱失している場合，拒否的な場合および重度の高血圧症があげられる．

III 光線療法

1．極超短波（図4）

- 極超短波（マイクロウェーブ）は電磁波の一種である．医療分野で治療器として使用されているものは周波数2,450 MHz，波長は12.5 cmである．

- 特徴：極超短波は乾熱法に分類され，深達性のある温熱療法の一種である．極超短波は組織に吸収された電磁波が水のような極をもつ分子を運動させ，衝突や擦れ合いを起こすことによって，摩擦熱が発生する．そのエネルギーの深達度は皮膚表面から3～4 cmである．しかし，極超短波のエネルギーの50％は皮膚表面で反射される．

- 使用方法：極超短波は照射面に対して直角に照射した場合，エネルギーロスは0％になるため，できるだけ直角に照射する．また，照射エネルギーの強さは照射距離の2乗に反比例するため，照射距離を2倍にすれば照射エネルギーの強さは1/4になる．一般的には照射アンテナを対象部位から5～10 cm離し，治療時間は15～20分程度とする．照射の出力は50 Wから少しずつ上げて，80～120 Wが適切である．

- 適応：温熱効果があるため，血行の改善や疼痛に効果があり，関節リウマチ，変形性関節症，骨折，脱臼，肩関節周囲炎，断端痛や腱鞘炎などに適応である．さらに，筋緊張亢進，筋スパズムの軽減にも効果がある．特にハンドセラピィを行う前に，関節拘縮の緩和

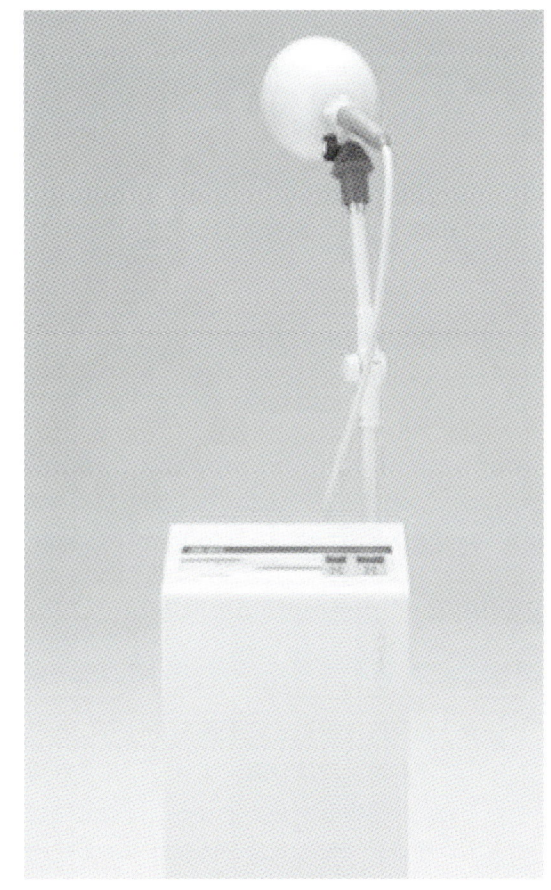

図4 極超短波装置（酒井医療株式会社より提供）

や瘢痕の柔軟性の改善に効果がある．

- 禁忌：基本的には温熱療法と同様であるが，急性炎症期状態や，出血傾向，皮膚疾患および感覚障害がある場合も禁忌となる．さらに，極超短波のエネルギーは金属に向かって集まり，金属の表面で反射されることで周囲の軟部組織を異常に加熱するため，心臓ペースメーカー，プレート固定の骨折部や人工骨頭など身体内に金属物質が埋め込まれている人には危険性がある．

2．超音波（図5）

- 超音波とは人間の可聴範囲を超えた高周波である．すなわち20 kHz以上の周波である．超音波の波長は0.15 cm程度で，治療に用いる

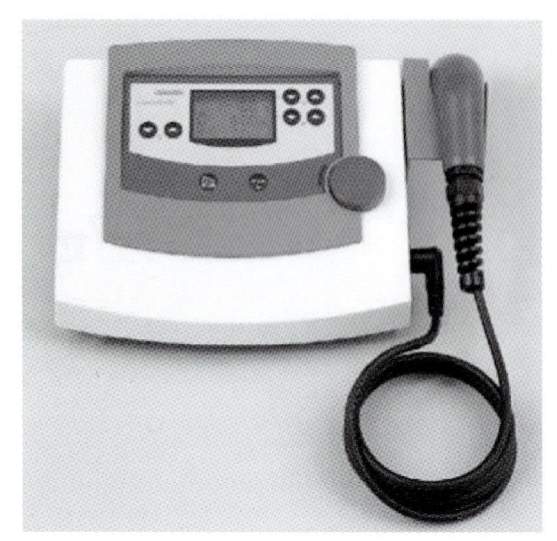

図5　超音波装置(0.8MHz；酒井医療株式会社より提供)

周波数は1MHzと3MHzである．
- 特徴：超音波は振動子に電流をかけることで発生する．超音波は空気によって伝達されないため，伝播物質が必要となる．一般的には導子を使用し，対象部位との間にジェル状のカップリング剤を使用し，対象部位に適用する．
- 特徴：超音波はほぼ減衰なく深部組織までエネルギーが到達するので，関節や骨まで加熱することが可能である．さらに，金属にエネルギーが集中しないため，心臓ペースメーカーなどの金属物質を埋め込んでいる対象者にも使用可能な唯一の物理療法である．
- 特徴：超音波の周波数が高いほど組織吸収率が高くなるが，到達深度が浅くなるため，超音波の照射部位によって加熱の強度が異なる．対象部位は表在組織である場合，高周波を使用し，深部組織に対しては低周波を使用する．
- 使用方法：超音波の照射強度は高いほど温熱効果がある．温熱効果を目的とするときは一般的には$1.1～2.0W/cm^2$に設定し，治療時間は導子の有効照射面積の2倍以内を5～10分にする．非熱効果とする場合は$0.5～1.0W/cm^2$の強度で，3～5分に設定する．杉本雅晴[1]は創傷治癒の炎症期以降で，マクロファージや繊維芽細胞を標的細胞として，照射条件はパルスモード照射で，強度は$0.6W/cm^2$，照射時間は10分間が最適であるとしている．
- 治療はジェルを使用する方法と水中で行う方法がある．ハンドセラピィにおいてはジェルを使用する方法が一般的である．ジェルの場合，機器の設定を行った後，ジェルを対象部位につけ，図6のように，導子は対象部位で円を描く(回転法)，あるいは前後左右(ストローク法)にゆっくりと動かす．
- 適応：超音波は機械的振動により，炎症の治癒を促進し，疼痛を緩和し，浮腫を軽減する効果がある．特に，腱損傷，術後の創傷部位の回復促進，瘢痕治療に効果的である．薬物を皮下組織に浸透させる作用がある．
- 禁忌：一般的には温熱療法の場合と同様である．さらに，腫瘍，心疾患，血栓性静脈炎，急性敗血症，妊婦の腹部や発育期の子どもの骨端への照射は禁忌である．
- 注意事項：組織に対して，超音波療法は放射線療法と逆作用があるため，併用できない．または，6ヵ月以上の間隔が必要となる．

3. レーザー

- レーザーは光線の一種であり，光の性質を有する．20世紀の最大の発明といわれる．レーザー(laser)は，light amplification by stimulated emission of radiationの頭文字からつくられた用語である．直訳すると"誘導放出による光の増幅"という意味になる．
- 特徴：医療用レーザー治療は，熱作用の利用と光作用の応用に大別できる．熱作用を利用するものは，細胞破壊を目的とするため，高反応レベルレーザー治療ともいう．例えば，レーザーメスがあげられる．光作用を応用するものは，生体刺激を目的とするため，低反

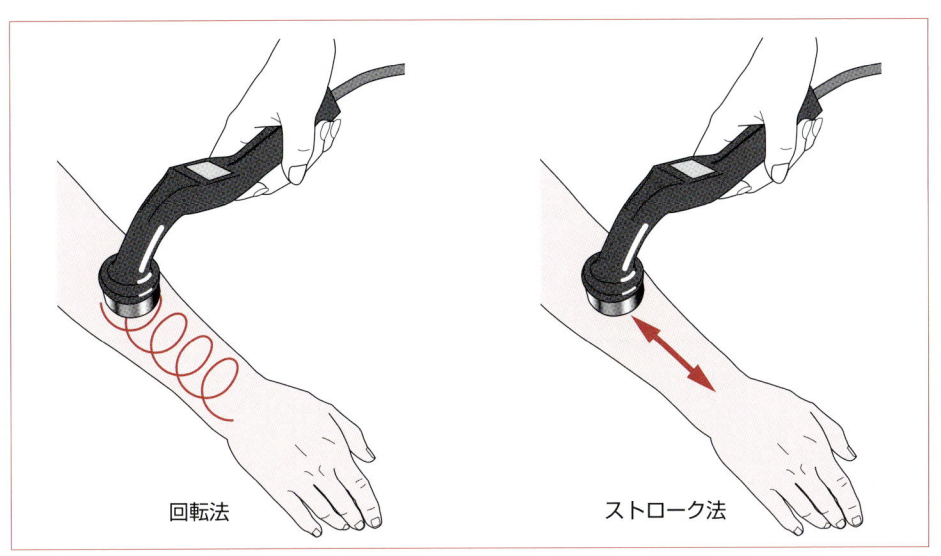

図6　超音波治療導子の操作方法

応レベルレーザー治療ともいう．物理療法はレーザーの光作用を利用して治療を行う．
- 特徴：光線であるため，光の性質，直進，反射，回折，屈折などはもちろんある．さらに，レーザー特有の性質，単色性，可干渉性，直進性を持っている．
- 単色性というのは太陽光とは違い，波長が1つになる単色の光である．
- 可干渉性とは光子を互いに強め合うことができる性質である．
- 直進性（指向性）とはすべての光が平行して同じ方向に進行することである．
- 特徴：物理療法用のレーザーは波長が830 nmであり，生体の深部に到達する．組織に対しては，まずレーザー光線は組織に吸収された後，熱に変換するため，熱効果がある．また，光化学作用，電磁作用もあるといわれている．
- 使用方法：疼痛軽減に対して，疼痛部位に直接照射する．創傷治癒を促進する場合は，創部に直接照射する．照射時間は一般的に1箇所につき1回で10分〜20分程度である．1日1回が原則である．治療前後にセラピストは必ず治療部位の変化を確認する．
- 適応：鎮痛，消炎作用があるため，ハンドセラピィにおいては腱鞘炎，手根管症候群，上腕骨上顆炎，テニス肘，肩関節周囲炎および創傷治癒などが適応である．
- 禁忌：妊婦，悪性腫瘍のある人，心臓疾患のある人，新生児，乳児，体力の弱い高齢者などには適用しない．
- 注意事項：目にレーザーが直接当たらないように注意する．

IV 水浴療法

1．渦流浴（図7）

- 渦流浴とは，上肢または下肢の一部を温水の入っている浴槽につけ，対象部位に噴流発生装置から噴出された渦流を当てることで治療効果を達成する方法である．水圧によるマッサージ効果があり，また清浄作用や温熱作用で血流促進の効果もある．温熱と機械的刺激を治療部位に与える方法である．
- 使用方法：水温は一般的に40〜42℃に設定し，42℃を超えないように注意する．治療時間は10〜15分が一般的である．また，水流

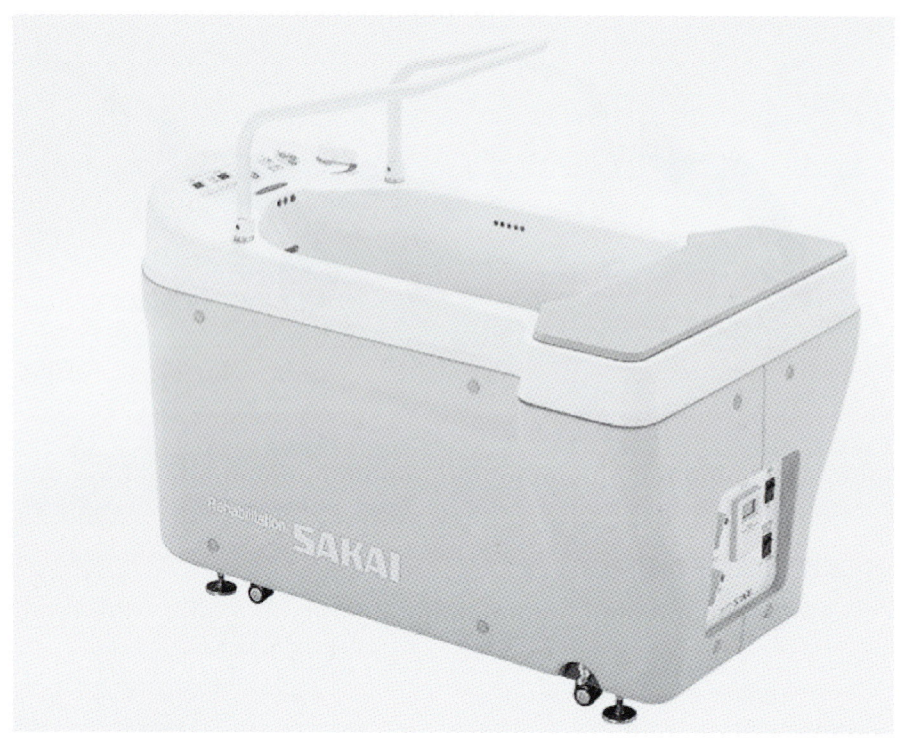

図7 渦流浴装置（上下肢用 WP-300G：酒井医療株式会社より提供）

が創部や過敏部位に直接当たらないように，噴流の方向を調節する．治療後は水分を拭き取る．

- 適応：基本的には温熱療法と同様である．末梢循環の改善，疼痛，慢性疼痛の緩和，関節拘縮の改善，筋緊張，筋スパズムの軽減および瘢痕組織の改善に効果がある．
- 禁忌：基本的には温熱療法と同様である．各種疾患の急性期，炎症期，感覚障害，循環障害，皮膚疾患，出血傾向，非炎症性浮腫，悪性腫瘍および乳幼児には禁忌である．
- 注意事項：渦流浴は温熱効果のほかに，創傷の洗浄，感染防止，熱傷などによる壊死部の清浄などにも使用される場合があるが，開放創の場合，感染予防のため，消毒，滅菌に注意し，主治医との十分なコミュニケーションが必要である．また，対象部位以外に障害がある場合は転倒などに注意し，安楽肢位をとるように配慮する．

2. 交代浴

- 交代浴は温水と冷水を交互に実施する水浴療法である．
- 使用方法：図8のように，対象部位に合った大きさの2つの容器を用意し，温水と冷水を入れる．水温や実施時間についての設定は，文献によって異なるが，一般的には温水の水温は38〜40℃，冷水の水温は15〜20℃に設定し，実施時間は温水5分，冷水1分を1セットとし，これを5〜6セット実施する．終了時の浴温についても文献により多少異なる．浮腫や炎症の軽減に対しては冷水で開始し，冷水で終わる方が効果があると，Cooper [2] は報告している．
- 適応：交代浴は循環の促進，疼痛や関節のこわばりに効果が期待できる．特に，亜急性期の浮腫，関節リウマチ，断端痛，腫脹，外傷後の血腫の吸収促進，捻挫，脱臼，骨折後遺症，RSDなどがあげられる．

図8 交代浴（温水／冷水）

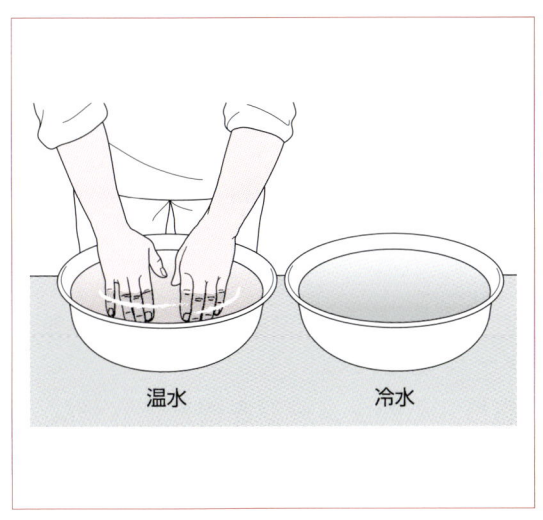

表2 障害別物理療法

障害名	物理療法
関節炎（関節リウマチなど）	パラフィン浴，極超短波，レーザー，交代浴
外傷・術後の瘢痕拘縮	極超短波，超音波，渦流浴
骨折	極超短波
腱鞘炎	パラフィン浴，極超短波，レーザー，超音波
関節拘縮症	渦流浴，極超短波，パラフィン浴
浮腫	超音波，交代浴
筋スパズム	パラフィン浴，寒冷療法，極超短波，渦流浴
疼痛	パラフィン浴，超音波，レーザー，渦流浴
手根管症候群	レーザー
上腕骨上顆炎	レーザー
テニス肘	レーザー

□ 禁忌：寒冷療法と同様である．また，悪性腫瘍に対して腫瘍細胞の増大を招く恐れがあるため，禁忌である．

□ 注意事項：開放創の場合，感染予防のため，消毒，滅菌に注意する．

まとめと展望

物理療法は医学的治療手段であるが，リハビリテーション分野では補助的手段であることを理解する．また，使用する際，各療法の物理的特性を十分に理解，熟知した上で実施する．
ハンドセラピィ分野でよくみられる障害に対する物理療法は**表2**を参照．

文　献

1) 杉本雅晴：物理的刺激と生態反応―超音波刺激に対する組織応答性―．理学療法学，31(4)：248-252, 2004
2) Cooper J：Therapeutic Modalities for Foot and Ankle Rehabilitation. In：Sammarco G, editor, Rehabilitation of the foot and ankle. Mosby-Year Book, 1995

（陳　　敏）

6 心理的支持・ケアの原則

理解のためのエッセンス

- 突然の外傷は身体的障害と同様，心的ダメージを与える．
- 大切なことは早期からの精神的なケアであり，心的ダメージを慢性化させないための専門外来へのコンサルテーションとアプローチが重要である．
- 長期的な視点に立っての支援が必要である．

I 外傷患者の心理的ダメージの特徴

- 誰にとっても，病気の診断を受けたときの心理的なダメージは，疾患の重症度にもよるがショッキングなできごとである．
- 例えば，朝，元気に仕事や学校に出かけ，今日も，明日もこの生活は間違いなく続くと確信している人たちに，突然，外傷や交通事故，あるいは予期せぬ事故に遭遇したときの心的ダメージは当事者でしかわからない．
- 近年，心的外傷後ストレス障害（post traumatic stress disorder：PTSD）という概念が生まれ，特に戦争後，または交通災害によって心的に強い衝撃が加えられた後に起こる不可逆的な変化をひき起こすような体験を指している．しかし，このような経験が必ずしもすべての患者に起こるものではなく，かなり限定したものであるとされている[1]．
- 私たちは，救命救急部に搬入され，当院で治療した救急外傷患者20名に対して，日本語版改訂出来事インパクト尺度を用いて受傷後の心理的変化を経時的に調査した[2]．その結果，うつ症状や不眠，対人恐怖などを訴える患者は急性期には多いが，早期の対応（精神神経科の受診，カウンセリング・服薬）で90％の患者がカットオフ値を下回り，受傷後6ヵ月以内に，心理的ショックから回復していた．しかし10％の患者は受傷後1年以上経過しても改善されず，遷延化し，家族関係や復職の妨げになっていた．
- つまり，心理的問題は生活の再構築には身体的障害と同様に重要な要素である．

II ケアの原則

- 大事なことは，医師，看護師，OTやPTなど関連する職種が，患者の示す変化に気づき，早めに対応することが鍵になる．
- 患者が不眠を訴え，または「他人にじろじろ見られて落ち着かない」，「1人で売店に行って買い物ができない」などの訴えがあれば，うつの初期症状ととらえて対応することが重要である．専門医のコンサルテーションをもとに，不必要な見舞客を制限して，ゆっくり休息が確保できるような環境と規則正しい日常生活への支援が必要である．
- 心理的支援ということで何か心理療法のような介入を先行させようとするのは，外傷に関

- しては必ずしもあてはまらない．このことにより症状の慢性化を未然に防ぐことが重要である．
- ひとたび慢性化させると回復も長期にわたり，時には困難になる可能性がある．救命が第1ではあるが，外傷後の機能回復と同等に，心的影響にも十分な注意を払うべきである．

III 長期的な視点に立った支援

- また，受傷後に起こる生活上の困難性，就業，復学などへの不安も複合的な要因となり，症状を修飾する．
- 身近にいるセラピストは患者の訴えを辛抱強く聞き，対応についてはリハビリテーション・チームで検討することが必要である．
- そのほかに，慢性的な疼痛を訴える患者では疼痛からくる不眠，不安などが増大し，心理的な変化を起こす．医学的アプローチ（除痛）に加え，認知行動療法的アプローチを併用して，現実的な生活の再構築に向けた働きかけも必要である．
- そのほか，複合損傷などでは複数回の手術が必要な症例も多く，単独損傷の1.32回に対して複合損傷は4.70回とされ，これに伴って復職または就業までの期間が単独損傷の4.7倍というデータもあり，リハビリテーションの経過が長期化することが予想される．
- 私たちにとって，長期的な視点に立ってセラピィプランを立て，その間の通院，復職・復学に関してもきめ細かな支援を行うことが不可欠である．

文 献

1) 黒木宣夫：PTSD診断と賠償，東京，海文堂出版，2003
2) 坪田貞子，他：指再接着後患者のQOL調査．SF36とIES-R（改訂出来事インパクト尺度），第14回に本ハンドセラピィ学会学術集会，大阪，2004.4

（坪田貞子）

III 疾患別プロトコル

1 骨折・脱臼・靱帯損傷

① 基節骨・中手骨骨折
―保存的治療（Burkhalter 法）と観血的治療―

理解のためのエッセンス

- 基節骨骨折は，軟部組織の支持性を欠くため不安定性を生じやすい骨折である．また，解剖学的に複雑な部位であるため癒着を生じやすい．
- 中手骨骨折は，骨間筋の存在により受傷部位によって特徴的な転位を示す．
- 治療法は骨折部の安定度により，保存的治療または観血的治療が選択される．ハンドセラピィでは，関節構造や隣接する解剖的特徴をふまえ，骨折部状態に応じて splint や可動域訓練の方法を工夫することが必要である．
- 治療目標は，正しいアライメントのもと MP および PIP 関節の可動域を改善させることである．

I 基節骨骨折・中手骨骨折とは

1. 解剖学的特性および生体力学的な特徴

- □ **基節骨骨折**：鈍的直達外力や介達外力，捻り力により生じることが多い[6), 33)]．また，屈筋腱や伸筋腱が隣接し，解剖学的に複雑な部位であるため，癒着を生じやすい．特に，基節骨背面は指背腱膜が密接するため，外傷が加わると PIP 関節の可動性に影響を与える．
- □ 骨折部は頸部，骨幹部，基部に分類される[6), 16)]（図1）．
- □ 頸部骨折は小児に多く，閉じたドアにはさまれた指を引き抜こうとして生じる．側面像で骨頭が90°近く背屈し，あたかも回転したようにみえるため，"rotational supracondylar fracture"とよばれる[11), 16)]（図2）．整復が困難であることが多いため観血的治療が行われるが，骨頭部に変形治癒が生じると PIP 関節

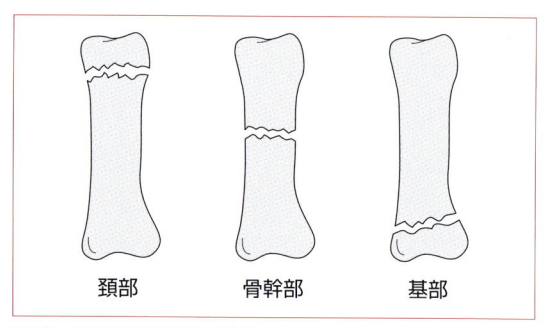

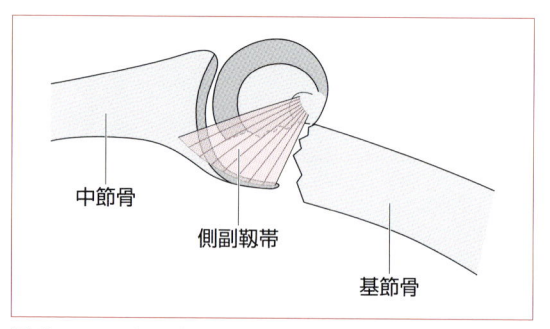

図1 基節骨骨折の部位

図2 rotational supracondylar fracture（文献10より引用）

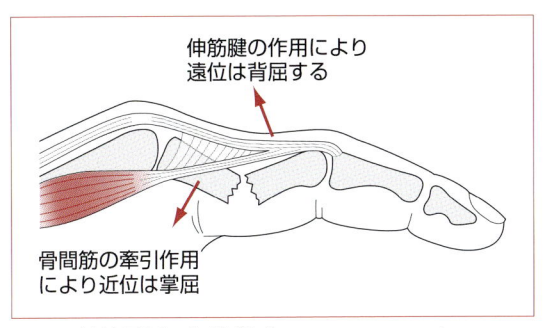

図3　基節骨折の転位様式（文献16より引用）

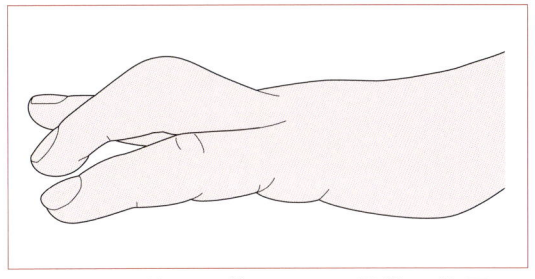

図4　MP関節の過伸展とPIP関節の伸展lag（pseudoclawing）：基節骨基部骨折例

に可動域制限を生じる.

☐ 骨幹部骨折は，一般的に骨間筋が中枢骨片を屈曲させ，伸筋腱中央索が末梢骨片を伸展させるため掌側凸変形を生じる[1), 10)]（**図3**）．腱や骨自体の損傷が激しく筋腱の緊張が失われてしまった場合や，外傷の方向に変形が固定された場合は，背側凸変形を生じることも報告されている[27)]．

☐ 基部骨折は，骨幹部と同様に掌側凸変形を生じやすく，変形治癒によりMP関節の屈曲制限を生じる[6)]．MP関節が過伸展することでPIP関節の伸展lagが生じる[6), 15)]（pseudoclawing：偽かぎ爪化）（**図4**）．

☐ 骨幹部や基部骨折の治療は，骨折型や安定度に応じて保存的治療や観血的治療が選択される．

☐ 安定型の骨折とは，整復ができ，機能的肢位で副子固定をして転位することがなく，多少の自他動運動をしても転位をしないものをいう．

☐ 不安定型の骨折とは，整復はできるがそれが維持できないものや，整復自体ができないものである．

☐ **中手骨骨折**：殴打による骨頭への直達外力，軸圧により生じる[20), 33)]．また，圧迫外力により手背部の軟部組織の挫滅を伴う複合損傷も存在する．

☐ 解剖学的に中手骨骨折は，骨間筋の存在により基節骨骨折より安定しているが，中手骨基部は，手根伸筋腱，手根屈筋腱の付着部分であり，骨幹部は骨間筋の起始部が存在し，頚部，骨頭の背側部は矢状索や骨間筋腱帽などが存在することにより，受傷部位により，骨折の転位が異なる[20)]．

☐ 骨折部は骨頭部，頚部，骨幹部，基部に分類される[24)]．

☐ 骨頭骨折は，頚部骨折，骨幹部骨折と比較してまれである[11), 16)]．転位がある場合は，Kirschner鋼線や各種screwなどの観血的治療が行われる．**この部位では，伸筋腱の癒着が生じやすく，MP関節の伸展拘縮をひき起こしやすいので，MP関節屈曲位保持が重要となる．**

☐ 頚部骨折は非常に多く，"boxer's骨折"あるいは"fighter's骨折"とよばれる[20)]．

☐ boxer's骨折は第2，第3中手骨の頚部や骨幹部骨折でみられる[30)]．

☐ fighter's骨折では第4，5中手骨の頚部が多く，壁やケンカで相手を殴ることが原因で，頚部の掌側が粉砕し骨間筋の作用で背側凸変形が起こる．

☐ 第4，5中手骨骨折ではCM関節に可動性があるため[10), 20)]（第4指は20°，第5指は30°），変形による機能障害をきたしにくいと言われている．背側凸変形が30°までは保存的治療で良好な結果が得られる．しかし，骨頭部が他指よりも落ち込むため，外見上の問題がある[28)]．

☐ この部位では，MP関節の伸展拘縮を生じやすく，内在筋に損傷が加わると内在筋拘縮を生じることもある．

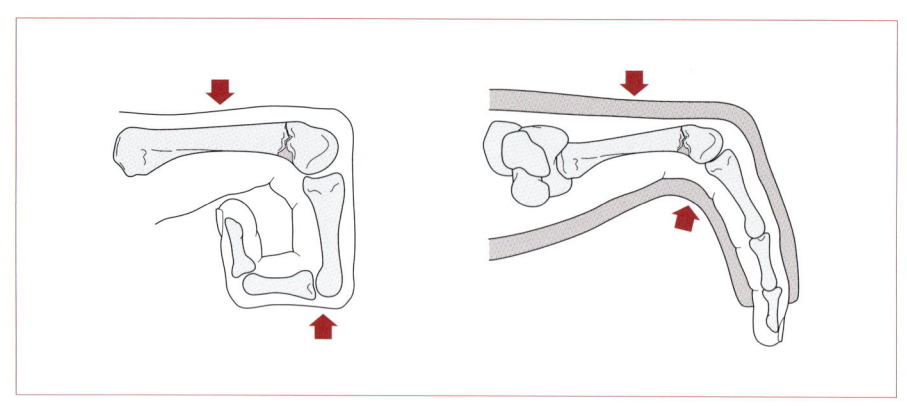

図5 Jahss法：中手骨頚部骨折の徒手整復方法（文献6より引用）

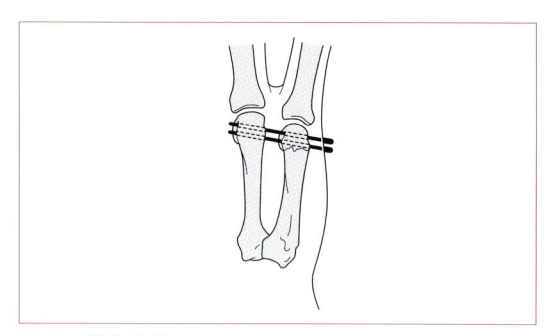

図6 横止め法（文献6より引用）

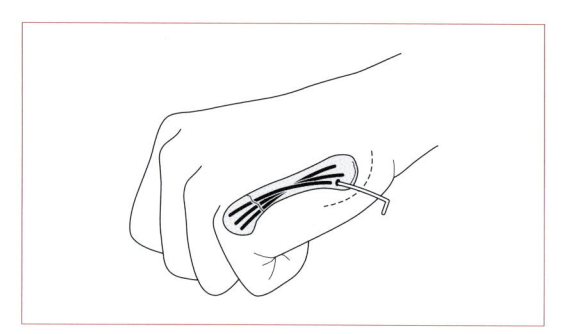

図7 Foucher法：髄内ピン固定（文献6より引用）

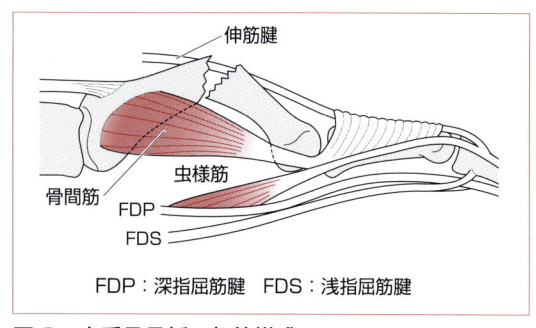

図8 中手骨骨折の転位様式（文献16より引用）
伸筋腱／虫様筋／骨間筋／FDP／FDS
FDP：深指屈筋腱　FDS：浅指屈筋腱

- 整復はMP関節，PIP関節を屈曲した状態でPIP関節を押し上げるJahss法を用いる[6]（図5）．整復後，不安定な場合，Kirschner鋼線を用いた横止め法や髄内ピン固定法（Foucher法）などで固定する[6,12]（図6，7）．
- 骨幹部骨折は，一般的に骨間筋が末梢骨片を屈曲させ，手根伸筋が近位骨片を伸展させるため背側凸変形を生じる[16,25]（図8）．
- 基部骨折は，第4，5中手骨に生じやすく，有鉤骨骨折を合併するCM関節脱臼骨折の形をとる場合が多い[20]．
- **母指の中手骨基部骨折**[11,16]：関節包外（図9-ⅢA，ⅢB，Ⅳ）で横骨折や斜骨折，関節内骨折ではBennett骨折やRolando骨折を生じる（図9-Ⅰ，Ⅱ）．
- 関節包外の骨折では遠位が内転・屈曲し，骨折部は橈背側に凸変形する（図10）．
- Bennett骨折は，掌側の三角骨片は原位置に留まり，中手骨基部が長母指外転筋の作用により背側近位に転位し，さらに母指内転筋の作用により内転することで，CM関節の亜脱臼を呈する．
- Rolando骨折は，関節内に及ぶYあるいはT字形の骨折である（粉砕骨折も含める）．関節

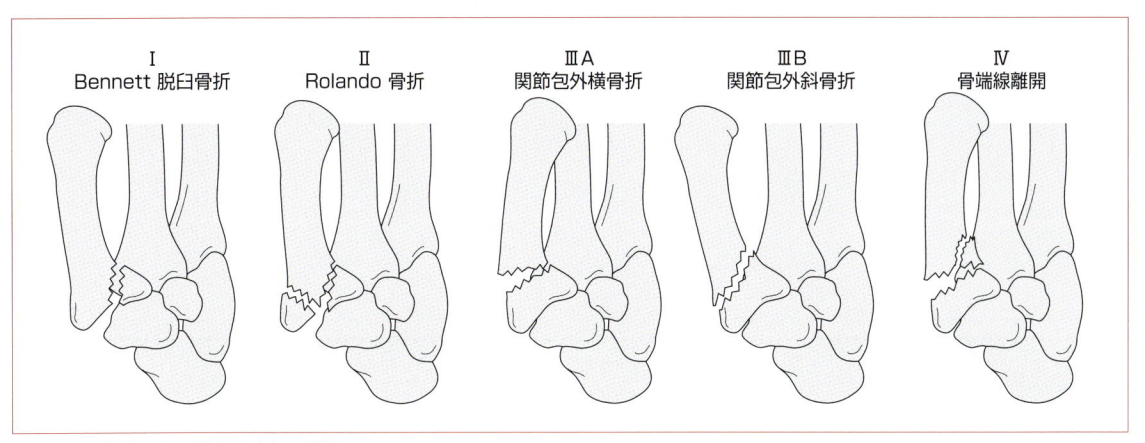

図9 母指中手骨基部骨折の分類(文献16より引用)

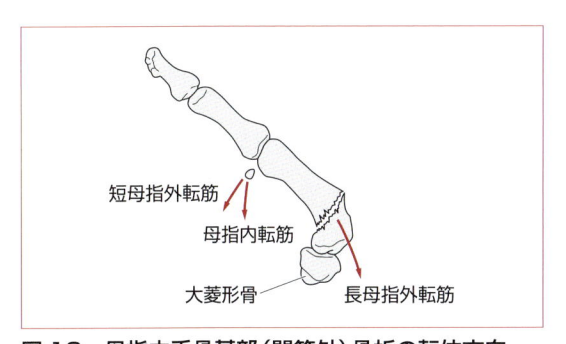

I Bennett 脱臼骨折
Ⅱ Rolando 骨折
ⅢA 関節包外横骨折
ⅢB 関節包外斜骨折
Ⅳ 骨端線離開

図10 母指中手骨基部(関節外)骨折の転位方向
(文献15より引用)

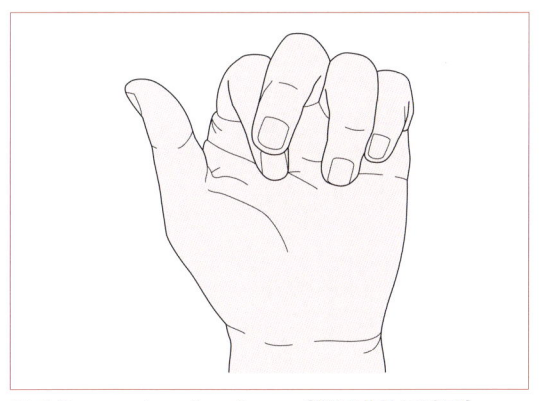

図12 overlapping finger(指屈曲位で確認)
(文献1より引用)

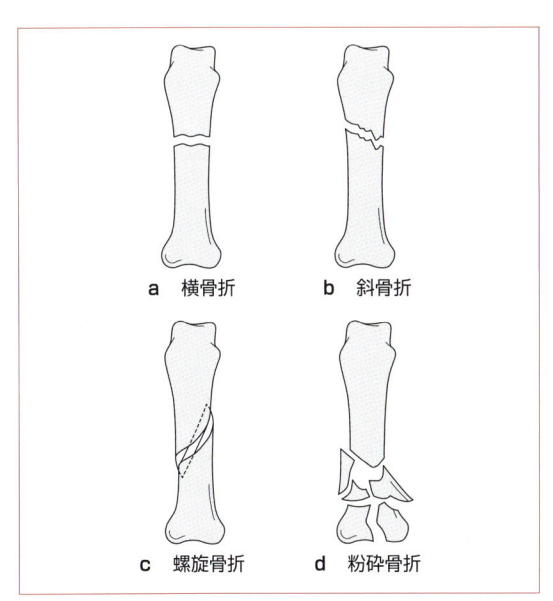

図11 基節骨・中手骨骨折の分類(文献11より引用)
a 横骨折
b 斜骨折
c 螺旋骨折
d 粉砕骨折

面を有する骨片の脱臼はない．
□ 両者とも，徒手整復できる場合は，経皮的鋼線固定が適応となり，できない場合は観血的整復と内固定，創外固定などが行われる．鋼線や screw で CM 関節をとめ，4週間 thumb spica splint で固定を行った後，鋼線を抜去し可動域訓練を開始する．
□ **基節骨，中手骨骨折の骨折型**：骨折線上から横骨折，斜骨折，螺旋骨折，粉砕骨折に分類される[11), 24)]（図11）．
□ 横骨折，斜骨折，粉砕骨折は，短縮や角状変形を生じやすく，斜骨折や螺旋骨折では，回旋変形を生じやすい[2), 6), 16), 33)]．

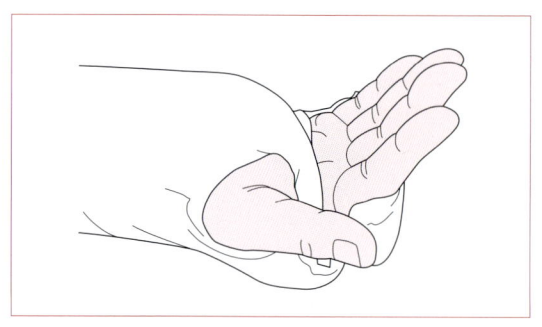

図13 Burkhalter原法（文献2より引用）

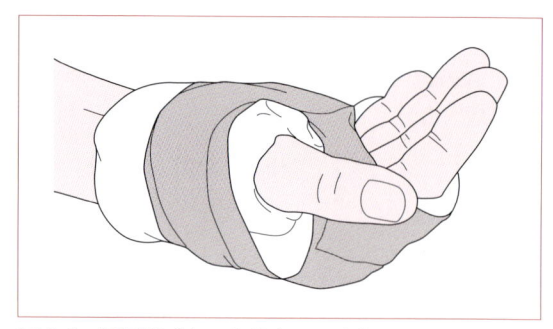

図14 石黒法（ナックルキャスト）（文献9より引用）

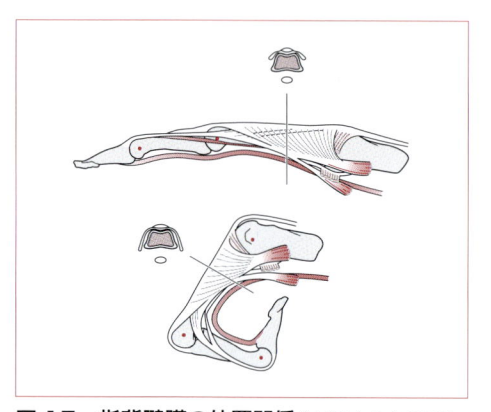

図15 指背腱膜の位置関係（文献4より引用）

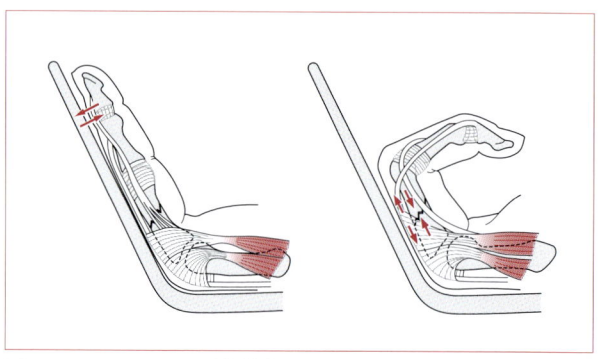

図16 Burkhalter法（基節骨骨折）のメカニズム（文献16より引用）

□ 骨折部の短縮や角状変形は，伸筋腱に相対的な弛緩が起こり，PIP関節の伸展lagを生じる[5),32)]．回旋変形が生じると，指の屈曲時にoverlapping fingerを呈する[1),2),11),16),25)]（図12）．中手骨5°の回旋変形が末梢で1.5cmの指の重なりを生じるとされている[20),25)]．

2. 保存的治療のハンドセラピィ

□ 保存的治療の適応は，骨膜の連続性がある安定型の骨折である．治療は，シーネ，テーピング，ギプス，装具などが用いられる．骨癒合の状態によって異なるが，一般的に外固定期間は4～6週であり，自動運動は2～3週から開始する[24)]．しかし，長期間の固定は癒着や拘縮などの二次障害をきたすことがあるため，保存的治療の中には早期から自動運動を行う方法もある[2),3),5),7),8),9),15),26)]．

□ **Burkhalter法**は，ギプスやシーネ，splintを用いて**手関節軽度背屈，MP関節70～90°屈曲位**で固定しながら，指の屈伸運動を早期から行う方法である[2),3)]（図13）．

□ **石黒法は手関節を固定しないタイプ（ナックルキャスト型）で同様の運動を行う（図14）**[7),8),9),26)]．適応は，腱損傷などを伴わない閉鎖性の基節骨と中手骨の骨折である．

□ 基節骨骨折の治療メカニズムは，MP関節を屈曲位に保持したまま，指の屈曲運動をすることで，弛緩した基節骨背側の1/3を覆う指背腱膜が緊張し，基節骨の2/3が覆われ，骨折部に対しtension band的に作用する（図15，16）．これにより，骨折部が圧迫され，整復位の保持や変形の矯正が得られる．

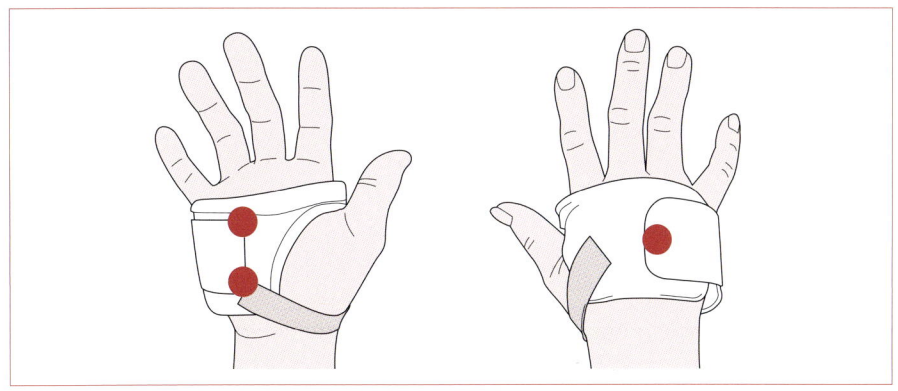

図 17 中手骨頚部・骨幹部骨折に対する Galveston splint
● : 3 点支持部

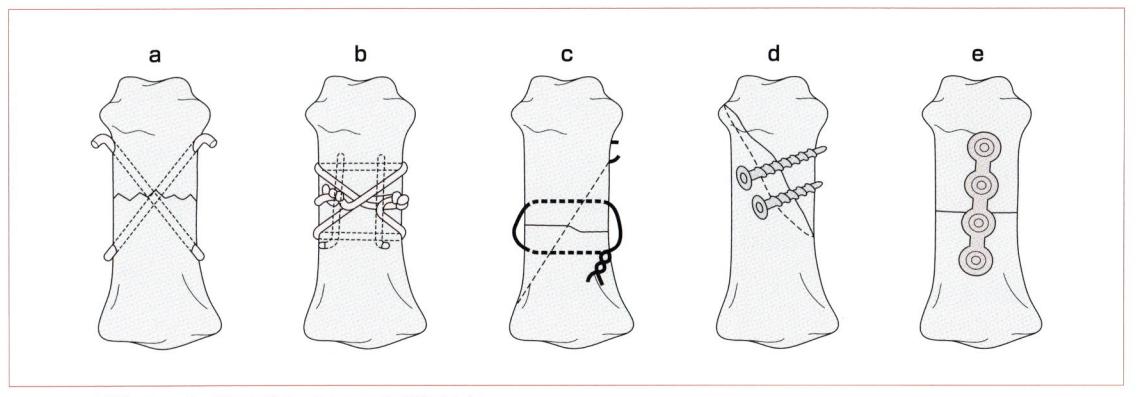

図 18 基節骨・中手骨骨折に対する各種固定法(文献 10 より引用)
a 鋼線固定, b tension band wiring, c intraosseous wiring, d screw 固定, e plate 固定

- 中手骨骨折は，変形を予防する点に主眼がおかれ，MP 関節を屈曲することで，掌側を通過する骨間筋が弛緩し，骨折部に対する応力（deforming force）が減じることで，整復位を保持する[1),2),25)].
- 本法は，MP 関節屈曲の良肢位を保持できるとともに，4 指同時に屈伸運動をすることで overlapping finger を予防できる．回旋変形を生じる可能性がある場合は，buddy tape や splint を用いて隣接指と固定することもある．
- **Burkhalter 法や石黒法は，MP 関節の屈曲角度（70〜90°）が重要**[2),3),7),8),9)]であり，splint を用いる場合は頻回の調整が必要である．
- 患者本人による自動運動が重要であるので，コンプライアンスが悪い症例は適応外となる．**splint の装着と運動指導を徹底し，整復位を保持することに重点をおく．**
- splint の固定肢位は，手関節を含めた Burkhalter 型とし，仮骨形成に応じナックルキャスト型に修正する．コンプライアンスや ADL を考慮して，必要があれば固定指も全指固定から損傷指と隣接指の 2 指固定とする．
- 中手骨頚部，骨幹部骨折では，Galveston splint を用いることで，手背から骨折部に当てる円形パッドと，手掌から骨折部の近位と遠位に当てるパッド（3 点支持）により背側凸の角状変形を予防する方法もある[15),20)]（図 17）．

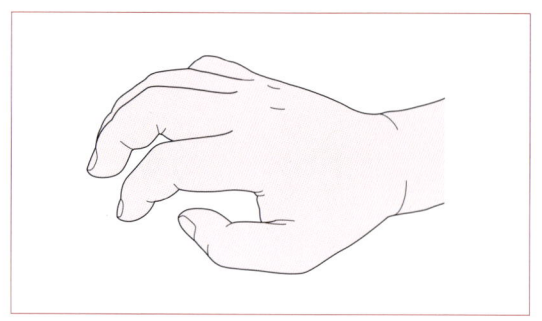

図19 手部の腫脹によるintrinsic minus肢位

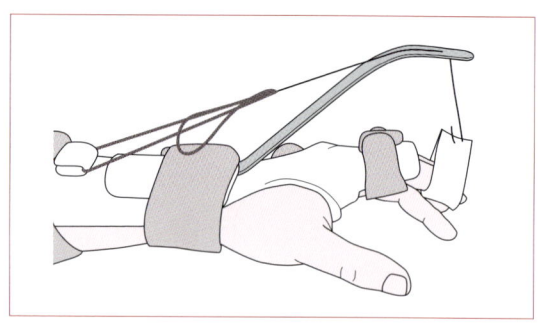

図20 dynamic splint；基節骨骨折後の屈筋腱滑走訓練用

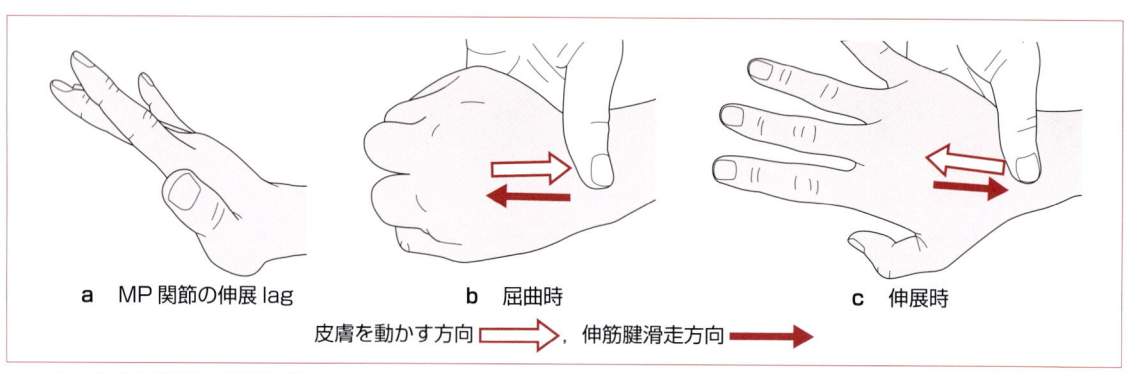

a　MP関節の伸展lag　　b　屈曲時　　c　伸展時

皮膚を動かす方向 ⇒ ，伸筋腱滑走方向 →

図21 皮膚と腱間の剥離練習

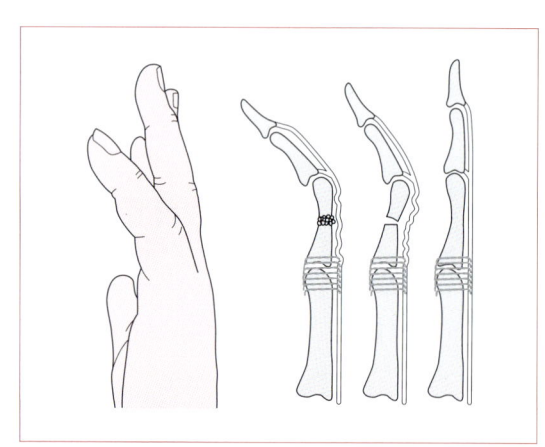

図22 PIP関節伸展lagと基節骨の短縮，掌側凸変形によるPIP関節伸展lagの模式図（文献32より引用）

3. 観血的治療

- 観血的治療の適応は，骨膜の連続性が絶たれた不安定型の骨折である．一般的に，多数指損傷や開放骨折などの軟部組織損傷を合併している場合に行われる．また，不安定な横骨折，斜骨折，螺旋骨折で短縮や回旋変形を生じる可能性がある場合に選択されることが多い．
- 固定方法には，経皮的鋼線固定，tension band wiring，intraosseous wiring，screw固定，plate固定などがある[10), 13), 18), 21), 29)]（図18）．骨折部の安定性により左右されるが，不安定な短斜骨折や横骨折ではplate固定が行われ，長斜骨折ではscrewによる固定を行う[11), 16)]．
- plate固定は，固定性にすぐれている反面，軟部組織への侵襲のため，拘縮などの合併症を生じることがある[14), 17), 19), 22), 23)]．
- 基節骨骨折に対するplate固定は，側索の滑走が低下し，PIP関節の運動制限を生じやすいため，早期からの積極的な伸筋腱滑走訓練が必要である[25)]．

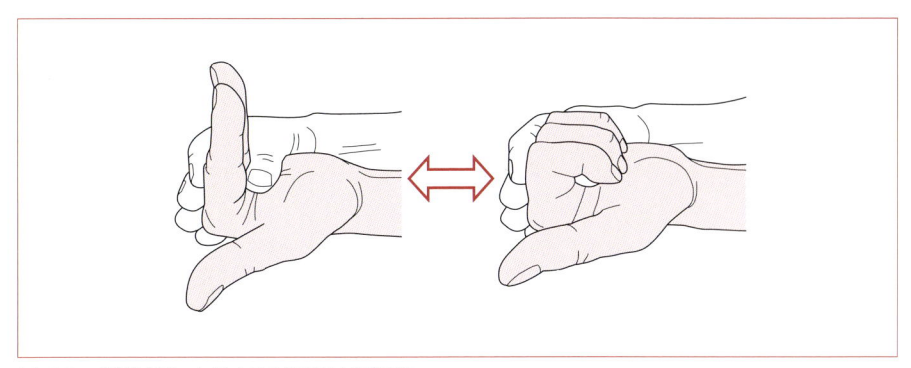

図 23　指伸筋による PIP 関節伸展運動
MP 関節屈曲位では，指伸筋が主に働くため，PIP 関節に伸展力を集中させる．

- 開放骨折，圧挫，軟部組織損傷例は，浮腫や痛みにより intrinsic minus 肢位を呈し，MP 関節が伸展傾向となることが多いため（図 19），**変形の予防目的（良肢位の保持）に Burkhalter 法を応用できる**．
- splint の固定肢位は，経皮的鋼線固定例や plate 固定例はナックルキャスト型とし，MP 関節の伸展拘縮を予防する．
- 重度の骨折で固定性に問題がなければ，早期から dynamic splint を用い，屈筋腱や伸筋腱の滑走訓練を行う（図 20）．
- 中手骨骨幹部骨折の内固定例では，創部周辺で皮下との癒着が生じ MP 関節の伸展 lag を呈することがあるので，皮膚と腱間の剝離練習を行う（図 21）．

4．基節骨，中手骨の骨折後の合併症

- 基節骨，中手骨の骨折では，指背腱膜や指伸筋腱の癒着，短縮や角状変形により **PIP 関節の伸展 lag** が生じやすい．実験的に，基節骨 1mm の短縮により 12°，16°の角状変形で 10°の伸展 lag が生じるといわれている[32]（図 22）．
- 伸筋腱の滑走運動を行い癒着を予防し，短縮や角状変形の進行を抑えることが重要である．
- 経皮的鋼線固定例や plate などを用いた観血的治療例では，短縮や角状変形よりも癒着による原因が多いため，伸筋の滑走運動がより重要となる．
- PIP 関節の伸展運動は，MP 関節の肢位に影響を受ける[31]．MP 関節屈曲位では指伸筋が主に働き，PIP 関節に伸展力を集中させ伸展 lag を予防することができる[5]（図 23）．MP 関節伸展位では内在筋が主に働くため，保存的治療では骨癒合が得られてから開始する．観血的治療例では，術直後より積極的に行う．
- Burkhalter 法，石黒法は PIP 関節以遠をフリーとしている[2), 3), 26)]が，splint の装着期間中は，運動時以外 PIP・DIP 関節を伸展位に固定することで，PIP 関節の拘縮を予防することができる[15]．

II　ハンドセラピィの基本的戦略

- 基節骨，中手骨の骨折に対する保存的治療（Burkhalter 法，石黒法）では，整復位を保持しながら指の屈伸運動を早期から積極的に行うことが重要である．**PIP 関節の伸展 lag を予防するため，splint 調整と伸展運動を励行することが必要である**．
- 観血的治療では，MP 関節の伸展拘縮予防のため Burkhalter 法を応用し，屈曲保持を行うことが重要である．拘縮に至ることもあるので，固定性を考慮して積極的に可動域訓練を行う．

III 私たちのハンドセラピィ・プロトコル
保存的治療（Burkhalter 法）と観血的治療

(1)

時　期	保存的治療		観血的治療	
	splint	運　動	splint	運　動
0〜 1週終	・Burkhalter 型 splint（図 24）：手関節軽度背屈，MP 関節最大屈曲，PIP・DIP 関節伸展位（4 指固定） ・ナックルキャスト型 splint（図 25）：前腕の固定なし ・運動時以外は，PIP・DIP 関節伸展位 ・splint 修正を頻回に行い，MP 関節を最大屈曲位に保持する（図 26）	・各 splint 内での自動屈伸運動（図 27） ・必要に応じて buddy tape を用い overlapping finger を予防する ・セラピスト監視下では，splint を外して PIP 伸展運動を行う（図 23）	・ナックルキャスト型 splint：MP，PIP，DIP 関節の良肢位を保持し，拘縮予防をはかる	・MP，PIP，DIP 関節の積極的な運動 ・plate や腱での癒着予防のため，屈筋腱・伸筋腱滑走訓練を行う（図 23, 28, 29）

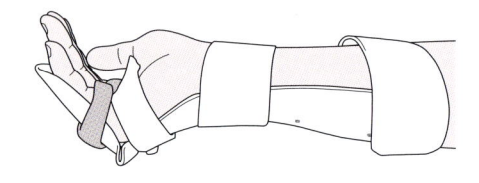

図 24　Burkhalter 型 splint
保存的治療：確実な整復位保持のため，前腕ベースとする．
これにより，MP 関節を伸展する指伸筋の影響を排除する．

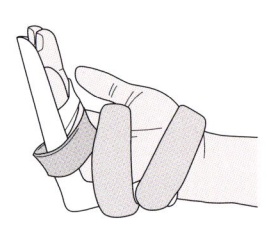

図 25　ナックルキャスト型 splint
観血的治療：良肢位の保持を目的に使用する．

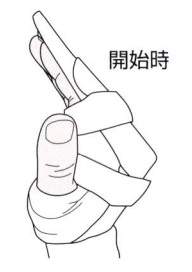

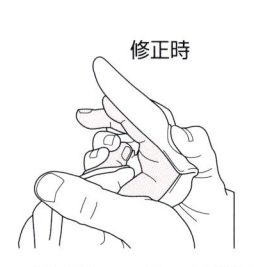

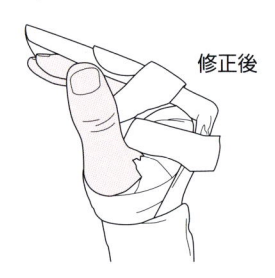

図 26　splint の修正
MP 関節を最大屈曲させる．
中手骨と基節骨を掌側・背側からしっかりと把持し，モールドさせる．

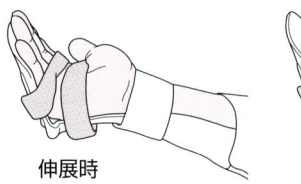

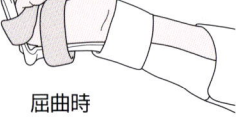

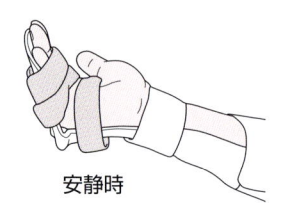

図 27　splint 内での自動屈伸運動
MP 関節を伸展させるような強い伸展は控える．PIP 関節の伸展 lag に注意する．
安静時は PIP・DIP 関節は伸展位に保持する．

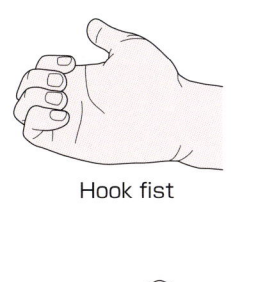

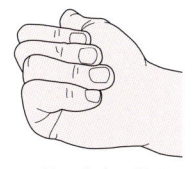

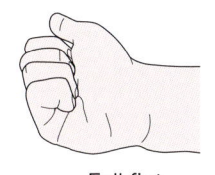

図28 屈筋腱の滑走訓練
Hook fist　　Straight fist　　Full fist

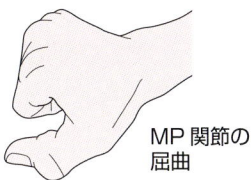

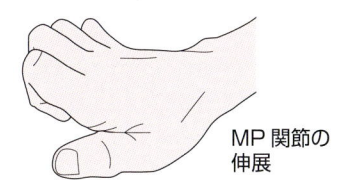

図29 指伸筋腱の滑走訓練
MP関節の屈曲　　MP関節の伸展

(2)

時期	保存的治療 splint	運動	観血的治療 splint	運動
2週始～3週終	・splint継続 ・必要に応じてMP関節の角度を調整 ・仮骨形成後，Burkhalter型splintの前腕部をフリーとする ・損傷指と隣接指のみの固定（図30）	・積極的なPIP関節伸展運動 ・経皮的鋼線固定例はsplintを外してMP関節の屈伸運動を開始	・splint継続．ただし，運動制限がなければ除去する場合もあるが，夜間は継続	・屈筋腱と伸筋腱滑走訓練を継続 ・MP関節の伸展拘縮とPIP関節の拘縮が生じやすい時期であり，注意する
4週始～6週終	・骨癒合に応じて，splintを除去 ・splint除去後，PIP関節に伸展lagが発生した際は，Capener splintなどの伸展補助splintを用いる（図31） ・PIP関節に屈曲拘縮があればsafety pin splintなどの矯正splintを用いる（図31）	・MP関節の屈伸運動を開始 ・屈筋腱と伸筋腱の滑走訓練（図28，29） ・巧緻動作訓練（図32）	・splint除去．良肢位保持が必要な場合は継続 ・MP関節に伸展拘縮が発生した際は，dynamic splintを用いる（図33） ・PIP関節に屈曲拘縮があればsafety pin splintなどの矯正splintを用いる（図31）	・可動域制限があれば，他動的訓練を積極的に行う ・巧緻動作訓練（図32） ・内在筋のストレッチ（図34）
7週始～12週終	・必要に応じて，矯正splintを継続 ・高度な拘縮は，joint jack splintなど矯正力の強いsplintを用いる（図31）	・内在筋のストレッチ（図34） ・内，外在筋の筋力強化訓練（図35） ・制限なく手を使用（骨癒合に応じて）	・必要に応じて，矯正splintを継続 ・高度な拘縮は，joint jack splintなど矯正力の強いsplintを用いる（図31）	・内，外在筋の筋力強化訓練（図35） ・制限なく手を使用

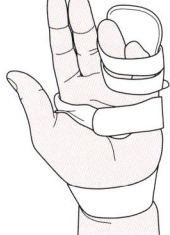

図30 損傷指と隣接指のみの固定
4指固定から2指固定に修正する．

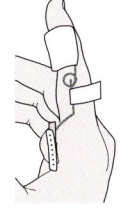

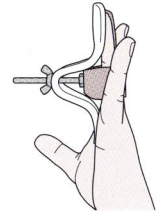

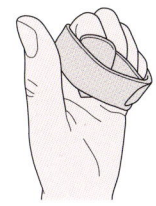

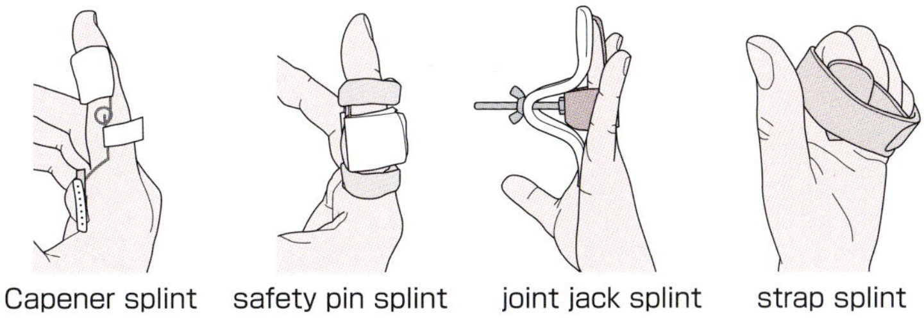

図31 PIP関節に対する各種splint
Capener splint　safety pin splint　joint jack splint　strap splint
Capener splint：伸展補助splint，joint jack splint：高度な拘縮例
safety pin splint：軽度な拘縮例，strap splint：PIP・DIP関節の同時屈曲矯正

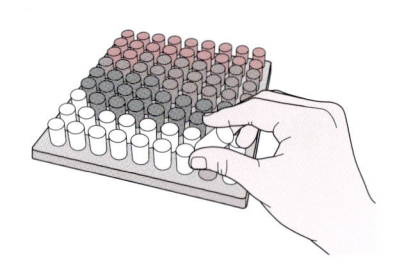

図 32　巧緻動作訓練
大きさや形の異なるペグを用いる．

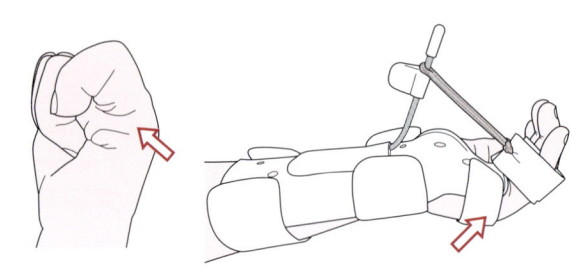

図 33　MP 関節の伸展拘縮矯正 splint

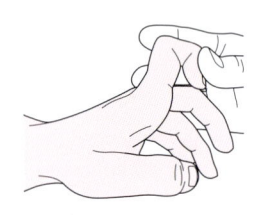

図 34　内在筋のストレッチ

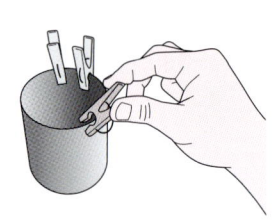

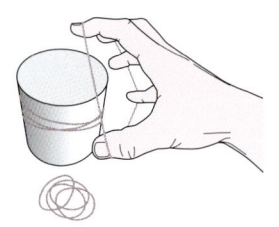

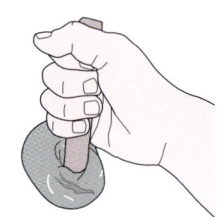

図 35　筋力強化訓練
・硬さや大きさが異なる洗濯ばさみなどを用いる．
・内在筋，外在筋の筋力強化訓練として輪ゴムやパテなどを用いる．

IV　基節骨骨折の基本的な術前・術後評価

1) **X 線評価**：訓練開始時，経過時の転位の有無，骨癒合状態，関節症の有無，関節裂隙の状態
2) **手術時所見**：不安定性，固定性，内固定材の irritation の有無
3) **コンプライアンスとスプリント装着状態など**：
4) **自動および他動関節可動域**：
5) **total active motion（TAM）**：MP，PIP，DIP 関節の自動屈曲角度の和から伸展不足角の和を差し引いた角度の総和
6) **total passive motion（TPM）**：MP，PIP，DIP 関節の他動屈曲角度の和から伸展不足角の和を差し引いた角度の総和
7) **指尖手掌間皮線（tip palmar distance：TPD）**：指尖と近位および遠位手掌皮線とを結ぶ直線の距離
8) **浮腫**：8 の字法，指関節の周径
9) **痛み**：VAS（visual analog scale）
10) **回旋変形，側屈変形の有無**[11]：回旋変形や側屈変形で生じる overlapping は指屈曲位で爪甲の向きを健側と比較する．側屈変形は，指伸展位で確認する．
11) **握力，つまみ力**：8 週以降．ただし，骨癒合状態に応じて行う．
12) **DASH JSSH version（Disabilities of the Arm, Shoulder and Hand）**：訓練開始，終了時，そのほか必要に応じて行う．
13) **ADL**：聞き取りや実際に作業を行い，問題点や代償方法を明らかにする．
14) **その他**：職業（職務の内容），役割，訓練に対する患者の理解度，モチベーション

V ハンドセラピィを成功させるためのポイント

- [ ] リハ開始前には，担当医と相談の上，整復後の安定性や手術中の固定性の状態，また運動負荷や禁忌事項を，あらかじめ確認することが必要である．また，受傷機転や骨折部位，形態からどのような合併症が起こりうるかを予想・判断し，早期から拘縮などの合併症に注意を払う．
- [ ] 評価では，ROM などの運動機能だけでなく，X線評価も同時に行い，骨折部の状態を撮影ごとに確認する．骨癒合に応じて，dynamic splint などの矯正 splint の開始時期を検討する．
- [ ] 肩・肘・手関節・非損傷指の可動域訓練も同時に開始する．浮腫がある場合は，高挙指導や対浮腫マッサージなどの浮腫コントロールを行う．浮腫の遷延化は二次的な拘縮を生じるので，注意が必要である．
- [ ] Burkhalter 法は，MP 関節の屈曲角度が重要であるが，splint の装着方法を誤ると転位を生じる可能性があるので，毎回チェックする必要がある．また，splint は容易に着脱可能であり，許可なしに外してしまうこともあるため，使用目的（保存的治療：固定や訓練，観血的治療：良肢位の保持）の説明や指導を十分に行う．
- [ ] **PIP 関節の伸展 lag が発生した際は，Capener splint などの伸展補助 splint が効果的である**[2, 3]．
- [ ] 特に環・小指は拘縮に至りやすいので矯正 splint も考慮する．
- [ ] 母指中手骨骨折は，腫脹の遷延化や CM 関節の固定により，内転拘縮を生じることがあるので，splint による web 拡大を行う．
- [ ] また，CM 関節内に骨折が起こると，外傷性の関節症を生じる可能性があるので，手の使用方法について指導が必要である．
- [ ] 開放骨折などの重度の骨折例では，拘縮を生じやすいため，強固な固定のもと早期から dynamic splint などを用い，癒着予防訓練が必要となる．
- [ ] 軟部組織損傷を伴っている場合は，炎症が強いため，浮腫コントロールと splint による安全肢位保持を優先的に行い，拘縮予防をする．
- [ ] また，骨折に伴い屈筋腱の gliding floor が損傷されている可能性がある場合は，癒着を生じやすいため腱の滑走訓練も行うことが必要である．
- [ ] 経皮的鋼線固定例は，指腹腱膜や側索への刺入により運動時に痛みを生じることがあるので，痛みに応じた訓練を行う．
- [ ] 特に，中手骨頚部骨折においては，MP 関節周囲の伸筋機構を干渉し，痛みや癒着による MP 関節の伸展拘縮を起こすことがあるので，術後早期から良肢位を保持する必要がある．
- [ ] また，刺入部の感染に注意するため訓練では清潔を保つ必要がある．

まとめと展望

基節骨および中手骨骨折は，臨床場面でセラピストが頻繁に遭遇する骨折である．治療は各施設間で異なり，ハンドセラピィの開始時期や方法についても一貫していない．治療法を誤ると不可逆的な拘縮を生じることも少なくないため，関節構造や筋腱の走行などの解剖学的知識や，手術方法を理解した上で治療に臨む．

Burkhalter 法は，安定型の基節骨および中手骨骨折の場合に用いられるが，保存的治療のすべてが適応になるとは限らない．主治医に骨折部の状態を確認すると同時に，患者のコンプライアンスも考慮して用いるべきである．近年，plate や screw による内固定の報告が多くなってきた[17), 18), 20)]が，ハンドセラピィも固定材や固定方法に応じて，splint や訓練内容を工夫することが求められる．plate 固定により強固な固定性が得られる一方で，拘縮に至るリスクも高いため，早期可動域訓練だけでなく，良肢位を保持するための splint 療法も併用することが，拘縮予防の一助となる．

文　献

1) Boscheinen-Morrin J, et al：The Hand, Fundamentals of Therapy, 3rd Edition, Oxford, Butterworth-Heinemann, pp.117-142, 2001
2) Burkhalter WE, Reyes P：Closed treatment of the hand. Bull Hosp Jt Dis 44：145-162, 1984
3) Burkhalter WE：Closed treatment of hand fractures. J Hand Surg 14：390-393, 1989
4) Ebinger T, Kinzl L：Conservative management of articular metacarpophalangeal joint fractures. Unfallchirurg 103：pp.853-857, 2000
5) Freeland AE：Rehabilitation for Proximal Phalangeal Fractures. J Hand Ther 16：129-142, 2003
6) Green DP, Hotchkiss RN, et al（薄井正道 監訳）：Greenの手の外科手術，第4版 vol.1．東京，診断と治療社，pp.788-854, 2003
7) 石黒　隆，橋爪信晴，他：指基節骨および中手骨骨折に対する保存的治療―MP関節屈曲位での早期運動治療．日手会誌 8：704-708, 1991
8) 石黒　隆，橋爪信晴，他：指基節骨頸部骨折に対する保存的治療―MP関節屈曲位での早期運動治療．日手会誌 11：156-159, 1994
9) 石黒　隆：指節骨と中手骨骨折に対するギプス治療．臨整外 39：635-640, 2004
10) 井上　一，金田清志，他編：新　図説臨床整形外科講座　第6巻　前腕・手．東京，メジカルビュー社，pp.252-256, 1995
11) 茨木邦夫，斉藤英彦，他：手の外科臨床ハンドブック．東京，南江堂，pp.122-140, 2006
12) 木村理夫，鳥濱智明，他：中手骨骨折に対するK-wire横止め法の治療成績．骨折 25：835-838, 2003
13) 小林明正，森口尚生，他：中手骨骨折に対するMP関節屈曲位ギプス治療．日手会誌 23：137-140, 2006
14) Kurzen P, Fusetti, C, et al：Complications after Plate Fixation of Phalangeal Fractures. J Trauma 60：841-843, 2006
15) Mcnemar TB, Howell JW, et al：Mananement of metacarpal fractures. J Hand Ther 16：143-151, 2003
16) 三浪明男：カラーアトラス 手・肘の外科．東京，中外医学社，pp.231-253, 2007
17) 村瀬正樹，土田芳彦，他：手指開放骨折治療における提言―早期内固定術の有用性―．北整・外傷研誌 22：27-31, 2006
18) 中田眞由美，大山峰生：骨・関節損傷のハンドセラピィ．作業治療士のためのハンドセラピィ入門 第2版．東京，三輪書店，pp.160-191, 2007
19) 大井宏之，森谷浩治，他：ロッキングプレートを用いた手指骨折の治療．日手会誌 24：522-527, 2008
20) 越智隆弘 編：最新整形外科学大系 手関節・手指Ⅰ．東京，中山書店，pp.246-251, 2007
21) Omokawa S, Fujitani R, et al：Prospective Outcomes of Comminuted Periarticular Metacarpal and Phalangeal Fractures Treated Using a TitaniumPlate System. J Hand Surg 33：857-863, 2008
22) Page SM, Stern PJ, et al：Complications and range of motion following plate fixation of metacarpal and phalangeal fractures. J Hand Surg 23：827-832, 1998
23) Peter K, Fusetti C, et al：Complications after Plate Fixation of Phalangeal Fractures. J Trauma 60：841-843, 2006
24) Prosser Rosemary, Conolly WB：Rehabilitation of the Hand and Upper, LimbButterworth-Heinemann, pp.28-39, 2003
25) Purdy BA, et al：Hunter, Mackin & Callahan's Rehabilitation of the Hand and Upper Extremity, 5th edition, Elsevier Health Sciences, pp.382-395, 2002
26) Reyes FA, Latta LL：Conservative management of difficult phalangeal fractures. Clin Orthop 214：23-30, 1987
27) 設楽幸伸，佐々木孝，他：基節骨骨折の検討．日手会誌 11：160-163, 1994
28) Strub B, et al：Intramedullary splinting or conservative treatment for displaced fractures of the little finger metacarpal neck？ A prospective study. J Hand Surg 35：725-729, 2010
29) 瀧川宗一郎：中手骨骨折に対するキルシュナー鋼線固定法．臨整外 39：627-633, 2004
30) 龍　順之助，水貝直人：スポーツによる手指骨折―Boxer骨折．臨スポーツ医 10：127-131, 1993
31) 上羽康雄：手―その機能と解剖―．改訂第4版．京都，金芳堂，pp.153-154, 2006
32) Vahey JW, Abbot AE, et al：Effect of Proximal Phalangeal Fracture Deformity on Extensor Tendon Function. J Hand Surg 23：673-681, 1998
33) Wilson RL, Carter MS（津山直一，田島達也 監訳）：手の骨折の治療．「ハンター新しい手の外科」，協同医書出版社，pp.334-346, 1990

（井部光滋）

1 骨折・脱臼・靱帯損傷
② 舟状骨骨折

理解のためのエッセンス

- 舟状骨骨折は偽関節に陥りやすい．近年は，種々のスクリューが開発され，長期固定による二次的合併症を避け，骨癒合率を高める目的で手術適応が拡大している．
- 保存療法・観血的骨接合術後ともに，必ずX線で骨癒合状態を確認し，運動負荷および手の使用許可を慎重に決定する．

I 舟状骨骨折とは

1. 舟状骨骨折の特徴

- □ 手根骨骨折のうち70～80％が舟状骨骨折である．
- □ 手関節を背屈位で転倒し，受傷することが多い．
- □ 中央部（腰部）での骨折が圧倒的に多く，次いで近位1/3で，遠位1/3が最も少ない[1]．
- □ 舟状骨の血行（図1）：舟状骨の近位70～80％は橈骨動脈の背側枝より供給される．遠位の20～30％は橈骨動脈の掌側枝より供給される[2]．
- □ 骨折後は近位部が壊死になりやすく，また受傷直後にX線で見落とされやすいため，偽関節に陥りやすい[4]．
- □ 偽関節放置例では，DISI（dorsal intercalary segment instability；舟状骨の末梢骨片は掌屈，中枢骨片は月状骨とともに背屈する）変形を呈する．
- □ 偽関節が放置されて5年以上経過した場合には，多くの症例が変形性手関節症に進展することが報告されている[5]．

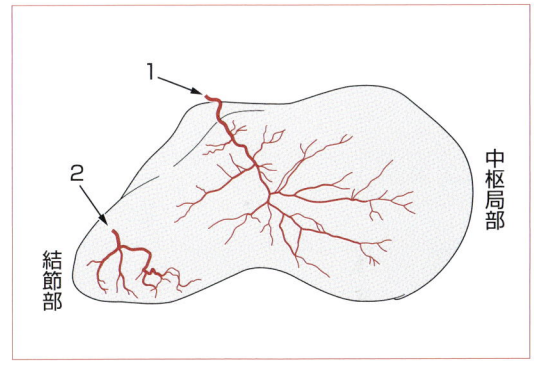

図1　舟状骨の血行（文献3より引用）
背側末梢からの血行（1）が主たるものである．結節部からの血行（2）はわずかな領域に分布するのみである．

- □ 舟状骨偽関節や変形治癒に起因する変形性手関節症はSNAC（scaphoid nonunion advanced collapse）wristとよばれる[6]．
- □ 症状：解剖学的嗅ぎタバコ入れ（anatomical snuffbox）の圧痛，腫脹が生じる．
- □ 骨折の分類：Herbertの分類（図2）が一般的に用いられている．

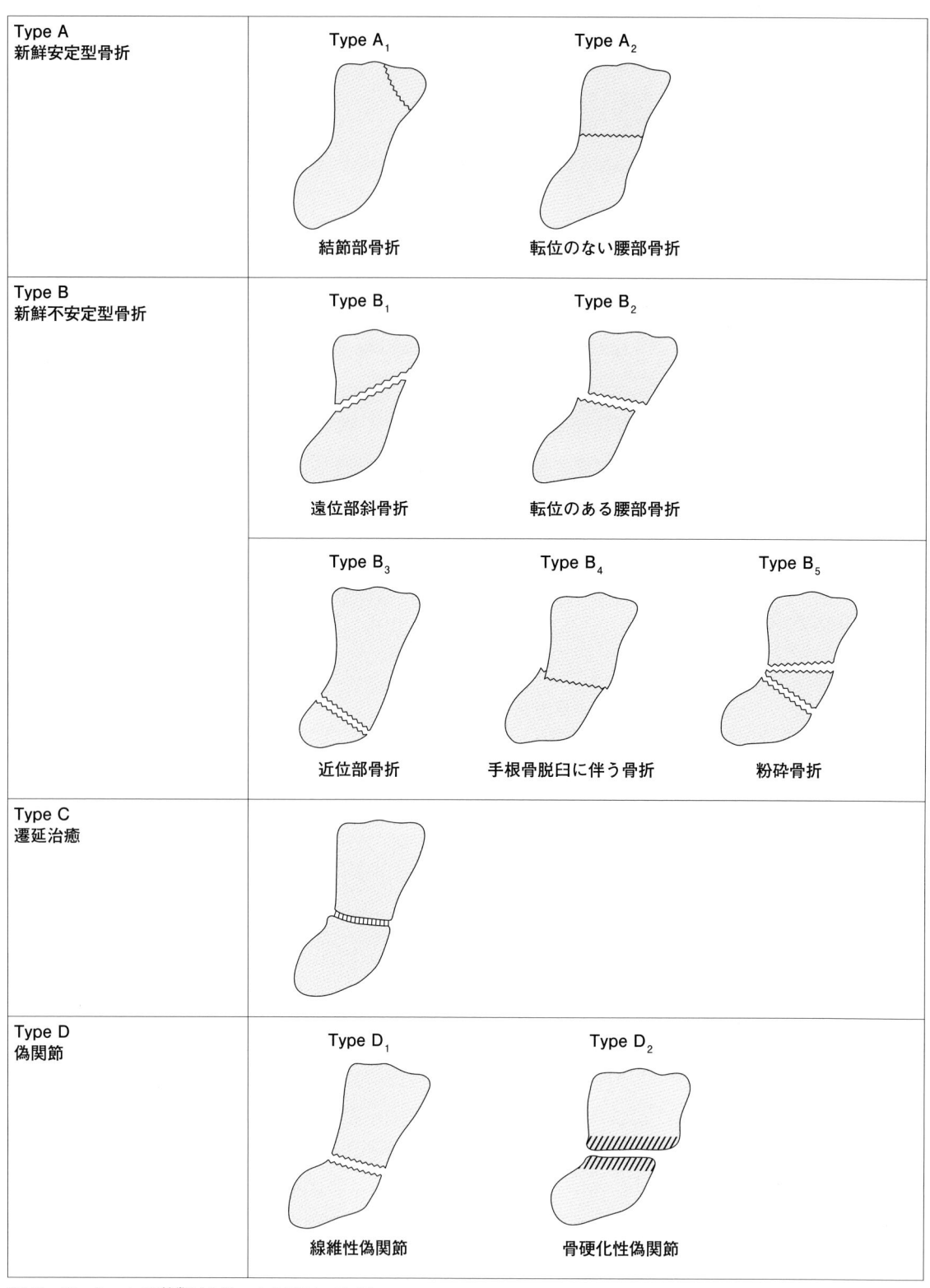

Type A 新鮮安定型骨折	Type A₁ 結節部骨折	Type A₂ 転位のない腰部骨折
Type B 新鮮不安定型骨折	Type B₁ 遠位部斜骨折	Type B₂ 転位のある腰部骨折
	Type B₃ 近位部骨折	Type B₄ 手根骨脱臼に伴う骨折 Type B₅ 粉砕骨折
Type C 遷延治癒		
Type D 偽関節	Type D₁ 線維性偽関節	Type D₂ 骨硬化性偽関節

図2 Herbertの分類（文献7より引用，改変）

骨折部位		骨折型	固定期間	骨折型	
遠位 1/3	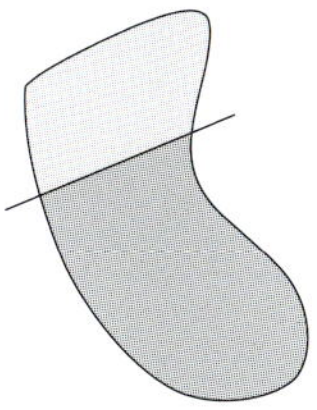	水平斜骨折 横骨折 垂直斜骨折	6週 6週 10～12週	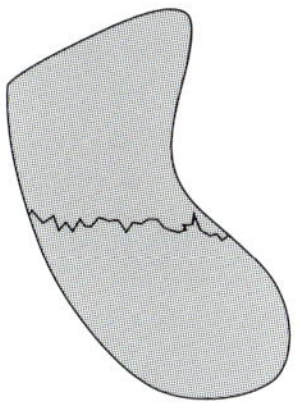	水平斜骨折
中央 1/3	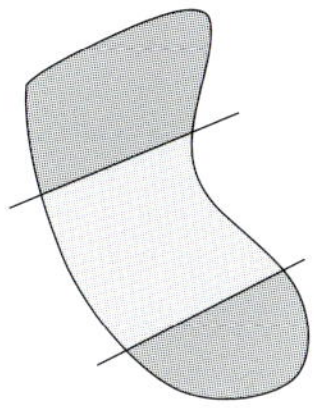	水平斜骨折 横骨折 垂直斜骨折	6週 6～8週 10～12週	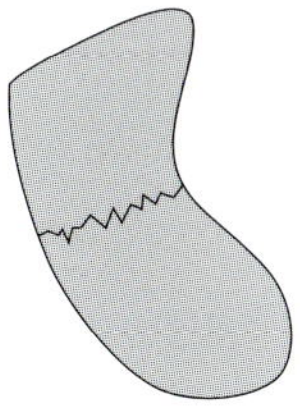	横骨折
近位 1/3	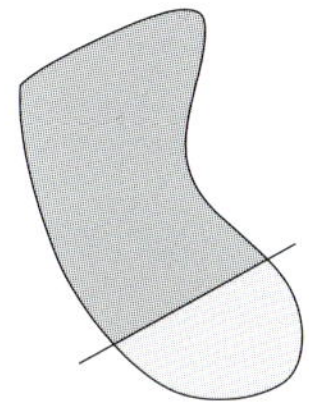	水平斜骨折 横骨折 垂直斜骨折	10～12週 10～12週 10～12週	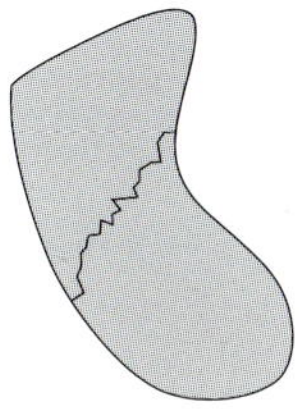	垂直斜骨折

図3 骨折部位ならびに骨折線の走行に基づいた固定期間（文献10より引用）

2. 舟状骨骨折の治療

- 保存療法：ギプスで基節骨まで固定するサムスパイカキャスト（thumb spica cast）による固定が行われる．しかしながら，保存療法では長期キャスト固定による合併症の発生，遷延治癒や偽関節に移行する場合が多く，手術療法が選択されることが多い．

- 手術療法：Herbertスクリュー（両端にピッチの異なる山が切ってあり，刺入していくうちに自動的に骨接合部に対し圧迫力が働く）や中空タイプのスクリューであるDTJスクリューなどを内固定に用いた骨接合術が行われる[8]．

- 舟状骨偽関節例：DISI変形を伴う症例は，DISI変形を矯正後，骨移植・スクリュー固定術や血管柄付き骨移植術などが行われる．

II ハンドセラピィの基本的戦略

- 整復位を維持しながら，骨癒合を妨げることなく，良好な可動域と筋力を獲得し，useful handとする．

III 私たちのハンドセラピィ・プロトコル

【保存療法のハンドセラピィ・プロトコル】

- 舟状骨骨折は骨折部位により，骨癒合が得られるまでの期間が異なる．われわれはRusse[9]が報告した新鮮骨折における骨折部位および骨折方向と必要なギプス固定期間の関係（図3）を参考に，またX線での骨癒合状態を確認し，手関節と母指CM・MP関節の運動を行っている．

- 垂直斜骨折例（図3参照）では，手指の運動で生じる軸圧が骨折部を離開させる力となる．よって外固定期の手指運動は愛護的に実施する．

期間	装具	運動	備考
外固定期	・サムスパイカキャスト固定	・非固定部（母指IP関節，手指，肘関節，肩関節）の可動域訓練 ・対浮腫療法（挙上法，逆行性マッサージなど）	
仮骨形成後	・サムスパイカスプリント（thumb spica splint，図4）作製．訓練時以外は終日装着する	・母指CM・MP関節自動運動 ・手関節，前腕の自動運動 ・リストラウンダーを用いた手関節運動	・装具装着下での軽いつまみ動作許可

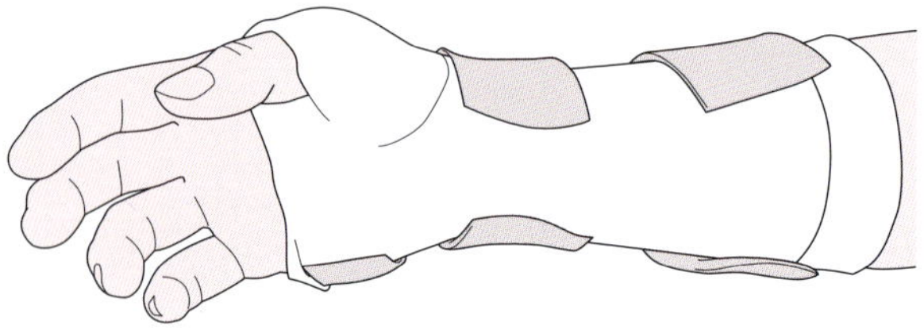

図4　サムスパイカスプリント
母指CM・MP関節を掌側外転・対立位で固定する．母指IP関節はフリーとする．

骨癒合後	・スプリント脱	・母指CM・MP関節他動運動 ・手関節，前腕他動運動 ・コンプレッション訓練 ・握力増強訓練 ・つまみ力強化訓練	・徐々に重作業許可 ・重作業の復職許可

【舟状骨骨接合術後のハンドセラピィ・プロトコル】

術後	装具	運動	備考
外固定期 （術後4〜6週）	・サムスパイカキャスト固定	・非固定部（母指IP関節，手指，肘関節，肩関節）の可動域訓練 ・対浮腫療法（挙上法，逆行性マッサージなど）	
仮骨形成後 （術後4〜6週頃より）	・サムスパイカスプリント（図4）作製．訓練時以外は終日装着する	・母指CM・MP関節自動運動 ・手関節自動運動 ・前腕自動運動 ・リストラウンダーを用いた手関節運動	・装具装着下での軽いつまみ動作許可
骨癒合後 （術後8週頃より）	・スプリント脱	・母指CM・MP関節他動運動 ・手関節，前腕他動運動 ・握力増強訓練 ・つまみ力強化訓練	・徐々に重作業許可
術後12週頃より		・コンプレッション訓練	・重作業の復職許可

Ⅳ　舟状骨骨折の基本的な評価

1）**画像所見**：受傷時のX線で，骨折部位ならびに骨折線の走行，転位状態を確認する．舟状骨偽関節例では，X線側面像でDISI変形の有無，正面像ではGilula line（図5）に乱れが生じていないかをみる．術後のX線では内固定の状態やDISIの矯正の程度を確認する．

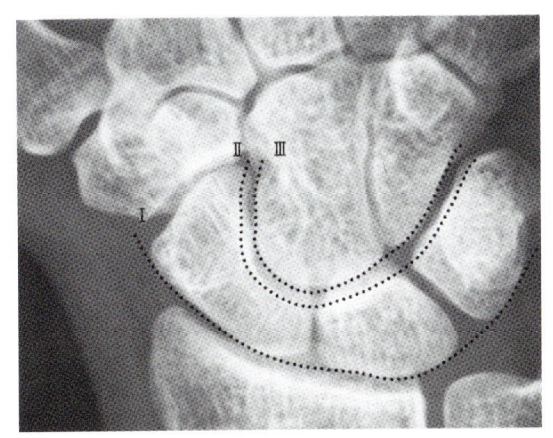

図5　手根骨の配列の見方(文献11より引用)
正常手関節正面像では舟状骨，月状骨，三角骨の近位縁(arc Ⅰ)および遠位縁(arc Ⅱ)，有頭骨と有鉤骨の近位縁(arc Ⅲ)がスムーズな円弧(Gilula line)を形成する．

2) **骨癒合状態**：経時的にX線像をチェックし，再転位の有無，仮骨形成の程度，皮質骨と骨梁の連続性により骨癒合状態を判断する．
3) **腫脹・浮腫**：容積計による測定方法(図6)やより簡便なfigure-of-eight測定法[12](図7)がある．必要に応じて実施する．
4) **疼痛**：どの部位に生じているのか，自発痛なのか，動作時痛なのか，どのような肢位，動作，活動で生じるのか詳細に評価する．疼痛強度の評価にはVAS(visual analog scale)を用いるとよい．
5) **ROM**：自動可動域と他動可動域を計測する．他動可動域は骨癒合後より計測する．健側の可動域を計測し比較する．
6) **筋力評価**：握力，ピンチ力は骨癒合が得られた後に実施する．
7) **上肢機能検査**：STEF(簡易上肢機能検査)など，必要に応じて実施する．
8) **DASH**：術前，最終評価時など，必要に応じて実施する．
9) **ADL**：Barthel indexやFIMを用いてもよいが，健側の代償により自立している場合が多く，ADL上の困難性が得点に反映されにくい．よって，ADL上の何の動作がどの程度可能なのか，困難なのか，また遂行可能となったのかなど，詳細な評価が必要である．

Ⅴ　ハンドセラピィを成功させるためのポイント

☐ キャスト固定中は母指IP関節と手指(特にMP関節)の自動運動を励行させる(垂直斜骨折例は除く)．

☐ 患肢を三角巾やスリングで吊ることは，肘関節や肩関節の運動障害を生じさせるため，できるだけ用いず，患肢を挙上させるのがよい．

☐ 仮骨形成後に開始する手関節，母指CM・MP関節の可動域訓練は，訓練前に渦流浴やホットパックなどの物理療法を併用するとよい．

☐ 近位部骨折例では血行が乏しく，近位骨片は壊死に陥りやすいため，遷延治癒または偽関節となりやすい．よって慎重なセラピィが必要である．

☐ 舟状骨偽関節例に対する骨移植を併用した骨接合術後は，血行の影響により移植骨の遠位部は癒合しやすく，近位部は癒合しにくいので注意を要する[13]．

☐ 手関節，母指CM・MP関節の他動運動は，X線像上で完全な骨癒合が認められた後，実施する．

☐ いったん損傷を受けた手根骨は，大きな負荷が加わると再骨折の危険性が高くなる[14]．したがって負荷の大きな活動では，損傷部を適切に保護するために，スプリントの装着期間を順守してもらう必要がある．

☐ 変形性関節症を合併した舟状骨偽関節の骨接合術後は，無理な他動訓練を行ってはならない．変形性関節症の悪化を招くおそれがある．可動域を最大限獲得するよりも痛みのない運動範囲の達成が目標となる．

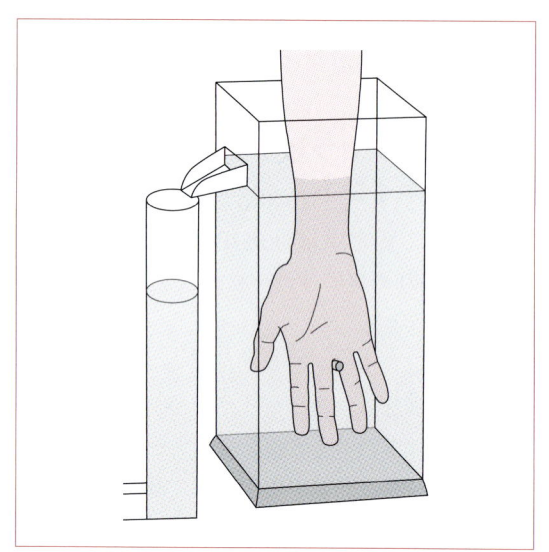

図6 容積計による測定方法
手を挿入して，排水された量（ml）を経時的に計測することで，浮腫の変化を客観的に表すことができる．

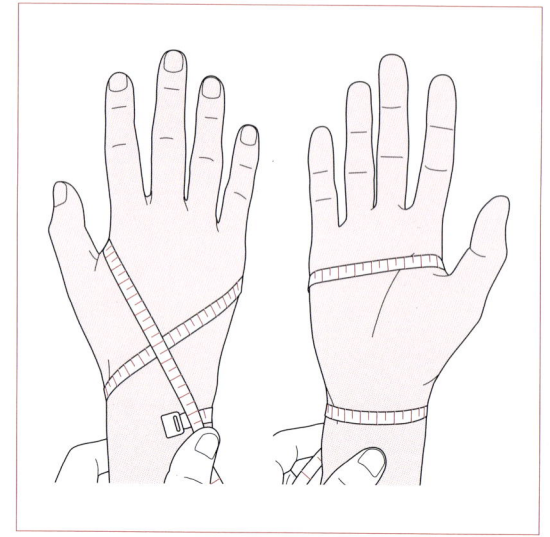

図7 figure-of-eight 測定法
尺骨頭から手関節，MP関節を回って手背でクロスさせ尺骨頭まで戻し距離を測る．

まとめと展望

舟状骨は遠位からの血行が主であるため，近位の骨折では偽関節が生じやすい部位である．舟状骨骨折は，スクリューの発展により骨折部に圧迫力を加える強固な内固定が可能となった．しかし，強固な内固定が行われても，極端に骨癒合期間が早まるわけではない．主治医，さらに患者と連携しながら，骨癒合状態に合わせたセラピィが重要と考える．

文　献

1) 斎藤英彦：骨・関節損傷．茨木邦夫，斎藤英彦，他 編：手の外科診療ハンドブック．東京，南光堂，pp.122-151, 2004
2) Gelberman RH, Menon J：The vascularity of the scaphoid bone. J Hand Surg 5A：508-513, 1980
3) 楠　正敬：骨折．上羽康夫，玉井　進 編著：手 その損傷と治療．京都，金芳堂，pp.117-215, 1993
4) 矢島弘嗣：舟状骨骨折の後療法．MB Orthop 21：145-151, 2008
5) Ruby LK, Stinson J, et al：The natural history of scaphoid non-union. A review of fifty-five cases. J Bone Joint Surg 67A：428-432, 1985
6) Watson HK, Ashmead D 4th, et al：Examination of the scaphoid. J Hand Surg Am 13A：657-660, 1988
7) Herbert TJ, Fisher WE：Management of the fractured scaphoid using a new bone screw. J Bone Joint Surg 66B：114-123, 1984
8) 松下和彦，別府諸兄：ヘッドレススクリューの選択．金谷文則 編：手の外科の盲点と要点．東京，文光堂，pp.156-157, 2007
9) Russe O：Fracture of the carpal navicular. Diagnosis, non-operative treatment, and operative treatment. J Bone Joint Surg 42A：759-768, 1960
10) 矢島弘嗣：舟状骨骨折の後療法．MB Orthop 21：145-151, 2008
11) 伊藤和生，高原政利，他：手関節外傷（手根骨）．関節外科 24：36-42, 2005
12) Pellecchia GL：Figure-of-eight method of measuring hand size：reliability and concurrent validity. J Hand Ther 16：300-304, 2003
13) 田崎和幸：骨折に対する作業療法．坪田貞子 編：身体作業療法クイックリファレンス．東京，文光堂，pp.294-311, 2008
14) 中田真由美：骨関節損傷のハンドセラピー．鎌倉矩子，山根　寛，他編，作業療法士のためのハンドセラピー入門．東京，三輪書店，pp.101-119, 2001

（白戸力弥）

1 骨折・脱臼・靱帯損傷
③ 橈骨遠位端骨折

理解のためのエッセンス

- 橈骨遠位端骨折後のハンドセラピィは，骨折型の理解とどのような初期治療が行われたか（保存療法なのか，どのような手術療法が施行されたか）の理解が重要である．
- 骨の癒合状態，内固定が行われた場合は内固定の強度を考慮し，手関節，前腕の可動域訓練の開始時期と運動負荷，および ADL での手の使用を決定する．

I 橈骨遠位端骨折とは

1. 手関節および前腕のバイオメカニクス

- 手関節背屈全可動域に対し，橈骨手根関節が 66.5％，手根中央関節が 33.5％，手関節掌屈全可動域に対してはそれぞれ 40％，60％の割合で運動が生じる[1]（図 1）．
- 遠位橈尺関節（DRUJ）における橈骨と尺骨の運動は，最大回外位から回内 45°くらいまではほぼ回転運動が生じ，回内 45°から最大回内位では尺骨が橈骨に対し背側にずれる平行な運動が生じる（図 2）[2]．
- 前腕回内外運動では前腕運動に加え，橈骨手根関節，手根中央関節と手根中手関節により約 20°の回旋運動が加わる[2]．

2. 橈骨遠位端骨折の特徴

- 橈骨遠位端骨折は脊椎圧迫骨折，大腿骨頚部骨折に次いで発生頻度が多く，転倒による受傷が圧倒的に多い．
- 橈骨は遠位骨幹端部から骨端部に移行する部位で骨皮質が急に菲薄となるため，この部位

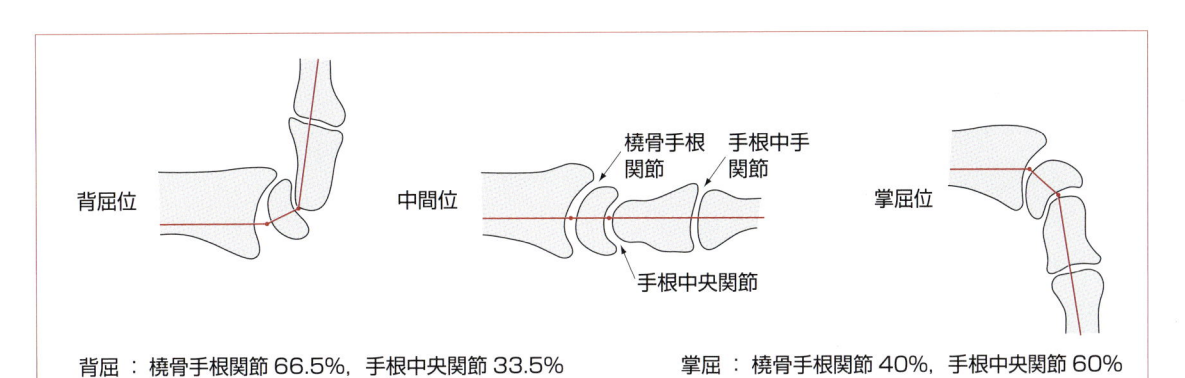

図 1　手関節掌背屈時の橈骨手根関節と手根中央関節の運動の割合

背屈：橈骨手根関節 66.5％，手根中央関節 33.5％
掌屈：橈骨手根関節 40％，手根中央関節 60％

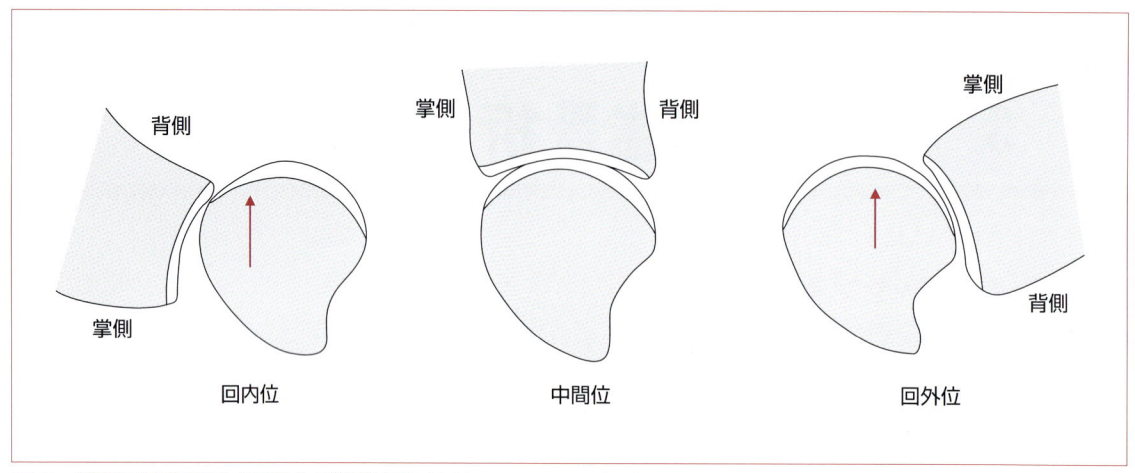

図2　前腕回内外時のDRUJの運動変化（文献3より引用，改変）

で骨折しやすい．

3. 橈骨遠位端骨折の骨折型分類

- 大別すると関節外骨折，関節内骨折があり，一般的に後者の方が成績不良となりやすい．代表的な分類として，関節内骨折の治療方針を確立するためにつくられた斎藤分類（図3，4），AからC，それぞれ1から3に向かい重症度が増すAO分類（図5〜7）が用いられている．そのほかFrykman分類，Melone分類などがある．

4. 橈骨遠位端骨折の治療

- 橈骨遠位端骨折の治療：ロングアームキャスト（上腕ギプス包帯固定）やショートアームキャスト（前腕ギプス包帯固定）による保存療法，または手術療法が選択される．
- 保存療法：伝統的に手関節を最大掌屈・尺屈位，前腕回内位のCotton-Loder（cotton-loader）肢位（図8）などの非生理的肢位で外固定が行われてきた．しかしながら，この肢位はextensor tightnessの肢位であり，手指MP関節伸展拘縮，CRPS（complex regional pain syndrome；複合性局所疼痛症候群）を惹起しやすいため禁忌とされている．現在は，手関節背屈位でのキャスト固定（図9）が行われている[6),7)]．
- 手術療法：ピンニング固定，創外固定（手関節をまたいで固定するbridge型，手関節を固定せずに骨片間を固定するnon-bridge型），プレート固定などがある．
- 現在全盛の掌側ロッキングプレートはプレートと一体になったピンが軟骨下骨を支持し（subchondral support），角度を安定させ（angular stability），軸圧を近位骨片へ伝達するものである．関節内骨折，骨粗鬆による圧潰・骨欠損例に対しても遠位骨片を確実に把持して，近位骨片と架橋可能である[8)]．

II　ハンドセラピィの基本的戦略

- 初期治療で得られた整復位を維持しながら，骨癒合を妨げることなく，良好な可動域と筋力を獲得し，useful handとする．

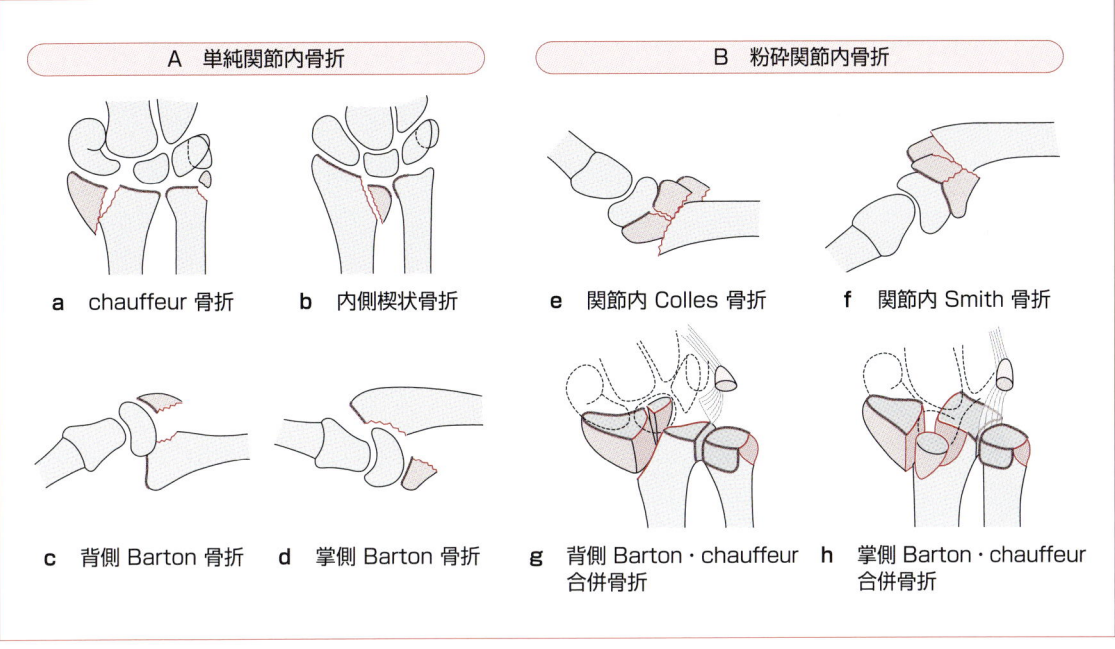

A　単純関節内骨折		B　粉砕関節内骨折	
a　chauffeur 骨折	b　内側楔状骨折	e　関節内 Colles 骨折	f　関節内 Smith 骨折
c　背側 Barton 骨折	d　掌側 Barton 骨折	g　背側 Barton・chauffeur 合併骨折	h　掌側 Barton・chauffeur 合併骨折

図3　斎藤分類：関節内骨折の分類（文献4より引用）

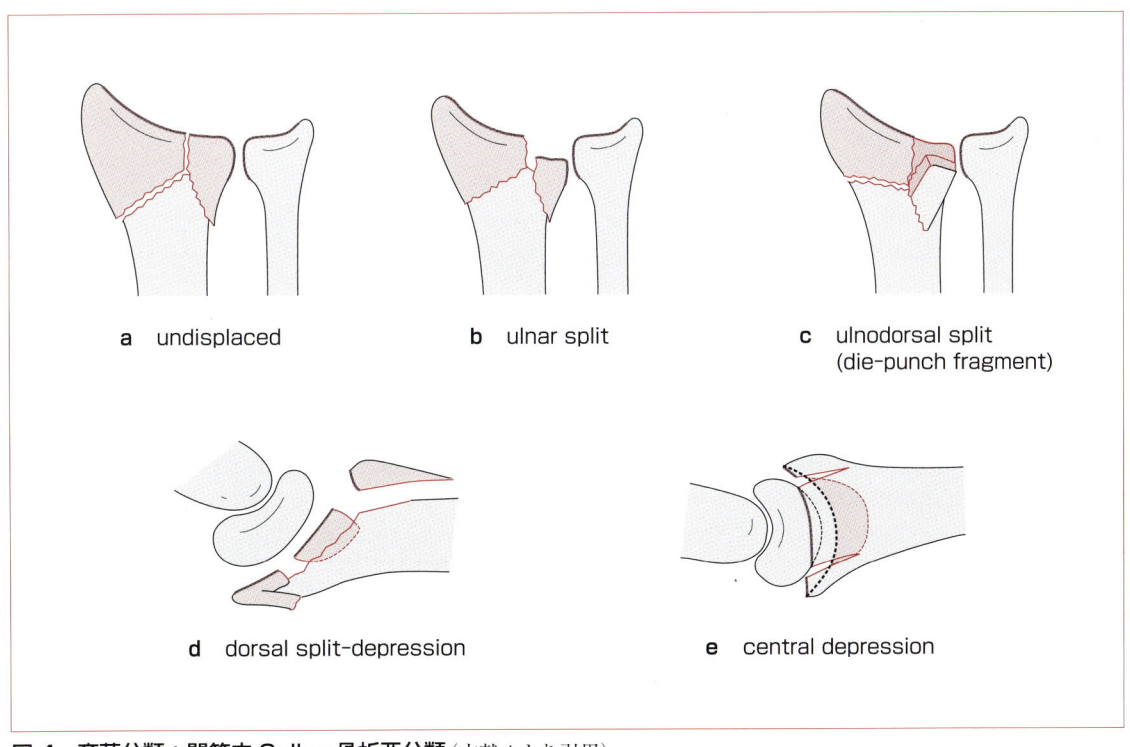

a　undisplaced
b　ulnar split
c　ulnodorsal split (die-punch fragment)
d　dorsal split-depression
e　central depression

図4　斎藤分類：関節内 Colles 骨折亜分類（文献4より引用）

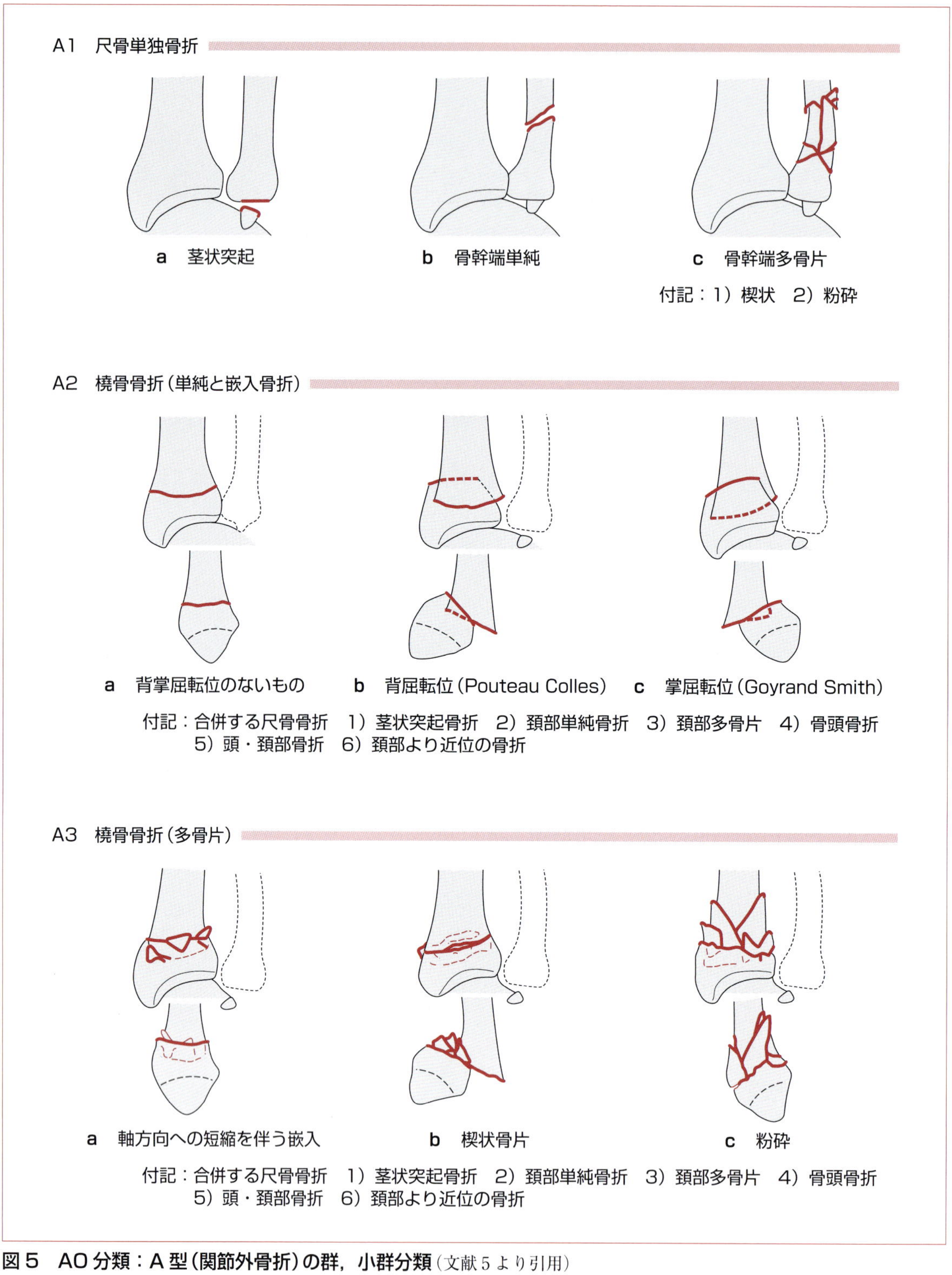

A1　尺骨単独骨折

a　茎状突起　　　b　骨幹端単純　　　c　骨幹端多骨片

付記：1）楔状　2）粉砕

A2　橈骨骨折（単純と嵌入骨折）

a　背掌屈転位のないもの　　b　背屈転位（Pouteau Colles）　　c　掌屈転位（Goyrand Smith）

付記：合併する尺骨骨折　1）茎状突起骨折　2）頚部単純骨折　3）頚部多骨片　4）骨頭骨折
　　　5）頭・頚部骨折　6）頚部より近位の骨折

A3　橈骨骨折（多骨片）

a　軸方向への短縮を伴う嵌入　　b　楔状骨片　　c　粉砕

付記：合併する尺骨骨折　1）茎状突起骨折　2）頚部単純骨折　3）頚部多骨片　4）骨頭骨折
　　　5）頭・頚部骨折　6）頚部より近位の骨折

図5　AO分類：A型（関節外骨折）の群，小群分類（文献5より引用）

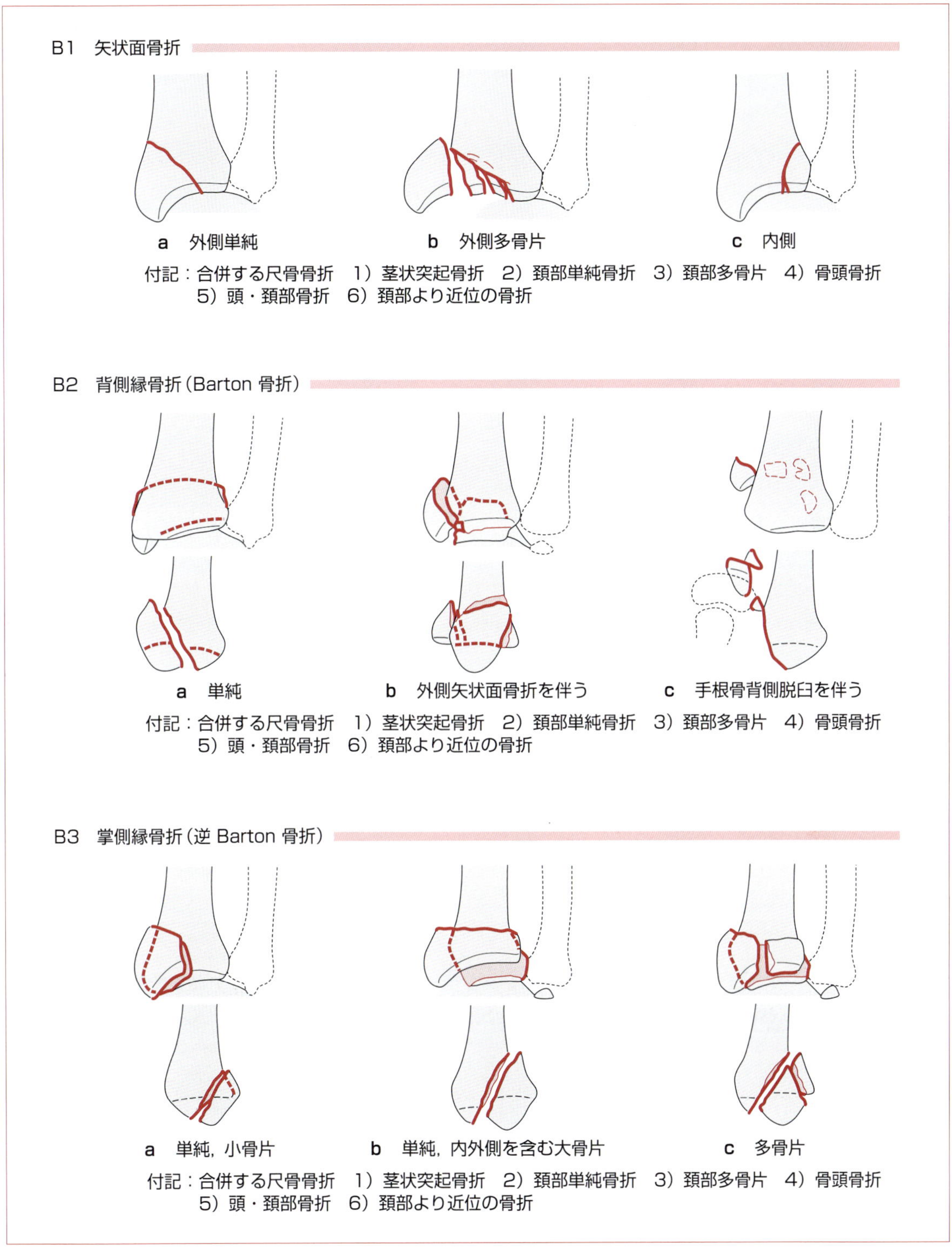

B1 矢状面骨折

a 外側単純　　b 外側多骨片　　c 内側

付記：合併する尺骨骨折　1）茎状突起骨折　2）頚部単純骨折　3）頚部多骨片　4）骨頭骨折
　　　5）頭・頚部骨折　6）頚部より近位の骨折

B2 背側縁骨折（Barton 骨折）

a 単純　　b 外側矢状面骨折を伴う　　c 手根骨背側脱臼を伴う

付記：合併する尺骨骨折　1）茎状突起骨折　2）頚部単純骨折　3）頚部多骨片　4）骨頭骨折
　　　5）頭・頚部骨折　6）頚部より近位の骨折

B3 掌側縁骨折（逆 Barton 骨折）

a 単純，小骨片　　b 単純，内外側を含む大骨片　　c 多骨片

付記：合併する尺骨骨折　1）茎状突起骨折　2）頚部単純骨折　3）頚部多骨片　4）骨頭骨折
　　　5）頭・頚部骨折　6）頚部より近位の骨折

図6　AO 分類：B 型（橈骨部分関節内骨折）の群，小群分類（文献5より引用）

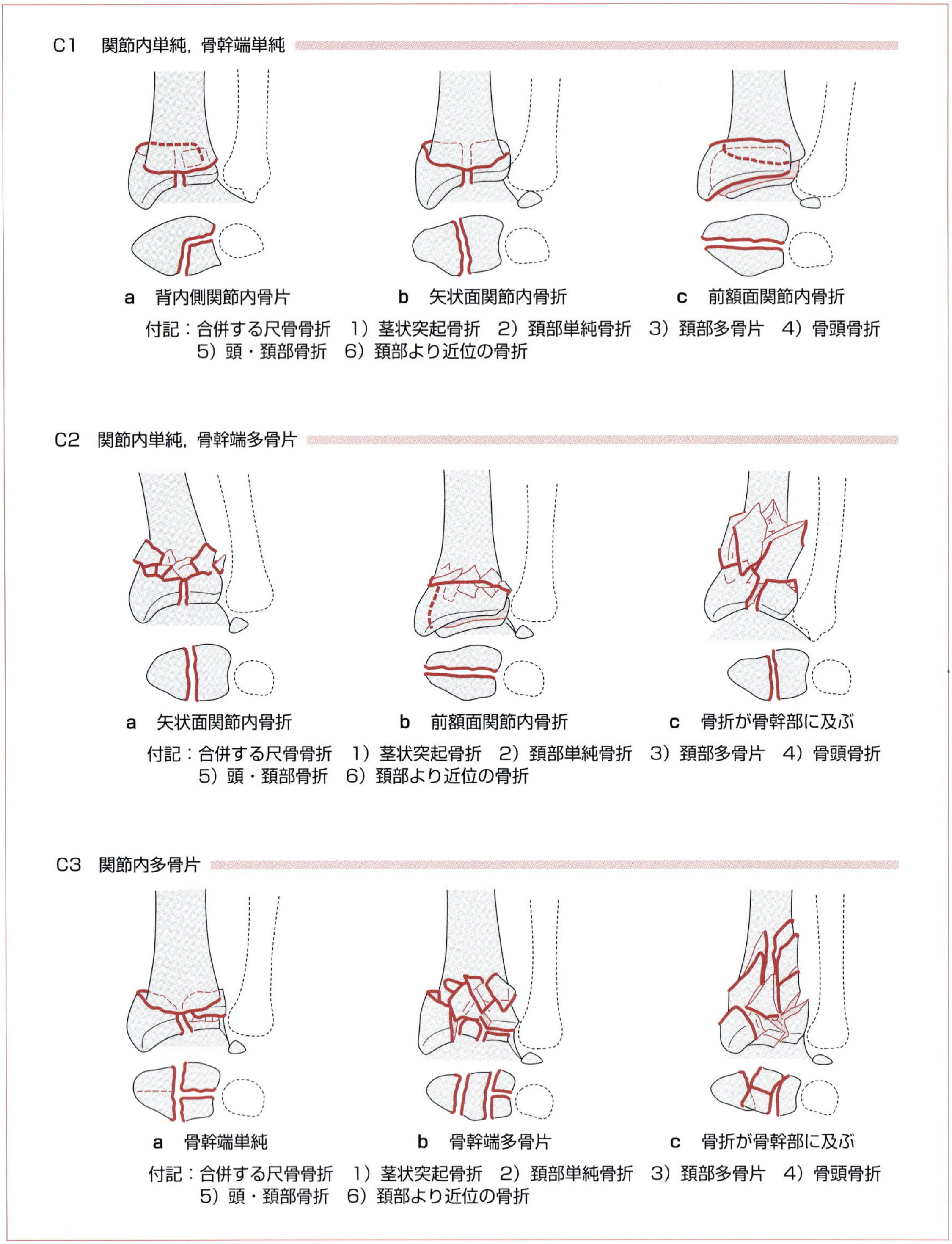

C1 関節内単純，骨幹端単純

a 背内側関節内骨片　　b 矢状面関節内骨折　　c 前額面関節内骨折

付記：合併する尺骨骨折　1）茎状突起骨折　2）頚部単純骨折　3）頚部多骨片　4）骨頭骨折
　　　5）頭・頚部骨折　6）頚部より近位の骨折

C2 関節内単純，骨幹端多骨片

a 矢状面関節内骨折　　b 前額面関節内骨折　　c 骨折が骨幹部に及ぶ

付記：合併する尺骨骨折　1）茎状突起骨折　2）頚部単純骨折　3）頚部多骨片　4）骨頭骨折
　　　5）頭・頚部骨折　6）頚部より近位の骨折

C3 関節内多骨片

a 骨幹端単純　　b 骨幹端多骨片　　c 骨折が骨幹部に及ぶ

付記：合併する尺骨骨折　1）茎状突起骨折　2）頚部単純骨折　3）頚部多骨片　4）骨頭骨折
　　　5）頭・頚部骨折　6）頚部より近位の骨折

図7　AO分類：C型（橈骨全関節内骨折）の群，小群分類（文献5より引用）

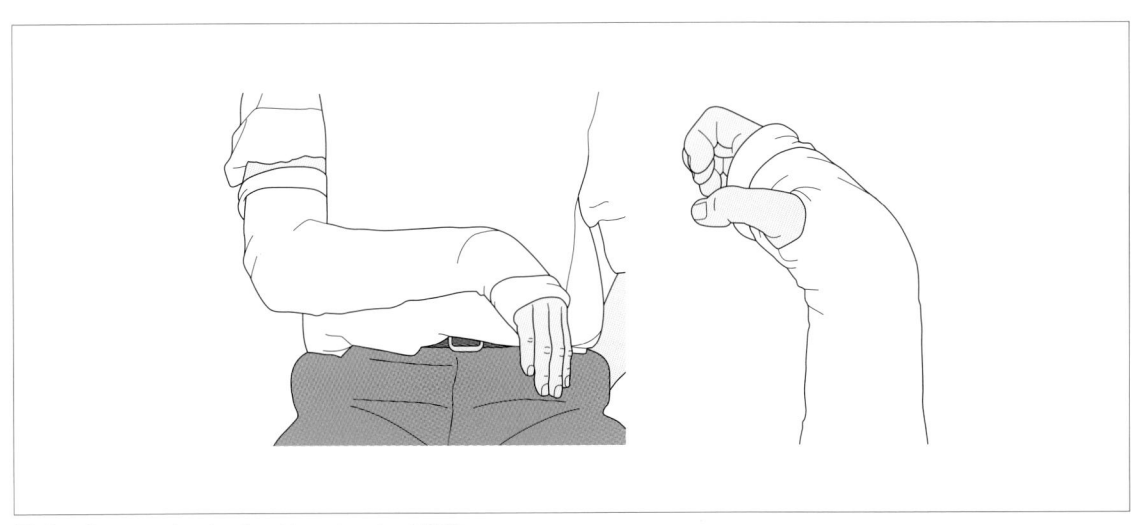

図8　Cotton-Loder（cotton-loader）肢位

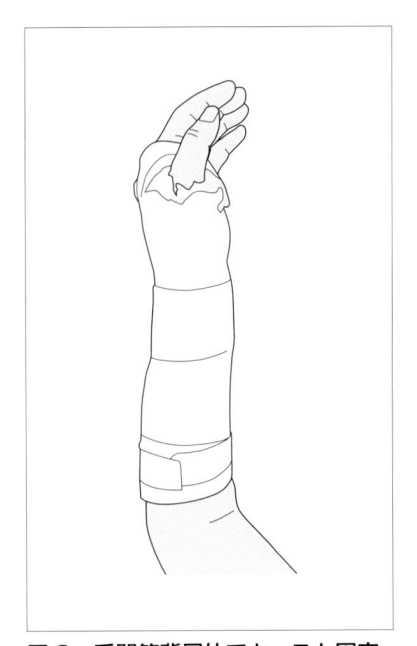

図9　手関節背屈位でキャスト固定

Ⅲ 私たちのハンドセラピィ・プロトコル

【橈骨遠位端骨折掌側ロッキングプレート術後のハンドセラピィ・プロトコル】

時期	装具	セラピィ	作業活動など
術後翌日	・カックアップスプリント（cock-up splint, 図10）作製・装着	・対浮腫療法（挙上法，逆行性マッサージ，糸巻きなど） ・母指，手指自動他動運動 ・屈筋腱グライディング訓練（図11） ・肩，肘関節運動	・食事動作などの軽度のADL，500g程度の把持

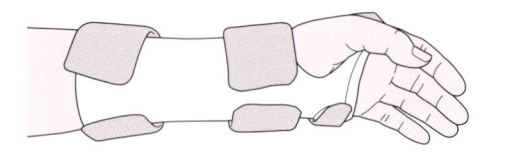

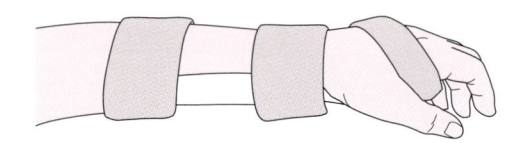

図10　カックアップスプリント（掌側型）

術後2週間は訓練時以外終日装着し，術後4週までは外出時と夜間に装着する．転倒リスク，認知症が認められる症例は，骨癒合が得られる術後2ヵ月程度，訓練時以外は終日装着する．

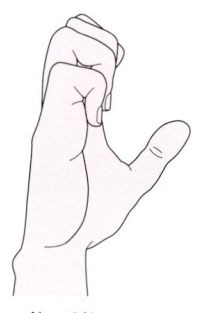

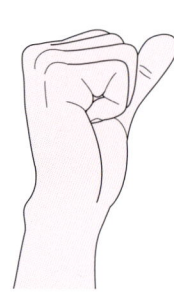

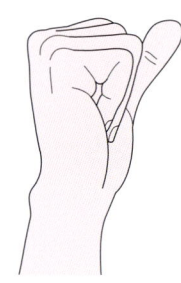

鉤こぶし　　　握りこぶし　　　伸展こぶし

図11　屈筋腱のグライディング訓練（文献9より引用，改変）
掌側ロッキングプレート設置部での屈筋腱の癒着を防止する．

時　期	装　具	セラピィ	作業活動など
術後2～3日		・手関節自動運動（マイルドに） ・ダーツスローモーション（マイルドに） ・前腕自動運動（マイルドに）	
術後1週		・手関節自動運動（図12） ・ダーツスローモーション（図13） ・前腕自動運動（図14）	・疼痛が出現しない範囲で，段階的に家事動作開始

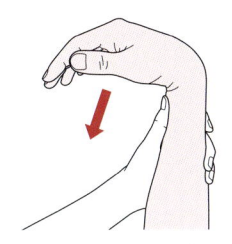

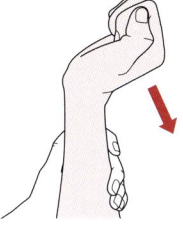

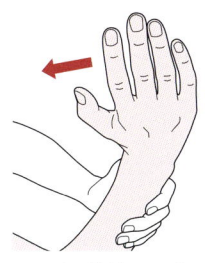

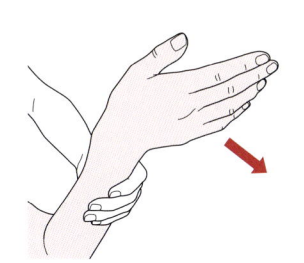

手関節屈曲運動　　手関節伸展運動　　手関節橈屈運動　　手関節尺屈運動

図12　手関節自動運動
反対側の手で，前腕をしっかりと保持しながら手関節自動運動を行う．

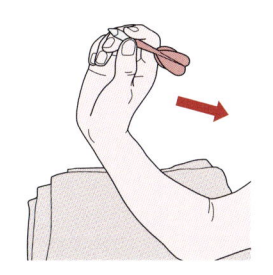

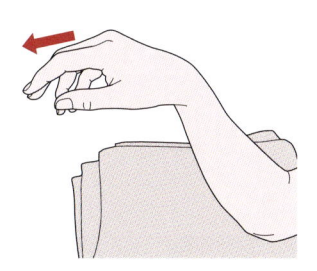

図13　ダーツスローモーション

回外運動　　回内運動

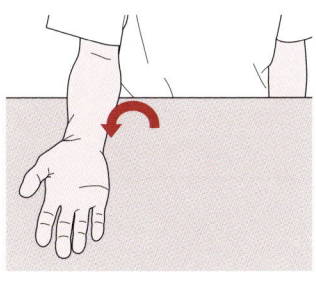

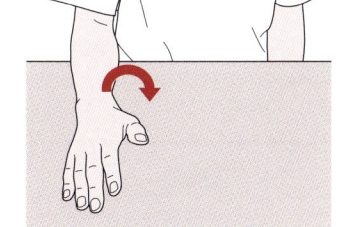

図14　前腕自動運動
前腕回内外運動時は肩関節内外転の代償運動が生じないよう，上腕を体側に固定して行う．

時　期	装　具	セラピィ	作業活動など
術後2週	・カックアップスプリント 夜間・外出時のみ装着へ（術後4週まで）	・リストラウンダーを用いた手関節運動 ・手関節他動運動（図15） ・前腕他動運動（図16） ・ロテーションバーを用いた前腕運動（図17） ・マイルドな握力強化訓練 ＊必要に応じて渦流浴，腫脹・熱感が強い場合はアイシングを実施	

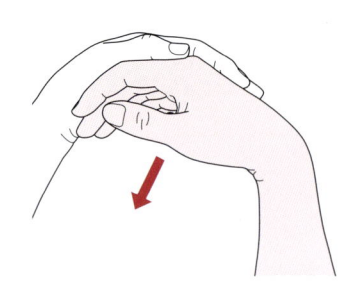

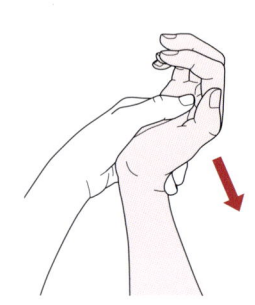

手関節屈曲　　　　　　　　　　手関節伸展

図15　手関節他動運動

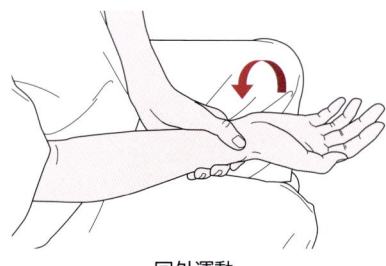

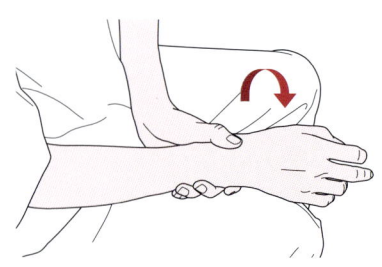

回外運動　　　　　　　　　　回内運動

図16　前腕他動運動

回内45°から最大回内までの運動の際は，反対側の示指で尺骨頭を掌側から背側へ押し上げる運動を行うように指導する．

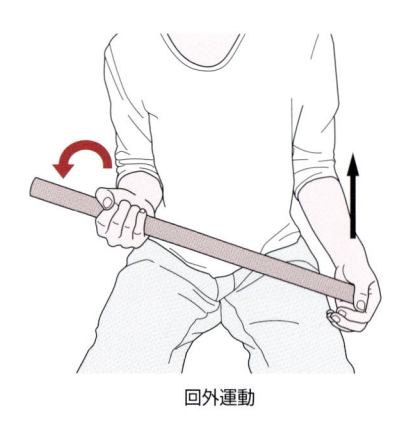

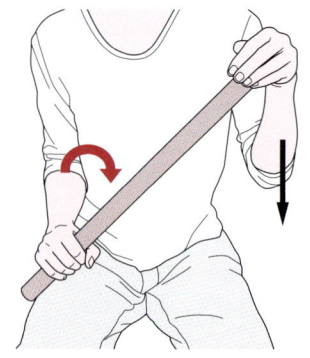

回外運動　　　　　　　　　　回内運動

図17　ロテーションバーを用いた前腕運動

時 期	装 具	セラピィ	作業活動など
術後3週		・積極的な握力訓練 ・筋力強化訓練	
術後6週		・自重を利用した他動可動域訓練（図18）	

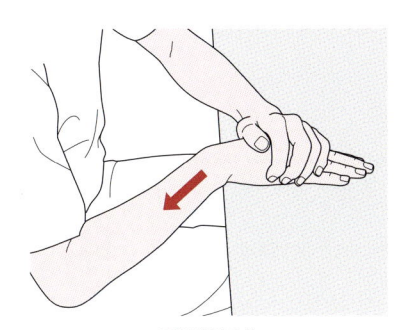

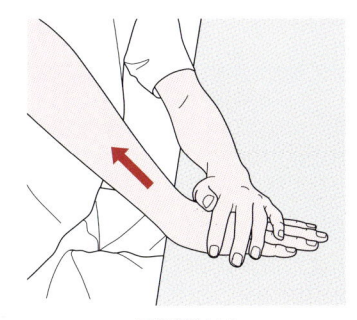

手関節屈曲　　　　　　　　手関節伸展

図18　自重を利用した他動可動域訓練
手関節部を長軸方向に牽引を加えながら実施する．体重を荷重しすぎないよう注意する．

時 期	装 具	セラピィ	作業活動など
骨癒合後		・コンプレッション訓練（図19）	ADL制限なし，スポーツ開始

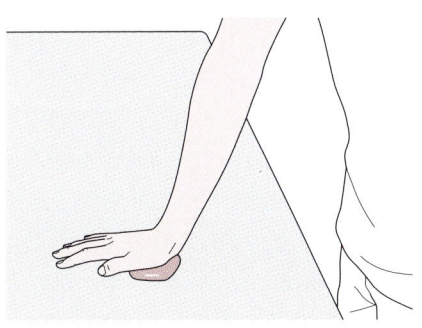

図19　コンプレッション訓練
机上のセラプラスを潰したり，手掌を机上につけ体重を負荷することで，手をつくことの恐怖心の軽減や，手関節背屈角度を得る．

＊プロトコルの適応基準
・重篤な軟部組織損傷，血管損傷がない．
・尺骨茎状突起の合併損傷例にも適応（ただし，術中，骨接合後に遠位橈尺関節の不安定性を認める場合は，3週間程度の前腕回旋制限が必要）．
・手根間靱帯の損傷がない．
・術中，骨接合後に遠位橈尺関節の不安定性が明らかではない．

【橈骨遠位端骨折保存療法のハンドセラピィ・プロトコル】

時　期	装　具	セラピィ	作業活動など
術後翌日	・キャスト固定期	・対浮腫療法（挙上法，逆行性マッサージ，糸巻きなど） ・母指，手指自動他動運動 ・腱グライディング訓練（図11） ・肩，肘関節運動	
術後4週	・カックアップスプリント（図10）訓練時以外終日装着	・手関節自動運動（図12） ・ダーツスローモーション（図13） ・前腕自動運動（図14） ・マイルドな握力訓練 ＊必要に応じて渦流浴，腫脹・熱感が強い場合はアイシングを実施	・食事動作などの軽度のADL，500g程度の把持
術後8週	・カックアップスプリント日中脱（夜間・外出時のみへ）	・リストラウンダーを用いた手関節運動 ・手関節他動運動（図15） ・前腕他動運動（図16） ・ロテーションバーを用いた前腕運動（図17） ・握力強化訓練 ・段階的筋力強化訓練	・疼痛が出現しない範囲で，段階的に家事動作開始
完全な骨癒合後	・カックアップスプリント完全脱	・自重を利用した他動可動域訓練（図18） ・コンプレッション訓練（図19）	・ADL制限解除，スポーツ開始

＊手関節・前腕の自動運動は，仮骨形成が得られた後に開始する．他動運動は十分な骨癒合が得られた後に実施する．

IV 橈骨遠位端骨折の基本的な術前・術後評価

1) **画像所見**：受傷時のX線で，骨片の転位方向，骨片の粉砕の程度，骨折型を確認する．さらにCT撮影を行った場合は，関節内骨折の程度を把握する．術後はどのような内固定を使用したか，また内固定にゆるみが生じていないか確認する．

2) **骨癒合状態**：経時的にX線像をチェックし，再転位の有無，仮骨形成の程度，皮質骨と骨梁の連続性により骨癒合状態を判断する．

3) **X線学的指標（パラメータ）**：尺側傾斜（radial inclination），掌側傾斜（palmar tilt），尺骨バリアンス（ulnar variance）が骨折により正常範囲から逸脱していないか確認する（図20）．

4) **合併損傷の有無の評価**：TFCC損傷・尺骨突き上げ症候群，（**1**④項参照），手根不安定症（**6**章参照），正中神経損傷やリスター結節部で長母指伸筋（EPL）腱皮下断裂が生じやすい．また，掌側ロッキングプレートの設置位置によるFPL（長母指屈筋）腱皮下断裂が報告されている[11), 12)]．特に皮下断裂は遅発性に生じるため，手関節・前腕の可動域の増加にのみ気を取られ，見逃すことがないよう注意が必要である．

5) **腫脹・浮腫**：容積計を用いた測定方法やより簡便なfigure-of-eight測定方法がある．必要に応じて実施する．

6) **疼痛**：どの部位に生じているのか，自発痛なのか，動作時痛なのか，どのような肢位，動作，活動で生じるのか詳細に評価する．疼痛強度の評価にはVAS（visual analog scale）を用いるとよい．

7) **ROM**：手関節，前腕，必要に応じて母指，手指，肘関節，肩関節を計測する．自動可動域と他動可動域を計測する．他動可動域は骨癒合後より計測する．成績評価では健側比を用いるため，健側の可動域を忘れずに計測する．

8) **筋力評価**：握力，ピンチ力は骨癒合が得られた後に実施する．

9) **上肢機能検査**：STEF（簡易上肢機能検査）な

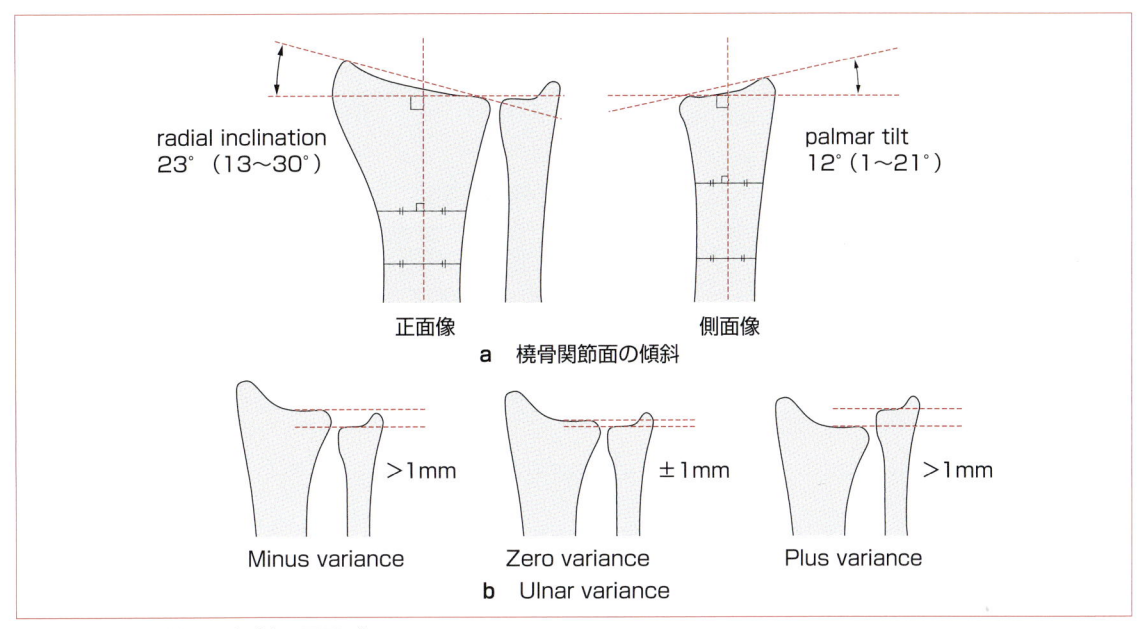

図20 橈骨関節面の傾斜と尺骨バリアンス（文献10より引用）

a　橈骨関節面の傾斜
b　Ulnar variance

ど，必要に応じて実施する．
10) **DASH**：最終評価時など，必要に応じて実施する．
11) **ADL**：Barthel indexやFIMを用いてもよいが，健側の代償により自立している場合が多く，ADL上の困難性が得点に反映されにくい．よって，ADL上の何の動作がどの程度可能なのか，困難なのか，また遂行可能となったのかなど，詳細な評価が必要である．
12) **治療成績評価**：代表的なものにGartland & Werley評価法の変法である斎藤の評価法（表1），その評価基準をさらに厳しく改訂した2010年森谷・斎藤評価法（表2）があり，術後1年での評価を推奨している．そのほか，Mayo Wrist Score（表3）や日本手外科学会の手の機能評価表第4版に掲載されている手関節機能評価などがある．

V ハンドセラピィを成功させるためのポイント

☐ 受傷後および術後に生じた腫脹・浮腫に対しては，患肢の高挙，手指の自動運動，弾性包帯などを用いた圧迫法が有効である．

☐ 受傷後および術後早期の母指・手指自動運動は，母指・手指の腱滑走を促進でき，骨折部周囲での腱癒着防止と手指拘縮予防に効果的である．

☐ MP関節は伸展拘縮が生じやすいため，MP関節他動屈曲（図21）を行い，拘縮を予防する．

☐ 手内在筋は短縮が生じやすいためストレッチング（図22）を実施する．

☐ 手指拘縮は予防するのが第一であるが，生じた手指伸展拘縮に対しては，弾性包帯による持続的伸張（図23）が効果的である．

☐ 三角巾やアームスリングの常時使用は，肘関節伸展制限や上肢の挙上制限を招きやすい．外出時のみの着用にとどめ，肘関節と肩関節の運動指導を徹底する．ただし，保存療法例

表1　橈骨遠位端骨折の治療成績評価（斎藤，1983）

結　果		減点数
自覚的評価		
Excellent	疼痛なし．日常生活障害なし．関節の動きの制限なし	0
Good	ときどき疼痛あり．日常生活障害なし．関節の動きのわずかな制限	2
Fair	ときどき疼痛あり．注意していれば日常生活障害なし．関節の動きの軽度制限．手関節筋力低下の自覚．活動が軽度制限される	4
Poor	疼痛あり．日常生活障害あり．手関節の動きの制限あり．活動が極端に制限される	6
他覚的評価		
Ⅰ．遺残変形（橈骨遠位端正常形態Ｘ線計測値からの変異度）		
・尺骨バリアンス　0±2mmの範囲外		1
・掌側傾斜角　　　11±10°の範囲外		1
・尺側傾斜角　　　23±10°の範囲外		1
Ⅱ．関節可動域		
手関節　背屈　＜45°		1
掌屈　＜30°		1
尺屈　＜15°		1
橈屈　＜15°		1
前腕　　回外　＜50°		1
回内　＜50°		1

結　果		減点数
Ⅲ．握力		
利き手	＜健側握力	1
	＜健側握力の2/3	2
非利き手	＜健側握力の2/3	1
	＜健側握力の1/2	2
Ⅳ．関節症性変化		
なし		0
軽度	関節面の不整，関節縁鋭角化	1
中等度	関節裂隙の狭小化，骨棘形成	2
高度	著明な骨棘形成，関節強直	3
合併症		
神経合併症		1～2
手指拘縮		1～2
腱断裂		1～2
総合評価		合　計
Excellent		0～3
Good		4～9
Fair		10～15
Poor		16～26

表2　2010年森谷・斎藤評価法（MS-2010）

自覚的評価（下記採点票を渡して患者から該当欄に○印を付けてもらうことを原則とする）

a．痛み	a 減点数	b．変形	c．ADL・家事・職業・レクリエーションでの障害	b，c 減点数（各項目につき）
まれに違和感・痛みを感じる	0	なし	なし	0
力仕事の後など，ときどきあり	2	気にならない程度	注意していれば制約はない	1
動作時など，頻繁に痛みがある	4	かなり気になる	特定の動作，活動に制約あり	2
常に痛みがあり，鎮痛薬が必要	6	見るのがいやになる	著明な障害，制約あり	3
				3項目合計（0～12）

他覚的評価

	減点数
Ⅰ．遺残変形（橈骨遠位端正常形態Ｘ線計測値からの変異度）	
・尺骨バリアンス　−2mm≦　≦+2mmの範囲外	1
・掌側傾斜角　　　−5°≦　≦20°の範囲外	1
・尺側傾斜角　　　15°≦　≦30°の範囲外	1
・関節面の段差　　2mm以上	1
Ⅱ．関節可動域	
手関節　背屈　40°≦　＜55°　（標準角度の80％未満）	1
＜40°　　　（同60％未満）	2
掌屈　35°≦　＜50°　（標準角度の80％未満）	1
＜35°　　　（同60％未満）	2
尺屈　＜25°　　　　　（標準角度の80％未満）	1
橈屈　＜15°　　　　　（標準角度の80％未満）	1
前腕　　回外　50°≦　＜70°　（標準角度の80％未満）	1
＜50°　　　（同60％未満）	2
回内　45°≦　＜65°　（標準角度の80％未満）	1
＜45°　　　（同60％未満）	2
Ⅲ．握力（利き手，非利き手の区別なし）	
＜健側握力の90％	1
＜健側握力の70％	2
Ⅳ．関節症性変化	
なし	0
軽度　関節面の不整，関節縁鋭角化，軽度関節裂隙狭小化	1
中等度　関節裂隙の狭小化，骨棘形成	2
高度　著明な骨棘形成，関節強直	3
Ⅴ．合併症	
神経合併症　（程度の強いとき減点2）	1～2
手指拘縮　　（程度の強いとき減点2）	1～2
腱断裂　　　（複数腱のとき減点2）	1～2
総合評価	合計減点数
Excellent	0～3
Good	4～8
Fair	9～15
Poor	16～37

表3 Mayo Wrist Score (1987)

疼痛(25点)	25	なし
	20	軽度,ときどき
	15	中等度,耐えられる
	0	高度,耐え難い
機能(25点)	25	原職に復帰した
	20	就労したが,制約あり
	15	労働可能だが,未就労
	0	痛みのため労働不能
関節可動域(25点)		健側比
	25	100%
	15	75～100%
	10	50～75%
	5	25～50%
	0	0～25%
	患側の計測値だけのとき 背屈～掌屈可動域	
	25	≧120°
	15	90°～120°
	10	60°～90°
	5	30°～60°
	0	≦30°
握力(25点)		健側比
	25	100%
	15	75～100%
	10	50～75%
	5	25～50%
	0	0～25%
総合評価	Excellent	100～90点
	Good	90～80
	Fair	80～65
	Poor	<65

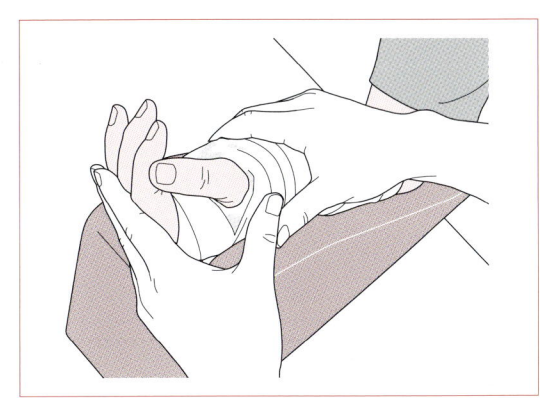

図21 MP関節他動屈曲

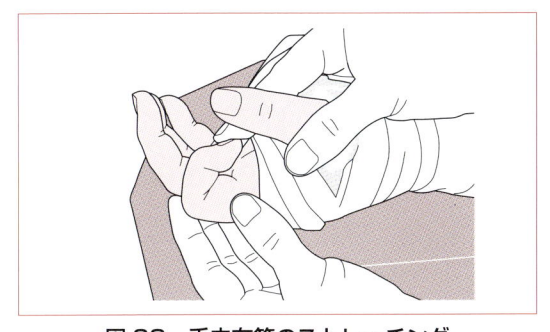

図22 手内在筋のストレッチング
MP関節を伸展位に保持しながら,PIP・DIP関節を同時に他動屈曲を行う.

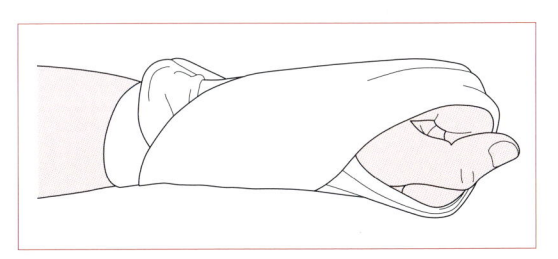

図23 弾性包帯による手指屈曲方向への持続的伸張

で橈骨遠位端外側の骨片が存在する場合,その部位には腕橈骨筋が停止しているため,積極的な肘屈曲・伸展運動は禁忌である.
□ 掌側ロッキングプレートは強い固定力が得られるものの,プレートの強度以上の外力により破綻する.さらにロッキングプレート自体が骨癒合を促進するわけではない.よって,X線で骨癒合状態を把握しながら,運動負荷,手の使用制限の解除を行う.
□ 整復後X線の橈骨遠位部の計測は,予後予測に有用である.尺側傾斜(radial inclination)が減じると尺屈可動域が減少し,掌側傾斜(palmar tilt)が背側傾斜(dorsal tilt)となると,掌屈可動域の低下が生じやすい.尺骨バリアンス(ulnar variance)の増減は,遠位橈尺関節の適合性の低下を生じさせ,前腕回内外可動域の低下が生じやすい.また,尺骨プラスバリアンスとなると,尺骨突き上げ症候群を合併し,手関節尺側部痛が生じる原因となる.
□ 手関節可動域訓練は屈曲-伸展運動に加え,

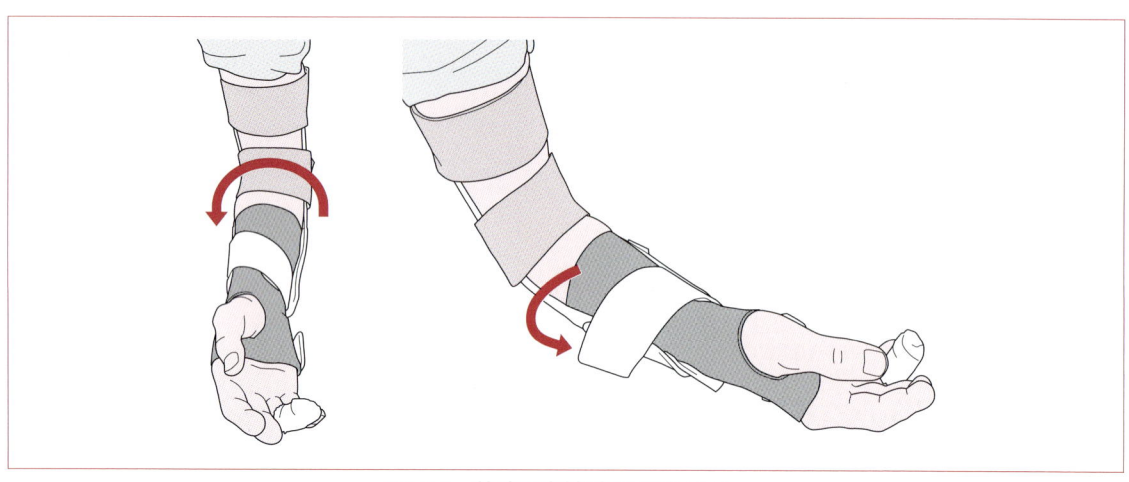

図 24　前腕回内外矯正スプリント

前腕回外制限残存例に対しての適応例．肘固定用のベース部と前腕可動部の2パーツで作製し，ベルクロにより前腕最終可動域の肢位を維持する．漸次静的スプリント（serial static splint）と同様の効果を得ることが可能である．

橈屈-尺屈運動とダーツスローモーションを実施する．橈屈-尺屈運動では近位手根列の運動回転軸の偏位が著明となるため[13]，橈骨手根関節の動きをひき出すのに有効である．一方，ダーツスローモーションは舟状骨・月状骨の運動は少なく[14]，手根中央関節の単独運動であり[15]，その動きをひき出すのに有効である．特に関節内骨折例に対しては，手関節橈屈-尺屈運動を徹底する．

☐ 尺骨茎状突起基部骨折を合併し，ひき寄せ鋼線締結法で固定された場合，手関節・前腕の早期運動を行っても骨癒合に影響を及ぼさない[16]．

☐ 拘縮により回内外制限が残存する場合は，骨癒合後に前腕回内外矯正スプリント（図24）を適応する．ただし，X線上で遠位橈尺関節の適合性が不良な場合は適応外である．

☐ 関節内骨折は軟骨損傷を伴うため，機能的な予後として関節可動域制限が生じやすい．健側の可動域を目標に，やみくもに暴力的な他動運動を行うべきではない．

☐ コンプレッション訓練や重作業の開始は，医師の指示を得てから実施する．

☐ ADL遂行に必要な可動域は，回外50°程度，手関節掌屈20°程度が必要である[17]．臨床的には前腕回内外60°，手関節掌背屈30°程度の可動域獲得が最低目標となる[18]．

☐ リハビリテーション終了時の成績目標は，健側比で手関節可動域は80〜90％，前腕回旋可動域95％以上，握力は70％程度が妥当と考えられる[19]．

> **まとめと展望**
>
> 橈骨遠位端骨折は掌側ロッキングプレートによる強固な内固定術の発展とともに,術後早期からの手関節運動が可能となった.近年は外固定を行わず,術後翌日から積極的に手関節運動を行うプロトコルが散見される.しかしながら,骨折は外力による骨傷だけでなく,軟部組織損傷(TFCC 損傷,舟状月状骨靱帯損傷など)を大なり小なり合併するため,外固定のない早期の手関節運動が最良な後療法であるかは不明である.外固定のない術後早期の手関節運動は手関節周囲の軟部組織損傷を悪化させ,いままでは生じなかったさまざまな軟部組織損傷由来の疼痛を顕在化させる危険性がある.
>
> その理由から,われわれの橈骨遠位端骨折掌側ロッキングプレート術後のセラピィプロトコルは術後1週後より手関節運動を開始している.さらに術後2週間はカックアップスプリントの装着を指導している.Lozano-Calderón ら[20]は,掌側ロッキングプレート術後に手関節運動を2週間以内に開始した群と6週以降に開始した群では,機能的結果に差を認めなかったと報告している.
>
> 今後は,橈骨遠位端骨折に合併する軟部組織損傷にも目を向けた術後セラピィプロトコルの確立が必要と考えられる.

文献

1) Volz RG, Lieb M:Biomechanics of the wrist. Clin Orthop Relat Res 149:112-117, 1980
2) Nakamura T, Yabe Y, et al:In vivo motion analysis of forearm rotation utilizing magnetic resonance imaging. Clin Biomech 14:315-320, 1999
3) 中村俊康:遠位橈尺関節障害に対する術後後療法.MB Orthop 21:129-135, 2008
4) 斎藤英彦:橈骨遠位端骨折;解剖学的特徴と分類,治療法.整・災外 32:237-248, 1989
5) 斎藤英彦:橈骨遠位端骨折の分類.斎藤英彦,森谷浩治 編:橈骨遠位端骨折,進歩と治療法の選択.東京,金原出版,pp.37-53, 2010
6) Gupta A:The treatment of Colles' fracture. Immobilisation with the wrist dorsiflexed. J Bone Joint Surg 73B:312-315, 1991
7) 高畑智嗣:手関節背屈位ギプスを用いた橈骨遠位端骨折の治療.日手会誌 13:85-90, 1996
8) 田嶋 光:プレートの選択.金谷文則 編,手の外科の要点と盲点.東京,文光堂,pp.166-167, 2007
9) 中田真由美:ハンドセラピープログラム.鎌倉矩子,山根 寛,他 編:作業療法士のためのハンドセラピー入門.東京,三輪書店,pp.38-59, 2001
10) 金谷文則,茨木邦夫:検査(診断)の要点.茨木邦夫,斎藤英彦,吉津孝衛 編,手の外科診療ハンドブック.東京,南江堂,pp.27-46, 2004
11) Klug RA, Press CM, et al:Rupture of the flexor pollicis longus tendon after volar fixed-angle plating of a distal radius fracture:a case report. J Hand Surg 32A:984-988, 2007
12) Cross AW, Schmidt CC:Flexor tendon injuries following locked volar plating of distal radius fractures. J Hand Surg Am 33A:164-167, 2008
13) 堀井恵美子:上肢疾患とバイオメカニクス.手根不安定症のバイオメカニクス.関節外科 16:106-112, 1997
14) Werner FW, Green JK, et al:Scaphoid and lunate motion during a wrist dart throw motion. J Hand Surg 29A:418-422, 2004
15) 森友寿夫,村瀬 剛,他:手関節リハビリテーションにおけるダーツスローモーションの意義.日手会誌 24:836, 2008
16) 森谷浩治,友利祐二,他:橈骨遠位端骨折と同時に内固定した尺骨茎状突起基部骨折における術後早期運動と骨癒合の関係.整形外科 58:631-634, 2007
17) 志水宏行,他:前腕骨折の治療成績不良例のADL上の問題点―前腕回内外制限および手関節掌背屈制限と ADL 制限―.ハンドセラピ3,骨折Ⅰ:前腕・手部.東京,メディカルプレス,pp.35-47, 1997
18) 飯塚照史,桂 理,他:橈骨遠位端骨折のハンドセラピー.愛知作業療法 16:63-75, 2008
19) 奥村修也:橈骨遠位端骨折のリハビリテーション.斎藤英彦,森谷浩治 編,橈骨遠位端骨折,進歩と治療法の選択.東京,金原出版,pp.247-256, 2010
20) Lozano-Calderón SA, Souer S, et al:Wrist mobilization following volar plate fixation of fractures of the distal part of the radius. J Bone Joint Surg 90A:1297-1304, 2008

〔白戸力弥〕

1 骨折・脱臼・靱帯損傷
④ TFCC損傷・尺骨突き上げ症候群

理解のためのエッセンス

- TFCCには遠位橈尺関節（DRUJ）を安定化させる重要な機能がある．
- TFCC損傷の初期治療は保存療法が行われる．保存療法で症状が改善しない場合は手術療法が選択される．
- TFCC修復術および再建術後のハンドセラピィは，前腕回旋運動を制限したセラピィが必要である．
- 尺骨突き上げ症候群には尺骨短縮術が適応となる．

I TFCC損傷・尺骨突き上げ症候群とは

1. 解剖学的特性および生体力学的な特徴

- [ ] TFCC（三角線維軟骨複合体；triangular fibrocartilage complex）とは，手関節尺側の橈骨・尺骨・月状骨・三角骨に存在する靱帯・線維軟骨複合体である[1]．
- [ ] 三角線維軟骨（triangular fibrocartilage：TFC，関節円板 articular disc，disc proper），三角靱帯（triangular ligament，橈尺靱帯 radioulnar ligament），メニスカス類似体，尺骨月状骨靱帯（ulnolunate ligament：UL），尺骨三角骨靱帯（ulnotriquetral ligament：UT）などで構成されている．
- [ ] TFCCはハンモック状の立体構造を呈する[2]（図1）．
- [ ] TFCCは手関節尺側の支持性，手関節各方向の運動性，手根骨尺骨間の荷重伝達・分散・吸収に寄与する[4]．特に遠位橈尺関節（DRUJ）の安定化は重要な働きである．
- [ ] Jing Xuら[5]は，遠位橈尺靱帯を4層に分類し，前腕回内位で遠位橈尺靱帯の背側浅層と掌側

深層が緊張し，前腕回外位では背側深層と掌側浅層が緊張すると報告した．DRUJの安定化には，遠位橈尺靱帯の深層が特に関与すると考えられている．

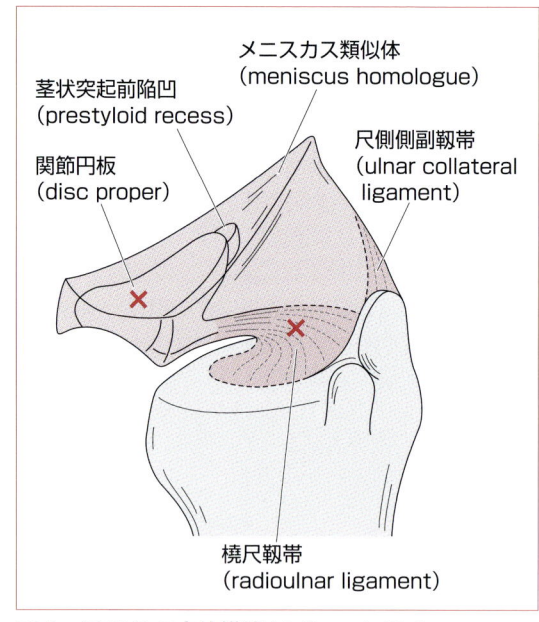

図1 TFCCの立体構造（文献3より引用）

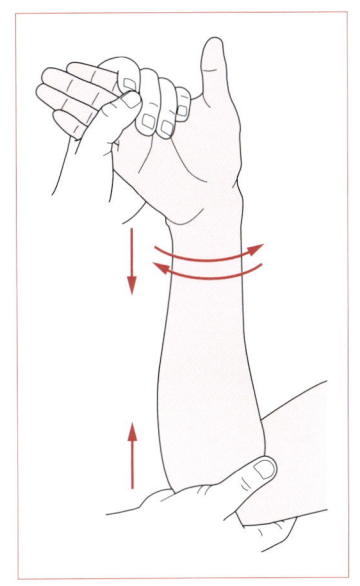

図2　TFCC ストレステスト (ulnocarpal stress test)
（文献7より引用）
他動的に回内外をしながら，手関節最大尺屈位で軸圧を加える．手関節尺側部痛が出現した場合に陽性とする．

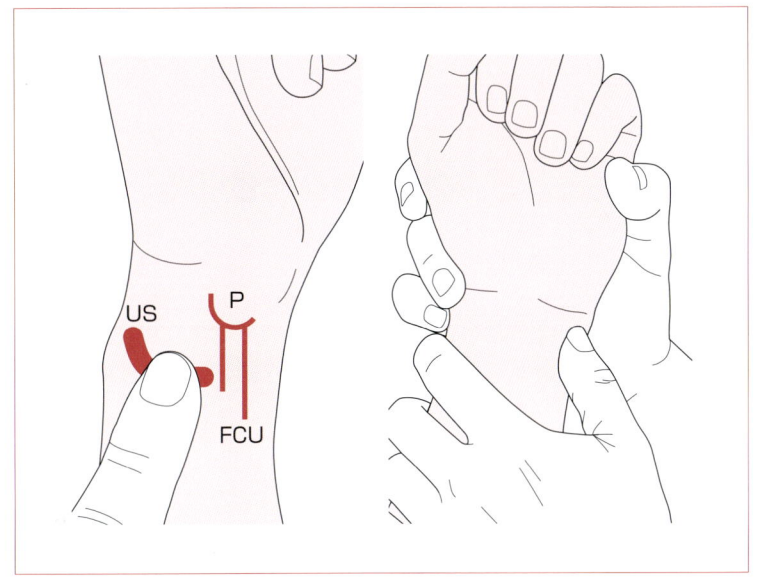

図3　Fovea sign（文献8より引用）
前腕中間位で尺骨茎状突起(US)と尺側手根屈筋(FCU)腱の間で，遠位は豆状骨，近位は尺骨頭の掌側面で境界される部位がFoveaであり，陽性の場合はTFCC小窩付着部損傷や尺骨三角骨靱帯損傷の存在が疑われる．

2. TFCC 損傷とは

- その損傷には外傷性損傷と変性損傷がある[6]．
- 症状：手関節尺側部痛，前腕回内外の可動域制限，DRUJの不安定性が特徴的である．タオルを絞る動作，ドアノブを回す際などの手関節をひねる動作で，疼痛が出現しやすい．
- 徒手検査：ballottement test [4]（回内外中間位で掌背側方向へのDRUJの不安定性をみる），piano-key 徴候[4]（回内位で尺骨頭の背側亜脱臼と掌側への他動的沈み込みをみる），TFCC ストレステスト (ulnocarpal stress test；図2)，Fovea sign (図3) などがある．
- TFCCは単純X線で直接描出することができないため，関節造影，MRIが有効な画像診断となる[9]．
- 診断のゴールドスタンダードとされるのが関節鏡である．手関節鏡所見にはPalmer分類（表1）が用いられる．
- 外傷性新鮮損傷では，鏡視下TFCC部分切除，

表1　Palmer 分類（文献6より引用）

Class 1 : Traumatic
A　Central perforation
B　Ulnar avulsion 　　With distal ulnar fracture 　　Without distal ulnar fracture
C　Distal avulsion
D　Radial avulsion 　　With sigmoid notch fracture 　　Without sigmoid notch fracture
Class 2 : Degenerative (ulnocarpal abutment syndrome) **Stage :**
A　TFCC wear
B　TFCC wear 　　+ Lunate and/or ulnar chondromalacia
C　TFCC perforation 　　+ Lunate and/or ulnar chondromalacia
D　TFCC perforation 　　+ Lunate and/or ulnar chondromalacia 　　+ L-T ligament perforation
E　TFCC perforation 　　+ Lunate and/or ulnar chondromalacia 　　+ L-T ligament perforation 　　+ Ulnocarpal arthritis

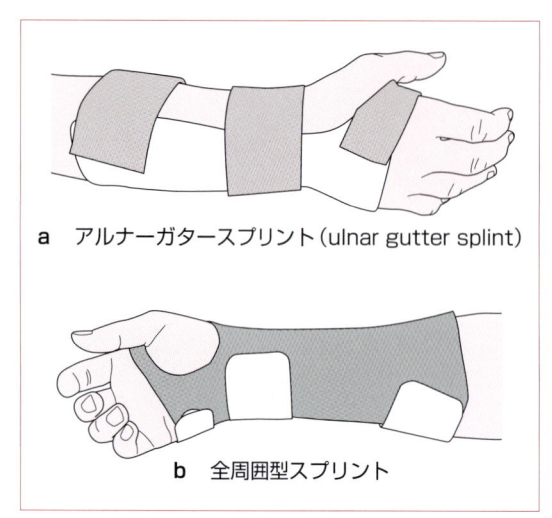

図4 前腕回旋防止用スプリント
a アルナーガタースプリント（ulnar gutter splint）
b 全周囲型スプリント

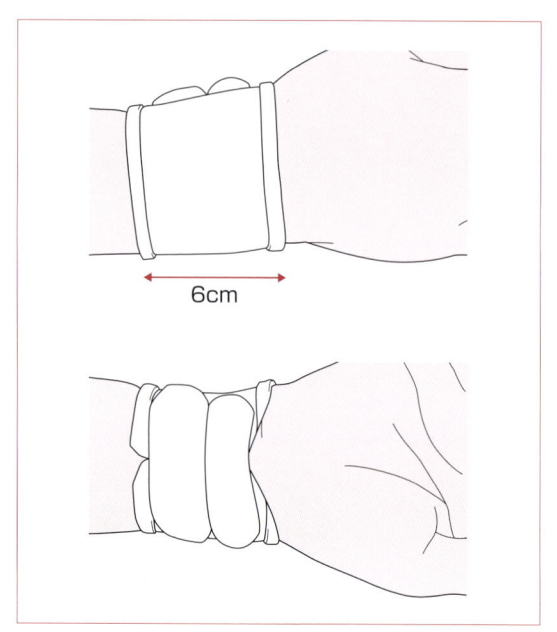

図5 cuff型スプリント（文献14より引用，改変）
橈尺骨に求心性の圧を加えることが可能である．

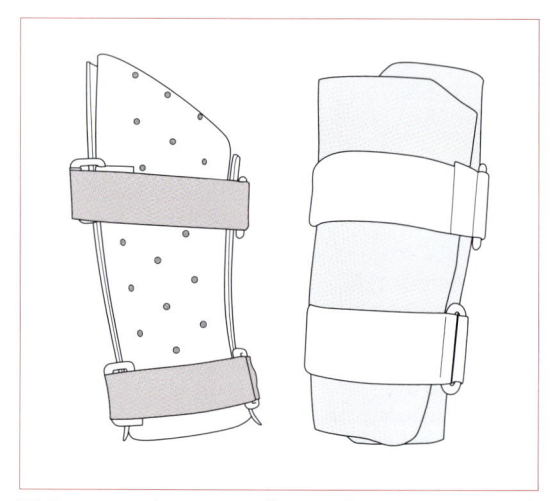

図6 ファンクショナルブレース（functional brace）
（文献15より引用，改変）
手関節，前腕，肘関節の運動を大きく制限することなく，前腕回内外時のDRUJの偏位を軽減できる．

鏡視下および直視下縫合術の適応となることが多い．
- 一方，受傷後6ヵ月以上経過した慢性例では直視下縫合術またはTFCC再建術が適応となる．
- 変性損傷は尺骨の相対長が橈骨よりも長い尺骨プラスバリアンス（ulnar plus variance）で発生する場合が多い．この場合，尺骨短縮術が適応となる[10]．

3．尺骨突き上げ症候群とは
- 尺骨プラスバリアンスにより尺側手根骨−尺骨間の圧が上昇し，手根骨や尺骨頭の関節軟骨障害が生じたり，TFCCに変性損傷を生じる疾患群である[11]．
- 尺骨プラスバリアンスの解消を目的とした尺骨短縮術が第一選択となる．
- 尺骨短縮術後は，TFCCで受ける軸圧が減少，尺側支持機構の緊張が増大，手根・尺骨間の関節適合性が向上する[10]．また，軸圧の減少が関節内の機械的刺激を減少し，炎症症状が消失する[12]．
- 尺骨短縮術後の手関節鏡による2nd-lookでは，症例の50％でTFCCの自然修復が認められる[13]．

II ハンドセラピィの基本的戦略

- 保存療法：前腕および手関節の固定により，回内外ストレス軽減と局所の安静を保ち，症状の改善をはかる．
- TFCC修復術および再建術後：修復部および

再建部の修復過程を考慮し，前腕回内外運動と手関節橈尺屈運動は遅らせて開始する．
- 尺骨短縮術後：TFCC修復術および再建術後と同様に前腕・手関節の運動を制限する必要はないが，残存する手関節尺側部痛や骨癒合を考慮しながら運動負荷を調整する．

III 私たちのハンドセラピィ・プロトコル

1. 保存療法のハンドセラピィ・プロトコル

- 札幌医科大学附属病院では単純X線で明らかな所見（尺骨プラスバリアンスやDRUJ開大）が認められない場合，まずは保存療法を選択している．
- 保存療法は，前腕回外位でのロングアームキャストを4週間装着後，ショートアームキャストまたは前腕回旋防止用スプリント（図4）の装着を2週間実施する．
- 保存療法で症状の改善が得られない場合は，手術療法が適応となる．
- われわれは経験がないが，保存療法におけるスプリント療法として西出らが考案したcuff型スプリント（図5）やファンクショナルブレース（functional brace；図6）などがある．

2. TFCC修復・再建術後のハンドセラピィ・プロトコル

術後	装具	運動	備考
〜4週	・ロングアームキャスト固定	・非固定部の可動域訓練 ・対浮腫療法（挙上法，逆行性マッサージなど）	
4週より	・アルナーガタースプリント作製・装着（図4a）	・手関節掌背屈自動運動（橈尺屈運動は制限する）	
6週より		・前腕回内外自動運動開始（回外45°，回内45°に制限） ・手関節橈尺屈自動運動開始	
8週より	・日中はスプリントからサポーターへ変更 ・夜間はスプリント継続	・前腕回旋運動制限なしへ ・リストラウンダーを用いた手関節運動（図7） ・手関節他動運動（掌背屈運動のみ実施） ・前腕他動運動（図8） ・握力強化訓練 ・筋力増強訓練	・軽作業開始
12週より	・スプリント脱		・徐々に重作業開始

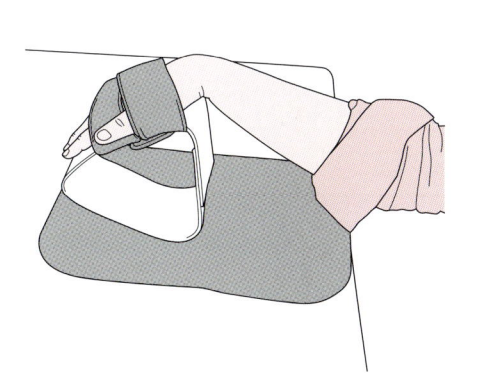

図7　リストラウンダーを用いた手関節運動

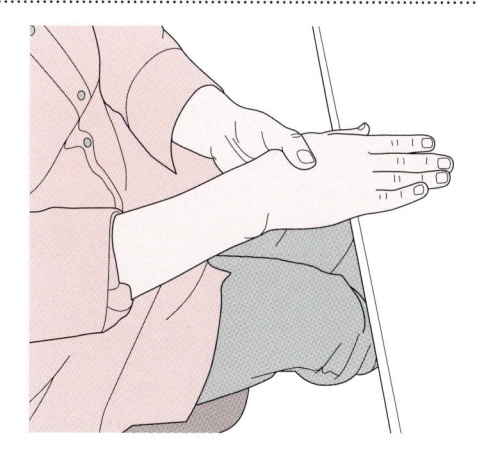

図8　前腕他動運動
自己他動運動を中心に実施する．自己他動運動は防御性筋収縮が生じにくく，可動域拡大に有効である．

3. 尺骨短縮術後のハンドセラピィ・プロトコル

術　後	装　具	運　動	備　考
～4週	・キャスト固定	・非固定部の可動域訓練 ・対浮腫療法（挙上法，逆行性マッサージなど）	
4週より	・カックアップスプリント作製・装着（夜間・外出時のみ；図9）	・手関節，前腕の自動運動および自動介助運動（前腕回内外制限なし）	・手関節・前腕は疼痛内での運動強度とする ・軽作業許可

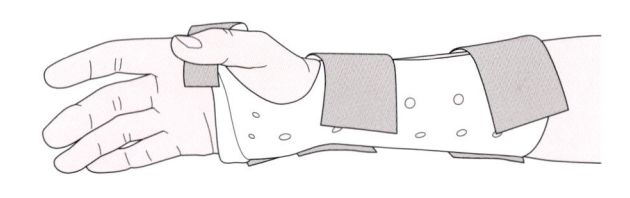

図9　カックアップスプリント

術　後	装　具	運　動	備　考
6週より		・リストラウンダーを用いた手関節運動（図7） ・手関節他動運動 ・前腕他動運動（図8） ・握力強化訓練	
8週より		・等尺性筋力増強訓練（図10）	
12週頃より （骨癒合後）	・スプリント脱	・等張性筋力増強訓練	・痛みに応じて重作業許可

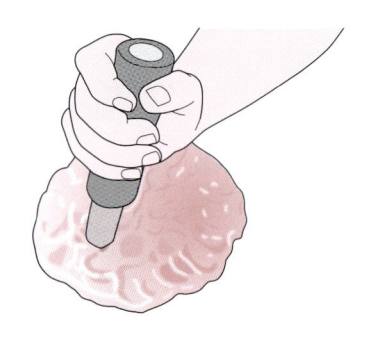

図10　セラピィパテを用いた等尺性筋力強化訓練

IV　TFCC損傷・尺骨突き上げ症候群の基本的な術前・術後評価

1) **情報収集**：セラピィを行うに際し，術式について執刀医から情報を収集する．鏡視下TFCC部分切除なのか，鏡視下または直視下縫合術なのか，再建術なのか，尺骨短縮術なのか，さらに術中のTFCCの損傷状態について情報を得る．

2) **画像所見**：尺骨短縮術の場合は，術前の尺骨プラスバリアンスが術後矯正されているか，またDRUJの適合性や内固定の状態を確認する．さらに経時的にX線像をチェックし，仮骨形成の程度や骨癒合状態を判断する．

3) **疼痛**：どの部位に生じているのか，自発痛なのか，動作時痛なのか，どのような肢位，動作，活動で生じるのか詳細に評価する．疼痛

強度の評価には VAS（visual analog scale）を用い，経時的に評価を行う．
4) **ROM**：手関節，前腕を計測する．自動可動域と他動可動域を経時的に計測する．
5) **筋力評価**：握力や MMT を用いて筋力を計測する．TFCC 修復・再建後は術後 12 週以降，尺骨短縮術は骨癒合後に実施する．
6) **DASH**：最終評価時など，必要に応じて実施する．

V ハンドセラピィを成功させるためのポイント

☐ TFCC 修復術および再建術後は，手関節尺屈運動，前腕回内外運動を早期から行ってはならない．修復部・再建部の断裂やゆるみが生じる原因となる．

☐ 前腕回旋防止用スプリント（図4）は，前腕回内外運動を完全に制限できるものではない[16]．よって，スプリント装着下でも前腕回内外運動を行わないよう患者に説明し，協力を仰ぐ．

☐ 運動時痛が強い症例に対しての他動運動による可動域訓練は，防御性筋収縮を生じやすい．このような症例に対しては，自己他動運動が防御性筋収縮を抑制するのに効果的である．

☐ 尺骨短縮術後は，直接 TFCC を修復・再建する術式ではないため，強固な内固定による骨接合が行われている場合は，前腕回内外運動を制限する必要はない．疼痛に合わせて回内外運動を進める．ただし，尺骨短縮術と同時に TFCC を修復・再建した場合は，TFCC を修復・再建後のプロトコルに準じてセラピィを実施する．

☐ また，短縮した尺骨の骨癒合が得られた後，カックアップスプリント脱とするが，手関節尺側部の運動時痛が残存する症例には，装着を継続する．

☐ 手関節・前腕の運動前には渦流浴を行い，訓練後はアイシングを徹底する．

まとめと展望

TFCC の複雑な解剖と機能は，近年の研究により解明されてきている．臨床的な TFCC 損傷の診断は，最終的に手関節鏡の鏡視所見により行われることが多い．TFCC 修復後は，前腕回内外運動により修復した TFCC に緊張が加わるため，段階的なセラピィを慎重に進める必要がある．一方で尺骨短縮術後は TFCC を直接的に修復しないため，尺骨の強固な固定性が得られれば，早期から前腕回内外の運動が可能である．われわれは，尺骨短縮による効果だけでなく，安静による疼痛軽減効果を得る目的で術後 1 ヵ月程度の固定を行い，その後より可動域訓練を開始している．TFCC 損傷は病態も複雑であるため，どのような病態に対し，どのような治療法を行ったかを理解した上で，セラピィを実施する必要がある．

文　献

1) Palmer AK, Werner FW：The triangular fibrocartilage complex of the wrist-anatomy and function. J Hand Surg 6A：153-162, 1981
2) Nakamura T, Yabe Y, et al.：Functional anatomy of the triangular fibrocartilage complex. J Hand Surg 21B：581-586, 1996
3) 中村俊康：合併する軟部組織損傷（TFCC 損傷，SL 靱帯損傷）の診断．斎藤英彦，森谷浩治 編，橈骨遠位端骨折 進歩と治療法の選択．東京，金原出版，pp.54-60, 2010
4) 中村俊康：手関節尺側部痛を呈する疾患の診断と治療．痛みと臨床 6：18-27, 2006
5) Xu J, Tang JB：In vivo changes in lengths of the ligaments stabilizing the distal radioulnar joint. J Hand Surg 34A：40-45, 2009
6) Palmer AK：Triangular fibrocartilage complex lesions：a classification. J Hand Surg 14A：594-606, 1989
7) Nakamura R, Horii E, et al.：The ulnocarpal stress test in the diagnosis of ulnar-sided wrist pain. J Hand Surg Br 22B：719-723, 1997

8) Tay SC, Tomita K, et al：The "ulnar fovea sign" for defining ulnar wrist pain：an analysis of sensitivity and specificity. J Hand Surgery 32A：438-444, 2007
9) 中村俊康：TFCC損傷の診断と手術のコツ．金谷文則 編，手の外科の要点と盲点，東京，文光堂，pp.200-202, 2007
10) Minami A, Kato H：Ulnar shortening for triangular fibrocartilage complex tears associated with ulnar positive variance. J Hand Surg 23A：904-908, 1998
11) 中村俊康：遠位橈尺関節障害に対する術後後療法．MB Orthop 21：129-135, 2008
12) 水関隆也，梶谷典正，他：TFCC損傷/尺骨突き上げ症候群に対する尺骨短縮術の成績．日手会誌 19：225-228, 2002
13) Tatebe M, Horii E, et al：Repair of the triangular fibrocartilage complex after ulnar-shortening osteotomy：second-look arthroscopy. J Hand Surg 32A：445-449, 2007
14) 西出義明，板倉理恵，他：TFCCに対するスプリント療法．日手会誌 21：359-363, 2004
15) Millard GM, Budoff JE, et al：Functional bracing for distal radioulnar joint instability. J Hand Surg Am 27A：972-977, 2002
16) Slaughter A, Miles L, et al：A Comparative Study of Splint Effectiveness in Limiting Forearm Rotation. J Hand Ther 23：241-247, 2010

（白戸力弥）

1 骨折・脱臼・靱帯損傷
⑤ 肘関節側副靱帯損傷

理解のためのエッセンス

- 肘関節側副靱帯は肘関節を安定させる重要な役割を担っている．
- セラピィでは装具により側方動揺を防止しながら，肘関節の可動域拡大をはかる．
- 肘関節後方または後外側脱臼を合併した場合，セラピィ初期には肘伸展制限を行う必要がある．

I 肘関節側副靱帯損傷とは

1．解剖学的特性および生体力学的な特徴

- 肘関節の安定性は腕尺関節，腕橈関節と内側および外側の側副靱帯によって担われている．
- 内側側副靱帯（medial collateral ligament：MCL）は前斜走線維（anterior oblique bundle：AOB），後斜走線維（posterior oblique bundle：POB），横走線維（transverse bundle：TB）より構成される（図1）．
- AOBは最も強靱であり，外反ストレス，後内側回旋不安定性，腕尺関節の内旋に対する制動機能として重要と考えられている．
- Schwabら[2]はAOBを2つのコンポーネンツに分け，前方線維は肘伸展位で，後方線維は屈曲位でそれぞれ緊張するため，AOB全

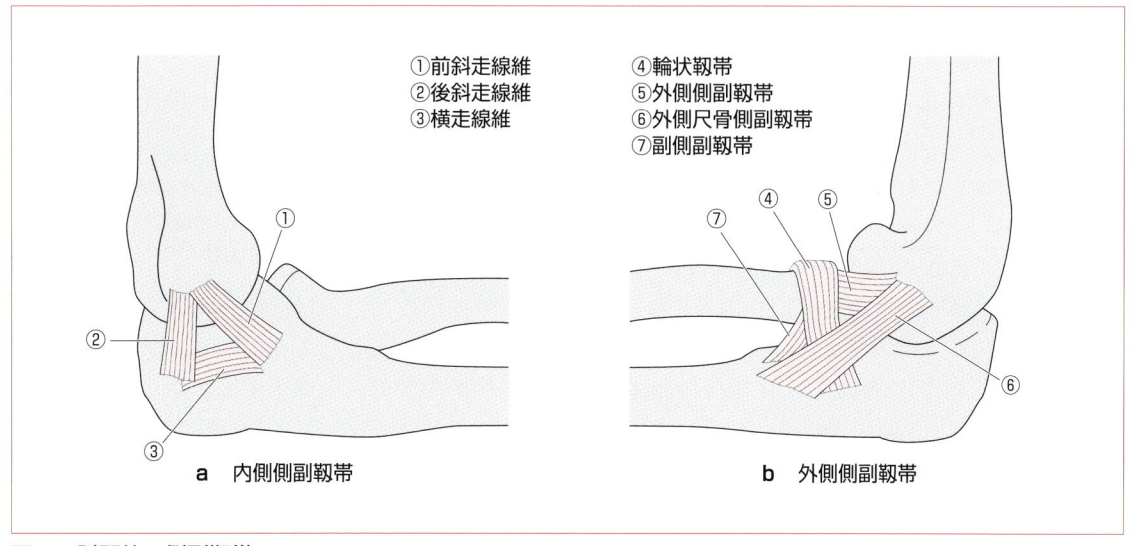

①前斜走線維
②後斜走線維
③横走線維
④輪状靱帯
⑤外側側副靱帯
⑥外側尺骨側副靱帯
⑦副側副靱帯

a 内側側副靱帯　　　b 外側側副靱帯

図1 肘関節の側副靱帯（文献1より引用，改変）

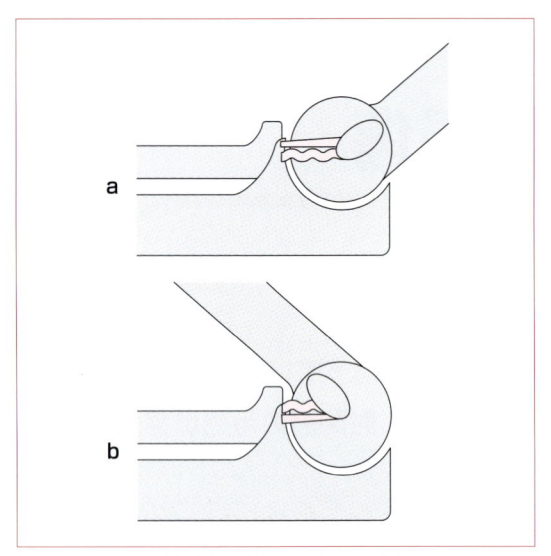

図2 AOBの前方線維と後方線維の働き（文献2より引用）

AOBを前方と後方の線維に分けると，肘伸展では前方線維が緊張し（a），屈曲では後方線維が緊張する（b）．よってAOBは肘関節の角度に影響されることなく，常に肘関節の安定性に関与していると考えられる．

体としては常に緊張を保つとしている（図2）．
- POBは扇状の形状で薄く，内反と回旋に対する2次的なスタビライザーと考えられており[3), 4)]，肘屈曲時には緊張し，伸展時には弛緩する[1)]．
- 1991年，O'Driscollら[5)]によって肘関節後外側回旋不安定症（posterolateral rotatory instability：PLRI）の概念が報告されて以来，外側支持機構の重要性が注目されている．
- 外側支持機構は外側側副靱帯（lateral collateral ligament：LCL），輪状靱帯（annular ligament：AL），外側尺骨側副靱帯（lateral ulnar collateral ligament：LUCL），副側副靱帯（accessory collateral ligament）より構成され（図1），LUCLが特に重要とされている．
- 近年はLUCLだけでなく，LCL，ALとLUCLからなる外側側副靱帯複合体（LCL complex）全体が肘関節後外側の安定性に重要と考えられている[6)]．

2. 肘関節側副靱帯損傷

- 靱帯損傷には急性外傷による「外傷」と，スポーツによる特有な動作の繰り返しの結果生じる「スポーツ障害」とがある[7)]．外傷による側副靱帯損傷の場合，多くは肘関節の脱臼に伴って発生する．80～90％は後方ないし後外方脱臼である．
- 脱臼のメカニズム：転倒，転落により手をついた際，肘関節屈曲位で軸圧が加わり，外旋と外反ストレスが生じることで肘関節が脱臼する（図3）．軟部組織は外側から内側方向へサークル状に損傷する（circle concept；図4）．
- 肘関節脱臼症例ではMCL，LCLの両者が損傷されており，高率に屈筋群の損傷を伴う[9), 10)]．また，橈骨頭・頚部骨折，内側および外側上顆，鉤状突起骨折などの骨折を合併することが多い[11)]．
- 症状：損傷靱帯に牽引ストレスが加わったときに生じる疼痛，あるいは不安定感が主である．
- 保存療法で比較的良好な成績が得られることが多い．不安定性が著しく，整復位保持が困難な症例や不安定性が持続する陳旧例には手術的治療が必要となる．

a．肘関節内側側副靱帯損傷

- MCL障害による不安定性が問題になるのは，野球などの投球動作を伴うスポーツである．
- 投球動作に伴うMCL損傷は，肩が最大外旋位となるレイトコッキング期（late cocking phase）の外反力により生じる．
- 単独新鮮MCL靱帯損傷に対する治療は保存療法が優先される．しかしながら，肉体労働者やスポーツ選手で明らかな外反動揺性を認める場合は，手術的修復が必要となる．
- 保存療法後も肘関節の不安定性が持続する症例，慢性例に対しては手術療法が考慮される．肘関節30°屈曲位で徒手的あるいは

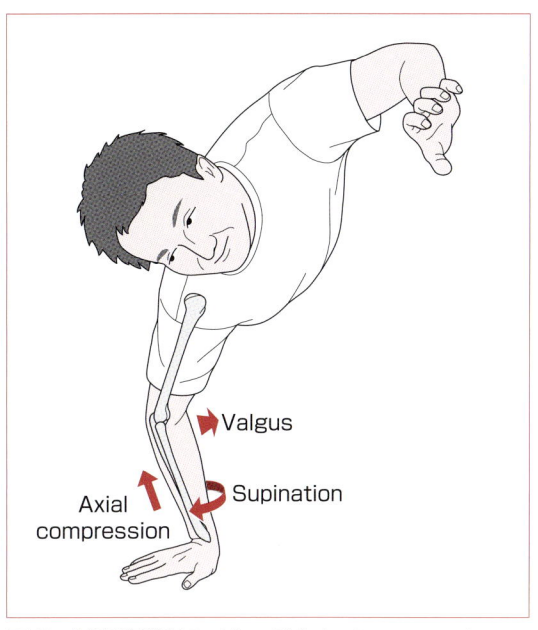

図3 肘関節脱臼のメカニズム(文献8より引用)
手をついた際，肘関節屈曲位で軸圧が加わり，さらに外旋と外反ストレスが生じると肘関節の脱臼が生じる．

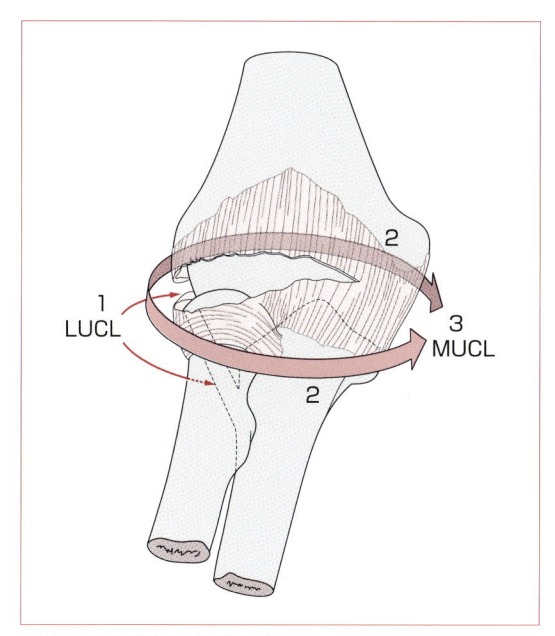

図4 軟部組織の損傷過程(文献8より引用，改変)
軟部組織は外側から内側方向へ段階的に損傷が生じる．まずLUCLが断裂し，次にそのほかのLCLと前方および後方の関節包が断裂する．最後にMCLの損傷が生じる．

gravityストレスX線正面像撮影で，健側と比較し関節裂隙の開大を認める場合，再建術の適応となる．
- 内側側副靱帯再建術にはJobe法や伊藤法，TJ screw systemによる術式が報告されている．

b．肘関節外側側副靱帯損傷

- 患者の職業，年齢，スポーツの種類などを参考にして治療法が選択される．
- 肘伸展位，前腕回外位で手を後方につき体を支えたり，椅子のアームレストを握り立ち上がろうとするときなどに肘関節の亜脱臼感，引っかかり感を自覚する場合は，PLRIを疑う．
- PLRI誘発テスト：posterolateral rotatory instability test（図5a），push-up sign（図5b）やchair sign（図6）が知られている．
- 新鮮例には，保存療法もしくはLCL複合体をsuture anchorなどを用いて固定する靱帯修復術が行われる．
- 陳旧例に対しては，外側筋群とLCL複合体を一塊として中枢方向へ引き上げるOsborne-Cotterill法[13]）が知られている．

II ハンドセラピィの基本的戦略

- 装具療法により肘関節に対する側方動揺を防ぎ，肘関節の安定性を保ちながら良好な可動域を獲得する．

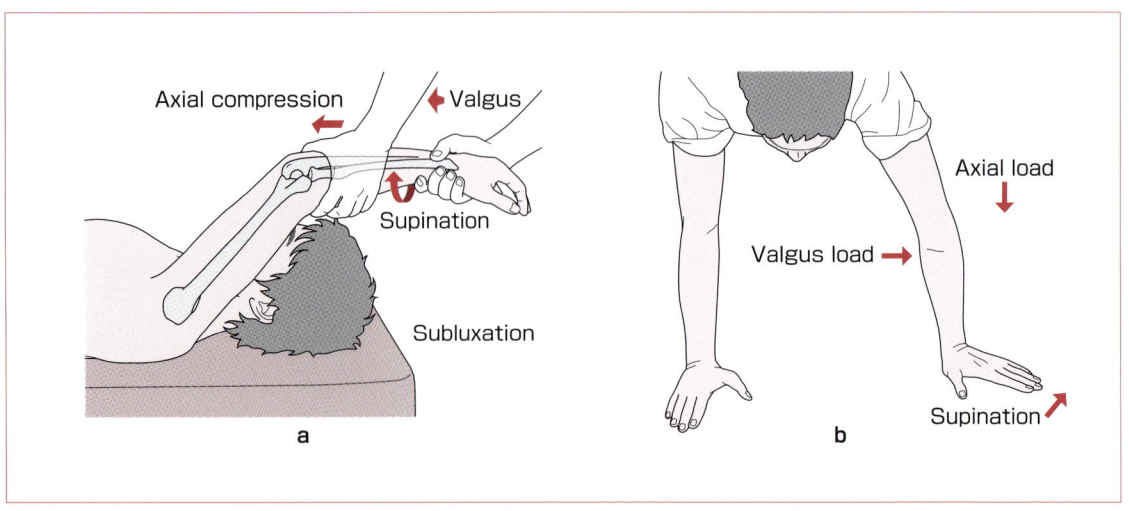

図5　PLRI誘発テスト
a：posterolateral rotatory instability test（文献5より引用，改変）
患肢を頭上に屈曲，上腕を外旋位に保持する．手関節部で回外・外反・軸圧力を加えながら肘を伸展位から屈曲させていくと，脱臼不安感が生じる（apprehension sign）．
b：push-up sign（文献11より引用，改変）
上肢を肘90°屈曲位，前腕回外位，上肢を肩幅よりも広めに外転させる．肘を屈曲から伸展させた際，肘関節の伸展最終可動域で不安定や脱臼が生じた場合に陽性と判定する．

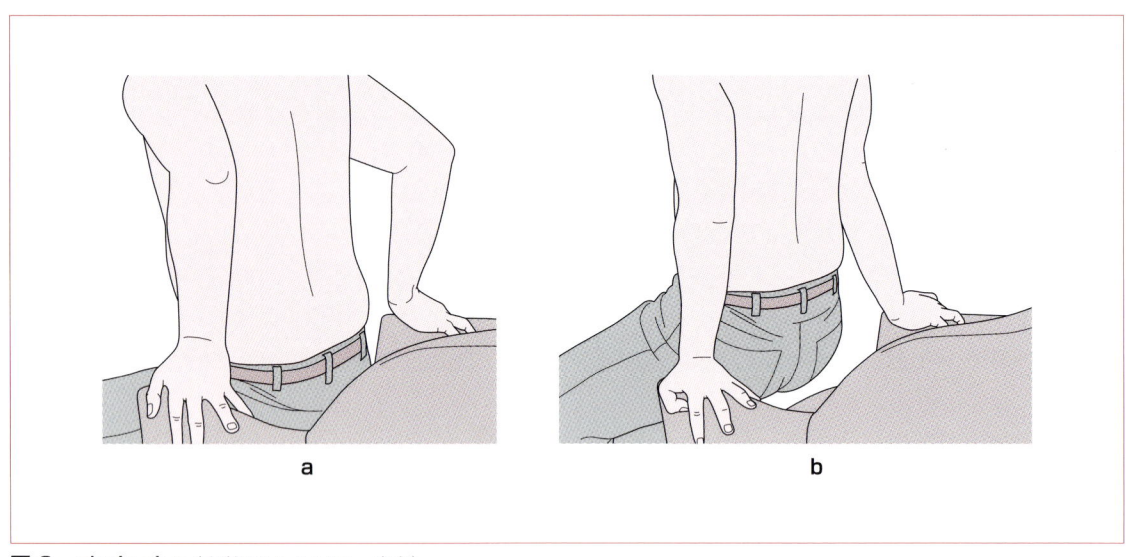

図6　chair sign（文献12より引用，改変）
患者は座った位置で肘90°屈曲位，前腕回外位，上肢を肩幅よりも広めに外転させる（**a**）．陽性の場合，肘関節の伸展最終可動域で不安定や脱臼が生じる（**b**）．

Ⅲ 私たちのハンドセラピィ・プロトコル

【保存療法のハンドセラピィ・プロトコル】 (1)

期　間	装　具	運　動	備　考
3～4週間まで	・キャスト固定	・非固定部の運動	
3～4週より	・側方動揺防止用両側アルミ支柱継手付肘装具（訓練時以外装着；図7）	・肘関節自動介助運動，自動運動 ・前腕自動介助運動，自動運動 ・等尺性収縮による筋力増強訓練（図8）	・訓練後のアイシングを徹底する

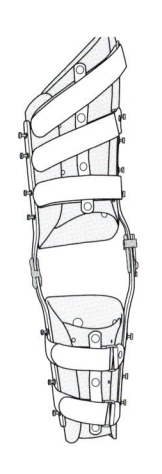

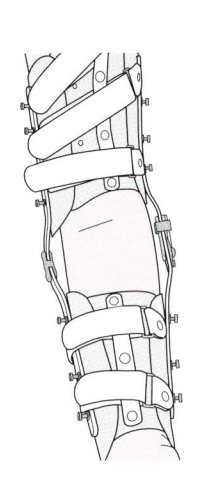

図7　側方動揺防止用両側アルミ支柱継手付肘装具

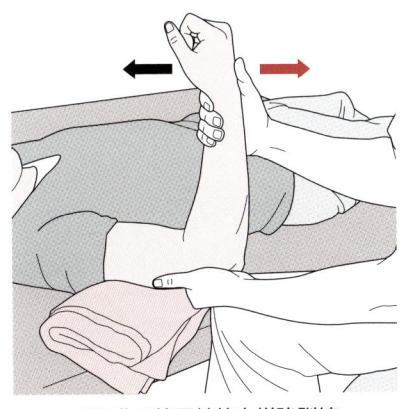

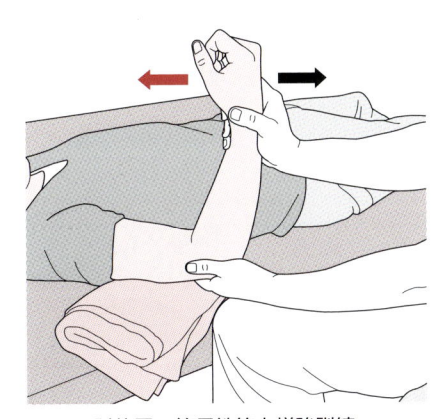

肘屈曲の等尺性筋力増強訓練　　　肘伸展の等尺性筋力増強訓練

図8　等尺性収縮による筋力増強訓練（文献14より引用，一部改変）

(2)

期　間	装　具	運　動	備　考
6週より	・装具装着は外出時と夜間時のみへ	・マイルドな肘関節，前腕他動運動	
8週より	・装具装着は外出時のみへ	・肘関節，前腕他動運動	・軽作業許可
12週より	・側方動揺防止用装具完全脱	・等張性筋力強化訓練	・重作業許可

【靱帯修復・再建後のハンドセラピィ・プロトコル】

(1)

術　後	装　具	運　動	備　考
キャストまたはシーネ除去後	・側方動揺防止用両側アルミ支柱継手付肘装具（図7，9）	・装具装着下での肘関節自動介助運動（図10） ・肘90°屈曲位で前腕回内外自動介助運動	・訓練後のアイシングを徹底する

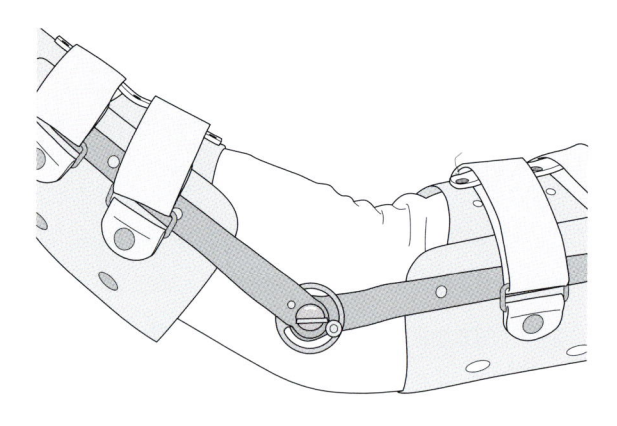

図9　角度制限継手（文献14より引用，一部改変）
任意に肘関節伸展制限角度を調整可能．肘関節後方または後外側脱臼を合併した症例の場合は，装具の肘継手を角度制限継手とし，伸展可動域が−30°程度で制限となるよう調整する．

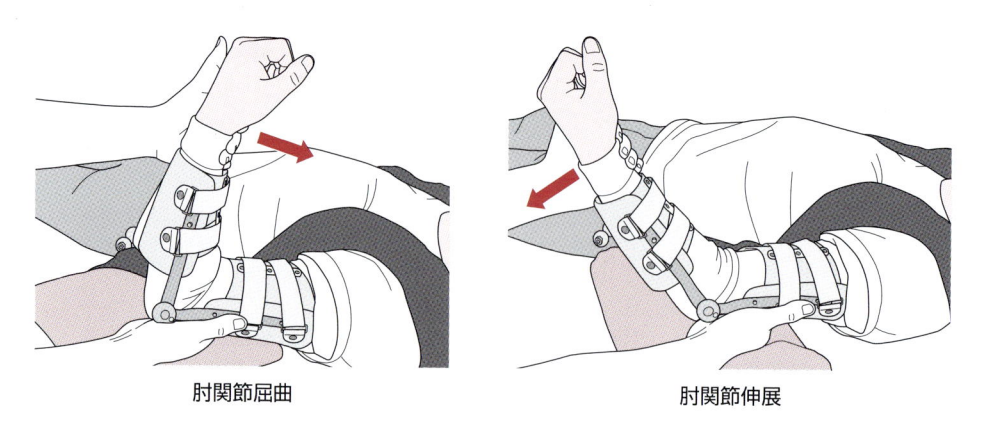

肘関節屈曲　　　　　　　　　　肘関節伸展

図10　セラピスト介助による肘関節自動介助運動（文献14より引用，一部改変）
仰臥位で，装具装着下でのセラピスト介助による肘関節自動介助運動．上腕を安定させた状態で行う．

(2)

術後	装具	運動	備考
4週より	・訓練時に装具を外して運動	・装具を外して肘関節，前腕の自動運動 ・肘関節伸展制限解除 ・等尺性収縮による筋力増強訓練（図8）	
6週より	・装具装着は外出時と夜間時のみへ	・マイルドな肘関節，前腕他動運動	
8週より	・装具装着は外出時のみへ	・肘関節，前腕他動運動	・軽作業許可
12週より	・側方動揺防止用装具完全脱	・等張性筋力強化訓練	・重作業許可

IV 肘関節側副靱帯損傷の基本的な術前・術後評価

1) **画像所見**：術前には外反・内反ストレス撮影が行われる．肘関節30°屈曲位で自重または徒手的にストレスを加えて撮影される．健側と比較し関節裂隙の開大差を確認する．また，肘関節脱臼骨折を合併している場合は，受傷時のX線検査で，骨折部位，骨片の転位方向，骨片の粉砕の程度，骨折型などを確認する．術後は内固定の状態を確認する．さらに内固定にゆるみが生じていないか，骨片の再転位の有無や骨癒合状態を経時的に評価する．

2) **腫脹・浮腫**：必要に応じて周径の計測や容積計を用いた計測を実施する．

3) **疼痛・肘関節不安定感**：どの部位に生じているのか，自発痛なのか，動作時痛なのか，どのような肢位，動作，活動で生じるのか詳細に評価する．疼痛強度の評価にはVAS（visual analog scale）を用いる．また，ADL，仕事やスポーツで肘関節不安定感が出現しないか聴取する．

4) **ROM**：肘関節，前腕を中心に計測する．健側と比較するため，健側の可動域も計測する．

5) **筋力評価**：12週以降（骨折を合併した場合は骨癒合後）にMMTや握力など必要に応じて実施する．

6) **DASH**：最終評価時など，必要に応じて実施する．

7) **ADL**：Barthel indexやFIMを用いてもよいが，健側の代償により自立している場合が多く，ADL上の困難性が得点に反映されにくい．よって，ADL上の何の動作がどの程度可能なのか，困難なのか，また遂行可能となったのかなど，詳細な評価が必要である．

8) **治療成績判定基準**：必要に応じて肘機能評価表（JOA）を用いて評価する．

V ハンドセラピィを成功させるためのポイント

□ 肘関節の側方動揺を完全に防ぐため，側方防止用装具はアルミ支柱製のものを推奨する．また，装具の必要性を説明し，装着期間を遵守してもらう．

□ 肘関節は異所性骨化が生じやすいため，訓練後のアイシングを徹底することが重要である．

□ 術前または術中にPLRIが陽性であった症例は，前腕回外運動を行う際，肘関節90°程度の屈曲位で実施する．また，肘伸展運動は前腕中間位から回内で行う．これは肘関節伸展位，前腕回外位はPLRIの脱臼肢位であるためである．術後4週より前腕回外位での肘伸展の自動運動を段階的に開始する．

□ 早期の他動運動は靱帯のゆるみを生じさせ，肘関節不安定性をひき起こす原因となる．よって，靱帯の修復過程を考慮した運動負荷が重要である．

□ 鉤状突起骨折などの骨折を合併した場合は，骨癒合の状態をみながら運動負荷の調整を行う．

□ 暴力的な他動運動は異所性骨化を惹起させ

るだけでなく，疼痛による防御性収縮をひき起こす．防御性収縮の繰り返しは同時収縮性運動障害へ発展する可能性がある．よって他動運動は疼痛が出現しない範囲で実施する．
- 患肢（MCL再建後）のアスレティックリハビリテーション：術後4ヵ月で移植腱の最大引き抜き強度の70％に回復するとされている[15]．野球の場合，術後4ヵ月でキャッチボールを開始し，全力投球は術後8ヵ月より開始する[7]．
- スポーツ選手の場合は，早期のスポーツ復帰を焦るあまり，アスレティックリハビリテーションの開始時期を早めすぎてはならない．

まとめと展望

肘関節側副靱帯損傷後は，損傷した側副靱帯に対して装具療法により側方動揺を防止しながら，ハンドセラピィを進めていくのが重要である．また，後方ないし後外方の脱臼を合併した場合は，肘関節伸展制限を行う必要がある．外側側副靱帯損傷の場合は，内反ストレスが生じることが多い仕事や日常生活活動の開始を，慎重に行わなければならない．また，スポーツ選手の場合，早期復帰は靱帯のゆるみを生じさせ，肘関節の不安定性をひき起こす原因となるため，スポーツ復帰には十分な期間が必要である．

文献

1) 石井清一，金　豊澤，他：解剖と機能．石井清一，金　豊澤，他編著；肘診療マニュアル第2版，医歯薬出版，pp.1-12, 2007
2) Schwab GH, Bennett JB, et al：Biomechanics of elbow instability, the role of the medial collateral ligament, Clin Orthop Relat Res 146：42-52, 1980
3) Callaway GH, Field LD, et al：Biomechanical evaluation of the medial collateral ligament of the elbow, J Bone Joint Surg 79A：1223-1231, 1997
4) Floris S, Olsen BS, et al：The medial collateral ligament of the elbow joint：anatomy and kinematics, J Shoulder Elbow Surg 7：345-351, 1988
5) O'Driscoll SW, et al：Posterolateral rotatory instability of the elbow, J Bone Joint Surg 73A：440-446, 1991
6) Olsen BS, Søjbjerg JO, et al：Posterolateral elbow joint instability, the basic kinematics, J Shoulder Elbow Surg 7：19-29, 1998
7) 伊藤恵康，辻野昭人，他：肘の靱帯損傷．関節外科 25：47-54, 2006
8) O'Driscoll SW, Morrey BF, et al：Elbow subluxation and dislocation. A spectrum of instability, Clin Orthop Relat Res 280：186-197, 1992
9) Josefsson PO, Gentz CF, et al：Surgical versus non-surgical treatment of ligamentous injuries following dislocation of the elbow joint. A prospective randomized study, J Bone Joint Surg 69A：605-608, 1987
10) 今谷潤也：外側側副靱帯損傷：新鮮例の治療．関節外科 41：1267-1272, 2006
11) 関　敦仁，伊藤恵康：肘関節脱臼骨折の診断と治療．MB Orthop 15：70-78, 2002
12) Regan W, Lapner PC：Prospective evaluation of two diagnostic apprehension signs for posterolateral instability of the elbow, J Shoulder Elbow Surg 15：344-346, 2006
13) Osborne G, Cotterill P：Recurrent dislocation of the elbow. J Bone Joint Surg 48B：340-346, 1966
14) 白戸力弥，坪田貞子，他：肘，前腕．島田洋一，高橋仁美 編，改訂第2版リハ実践テクニック 骨・関節疾患の理学療法．メジカルビュー社，pp.71-81, 2010
15) Rodeo SA, Arnoczky SP, et al：Tendon-healing in a bone tunnel. A biomechanical and histological study in the dog, J Bone Joint Surg 75A：1795-1803, 1993

〈白戸力弥〉

1 骨折・脱臼・靱帯損傷
⑥ 肘頭骨折

理解のためのエッセンス

- 肘頭骨折の多くは関節内骨折であり，的確な治療・セラピィが行われないと拘縮を残しやすい．
- 肘頭骨折に対する引き寄せ鋼線締結法（tension band wiring）の術後セラピィは，その術式の原理を理解した上で，早期の可動域訓練を実施する．

I 肘頭骨折とは

1. 肘頭骨折の特徴

- 肘頭部を強打し，直接外力が働いて起こる骨折と，手をついて転倒した際に上腕三頭筋に牽引される介達外力による骨折がある．前者では粉砕骨折，後者では横骨折の形をとることが多い[1]．
- 多くは関節内骨折であり[2]，骨片は上腕三頭筋により後上方へ転位する．

2. 肘頭骨折の骨折型分類

- Colton 分類（図1），Wadsworth 分類（図2）がよく用いられる．

3. 肘頭骨折の治療

- 骨片の転位がない場合（転位が2mm以下で，肘関節90°屈曲位でも離開が増加せず，重力に抗して肘関節伸展可能なもの）は保存療法の適応となる[5]が，関節拘縮などの合併症の予防も治療の目的であるため，早期より関節可動域訓練を開始するために手術療法が選択されることが多い．
- 手術療法では引き寄せ鋼線締結法[6]（tension

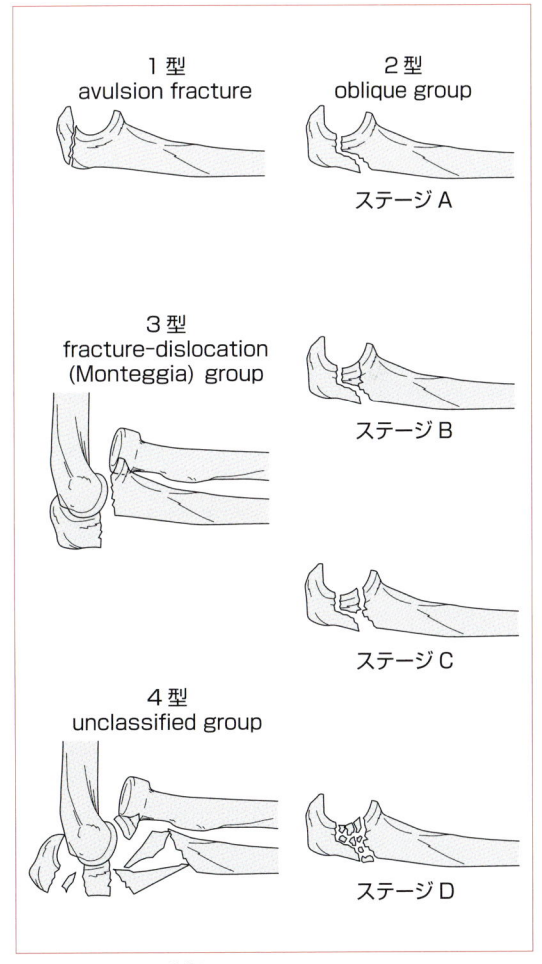

図1 Colton 分類（文献3より引用，一部改変）

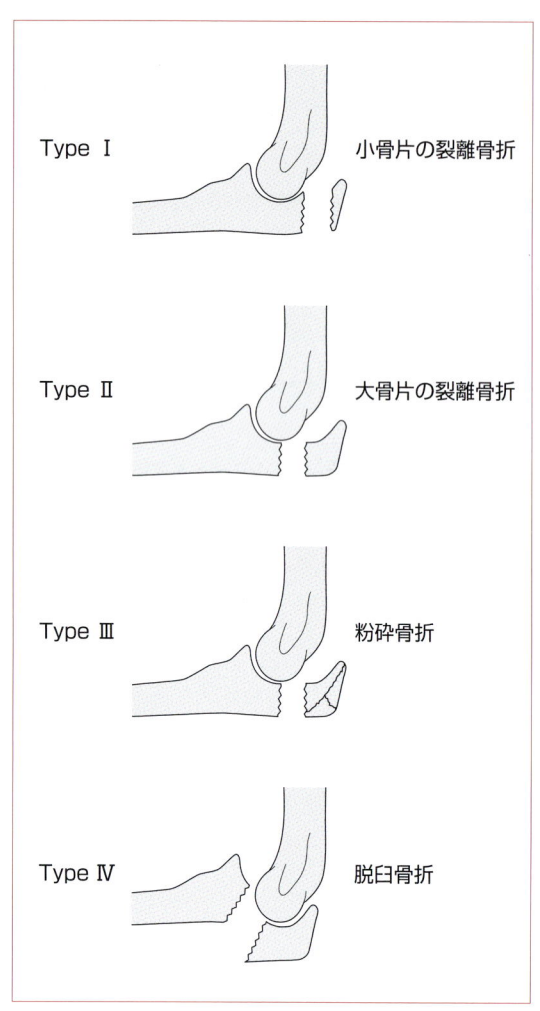

Type Ⅰ	小骨片の裂離骨折
Type Ⅱ	大骨片の裂離骨折
Type Ⅲ	粉砕骨折
Type Ⅳ	脱臼骨折

図2 Wadsworth 分類（文献4より引用，一部改変）

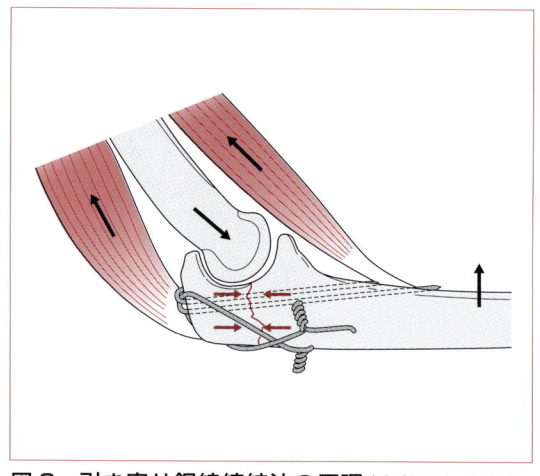

図3 引き寄せ鋼線締結法の原理（文献8より引用，改変）

肘関節屈曲時に生じる骨折の離開は引き寄せ鋼線締結法により肘頭背側を固定することで，上腕顆部による支点の固定，上腕三頭筋の張力と肘関節屈曲力により骨片の圧迫力へと変換される．

band wiring：TBW，図3）が最も一般的な方法である．これは自己筋力と関節運動によって生ずる引っぱり応力を骨折面に圧迫力として作用させるものであり，建築工学の理論を骨折治療に応用した方法である[7]．

- [ ] そのほか plate 固定法，髄内スクリュー固定法，髄内スクリュー固定法と TBW の併用法，近位骨片の切除と上腕三頭筋の修復法などの手術療法がある．
- [ ] 尺骨切痕の曲率の減少，偽関節が生じた場合は，骨移植術が行われる場合がある．

Ⅱ ハンドセラピィの基本的戦略

- [ ] 肘関節は上肢可動性の key joint である．初期治療で得られた整復位を維持しながら，骨癒合を妨げることなく，良好な可動域を得る．

III 私たちのハンドセラピィ・プロトコル

【肘頭骨折に対する TBW，髄内スクリュー固定法と TBW の併用法術後のハンドセラピィ・プロトコル】 (1)

時　期	装　具	セラピィ	作業活動など
術後 2～3 日より	・肘関節屈曲位保持用スプリント（図 4）作製・訓練時以外装着	・対浮腫療法（挙上法，逆行性マッサージなど） ・肘関節，前腕の自動介助運動（図 5），自動運動（肘伸展は愛護的に） ・肘屈曲の等尺性運動 ・握力強化訓練 ＊訓練後はアイシングを徹底する	・装具装着下での軽作業許可

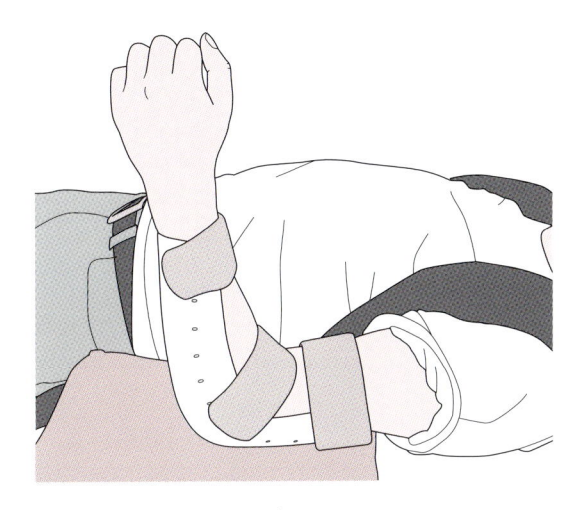

図 4　肘関節屈曲位保持用スプリント（文献 9 より引用，一部改変）

骨折部の保護を目的にスプリントで肘関節を屈曲位に保持する．引き寄せ鋼線締結法術後の場合，屈曲位保持は持続的な肘屈曲力となって，骨折面に持続的な圧迫力を与えることができる．

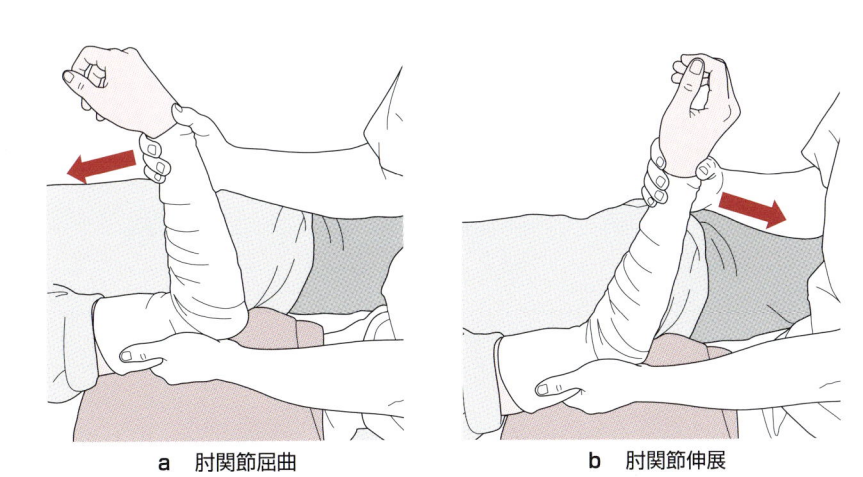

a　肘関節屈曲　　　　b　肘関節伸展

図 5　肘関節の自動介助運動（文献 9 より引用，一部改変）

セラピストは上腕と前腕遠位部を保持しながら実施する．肘屈曲運動時は上腕三頭筋が，伸展運動時は上腕二頭筋がリラクセーションしていることを確認しながら実施する．

(2)

時　期	装　具	セラピィ	作業活動など
仮骨形成後（術後4～6週より）	・肘屈曲位固定用スプリント装着を夜間，外出時のみへ ・屈曲拘縮が強く残存する場合，漸次静的スプリント療法（serial static splinting；図6）	・積極的な肘自動伸展運動 ・肘伸展の等尺性運動 ・持続矯正（図7）	・装具なしでの軽作業許可

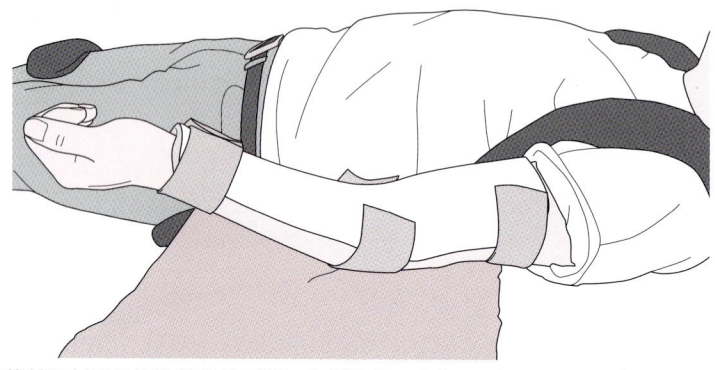

図6　肘関節屈曲拘縮に対する漸次静的スプリント療法（serial static splinting）（文献9より引用，一部改変）
夜間に肘関節最大伸展位で静的スプリントにより保持する．一定期間装着後，改善した伸展角度分を修正し，再度装着する．これらの繰り返しにより，肘関節伸展可動域の拡大をはかる．弱い矯正力で長時間かけ，肘関節周囲軟部組織の伸張が可能である．

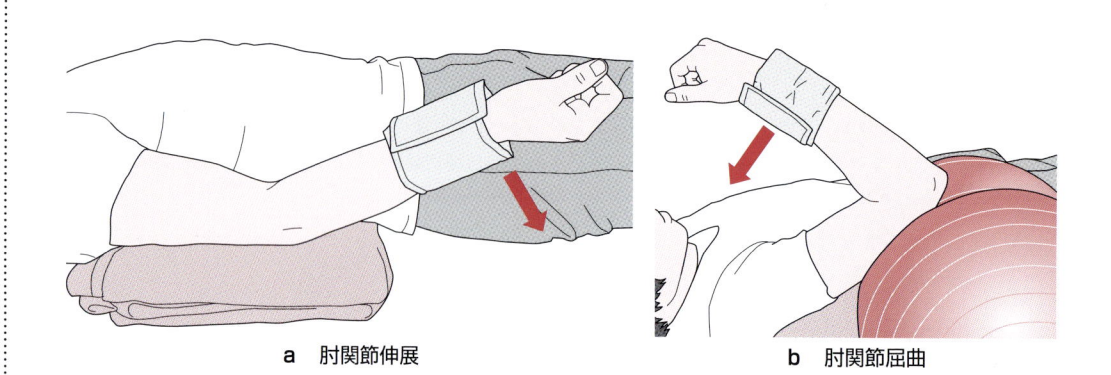

a　肘関節伸展　　　　　　　　　　b　肘関節屈曲

図7　肘関節持続矯正
自重より開始し，最大でも1kgまでの負荷とする．矯正時間は5～10分程度とする．

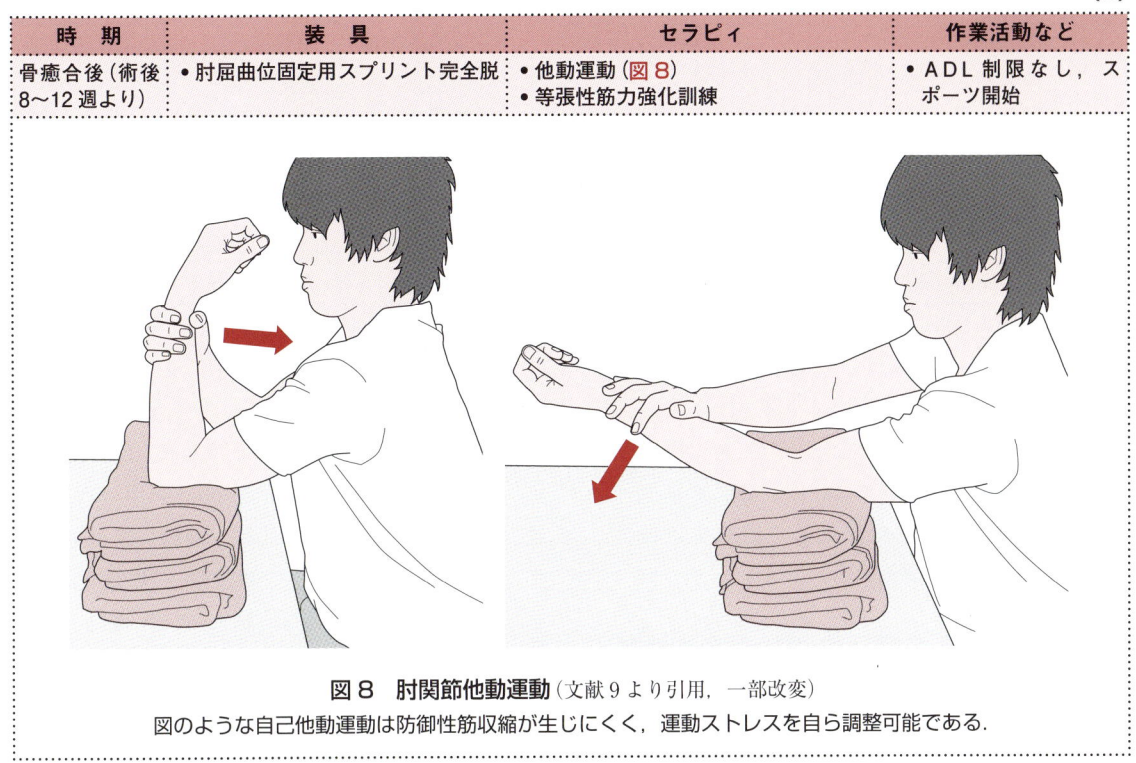

時　期	装　具	セラピィ	作業活動など
骨癒合後（術後8〜12週より）	・肘屈曲位固定用スプリント完全脱	・他動運動（図8） ・等張性筋力強化訓練	・ADL制限なし，スポーツ開始

図8　肘関節他動運動（文献9より引用，一部改変）
図のような自己他動運動は防御性筋収縮が生じにくく，運動ストレスを自ら調整可能である．

【肘頭骨折に対する保存療法のハンドセラピィ・プロトコル】

時　期	装　具	セラピィ	作業活動など
キャスト固定期	・キャスト固定	・非固定部の自他動運動 ・対浮腫療法（挙上法，逆行性マッサージなど）	
仮骨形成後（術後4週頃より）	・肘屈曲位固定用スプリント（図4）作製・装着	・肘関節，前腕の自動介助運動（図5），自動運動	・食事動作などの軽度のADL，500g程度の把持
骨癒合後（術後8〜12週より）	・肘屈曲位固定用スプリント完全脱	・肘関節持続矯正（図7） ・他動運動（図8） ・等張性筋力強化訓練	・ADL制限なし，スポーツ開始

IV 肘頭骨折の基本的な術前・術後評価

1) **画像所見**：受傷時のX線で，骨片の転位の有無，骨片の粉砕の程度，骨折型を確認する．術後は内固定の状態，関節面の適合性や曲率半径が減少していないかを確認する．

2) **骨癒合状態**：経時的にX線像をチェックし，再転位の有無，仮骨形成の程度，皮質骨と骨梁の連続性により骨癒合状態を判断する．

3) **腫脹・浮腫**：必要に応じて，周径の計測やボリュームメーターを用いた計測を実施する．

4) **疼痛**：どの部位に生じているのか，自発痛なのか，動作時痛なのか，どのような肢位，動作，活動で生じるのか詳細に評価する．疼痛強度の評価にはVAS（visual analog scale）を用いる．

5) **ROM**：肘関節，前腕を中心に計測する．他動可動域は骨癒合以降に計測する．健側と比較するため，健側の可動域も計測する．
6) **筋力評価**：骨癒合後に MMT や握力など必要に応じて計測する．
7) **DASH**：最終評価時など，必要に応じて実施する．
8) **ADL**：Barthel index や FIM を用いてもよいが，健側の代償により自立している場合が多く，ADL 上の困難性が得点に反映されにくい．よって，ADL 上の何の動作がどの程度可能なのか，困難なのか，また遂行可能となったのかなど，詳細な評価が必要である．
9) **治療成績評価**：必要に応じて肘機能評価表（JOA）を用いて評価する．

V ハンドセラピィを成功させるためのポイント

☐ TBW 術後は，肘関節自動屈曲運動により骨折部に対し圧迫の力が働き，骨癒合が促進される．一方，肘関節自動伸展運動時はこのメカニズムが働かず，上腕三頭筋の収縮により骨折部の離開が生じる．よって，肘自動伸展運動は仮骨形成まで軽度にとどめ，仮骨形成後は積極的な自動運動と等尺性収縮，骨癒合後は等張性筋力強化訓練を実施する．

☐ 肘関節は異所性骨化が生じやすく，著しい肘関節拘縮をきたすことがある．訓練後のアイシングを徹底し，疼痛を無視した無謀な徒手矯正は禁忌である．

☐ 肘関節可動域訓練の問題として拮抗筋の同時収縮があげられる．セラピストによる他動運動時は，運動に抵抗するように防御性筋収縮が生じやすい．自己他動運動は，自ら疼痛をコントロールでき防御性筋収縮の軽減に有用と考えている．

☐ 肘関節は，屈・伸筋の同時収縮性運動障害が生じやすい．通常，自動運動時は相反神経により拮抗筋は弛緩するが，拮抗筋が同時収縮し力を入れれば入れるほど関節運動が制限される状態が同時収縮性運動障害である．

☐ 同時収縮性運動障害に対しては，固有受容性神経筋促通法（proprioceptive neuromuscular facilitation：PNF）の手技の応用が有用である．筋リラクセーションが得られる hold relax や屈・伸筋の協調性を向上させる目的で slow reversal や slow reversal hold を用いる．

☐ 肘関節は特に上腕屈筋群，前腕屈筋群の筋緊張が高まりやすい．筋リラクセーション，マッサージを実施し，筋柔軟性を獲得することが重要である．

☐ 可動域訓練前は，渦流浴や温熱療法を実施する．

☐ 肘関節拘縮が残存する場合は，漸次静的スプリント（serial static splint）療法（図 6）が適応となる．これは serial casting の理論を応用したものであり，夜間矯正位を保つことで，弱い力で長時間持続的に関節周囲軟部組織の矯正を行うことが可能である．

☐ 症例に応じて関節可動域制限の原因を明確にし，骨折のタイプや手術内容を十分理解したうえできめ細かくセラピィを行うことが大切である[10]．

☐ 骨折により関節面の不適合や尺骨滑車切痕の曲率半径の短縮が生じた場合は，骨性による肘関節可動域制限が生じやすい．X 線評価を行い，それらを念頭におき，訓練を実施すべきである．

まとめと展望

肘頭骨折は引き寄せ鋼線締結法などの内固定の発展により，術後早期の可動域訓練が可能となった．しかしながら，肘頭骨折の多くは関節内骨折であるため，術後の肘関節可動域拡大は緩徐であり，骨折の程度によっては十分な整復位が得られず，骨性要素による可動域制限が残存する場合がある．可動域拡大を焦るあまり，さらに健側の可動域と差がなくなるまでと，疼痛を無視した過度な矯正や他動訓練を実施することは絶対に避けなければならない．異所性骨化と同時収縮性運動障害は，無謀なセラピィによる医原性で出現する場合があることを理解しなければならない．

肘頭骨折後はこれらを念頭におき，X線評価を行いながら，慎重にセラピィを進めていくことが重要である．

文　献

1) 糸満盛憲：骨折・脱臼．石井清一，平澤泰介 監修，標準整形外科学第8版，東京，医学書院，pp.628-681, 2002
2) 薄井正道：肘頭骨折．石井清一，金　豊澤 編，肘診療マニュアル第2版，東京，医歯薬出版，pp.45-47, 2007
3) Colton CL：Fractures of the olecranon in adults：classification and management. Injury 5：121-129, 1973
4) Wadsworth TG：The Elbow. New York, Churchill Livingstone, 1982
5) 瀧川宗一郎：肘頭骨折．MB Orthop 15：48-54, 2002
6) Wolfgang G, Burke F, et al：Surgical treatment of displaced olecranon fractures by tension band wiring technique. Clin Orthop Relat Res 224：192-204, 1987
7) 坂野克彦，水野秀朗，他：Zuggurtungsosteosynsthese の原理とその応用について．整形外科 23：967-977, 1972
8) 糸満盛憲（日本語総集編）：AO法骨折治療，第1版，東京，医学書院，pp.256-266, 2003
9) 白戸力弥，坪田貞子，他：肘，前腕．島田洋一，高橋仁美 編，改訂第2版リハ実践テクニック骨・関節疾患の理学療法．メジカルビュー社，pp.71-81, 2010
10) 櫛辺　勇，井上　隆，他：肘関節周辺部の骨折に対するリハビリテーション．MB Med Reha 67：1-6, 2006

（白戸力弥）

1 骨折・脱臼・靱帯損傷
⑦ 上腕骨骨幹部骨折

理解のためのエッセンス

- 上腕骨の部位構成を理解し，受傷機転による骨折の種類を判断する．
- 骨折部位，転移の程度，骨癒合の診察により治療方針の基本を決定する．
- 外科的介入の場合は固定材料の特徴を把握し，回旋力や神経・血管・筋の損傷や障害を考慮するのはもちろん，医師，看護師との緊密な連携が不可欠である．

I 上腕骨骨幹部骨折とは

1．病態と疫学

- 上腕骨は近位端，骨幹部，遠位端の3つの部位に分けられ，骨幹部はさらに近位1/3，中央1/3，遠位1/3に分類される[1]．
- 受傷機転としては交通事故などの直達外力による横骨折や粉砕骨折，腕相撲や投球動作などの介達外力による螺旋骨折が多い．
- 上腕骨骨幹部周囲は豊富な軟部組織に囲まれている部位であるため，骨折を生じても骨癒合が得られやすい部位であると言われている．

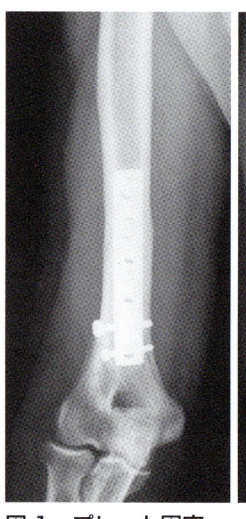

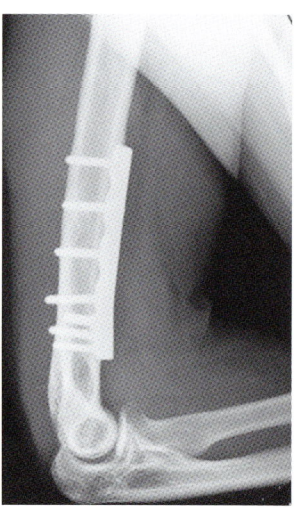

図1　プレート固定

2．上腕骨骨幹部骨折の外科的介入

- プレート固定：固定力にすぐれている．回旋，短縮，角状変形などのリスクが小さくなる．また，肩関節に生じる障害を予防しやすい．しかし，髄内釘と比較して侵襲が大きく，手術時間も長く，患者への負担が大きい（図1）．
- 順行性固定：Ender nailやRush pinなど．大結節の腱板の付着部付近から，やや遠位から挿入される．回旋力に対して不安定．functional braceなどの外固定を追加する．骨の短縮に注意する．
- 逆行性固定：Ender nailやRush pinなど．上腕骨遠位から挿入される．回旋力に対しては不安定．ピンの突出による三角筋や肩峰下での不快感，肘の関節可動域制限に注意が必要である．nailの先端が海綿骨のある外科頚より近位まで挿入されていない場合は固定性が低下する（図2）．

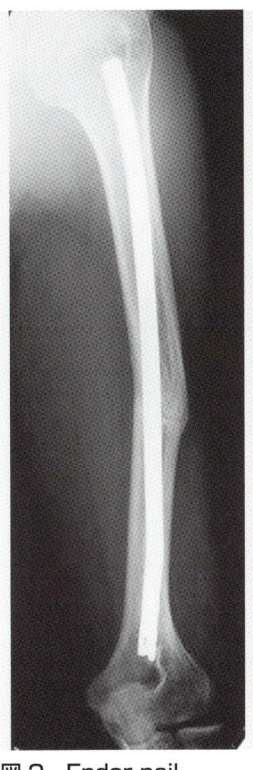

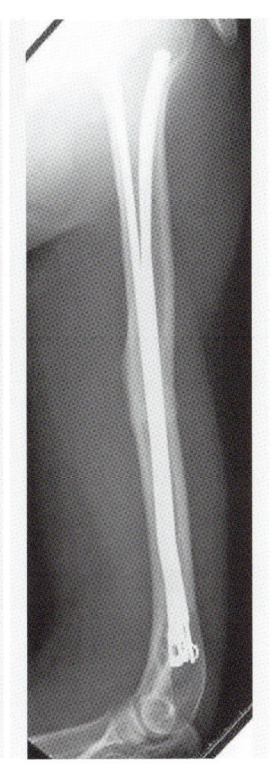

図2　Ender nail

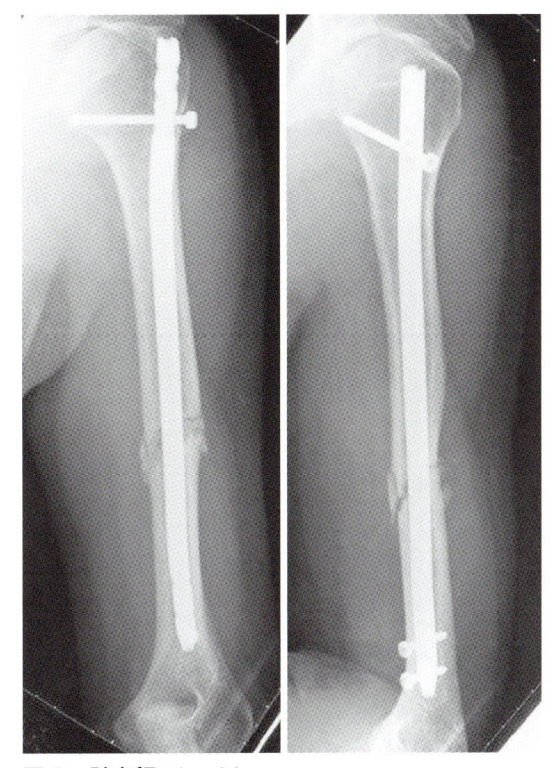

図3　髄内釘＋Locking screw

- □ 髄内釘＋Locking screw：上記の順行性，逆行性固定のような髄内釘による固定にプラスして横からスクリューによる固定を行う術式である．回旋力に対して安定している（図3）．

II ハンドセラピィの基本的戦略

- □ 骨折部位，転移の程度，骨癒合の状況などによって治療方針を決定する．
- □ 保存療法ではhanging castやfunctional braceが用いられる[2]（図4）．
- □ 保存療法，観血的治療法のどちらの場合も早期からの肩関節，肘関節の機能維持は重要である．肩関節では骨折部位にストレスのかからない愛護的な他動運動，重力を利用した他動運動などが早期から可能である．また，肘関節の自動運動，手指の自動運動も早期から可能であり，拘縮・萎縮・循環障害の予防や浮腫改善に有用である．
- □ 一般的には，神経や血管の損傷を合併している場合にはプレート固定が行われる．橈骨神経損傷を合併していないか注意深く観察する必要がある．
- □ また，髄内釘による固定も行われる．Ender nailなどが使用される．

III 私たちのハンドセラピィ・プロトコル

- □ 受傷直後は，hanging castや三角巾，バストバンドによる固定が必要となる．
- □ 受傷直後から浮腫の管理，隣接関節の拘縮予防が重要である．骨折部にストレスがかからないように注意しながら，手指の自動運動や肘関節の自他動運動を疼痛自制内で積極的に行う．
- □ 保存治療の場合は3週間程度のhanging cast

a functional brace　　　　b hanging cast

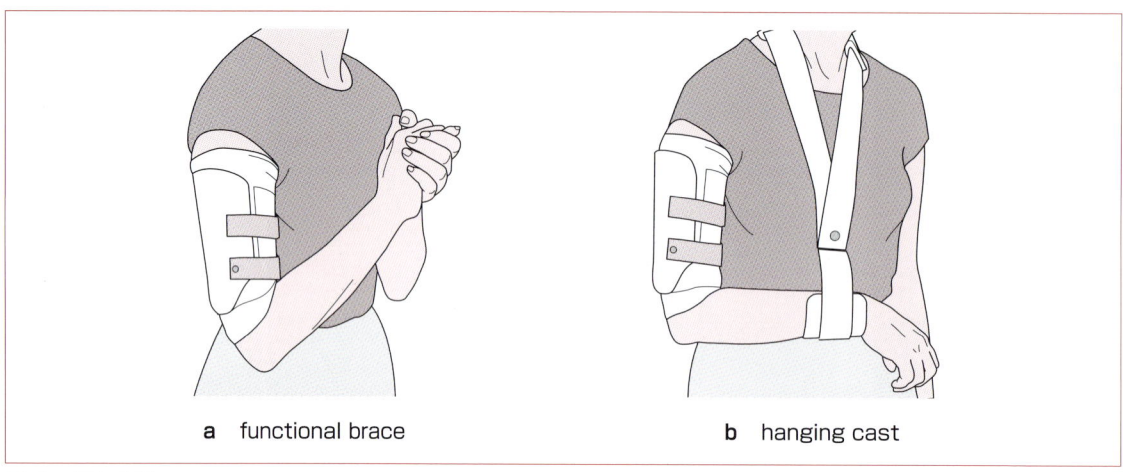

図4　保存療法

や三角巾・スリングとバストバンドによる固定後にfunctional braceを装着する．functional braceは2〜3ヵ月装着する．装具の使用には患者の協力と理解，自己管理が必要である．
- 振り子運動や肘関節の可動域訓練などは積極的に行い，関節拘縮の予防に努める．高齢者や転倒のリスクが高い患者の場合には，振り子運動の際にセラピストが必ず横につく，無理に行わせないなどの配慮が必要である．
- 外科的介入が行われた場合にはその固定材料の特徴を把握し，回旋力に耐えうる物であるのか，神経，血管損傷や筋の障害となる危険性があるのかを考慮し運動方向を決定する．

IV　要　点

- 骨幹部は血管に富み，骨癒合が得られやすい部位である．そのため保存療法でも良好な成績を残すことが可能である．
- 保存療法の場合は転移の程度と，仮骨形成など骨癒合の状況を考慮し，リハビリテーションを進める．
- 手術が行われた場合には，その固定方法と強度を考慮し，積極的な運動療法を展開する．
- 医師との緊密なコミュニケーションが不可欠で，骨片の転移，短縮，変形に注意するべきである．

まとめと展望
昨今，整形外科を受診する患者の年齢層が上がってきている．認知症などを合併している場合は上記のプロトコルや，教科書に書かれている治療方法に対して理解が得られにくいことがしばしばある．患者のコンプライアンスとともに，生活背景も考慮し，医師や看護師との緊密な連携のもとに治療方針を決定するべきである．転移のリスクを念頭においた装具の使用方法の説明や，転倒リスクを考慮した振り子運動の指導などがあげられる．

文　献
1) 越智隆弘 編：上腕・肘関節・前腕．最新整形外科学大系，14，東京，中山書店，2007
2) Sarmiento A, Kinman PB, Galvin EG, et al：Functional bracing of fractures of the shaft of the humerus. J Bone Joint Surg Am 59(5)：596-601, 1977

（及川直樹）

1 骨折・脱臼・靭帯損傷
⑧ 腱板断裂

理解のためのエッセンス

- 腱板断裂の主訴と疾患の症状，病態の分類について理解する．
- 主に筋力低下や関節可動域制限などを有する中高年に発症することと，肩関節が複合関節であるため診断と評価に与える要素は複雑である．
- 腱板断裂の手術手技は日々進化している．術前術後の状態評価によりゴール設定や早期の社会復帰は執刀医と緊密に連携しつつ，リラクセーションを得ながら進めることが重要である．

I 腱板断裂とは

1. 病態と疫学

- 腱板断裂は中高年以降に発症する疾患である．腱板を構成する4つの筋(棘上筋，棘下筋，小円筋，肩甲下筋)のうち，最も高頻度に断裂する腱は棘上筋腱である．次いで，棘下筋腱，肩甲下筋腱へと断裂が進行する．また，若年者に発生する腱板断裂はまれで，高齢であるほど断裂の発生頻度が増加する傾向にあると報告されている[1]．

- 患者の主訴は主に肩の疼痛，筋力低下，関節可動域制限である．また，画像診断で腱板断裂の所見が得られたとしても無症候性のものが存在する．そのため，腱板断裂が肩の痛みに直結するとは言い切れない部分もある．

- 病態としては，腱板の全層が断裂する完全断裂と部分断裂に分類される．さらに，完全断裂では1cm未満を小断裂，1cm以上3cm未満を中断裂，3cm以上5cm未満を大断裂，5cm以上を広範囲断裂とされる[2]．部分断裂は関節面断裂，滑液包面断裂，腱内断裂に分類される(図1)．

- 発症の時間経過とともに断裂の深度の進行，断裂サイズの拡大が起こると言われている[3]．

- 腱板断裂部の自然治癒は望めず，手術により修復されなければ断裂腱の筋の萎縮，断端の退縮が進行する．そのため，保存療法によっていったん症状が軽快したかに見えても数ヵ月後に症状が再燃することも珍しくない．

- 肩関節は複合関節であるため，上肢の動きに与える要素が複雑である．肩甲上腕関節のみならず，肩甲骨および胸郭の動きを含めてリハビリテーションを進めなければならない．

2. 腱板断裂の外科的介入

- 手術手技では，鏡視下腱板修復術(Arthroscopic rotator cuff repair：ARCR)が盛んに行われている．
- 鏡視下にてまず肩峰下除圧術(ASD)を行う．肩峰下の骨棘の除去，炎症を起こした滑膜組織のデブリドマンを行い，肩峰と上腕骨頭の

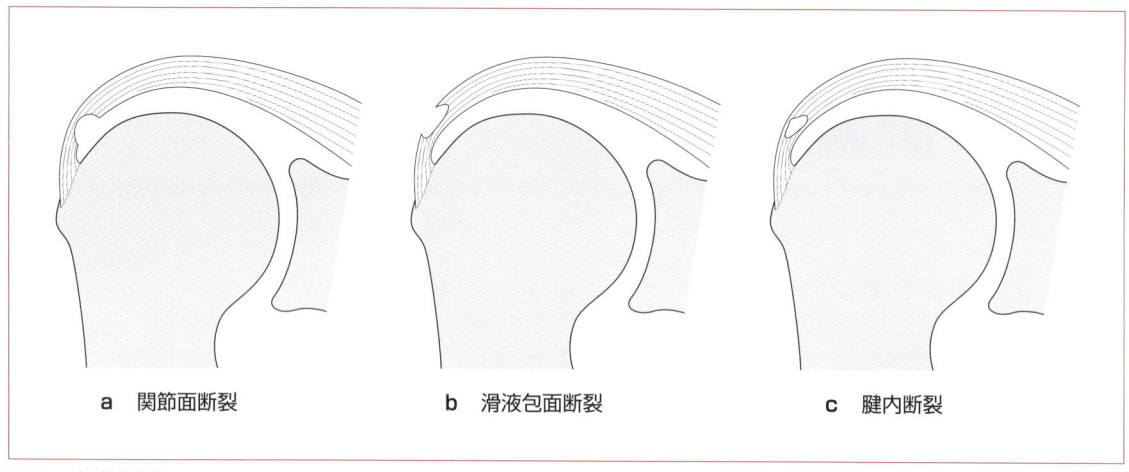

図1　部分断裂

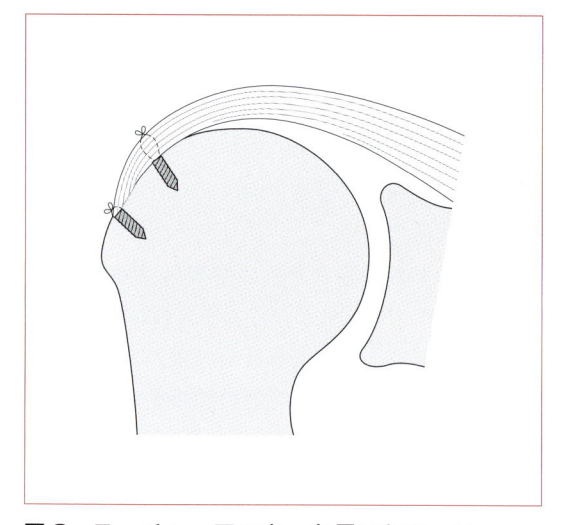

a　関節面断裂　　b　滑液包面断裂　　c　腱内断裂

図2　スーチャーアンカーを用いた Double-row fixation

空間を十分に確保する．その後に断裂サイズに応じ，スーチャーアンカーを用いた腱修復が行われる（図2）．

- スーチャーアンカーを用いた修復術において Single-row は点で腱板を押さえるのに対し，Double-row は面で押さえる効果があり，より強固な固定が得られるとされている[4]．

II　ハンドセラピィの基本的戦略

- 術前の患者の状態を評価することは，術後リハビリテーションを進める上で大変重要である．関節可動域や拘縮の有無，痛みの部位や程度を把握することが重要で，ゴール設定や目標の到達時期を予測する上で大変役立つ．
- 術後は早期の関節可動域の確保が望まれるが，早期からの過度な運動や過度な強制は再断裂を招いたり，疼痛の原因となることがある．できるだけリラクセーションを得ながら進めることが重要で，患者に応じた臨機応変な対応が望まれる．社会復帰や受傷前の生活レベルにもどることが最終目標である．

III　私たちのハンドセラピィ・プロトコル（表1）

- 本項では ARCR に対する早期運動療法，札幌医科大学式プロトコル（作成者：岡村健司，医師，山﨑　肇，理学療法士．ともに現・羊ヶ丘病院）について紹介する．
- プロトコルは術式や術中所見，縫合方法，腱板の断裂サイズ，縫合時のテンション，活動レベルなどに応じてこの限りではなく，医師との連携のもとに進めるべきである．

表1 ARCRに対するプロトコル（札幌医大式）

	手術翌日	1週後〜	2週後〜	3週後〜	4週後	6週後	3ヵ月後	6ヵ月後
他動運動	外転枕装具の装着（図3）ドレーン抜去後臥位で他動屈曲開始（20回/日）	他動外旋開始	他動外転開始 滑車運動追加（20回/set, 3set/日）	他動運動制限無 装具固定解除				
自動運動	健側を用いて他動屈曲（図4）（20回/set, 3set/日）	縫合腱に負荷が生じないように肩甲骨周囲筋力の運動開始（図5）		自動運動開始 内旋，外旋の等尺性運動（5sec×10/回）	ゴムバンドを使用した筋力増強訓練開始	日常生活制限なし	軽作業許可	スポーツ復帰許可（コンタクトスポーツ含）

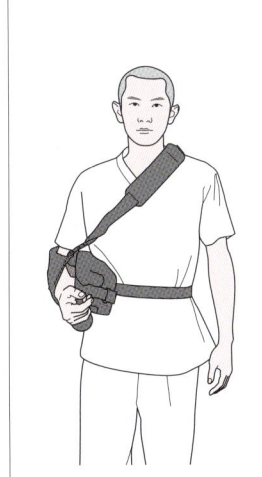

図3 外転枕装具の装着

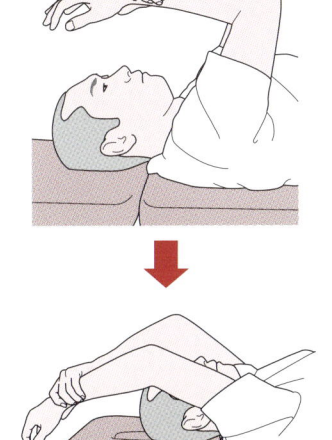

図4 患側の自動収縮を起こさせないように，健側の力で他動屈曲を行う

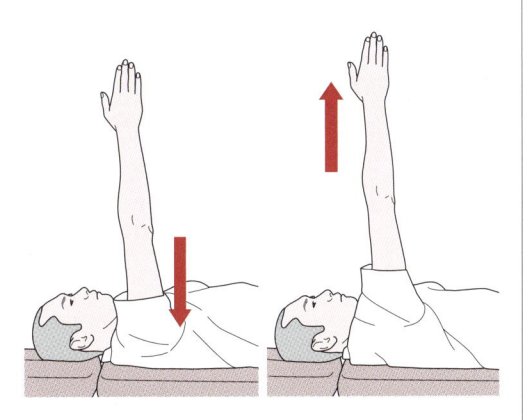

図5 天井に向かって突き上げ運動を行う

IV 腱板断裂の基本的な術前・術後評価

1. 評価項目

1) **問診**：現病歴，受傷機転，職業，合併症の有無など
2) **疼痛**：安静時，運動時，夜間
3) **関節可動域**：屈曲，外転，外旋，内旋
4) **筋力**：MMT，HHDなど
5) **姿勢**：肩甲上腕関節と肩甲骨や脊柱などのアライメント
6) **ADL状況**：洗髪動作，結帯動作，活動レベルなど
7) **DASH/Q-DASH，JOA score など**：術前，3ヵ月後，6ヵ月後，そのほか必要に応じて行う．

2. 術前リハビリ

☐ リラクセーションと関節可動域の獲得が重要である．就寝時や疼痛回避のためのポジショニングを教育する．

- ☐ 術後プロトコルの説明と術前の活動状況から，患者に対するゴール設定を教育する．

V ハンドセラピィを成功させるためのポイント

- ☐ 術前のリラクセーションや関節可動域の確保は重要である．
- ☐ 術後早期は，関節可動域の確保のみならずリラクセーションの獲得と疼痛の軽減に努める．
- ☐ 術直後（特に1週後まで），装具から上肢を外すときは縫合腱に緊張が加わらないように，十分に注意する．
- ☐ 術後の他動運動時は，上腕骨頭が関節窩に対して中心に位置するようにハンドリングを心がける．
- ☐ 肩甲上腕関節のみならず姿勢や，肩甲骨周囲筋（前鋸筋，菱形筋，僧帽筋など）の筋力低下にも注目する．
- ☐ 軟部組織の柔軟性の低下が存在する場合，伸張刺激が重要である．しかし，過度な強制は望ましくない．
- ☐ 自動運動時も上腕骨頭が関節窩に対して中心に位置するように姿勢や動作を指導する．
- ☐ 勤務体制に余裕があれば，入院中の入浴時にリハビリの視点から動作指導を兼ねた入浴介助は患者にも看護スタッフにも大変喜ばれる．
- ☐ 施設の入院期間にもよるが，退院前には機能訓練のほかに家事動作（調理，掃除，洗濯）などのADL訓練や，職業復帰を目的としたシミュレーションなどを実施するのも有効である．
- ☐ 術後長期の画像所見では，再断裂がしばしば報告されている．早期運動療法は，患者の早期社会復帰の一助となるが，再断裂のリスクを念頭におき，早期運動療法にとらわれ過ぎず，患者に応じた対応が望まれる．

まとめと展望

腱板断裂の手術手技は日々進歩しており，セラピストはそのメリット・デメリットを把握する必要がある．患者のコンプライアンスや受傷前の生活レベルからゴール設定はさまざまで執刀医との緊密な連携が重要である．現在さまざまなプロトコルが紹介されているが，腱のリモデリングや廃用予防の観点から見てもわれわれのプロトコルは安全で，かつ早期の社会復帰が実現可能であると考える．

術式や縫合方法は執刀医の考え方により，プロトコルはこの限りではない．患者に応じた臨機応変な対応が重要である．

文献

1) 皆川洋至，木島泰明，富岡 立，菊池一馬：腱板断裂の自然経過．J MIOS 44：10-14, 2007
2) Cofield RH, et al：Surgical repair of Chronic rotator cuff tears. J Joint Surg Am 83：71-77, 2001
3) 黒田重史，石毛徳之：腱板断裂の自然経過．整形・災害外科 48：115-120, 2005
4) Suagya H, Maeda K, Matsuki K, et al：Repair integrity and functional outcome after arthroscopic double-row rotator cuff repair. A prospective outcome study, J Joint Surg Am 89：953-960, 2006

（及川直樹）

2 末梢神経損傷

① 尺骨・正中・橈骨神経損傷
―保存・修復後と知覚再教育―

理解のためのエッセンス

- 末梢神経損傷後のハンドセラピィには，保存療法と術後療法がある．末梢神経損傷後，腱移行術などの機能再建を行う場合もあるが，本項では保存療法および末梢神経縫合術後の後療法について述べる（絞扼性神経障害に関しては 3 「絞扼性神経障害」参照）．
- 末梢神経損傷には各神経に特徴的な変形や徴候があり，各神経の支配領域に関する知識は，末梢神経障害の評価やハンドセラピィプログラムを進める上で不可欠である．
- 神経修復術後は過誤神経支配が生じる可能性がある．そのため，筋再教育訓練や知覚再教育訓練を行う．

I 末梢神経損傷とは

1. 末梢神経の構造と特徴（図1）

- □ 末梢神経には運動，知覚，自律神経線維が含まれ，損傷に伴いその支配領域の運動や知覚の障害，自律神経障害や栄養障害が現れる．
- □ 末梢神経は神経上膜，神経周膜，神経内膜の3層の結合組織によって覆われている．
- □ さらに，神経線維は有髄神経と無髄神経に区別される．
- □ 有髄神経線維は軸索，髄鞘で構成されている．髄鞘はシュワン細胞の細胞膜が軸索を何重にも取り巻いて形成された層状構造であり，その一番外層はシュワン細胞そのものによって構成され，シュワン鞘（神経鞘）とよばれている[1]．
- □ 無髄神経線維は髄鞘を持たず，数本の軸索が

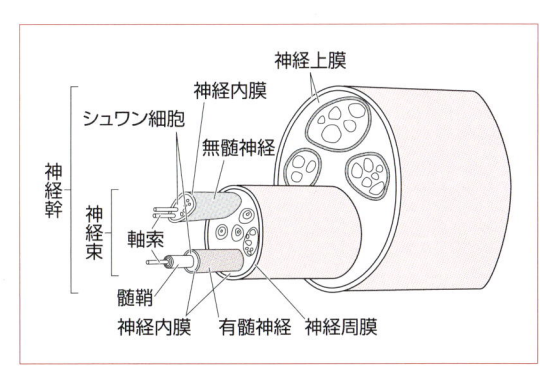

図1 末梢神経の構造

1個のシュワン細胞によって包まれている．

2. 末梢神経損傷の程度分類

- □ 末梢神経は切創，圧迫，熱傷，挫滅，牽引などの機械的な要因のほか，循環障害，代謝障害，薬物などさまざまな要因によって損傷さ

表1 末梢神経損傷の分類（文献2より引用）

Seddonの分類	Neurapraxia：神経伝導路における局所的な刺激伝導障害	Axonotmesis：神経管の連続性のある軸索の断裂		Neurotmesis：神経管も断裂した損傷	
Sunderlandの分類	Ⅰ度	Ⅱ度	Ⅲ度	Ⅳ度	Ⅴ度
病理組織学的変化	髄鞘	軸索	軸索 神経内膜	軸索 神経内膜 神経周膜	軸索 神経内膜 神経周膜 神経上膜
末梢神経の基本病変	節性脱髄	ワーラー変性			
治療法	保存療法			外科的治療	

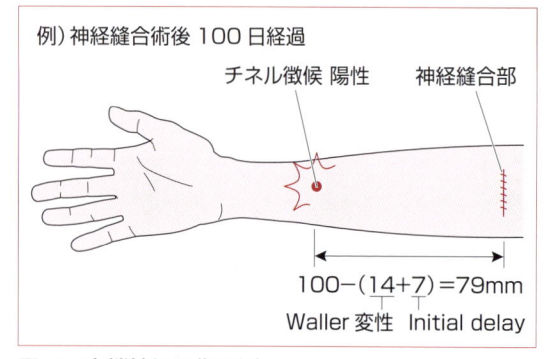

例）神経縫合術後 100 日経過

チネル徴候 陽性　神経縫合部

100−(14+7)=79mm
Waller変性　Initial delay

図2　末梢神経回復予測
例として神経縫合術後100日経過したとすると，術後日数（100日）からWaller変性に要する日数（14日）とInitial delayに要する日数（7日）を引いた値（79）が予測される神経の再生距離である．すなわちこの図の場合，神経縫合部より79mm遠位にチネル徴候が認められれば神経回復が順調に進んでいると判断できる．

れる．
- 末梢神経損傷の分類はSeddonによる機能分類と，さらに構造レベルから詳しく分類したSunderlandの分類がよく知られている（表1）．

3．末梢神経の再生過程

- 切断された神経の遠位側ではシュワン細胞の増殖によりWaller変性が起こる．
- Waller変性とは増殖したシュワン細胞とマクロファージが軸索や髄鞘を貪食し，シュワン管内が清掃されることである．この変性は神経切断後2〜3週間続く[3), 4)]．
- 一方，切断された神経の中枢側では切断された軸索の発芽がはじまる．
- 発芽した軸索の遠位方向への進行は，切断された部位で瘢痕により遅延する．これはInitial delay（初期遅延）とよばれ，ヒトでは1週間以内と考えられている．
- 軸索は，その先にシュワン管があればその中を伸長し，1日1〜2mmのスピードで遠位方向へ回復する．
- したがって末梢神経の回復状況は，ある程度予測することができる．受傷（または縫合術後）からの日数をX日とすると，創部より
  〔X−21（Waller変性にかかる日数＋
  　Initial delayにかかる日数）〕×1〜2mm
  遠位にチネル徴候が確認できれば，順調な回復であると考えることができる（図2）．
- さらに再生軸索を神経筋接合部で筋終板に取り込むために約1週間かかる．これをTerminal delay（終末遅延）とよぶ．

4．末梢神経損傷後の外科的介入

- Sunderland分類Ⅳ度・Ⅴ度損傷では，神経縫合あるいは神経移植による外科的治療が必要とされる．
- 神経縫合方法には神経上膜縫合，神経周膜縫合，神経線維束縫合などがある（図3）．
- 神経断端間にギャップがあり，端々縫合が困

| a 神経上膜縫合 | b 神経周膜縫合 | c 神経線維束縫合 |

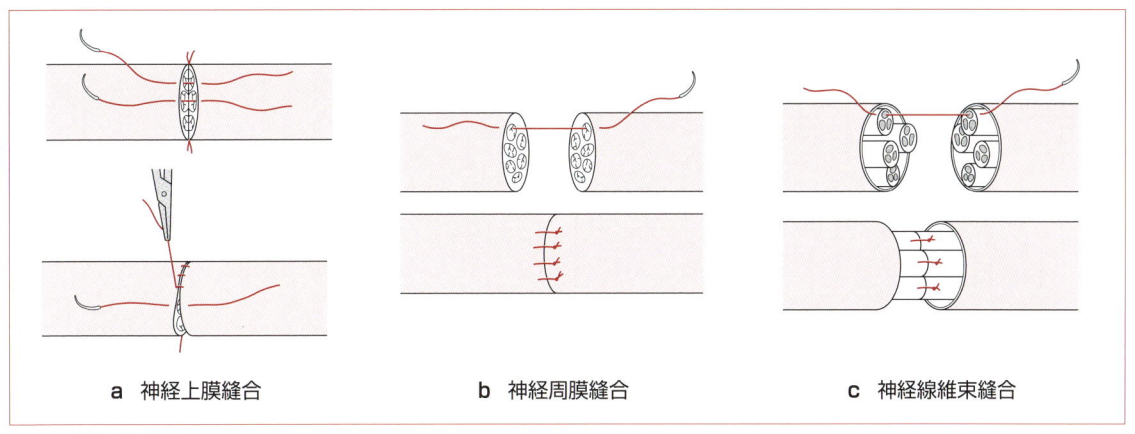

図3　神経縫合法（文献5より引用，作成）

難な場合は，神経移植が選択される場合もある．神経移植術にはケーブル移植や神経束間移植などがある．

- 神経修復術後は神経に順調な回復がみられても，過誤神経支配（misdirection）を起こす可能性がある．過誤神経支配とは，損傷前（または術前）にその神経線維が支配していた器官とは異なる器官との再生が生じることである（例：母指の知覚を支配していた知覚神経線維が術後，示指の知覚神経線維とつながる，など）．

5. 各末梢神経の走行と特徴的な手の障害

- 末梢神経の走行・分布や手の特徴的な障害像を知ることは，末梢神経損傷の損傷部位や損傷程度の判断，回復状態の判断に必要であり，随時適切なハンドセラピィを進める上で重要である（表2）．

6. 知覚再教育

- 神経修復後，痛覚・温覚・触覚の認知が回復しても，知覚の局在や二点識別覚の回復が悪く機能的な知覚の獲得に至らない場合がある．
- これは，①末梢受容野を正しく機能させるための軸索数の減少，②再生軸索が受傷前と異なる終末器官を支配する，③過誤神経支配などのために生じると考えられている[6]．

- 知覚再教育は，回復した末梢神経とその終末器の状態を最大限に生かし，損傷後に生じた新たな知覚入力パターンを再学習しなおすことである[7]．
- 知覚の回復は最初に痛覚，温度覚→30 cpsの振動覚→動的触覚→静的触覚→256 cpsの振動覚の順に起こると言われている[8]．
- 弁別知覚や局在知覚の再教育の開始には，Semmes-Weinstein monofilament test（以下SWテスト）で4.31番以下の触覚の回復が必要であるが，Dellonは手掌に30 cpsの振動覚と動的触覚が回復したら開始すると述べている[6]．

II　ハンドセラピィの基本的戦略

- 神経縫合術後3週間は，神経縫合部に伸張力を与えることは禁忌である．
- 腱損傷などの合併損傷がある場合は，合併損傷のプロトコル（屈筋腱損傷後のハンドセラピィ・プロトコルなど）を参考にし，他組織の治療を妨げないよう訓練を進める．
- 保存療法，術後療法とも神経の回復に合わせた訓練プログラムの立案が必要である．そのため，神経の回復状況や筋力・知覚評価と並行して訓練を常に進める必要がある．

表2 各末梢神経の走行と手の障害
【正中神経】

走行・分布（図4）	筋	運動障害	知覚支配領域
【高位】 前骨間神経	①円回内筋 ②橈側手根屈筋 ③浅指屈筋 ④深指屈筋（中指） ⑤長母指屈筋　⎤ ⑥深指屈筋（示指）⎬前骨間神経 ⑦方形回内筋　　⎦	・前腕回内障害 ・手関節屈曲障害（尺屈を伴う） ・示指（中指）屈曲障害 ・宣誓（祈祷）手（図5） ・母指屈曲障害 ・パーフェクト"O"テスト陽性（図6） ・肘屈曲位での前腕回内障害	
【低位】	⑧母指対立筋 ⑨短母指外転筋 ⑩短母指屈筋 ⑪虫様筋（1, 2）	・母指対立障害（猿手変形）（図7）	※前骨間神経麻痺の場合は知覚障害を伴わない

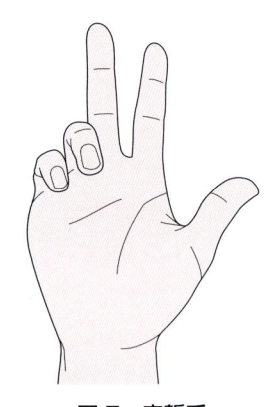

図5　宣誓手
母指対立障害，屈曲障害，示指・中指屈曲障害

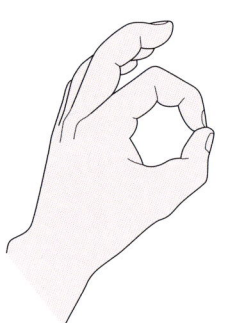

図6　パーフェクトOテスト
右手：涙のしずく型徴候（Teardrop sign）

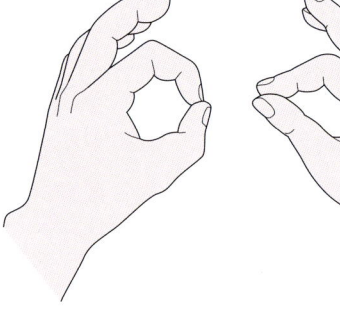

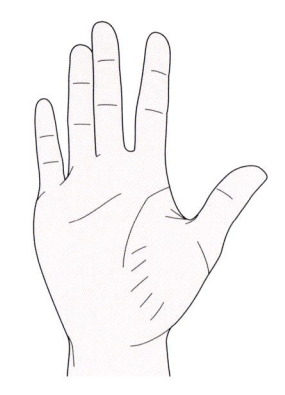

図7　猿手変形
母指対立障害，母指球筋萎縮

【尺骨神経】

走行・分布（図8）	筋	運動障害	知覚支配領域
【高位】	①尺側手根屈筋 ②深指屈筋（環・小指）	・環・小指DIP関節屈曲障害	
【低位】浅枝　深枝	③小指外転筋 ④小指対立筋 ⑤短小指屈筋 ⑥虫様筋（3, 4） ⑦骨間筋 ⑧短母指屈筋 ⑨母指内転筋	・かぎ爪指変形（図9） ・フローマン徴候陽性（図10） ・ワルテンベルク徴候陽性（図11） ・クロスフィンガーテスト陽性（図12） ・江川サイン陽性（図13）	

図9　鈎爪指変形

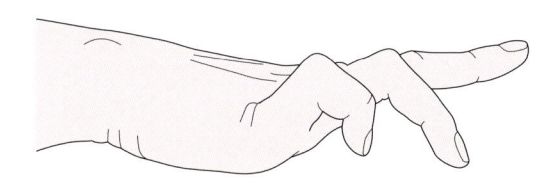

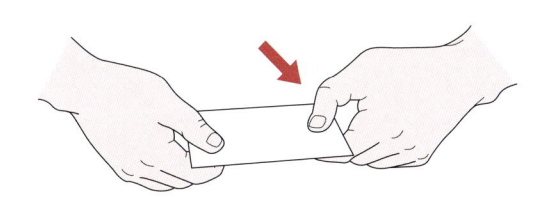

図10　フローマン徴候
母指と示指でつまんだ紙を強く引き抜いたとき，母指IP関節が屈曲する

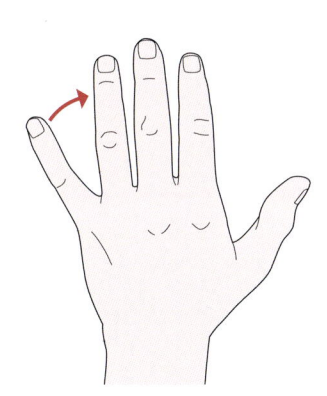

図11　ワルテンベルク徴候
小指の内転困難で陽性

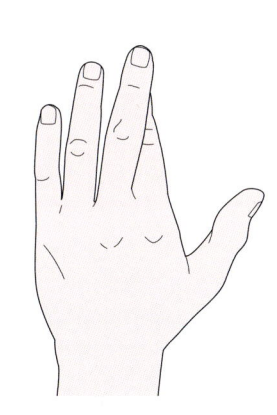

図12　クロスフィンガーテスト
示指の上に中指を交差させる．できない場合，陽性

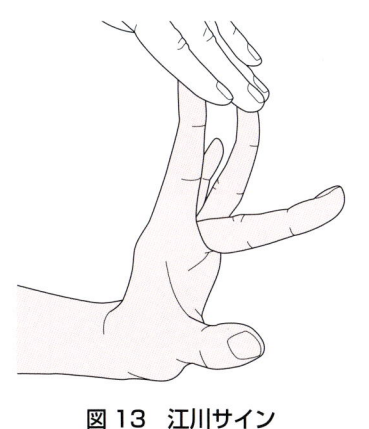

図13　江川サイン
中指MP関節を屈曲させ中指を橈尺側へ自動外転させる．両側を比較し外転運動が困難な場合を陽性とする[12]

【橈骨神経】

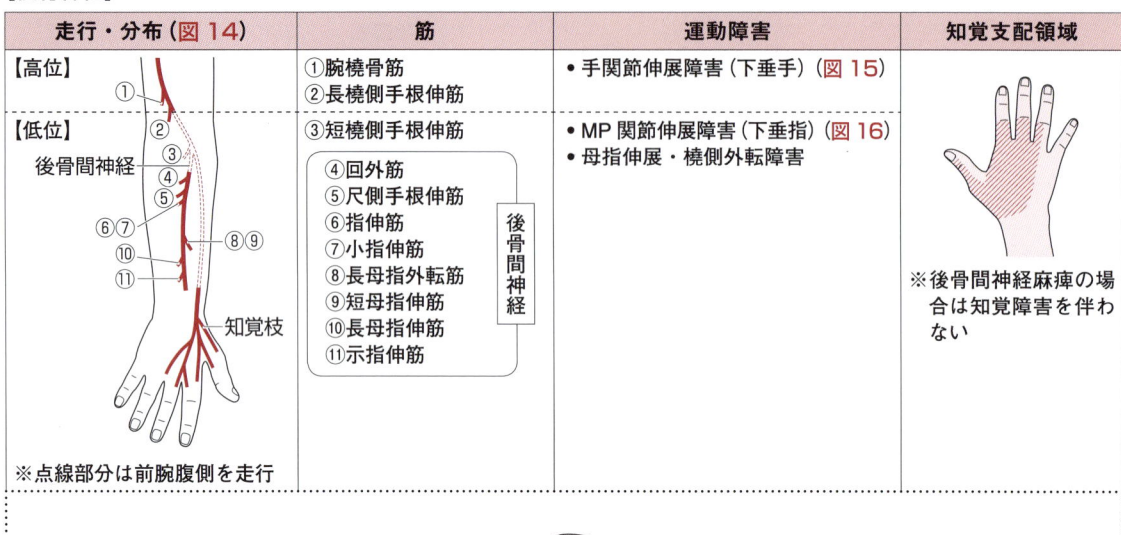

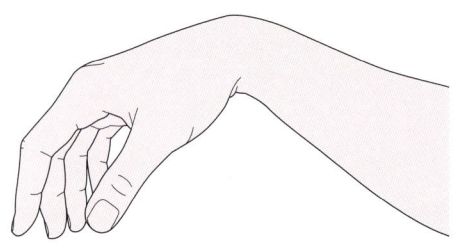

走行・分布（図14）	筋	運動障害	知覚支配領域
【高位】	①腕橈骨筋 ②長橈側手根伸筋	・手関節伸展障害（下垂手）（図15）	
【低位】 後骨間神経 知覚枝 ※点線部分は前腕腹側を走行	③短橈側手根伸筋 ④回外筋 ⎫ ⑤尺側手根伸筋 ｜ ⑥指伸筋 ｜ 後骨間神経 ⑦小指伸筋 ｜ ⑧長母指外転筋 ｜ ⑨短母指伸筋 ｜ ⑩長母指伸筋 ｜ ⑪示指伸筋 ⎭	・MP関節伸展障害（下垂指）（図16） ・母指伸展・橈側外転障害	※後骨間神経麻痺の場合は知覚障害を伴わない

図15　下垂手

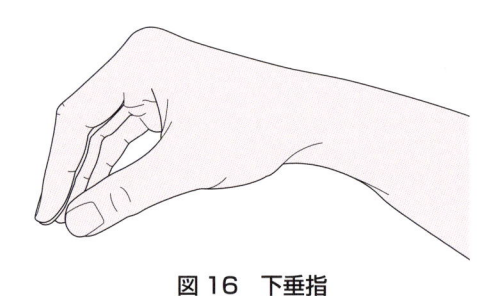

図16　下垂指

III 私たちのハンドセラピィ・プロトコル

1. 保存療法

☐ Sunderland分類のⅠ度からⅢ度までは保存療法の適応となる.

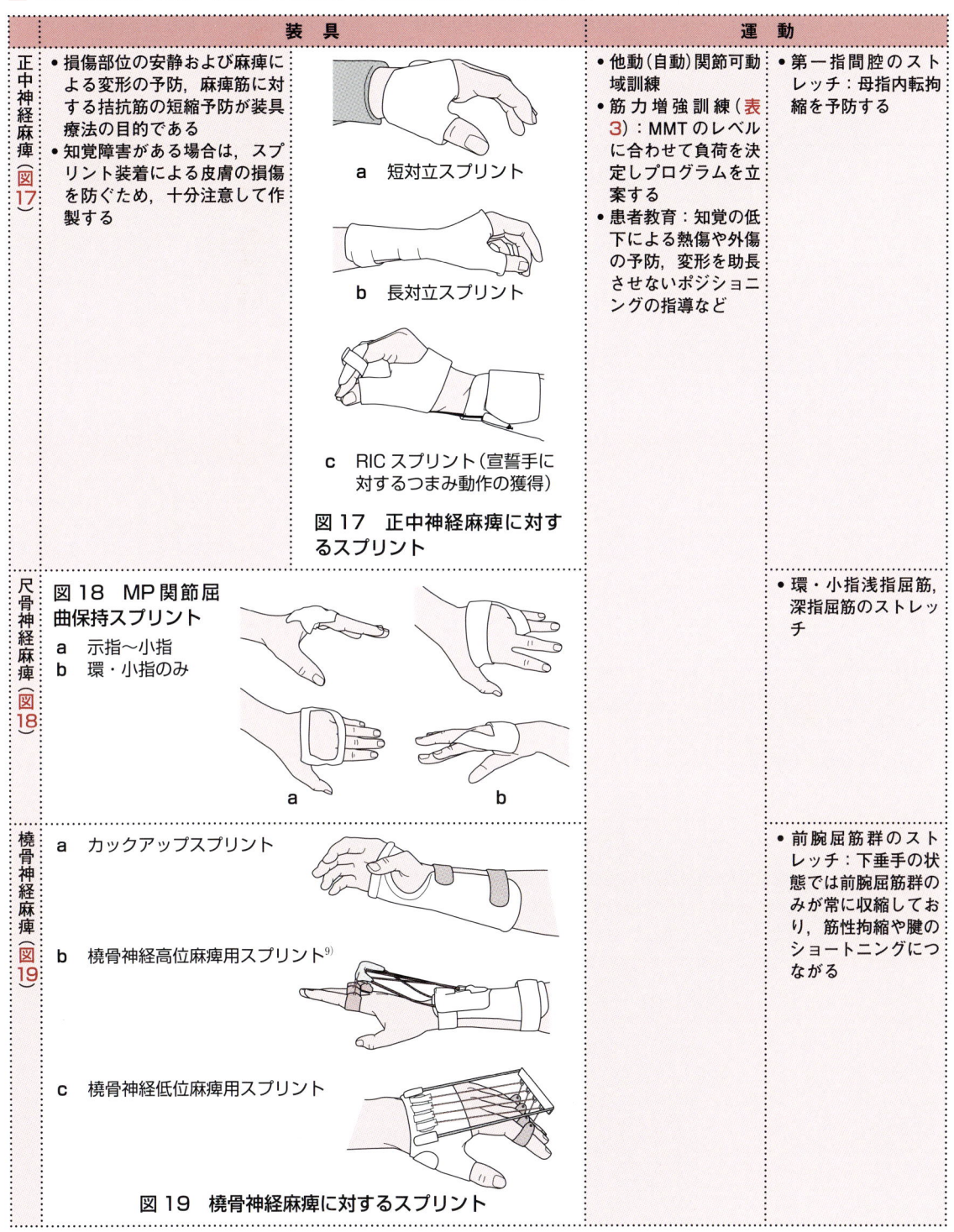

	装　具		運　動	
正中神経麻痺（図17）	・損傷部位の安静および麻痺による変形の予防，麻痺筋に対する拮抗筋の短縮予防が装具療法の目的である ・知覚障害がある場合は，スプリント装着による皮膚の損傷を防ぐため，十分注意して作製する	a 短対立スプリント b 長対立スプリント c RICスプリント（宣誓手に対するつまみ動作の獲得） 図17　正中神経麻痺に対するスプリント	・他動（自動）関節可動域訓練 ・筋力増強訓練（表3）：MMTのレベルに合わせて負荷を決定しプログラムを立案する ・患者教育：知覚の低下による熱傷や外傷の予防，変形を助長させないポジショニングの指導など	・第一指間腔のストレッチ：母指内転拘縮を予防する
尺骨神経麻痺（図18）	図18　MP関節屈曲保持スプリント a 示指〜小指 b 環・小指のみ			・環・小指浅指屈筋，深指屈筋のストレッチ
橈骨神経麻痺（図19）	a カックアップスプリント b 橈骨神経高位麻痺用スプリント[9] c 橈骨神経低位麻痺用スプリント 図19　橈骨神経麻痺に対するスプリント			・前腕屈筋群のストレッチ：下垂手の状態では前腕屈筋群のみが常に収縮しており，筋性拘縮や腱のショートニングにつながる

表3 各MMTレベルでの筋力増強訓練プログラム

MMT	0	1	2	3	4〜5
判定基準	・筋収縮なし	・筋の収縮のみ認められる ・関節運動はなし	・除重力位で関節運動が可能	・抗重力位で関節運動が可能	・抵抗に抗して運動が可能〜健側と同等レベル
訓練プログラム	・他動ROM訓練 ・スプリントにより麻痺筋の伸張や拮抗筋の短縮を防ぐ	・他動ROM訓練 ・電気刺激による筋萎縮予防（低周波） ・筋電図バイオフィードバック ・除重力位でのholding	・他動ROM訓練 ・自動ROM訓練（除重力位） ・電気刺激による筋萎縮予防（低周波） ・筋電図バイオフィードバック ・抗重力位でのholding	・自動ROM訓練 ・軽負荷での抵抗運動	・自動ROM訓練 ・抵抗運動の負荷を徐々にあげていく（図20）
備考	※回復筋は易疲労性のため，1セットの回数は少なくし，1日に数回行う ※ホームエクササイズとして指導するときも，過負荷にならないよう回数や頻度を決めて指導する					

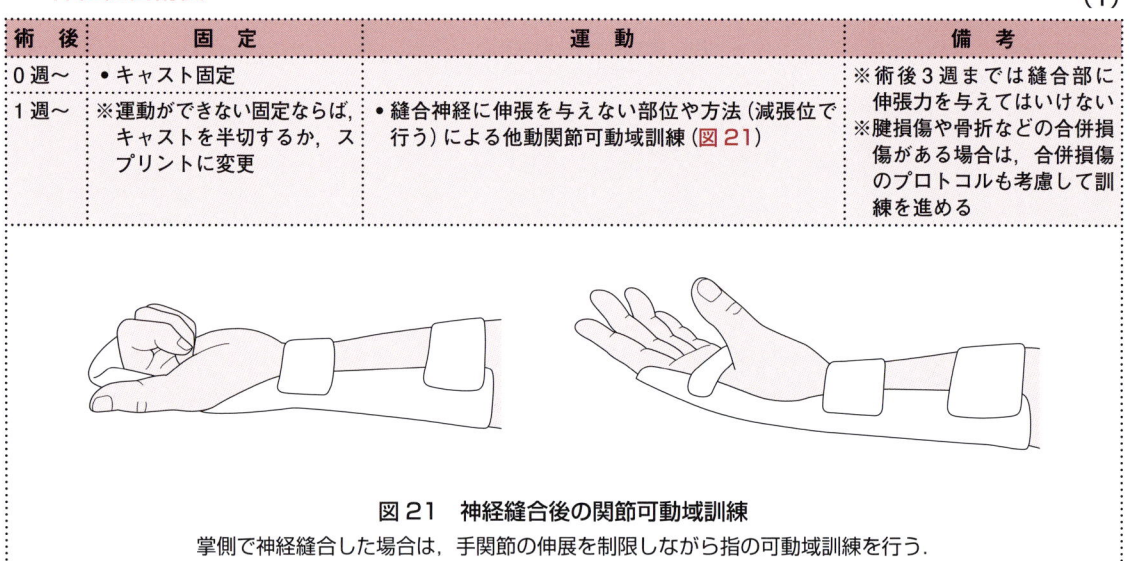

図20 ダンベルを使用した筋力増強訓練

2. 神経縫合術後 (1)

術後	固定	運動	備考
0週〜	・キャスト固定		※術後3週までは縫合部に伸張力を与えてはいけない ※腱損傷や骨折などの合併損傷がある場合は，合併損傷のプロトコルも考慮して訓練を進める
1週〜	※運動ができない固定ならば，キャストを半切するか，スプリントに変更	・縫合神経に伸張を与えない部位や方法（減張位で行う）による他動関節可動域訓練（図21）	

図21 神経縫合後の関節可動域訓練
掌側で神経縫合した場合は，手関節の伸展を制限しながら指の可動域訓練を行う．

術後	固定	運動	備考
3週～	• スプリント装着継続（日中・夜間）	• 他動・自動関節可動域訓練：今まで制限していた方向への運動も開始する • 筋力強化訓練：神経回復に合わせて実施する(表3) • 筋再教育訓練：収縮させたい筋と異なる筋が収縮する場合(過誤神経支配)は，筋電図バイオフィードバックを使用し目標とする筋の収縮を得るために筋収縮の再学習を行う • 矯正スプリント：関節拘縮が生じている場合は，拘縮解離用の矯正スプリントを使用する • 知覚再教育訓練：知覚の回復に合わせて開始する • 患者教育：縫合神経に圧迫が加わるような手の使用を避けるよう指導する	※運動は徐々に開始し，週に10°の割合で可動域を増加させる ※神経縫合部に伸張が加わる方向への強い矯正は8週以降とする
6週～	• 日中のスプリント固定除去 • 夜間のスプリント装着は継続		
8週～	• 夜間のスプリント固定除去		

3. 知覚再教育訓練

知覚の回復状況	訓練・指導内容	備考
防御知覚の脱失：SWテストで赤	• 防御知覚の指導[10] 以下の内容を患者に指導し，二次的な傷害を予防する 1. 損傷部位を熱，寒冷，鋭利な物体へ触れさせない 2. 道具や物体を把持するときは，必要以上の力を入れない 3. 長時間1つの道具を使用し続けるような作業は避ける 4. 皮膚を観察し，発赤，浮腫，熱感などのストレス徴候があれば皮膚を休める 5. 水疱，切創，そのほかの傷が発生したら感染に注意し悪化させないよう治療する 6. 皮膚を保湿しやわらかく保つために，保湿ケアを行う • 減感法 神経の回復に伴い知覚の過敏状態が生じることがある．これに対しては弾性包帯などで持続的に軽い圧迫を与えたり，コンタクトパーティクル(図22)，バイブレータで振動を与える(図23)などを行う．いずれも不快感に耐えられる程度の刺激からはじめる	

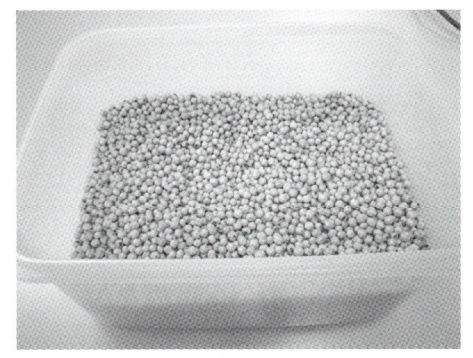

図22　コンタクトパーティクル
大豆や米，綿などいくつか異なる素材を用意し，その中で手を能動的に動かす．刺激に耐えられる素材から開始する．

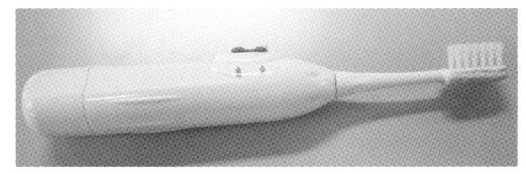

図23　電動歯ブラシを利用したバイブレータ
歯ブラシの背側にはスポンジを張り付けており，毛による振動とスポンジによる振動の2種類の刺激を与えることができる．

(2)

知覚の回復状況	訓練・指導内容	備考
SWテストで4.31番かそれ以下の認知が可能	1) 局在認知の訓練（図24） 局在の不一致があれば，局在の修正から開始する 患者は閉眼で行う．皮膚上に鉛筆の先の消しゴムのようなもので静的・動的刺激を与え，患者に刺激した場所を示させる．刺激した場所と異なる場合は，開眼で同様に行い確認した後，閉眼で行うということを繰り返す	※訓練時間は短いほどよく，10分程度集中して行うことが重要である ※訓練はホームエクササイズとして患者や家族に指導し，10分程度を1日3回ほど行うよう指導する
	図24　知覚の局在評価 刺激した場所と感じた場所を矢印で記録する	
	2) 弁別知覚の訓練 局在が修正されたら弁別知覚の再教育を行う これには，紙ヤスリや生地の同定（図25），物品の識別（図26），複数の知覚刺激の識別課題（図27）のように段階づけて訓練を行う	
	図25　ダウエルテクスチャー 紙やすりや生地，ベルクロ®などを巻きつけた棒を指先で触り素材の質感（「ざらざら」，「つるつる」など）やどの素材かを同定する．　**図26　物品の識別** 大きさや形状の異なる日常物品を閉眼で識別する．　**図27　複数の知覚刺激の識別課題** 大豆の中に積み木や凹凸のある球を混ぜておき，閉眼で大豆の中からこれらの物体を探索する．背景となる知覚刺激（大豆）から物品を識別し選択する．	
	3) 知覚と運動の再学習 弁別機能が獲得されたら，物品の操作や把持などの動作を通じて力のコントロールや物品の形状に合わせた手の使用など，知覚と運動の統合を目指す	

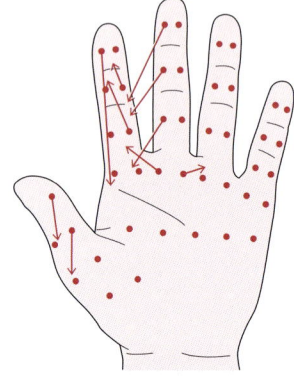

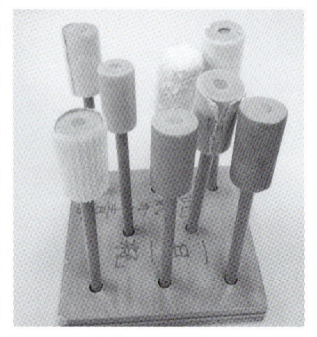

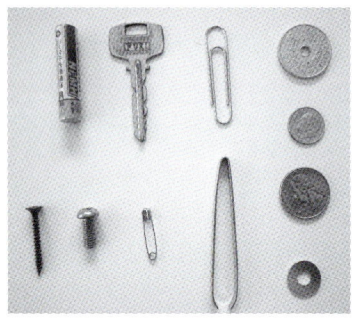

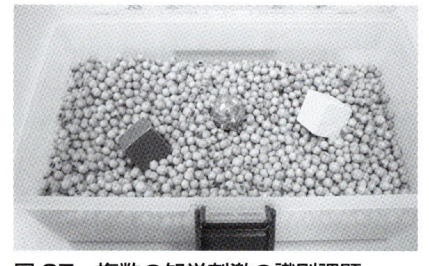

IV 尺骨・正中・橈骨神経損傷の基本的な術前・術後評価

1) **視診**：筋萎縮の有無，変形の有無，浮腫，色調，発汗，熱感などを確認．患者の同意が得られれば手の写真を撮り記録しておく．

2) **スクリーニング検査**：各神経損傷で特有の徴候がある（表2 参照）．

3) **チネル徴候（Tinel sign）**：神経の損傷部位または神経の回復状況を判断する方法である．各末梢神経の走行に沿って末梢から中枢に向かって軽く叩いていくと固有知覚神経支配領域に放散痛を訴える部分がある．そこが再生軸索の先端であり，その部位が1〜2mm/日のペースで末梢へ進んでいれば順調な神経回復であると考えられる．

4) **MMT**：麻痺筋・機能残存筋を区別し高位レベル診断のために筋ごとの評価が必要である．チネル徴候の結果とも合わせて神経の回復状態を確認しながら訓練計画を検討することもできる．筋力評価を行う際には代償運動による「ごまかし運動」である場合もあり，ほかの筋の作用を抑制するなど評価には注意が必要である．

5) **握力・ピンチ力**：腱損傷などの合併症がある場合は，それらの訓練プログラムに準じて測定時期を決定する．

6) **ROM**：神経縫合後3週間は縫合神経に伸張や緊張を与えないよう注意する．長期間にわたって運動麻痺の状態が続くと，筋の短縮や関節周囲組織の拘縮により関節可動域制限が生じる可能性がある．可動域制限の原因についても考えながら評価を行うことでアプローチ方法の選択につながる．

7) **しびれ感・疼痛**：部位や強さを評価する．強さの評価にはVAS（visual analog scale）の使用も有効である．現在の状態だけでなく，しびれや疼痛症状の経過（例：「だんだんひどくなってきた」）や，時間による違い（夜間痛の有無など），安静時や動作時での状態についても聴取する必要がある．

8) **Semmes-Weinstein monofilament test（静的触覚）**：各神経損傷のレベルや知覚機能の回復状態を予測することができ，知覚再教育の開始時期を判断するためにも必要である．

9) **動的触覚**：30 cps，256 cpsの音叉を用いて評価する．動的触覚の受容器・神経単位の損傷状態や回復状態を調べる．

10) **2点識別（静的・動的）**：ディスクリミネータを用いて行う．2点識別は手の実用的な機能と最も関係があると言われている[11]．

11) **局在（静的・動的）**：SWテストで4.31番（紫）が感じられたら行う．フィラメントの4.31番か鉛筆の先の消しゴムなどを用いて評価する．閉眼で刺激を与え，刺激点を患者にポイントしてもらう．神経回復の過程で過誤神経支配を生じてしまった場合，触覚の閾値が良好でも局在の不一致が生じる場合がある．

12) **痛覚**：知覚計やルレット，安全ピンなどを用いて行う．防御知覚の障害は，外傷や火傷などの危険につながるため評価しておく必要がある．また，痛覚は末梢神経損傷後，最も早期に回復してくる知覚であるため，損傷神経の回復状態を調べるために有効である．

13) **温度覚**：温覚計や試験管などを用いて行う．痛覚と同様に，外傷や火傷などの危険を回避するためにも訓練初期からの評価は必要であり，末梢神経損傷後，早期に回復してくるので神経の回復状態を調べるために有効である．

14) **物品識別能**：Mobergのピックアップテストや Dellonの物品識別テストなど．Mobergのピックアップテストでは開眼時と閉眼時で測定することにより，運動機能と知覚機能に分けて上肢機能を評価することができる．

15) **上肢・手指機能検査**：簡易上肢機能検査（STEF）やパーデューペグボード検査（Purdue pegboard Test）（図28）が一般的に使用されているが，このほかにもジョブソン・テーラー手指機能検査（Jebsen-Taylor hand func-

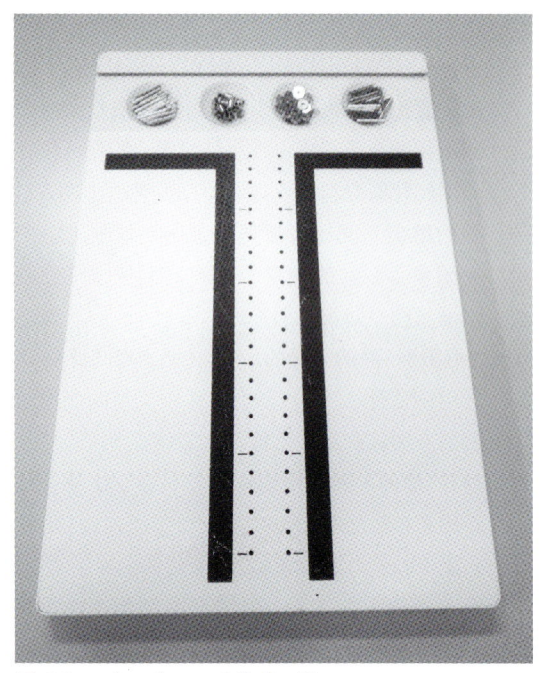

図28 パーデューペグボード

tion test），ミネソタマニピュレーション検査（Minnesota Rate of Manipulation test），オコナー巧緻テスト（O'Connor test）などがある．
16) **ADL・IADL**：知覚機能が低下している場合は巧緻動作などでの障害も生じる．
17) **DASH（Q-DASH）**：初回時（術前），術後とその後は適時行う．

V ハンドセラピィを成功させるためのポイント

☐ 外傷のない神経損傷の場合，頸椎疾患や胸郭出口症候群などとの鑑別が必要となる場合がある．ダブルクラッシュ症候群（頸椎と上肢で神経の圧迫障害が生じる）も起こりうる．分節レベルでの障害はないかということも考えながら評価を行うことが重要である．

☐ 各末梢神経障害には特徴的な手の変形がみられ，二次的拘縮へ進行する可能性がある．起こりうる拘縮を予測し，神経麻痺によって生じる二次的な拘縮を予防することが重要である．

☐ 神経の回復を予測し，評価と並行して訓練を進めることが必要である．末梢神経の走行を考えながら評価を行うことで，神経の回復状況の理解が深まる．

☐ 末梢神経麻痺の期間が長期であった場合，失われた機能を代償するために，異常な手の運動が獲得され習慣化されていることがある（例：尺骨神経麻痺により環小指のPIP・DIP関節が伸展不能なため，指を伸展しようとするとMP関節が過伸展する）．麻痺筋に回復が認められる場合は，このような習慣化された異常運動を抑制し正常な手の使用を再学習させる．

☐ 知覚再教育を行う際は，①安易に視覚によって代償させない，②必要以上に力を入れさせない，③強い筋収縮を促さない，④スピードの速い動作を行わせない，⑤健側を使って刺激物を固定しない，ことが必要である[7]．

まとめと展望

末梢神経損傷後のハンドセラピィでは，特に術後の場合において運動機能障害以外に知覚機能障害に対するアプローチが必要であり，回復に時間を要したり治療に難渋する場合がある．神経の回復状況によってはそれ以上の回復が期待できない場合もあり，そのような状態で治療を長引かせることは好ましくない．そのため日々患者に接しているセラピストの評価は重要な意味を持つ．評価の経過や訓練の内容を主治医と共有することが，治療を円滑に進めるために必要であると考える．また，セラピストの重要な役割として，起こりうる二次的な障害を予防することがある．神経麻痺によって生じる可能性のある関節拘縮や，知覚障害によって生じる可能性がある障害を予測し，アプローチを行うことが必要である．

文　献

1) 上羽康夫：神経，手その機能と解剖　改定4版，京都，金芳堂，pp.194-232, 2006
2) 中田真由美，大山峰生：末梢神経損傷のハンドセラピー，鎌倉矩子，他編，作業療法士のためのハンドセラピー入門　第2版．東京，三輪書店，p96, 2007
3) Omer GE：神経の損傷と修復に対する反応，Hunter JM，他編，津山直一，田島達也監訳．ハンター新しい手の外科，東京，協同医書出版，pp.595-604, 1994
4) Brushart TM：神経修復と移植，Green DP，他編，薄井正道監訳，Greenの手の外科手術　第4版，東京，診断と治療社，pp.1510-1536, 2003
5) 石井清一：神経の手術，石井清一編，手の臨床，東京，メジカルビュー社，p73, 2003
6) Dellon AL：知覚再教育，Dellon AL，内西兼一郎訳，知覚のリハビリテーション—評価と再教育—　第1版，東京，協同医書出版，pp.193-234, 1994
7) 中田真由美，岩崎テル子：知覚のリハビリテーション，知覚をみるいかす—手の知覚再教育—，東京，協同医書出版，pp.104-145, 2003
8) Dellon AL：知覚回復のパターン，Dellon AL，内西兼一郎訳，東京，協同医書出版，pp.111-117, 1994
9) Colditz JC：末梢神経損傷に対する副子装用，Hunter JM，他編，津山直一，田島達也監訳，ハンター新しい手の外科，東京，協同医書出版，p764, 1994
10) Callahan AD：知覚機能障害に対する代償法と再教育法，Hunter JM，他編，津山直一，田島達也監訳，ハンター新しい手の外科，東京，協同医書出版，pp.712-723, 1994
11) 中田真由美，岩崎テル子：知覚の評価，知覚をみるいかす—手の知覚再教育—，東京，協同医書出版，pp.46-77, 2003
12) Goldman SB, Brininger TL, et al：A review of clinical tests and signs for the assessment of ulnar neuropathy. J Hand Ther 22：pp.209-220, 2009

〔渡邊佳與子〕

2 末梢神経損傷
② 腕神経叢麻痺

理解のためのエッセンス

- 腕神経叢の解剖は複雑であり，それゆえ病態も複雑かつ重度であることが多い．
- 本項では腕神経叢損傷後から機能再建前までの期間，および肋間神経移行術後のハンドセラピィについて述べる．
- 回復性の麻痺の場合は末梢神経損傷後のハンドセラピィに準ずるが，非回復性麻痺の場合は将来の機能再建を視野に入れたアプローチが必要となる．

I 腕神経叢麻痺とは

1. 腕神経叢損傷の特徴

- 腕神経叢損傷により，損傷神経支配筋の運動麻痺と知覚支配領域の知覚障害などが生じる．
- 腕神経叢麻痺は，オートバイ事故や機械に腕を巻き込まれるなどの外傷や，分娩時の腕神経叢の牽引（分娩麻痺）などによって生じる．
- 高エネルギー損傷であるため，頭部外傷や多発骨折，筋腱損傷などを合併している場合が多い．
- 若者や働き盛りの年代の患者が多い．患者の心理面や社会的役割も考慮したアプローチが必要となる．
- 損傷後は神経移行術や機能再建術などを数回繰り返す場合も少なくなく，治療が長期にわたることが多い．したがって，ハンドセラピィには長期的なゴールも念頭においたアプローチが求められる．

2. 腕神経叢の解剖学

- 腕神経叢はC5，C6，C7，C8，T1の神経根によって形成され，おのおの分岐，または合わさって幹，索，束を形成し，各末梢神経に分かれる（図1）．
- 腕神経叢の構成にはときに破格が存在する．最も多いのはC4からC5への交通枝の存在であり，前置型破格とよばれる．T1からT2への交通枝の存在は後置型破格とよばれるが，この存在は比較的少ない[1]．

3. 腕神経叢麻痺の分類（図1）

- 損傷神経根により分類すると，上位型（C5，C6またはC5，C6，C7），下位型（C8，T1またはC7，C8，T1），全型（C5～T1），に分類される．
- 損傷高位により分類すると，節前損傷（根引き抜き損傷）：zone I，節後根損傷：zone II，幹損傷：zone III，束損傷：zone IVに分けられる．

4. 腕神経叢損傷後の機能再建術

- 腕神経損傷後は，何らかの機能再建術が行われる可能性がある．術後に再建された能力を最大限に発揮させるためにも，術前からのア

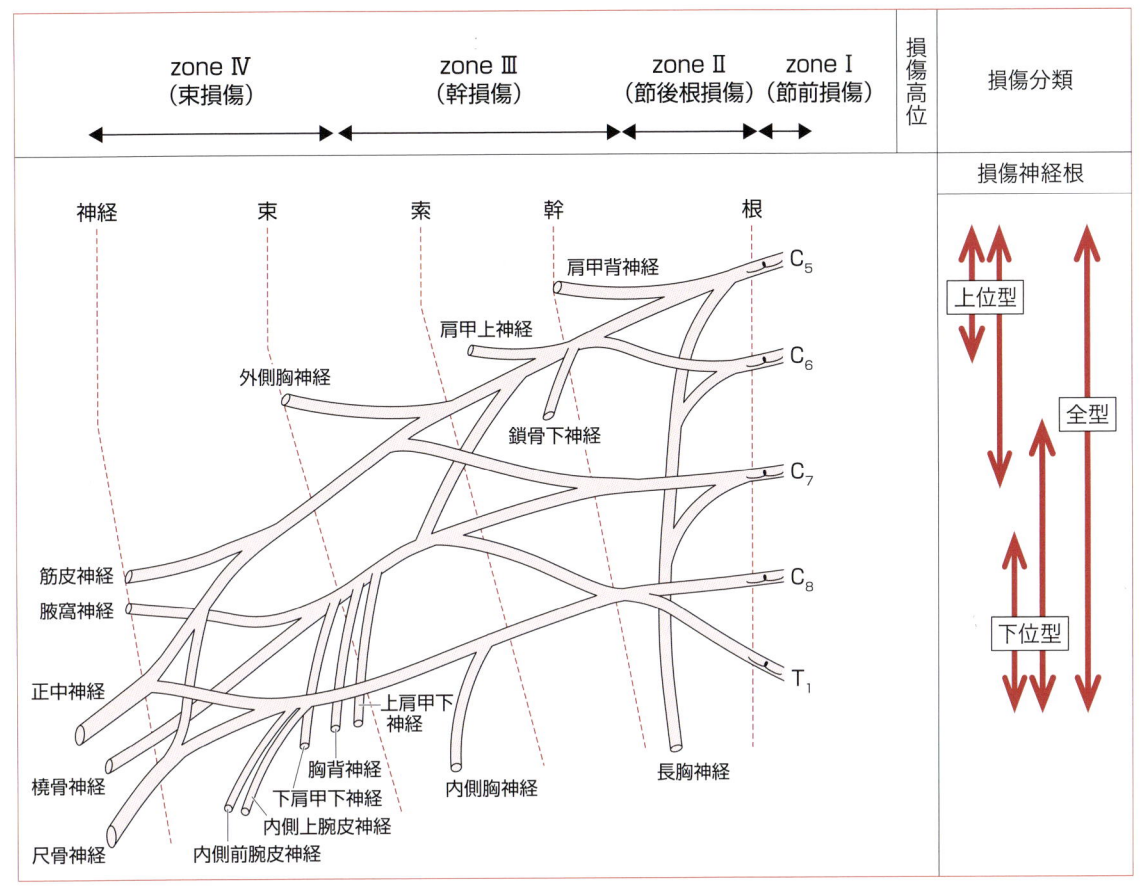

図1 腕神経叢の解剖と損傷分類

プローチは重要であり，そのためには機能再建に関する知識は不可欠である．

- 肩関節固定術：麻痺が高度で脱臼が認められる不安定肩に対して，肩甲骨の挙上によって上肢の前挙を獲得する目的で行われる．肩甲骨の良好な可動性と，前鋸筋，僧帽筋の機能，肩関節外転角度（50°程度），外旋角度（30°程度），屈曲角度（30°程度）が必要である．
- 筋腱移行術：肩関節や肘・手関節，手指の屈曲や伸展を再建するために，double free-muscle transfer法などさまざまな方法の筋腱移行術が存在する．いずれも再建される運動の関節に可動域制限がないことと，ドナーとなる筋の筋力をMMT 4以上に強化しておくことが，術後の機能再獲得に影響する．
- 神経移行術：肋間神経や副神経，健側のC7神経根，横隔神経などがドナー神経となり，肩甲上神経や筋皮神経などに移行され，肩の外転や外旋，肘の屈曲などを再建する．肋間神経移行術は第3，4肋間神経を筋皮神経に移行し，上腕二頭筋が神経再支配される．再建される運動関節に可動域制限がないことが神経移行術後の機能再獲得に影響する．

II ハンドセラピィの基本的戦略

- 腕神経叢損傷後のハンドセラピィでは，二次的障害（関節拘縮，新たな傷害など）の予防，回復してきた神経支配領域の機能回復を促通，残存筋の筋力強化などが中心となる．

□ 肋間神経移行術後のハンドセラピィでは，上記に加え，肋間神経によって再支配された上腕二頭筋の筋再教育が中心となる．

Ⅲ 私たちのハンドセラピィ・プロトコル

1．腕神経叢損傷後から機能再建まで

1) **二次的障害の予防**
   - 他動関節可動域訓練：肩関節屈曲・外転・外旋，肘関節屈曲，MP 関節屈曲，母指 CM 関節外転は制限されやすく，その後の機能獲得にも影響する．また，肩甲骨の可動性を維持・改善することも重要である．
   - 浮腫のコントロール：高挙手，弾性包帯，他動（自動）運動など
   - スプリント療法（図2）：内在筋マイナス拘縮を予防するために，安静肢位での静的スプリントを日中・夜間とも装着する．また，拘縮解離目的にナックルベンダーや第一指間腔外転装具など適宜使用する．肩関節の亜脱臼を予防するために，アームスリングを使用する場合もある．
   - 患者教育：麻痺手を外傷や熱傷から予防すること，ポジショニングなどを具体的に指導する．また，浮腫のコントロールや他動関節可動域訓練などホームエクササイズについても指導を行う．

2) **残存筋の筋力強化訓練**

3) **疼痛に対するアプローチ**：痛みの緩和には経皮電気神経刺激（TENS）が有効な方法の１つであると言われている[2]．刺激電極は，損傷を受けた神経根の神経幹上とその脊髄髄節支配領域に配置することが多い．

4) **ADL 訓練**：片手動作での ADL 指導や，損傷手が利き手の場合は利き手交換が必要となる場合もある．

【備考】
- 受傷後早期の場合は，神経根の牽引を避けるため肩関節の過度の外転，水平外転は禁忌である．
- 知覚麻痺のある場合は，弾性包帯による血行障害などに注意する．

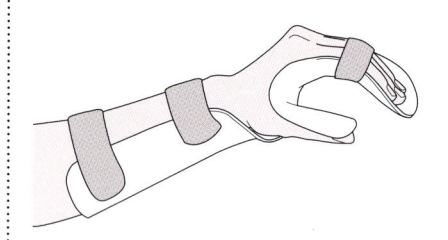

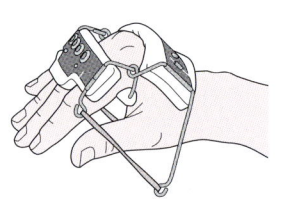

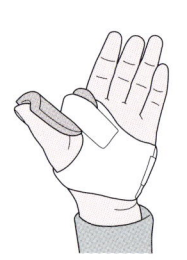

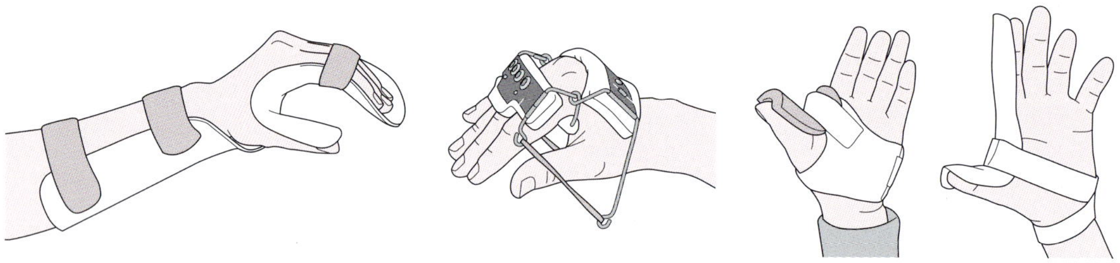

a　安静肢位スプリント　　b　ナックルベンダー　　c　第一指間腔外転用スプリント

図2　スプリント療法

⇩

- 知覚の回復または麻痺筋の回復が認められた．
  （回復性麻痺）
- 上記の訓練に加えて MMT のレベルに合わせた筋力強化訓練を開始する（「尺骨・正中・橈骨神経損傷」参照）．
- 知覚に関しては知覚の回復レベルに合わせて，知覚再教育を開始する（「尺骨・正中・橈骨神経損傷」参照）．

⇩

- 知覚の回復および麻痺筋の回復が認められない．
  （非回復性麻痺）
- 上記の訓練は継続する．
- 機能再建術が検討される場合は，再建に必要なドナーとなる筋腱の筋力強化を行う．
- 神経移行術が行われる場合は，再支配される筋の筋萎縮を予防するために電気刺激を行う．

2. 肋間神経移行術後

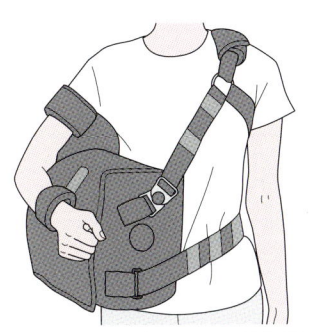

術 後	固 定	運 動	備 考
0週～	・肩関節外転60°,肘関節屈曲90°で固定（図3）	・肩関節,肘関節以外の他動関節可動域訓練	・神経縫合部に伸張が加わることは避ける

図3　エアバッグによる肩外転位固定

術 後	固 定	運 動	備 考
4週～	・エアバッグをはずしアームスリングを装着する（図4） ・アームスリングは術後約5ヵ月まで装着する	・肩関節の愛護的可動域訓練：外転は60°まで．外旋は積極的に行う ・肘関節他動屈曲可動域訓練 ・肘関節の伸展は重力のみで行う	・肩関節屈曲と外転は神経縫合部に緊張が加わらない角度を術者に確認して行う ・肘関節は完全伸展まで行わない．－15°～－20°までとする
8週～		・肘関節伸展方向への他動可動域訓練 ・知覚の回復状況に合わせて知覚再教育訓練を開始する（「尺骨・正中・橈骨神経損傷」参照）	・肘関節伸展角度は－15°～－20°までとする

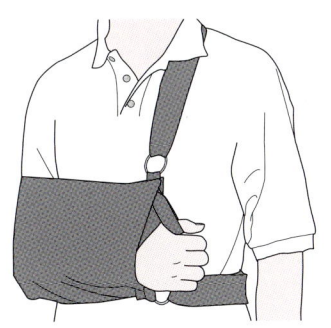

図4　アームスリング

筋力回復段階	運動
筋電図上に上腕二頭筋の活動電位が出現〜	・筋電図バイオフィードバック ・上腕二頭筋への低周波：萎縮予防
MMT2〜	・筋電図バイオフィードバックの継続 ・除重力位での肘関節自動運動
MMT3〜	・自動介助運動（図5）
MMT4〜	・自動抵抗運動 ・筋耐久性向上訓練（図6）

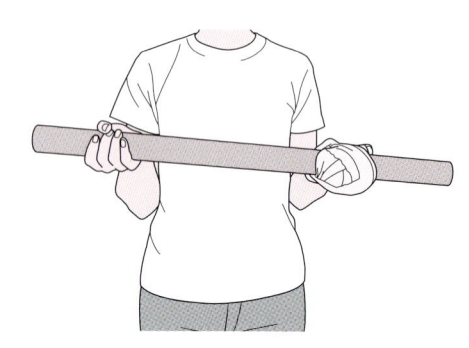

図5　自動介助運動
両手でのアームカールやサンディングなど．患手は弾性包帯などで固定する．

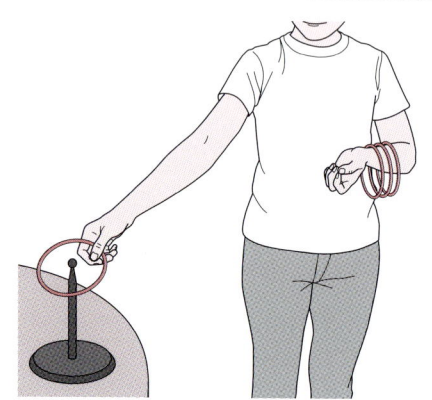

図6　輪投げを使用した筋耐久性向上訓練

IV　腕神経叢麻痺の基本的な評価

1) **関節可動域（自動・他動）**：受傷側だけではなく両側測定する．
2) **MMT**：筋群の評価ではなく，各筋単位の筋力を計測する．各神経，髄節ごとのチャート（図7，IV 付録1 を参照）を用いると障害像がわかりやすい．
3) **疼痛・しびれの評価**：疼痛やしびれの部位や強さを評価する．強さの評価は VAS（visual analog scale）などを使用し記録する．
4) **知覚評価**：痛覚・触覚・振動覚・運動覚・位置覚など．上肢全体について評価する．知覚の回復は運動の回復に先立って認められる場合があり，適時訓練と並行して行う．
5) **チネル徴候**：（2 ①「尺骨・正中・橈骨神経損傷」参照）
6) **ADL**：ADL 内での麻痺手の扱い方（軟部組織の損傷や変形につながる使用はないかなど）の確認，片手動作や利き手交換の習熟度などを評価する．
7) **DASH（Q-DASH）**：ハンドセラピィ開始時，術前，術後のほか，必要に応じて適時行う．

V　ハンドセラピィを成功させるためのポイント

- □ 関節拘縮はできるだけつくらない．そのために患者や家族の理解と協力は重要である．
- □ 骨折や筋腱損傷などを合併している場合が多く，その治療のために可動域訓練などが制限される場合もある．固定必要関節以外の他動運動はなるべく早期より開始し，固定必要関節についても運動が可能となった時点で可動域訓練を開始する．
- □ 腕神経叢損傷後，激しい疼痛を訴える場合がある．疼痛は ADL の阻害因子となったり，

NERVE MUSCLE EXAMINATION

BRACHIAL PLEXUS

NAME ____________________

DATE OF EXAM ____________________

DATE OF INJURY ____________________

RIGHT　　LEFT

HANDEDNESS: RIGHT　　LEFT

MMT GRADE	MUSCLE	ROOT C_4	C_5	C_6	C_7	C_8	Th_1
	Trapezius						
	Rhomboids	■	■				
	Supraspinatus	■	■	■			
	Infraspinatus	■	■	■			
	Serratus anterior		■	■	■		
	Teres major		■	■	■	■	
	clavicula } Pectoralis major		■	■			
	sternum } Pectoralis major				■	■	■
	Latissimus dorsi			■	■	■	
	Biceps		■	■			
	anterior } Deltoid		■	■			
	middle } Deltoid		■	■			
	posterior } Deltoid		■	■			
	Teres minor	■	■				
	Pronator teres			■	■		
	P. L.				■	■	■
	F. C. R.			■	■		
	F. D. S. (index)				■	■	■
	(middle)				■	■	■
	(ring)				■	■	■
	(little)				■	■	■
	F. D. P. (index)				■	■	■
	(middle)				■	■	■
	F. P. L.				■	■	■
	A. P. B				■	■	■
	O. P. P.					■	■
	F. P. B. (s. h)				■	■	■
	Lumbricales (l & m)					■	■
	Triceps			■	■	■	
	B. R. D		■	■			
	E. C. R. L.			■	■	■	
	E. C. R. B.			■	■	■	
	E. D. C.			■	■	■	
	E. D. Q. P.			■	■	■	
	E. C. U.			■	■	■	
	A. P. L.				■	■	
	E. P. B.				■	■	
	E. P. L.			■	■	■	
	E. I. P.			■	■	■	
	F. C. U.				■	■	■
	F. D. P. (ring)				■	■	■
	(little)				■	■	■
	A. D. M.					■	■
	F. D. I.					■	■
	V. I.					■	■
	Lumbricales (r & l)					■	■
	Add. p.					■	■
	F. P. B. (d. h)				■	■	■

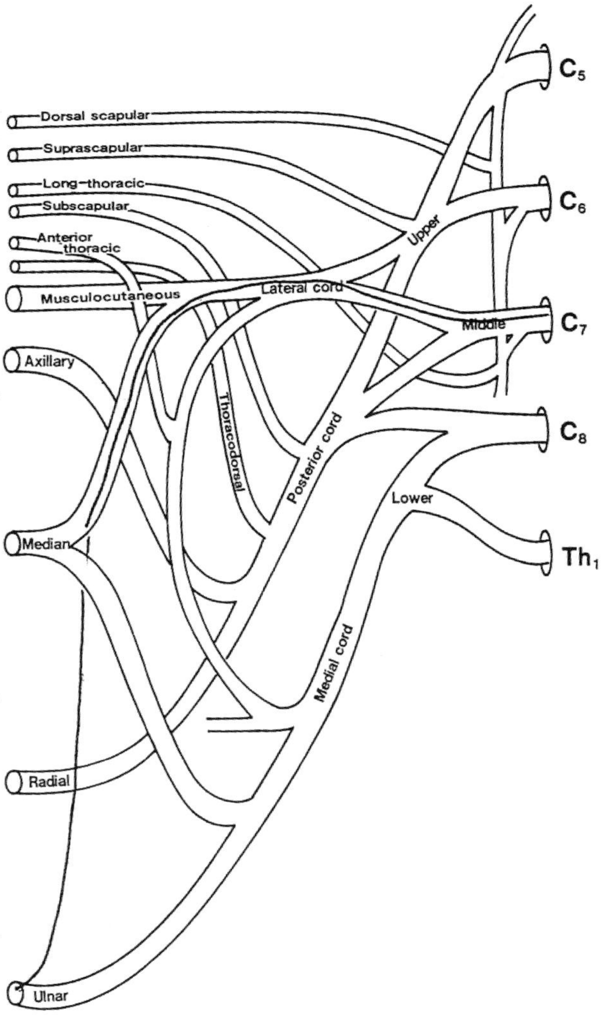

OBSERVATION

____

____

____

____

図７　腕神経叢評価表

精神的不安定につながることもあり，痛みに対するアプローチも必要となる．
□ スプリントを訓練に使用する際は，フィッティングに十分注意を払う．知覚が低下した麻痺手にスプリントを使用する場合は，思わぬ傷や血行障害を起こしかねない．特にホームエクササイズとして使用する場合は，使用時間や頻度，注意事項などを丁寧に指導・説明する必要がある．
□ 受傷から半年以上経過して筋力や知覚が回復してくる場合もある．ハンドセラピィは今後選択される可能性のある治療法を視野に入れながらプログラムを進めることが重要である．
□ 軟部組織の柔軟性を維持することは重要であるが，例えば指屈筋群の筋性拘縮や腱のショートニングがインターナルスプリントの役割を果たし，テノデーシス効果で軽いつまみ動作を可能にする場合もある．セラピストは予後予測と患者のニードから，多角的視点で useful hand を目指す柔軟性が求められる．

まとめと展望

腕神経叢損傷は経過と回復が長期にわたることが多く，患者や家族，セラピストには忍耐力が求められる．しかし，麻痺が非回復性であっても場合によっては機能再建という可能性が残されているため，損傷後のハンドセラピィは将来の選択肢を確保しておくという役割も担う．訓練で頻回に患者と接するセラピストによる日々の評価を主治医と共有し，治療を進めていくことが最善である．
腕神経叢節前損傷に対する肋間神経移行術は，一般的な術式となっているため，本項でも術後のハンドセラピィ・プロトコルをまとめた．筋力が MMT 3～4 に回復するまでには 1 年半から 2 年と長期間を要し，単調で限定された訓練を繰り返すため，訓練意欲を維持し続けるための工夫が重要であると言われている[3]．肋間神経移行術以外の機能再建後のハンドセラピィに関しては多くの専門書や論文などで報告されており，それらを参考にしていただきたい．

文献

1) Leffert RD：腕神経叢損傷患者のリハビリテーション，Hunter JM，他 編，津山直一，田島達也 監訳，ハンター・新しい手の外科，東京，協同医書出版，pp.724-733, 1994
2) Frampton VM：腕神経叢損傷患者に対するハンドセラピー，Hunter JM，他 編，津山直一，田島達也 監訳，ハンター・新しい手の外科，東京，協同医書出版，pp.734-745, 1994
3) 椎名喜美子：腕神経叢全型引き抜き損傷への肋間神経交差移行術に対する作業療法プログラムの紹介と回復筋力の経過の検討．作業療法 15：165-174, 1996

（渡邊佳與子）

3 絞扼性神経障害

① 胸郭出口症候群
―保存療法によるアプローチ―

理解のためのエッセンス

- 胸郭出口症候群のハンドセラピィは，①患者教育，②姿勢矯正，③適切な安静，④ストレッチング，⑤筋力訓練，⑥神経滑走訓練，が重要である．

I 胸郭出口症候群とは

1. 疫学，病態，症状

- 胸郭出口症候群（thoracic outlet syndrome：TOS）は，腕神経叢，鎖骨下動静脈あるいは腋窩動静脈の圧迫や牽引などの刺激により発症する症候群である．Peet らが斜角筋症候群，前斜角筋症候群，肋鎖圧迫症候群，過外転症候群，鎖骨下筋症候群，第1肋骨症候群を包括して命名した[1]．

- TOS の発症に関する重要な解剖学的部位として，斜角筋三角部，肋鎖間隙部，小胸筋下間隙部がある．斜角筋三角部は前斜角筋と，その後方に位置する中斜角筋を2辺とし，第1肋骨を底辺とする三角部位を指すが，鎖骨下動脈と腕神経叢が通過し，鎖骨下静脈は前斜角筋の内側を通過する．肋鎖間隙部は，鎖骨および鎖骨下筋と第1肋骨との間隙を指し，通常8〜15mm の幅がある．上肢挙上，肩関節外旋，頚椎伸展にてこの間隙は狭小となる．小胸筋下間隙部は，烏口突起下の胸壁と小胸筋の間隙を指す．上肢の過外転の際にこの部位での神経や血管の圧迫を受けやすい[2]．

- 斜角筋三角部，肋鎖間隙部，小胸筋下間隙部での神経や血管の圧迫，牽引などの機械的刺激により TOS がひき起こされやすいとされている．

- 発症年齢は 20〜30 歳代が多く，3ないし2：1の割合で女性に多い．

- 症状は，痛み，しびれ，だるさが3大症候で，肩こり・肩甲部痛が多く，上肢のしびれ，痛み，だるさが次に多く，チアノーゼ，蒼白が少数例にみられる．なかには発汗異常，めまい，吐き気などの自律神経症状を呈する症例も存在する[3]．

2. TOS の各種診断テスト

- TOS は肩こり，肩甲部痛，上肢のしびれや痛みなど多彩な症状を呈するため，確定診断は難しく，正確な診断テストが重要である．

- TOS における診断テストには Morley テスト[4]（図1），Adoson テスト[5]（図2），Wright テスト[6]（図3），Eden テスト[7]（図4），Roos テスト[8]（Wright テストの肢位で両手指の屈伸を3分間行わせ，疼痛やしびれの出現を診るテスト），さらには肩引き下げテスト[9]（図5）がある．

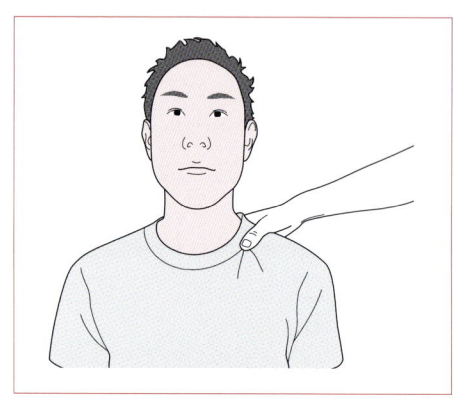

図1　Morley テスト
鎖骨上窩で腕神経叢を指で圧迫することで，疼痛や放散痛の有無を診るテストである．疼痛および放散痛のあるものを陽性とする．陽性の場合は斜角筋症候群を疑う．

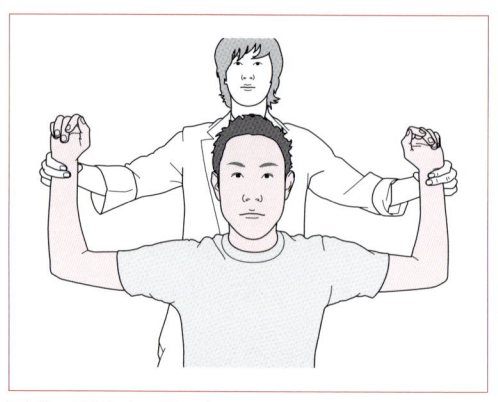

図3　Wright テスト
座位で両肩関節を外転90°，外旋90°，肘関節90°屈曲位をとらせると橈骨動脈の脈拍が減弱する．陽性の場合，肋鎖間隙での圧迫を疑う．

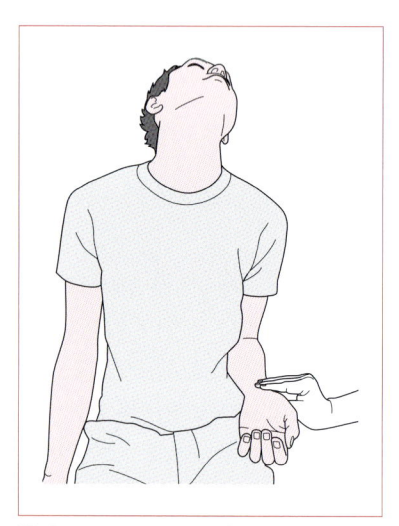

図2　Adoson テスト
検者は患側の橈骨動脈を触知し，頚椎を患側に伸展位で回旋させ，深呼吸を行わせると脈拍が減弱あるいは停止する．脈拍の減弱あるいは停止で陽性とする．

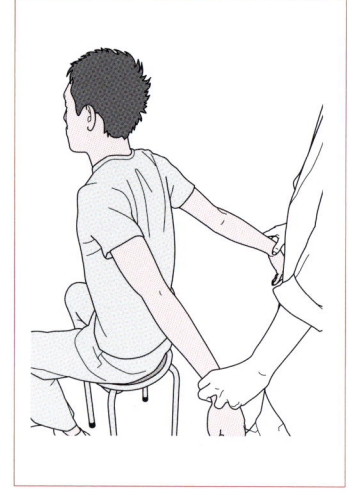

図4　Eden テスト
患者に座位をとらせ上肢を後下方に牽引することで，橈骨動脈の脈拍の減弱あるいは停止を認められれば陽性とする．肋鎖間隙での圧迫を疑う．

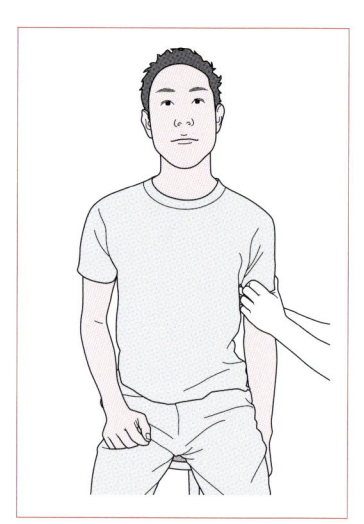

図5　肩引き下げテスト
上肢を下方に牽引することで疼痛やしびれの増強を診るテストであり，TOSが腕神経叢牽引型か否かを判断するために重要である．

II　ハンドセラピィの基本的戦略

- TOSのハンドセラピィでは，①患者教育，②姿勢矯正，③適切な休息，④ストレッチング，⑤筋力訓練，⑥神経滑走訓練が重要である．胸郭出口部で腕神経叢や鎖骨下動静脈を圧迫している原因を緩和し，症状の軽減を目的とする．

III　私たちのハンドセラピィ・プロトコル

- 保存的療法が第1選択肢であり，保存的療法に抵抗する場合は第1肋骨切除術や，頚肋摘出術，Adosonテスト陽性例には前斜角筋切除術が行われる．
- TOSのハンドセラピィは，①患者教育，②姿

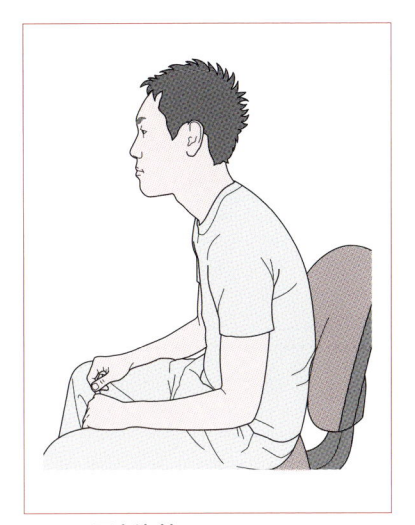

図6 不良姿勢
forward head, rounded shoulder, loss of the lumbar curve が認められる.

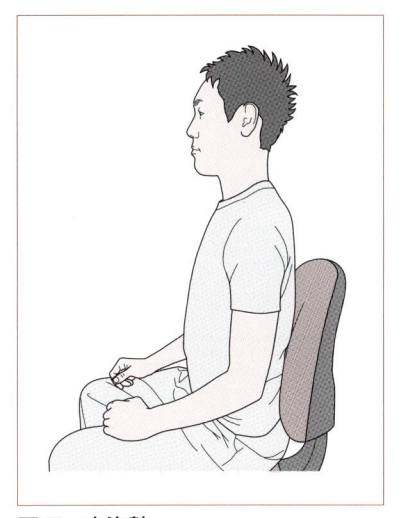

図7 良姿勢
耳垂, 肩峰, 大転子が一直線であり, lumbar curve が保たれている.

勢矯正, ③適切な安静, ④ストレッチング, ⑤筋力訓練, ⑥神経滑走訓練が重要であり, 本項ではおのおのについて解説する.

1) 患者教育

TOSに限ったことではないが, ハンドセラピィを成功させるためには患者教育が重要となる. どのような動作や活動をすることで症状が増強するのか, またどのような動作や活動を避けることで症状の改善に結びつくのかを患者に理解してもらい, 実行してもらうことがハンドセラピィ成功の鍵となる. 社会背景（職業や生活様式, 趣味活動やスポーツ歴）が症状に関与する場合も多く, 場合によっては趣味活動やスポーツの一定期間の中止を指導することも少なくない.

2) 姿勢矯正

TOSでは不良姿勢からの姿勢矯正は症状を増悪させることがある. 姿勢矯正により症状の緩和を得られる患者もいれば, そうではない場合もある. TOSの患者は肩甲骨の外転・下方回旋位, 胸鎖関節・肩鎖関節の拘縮や僧帽筋中部線維および下部線維, 腱板筋群の筋力低下や筋出力不全を呈していることも多く, いわゆる猫背であることが多いが, 筋力低下, 靱帯および筋の拘縮により生じている不良姿勢を矯正することで, かえって拘縮した靱帯や筋により神経や血管が圧迫を受けることになり症状が増悪することがある. 最終的には不良姿勢（図6）を矯正し, 良姿勢（図7）を獲得することが再発の防止にもつながるため, 姿勢矯正は重要である[10].

3) 適切な安静

適切な安静が重要である. 痛みを生じない範囲での動作や活動を行うことが推奨される. また, 装具を併用した治療は効果的であり, 日常生活を送る際に装着することで, 肩甲骨や肩関節のアライメントの是正や症状の緩和に有効であるとされている[11].

4) ストレッチング

TOSでは頚部, 肩甲帯の前方組織（斜角筋, 小胸筋）の拘縮または短縮が生じやすく（図8a）, ストレッチングは斜角筋, 小胸筋（図8b）, 肩甲挙筋（図8c）に対して実施することが多い[10]. また必要に応じて肩関節や肩鎖関節, 胸鎖関節の拘縮除去を目的にストレッチングを実施することがある.

5) 筋力増強訓練

TOSでは通常, 肩甲骨は外転・下方回旋位を

図8　肩甲帯へのストレッチング

a：床から肩峰がどの程度離れているかを示す．通常例では，約2〜3横指程度であるが，TOS症例ではそれ以上となることがある．小胸筋の短縮により肩峰床面距離が増大する[12]．

b：患者は背臥位となり肩関節30°屈曲，肘関節屈曲となる．セラピストは左手で肩甲骨を把持し，右手で前腕近位部を把持し，胸部で患者の肘を固定する．ストレッチは，セラピストは胸部で上腕骨の長軸方向に肩甲骨をretractionさせる．小胸筋が最も伸張する肢位は肩関節屈曲30°であると報告されている[14]．

c：患者は背臥位となり，頚椎は最大屈曲・最大側屈・最大回旋位となる．肩関節は最大屈曲位をとり頭部の端に位置させる．この際肘関節は90°程度屈曲位をとる．セラピストは左手で患者の頚椎背側面を把持し，患者の上肢と頚椎を安定させる．患者の肘はセラピストの腹部で固定し，右手で上腕と肩を把持する．ストレッチは，セラピストは頚椎を牽引し，腹部と右手で上腕の長軸方向（背側方向）に患者の上肢を動かす．

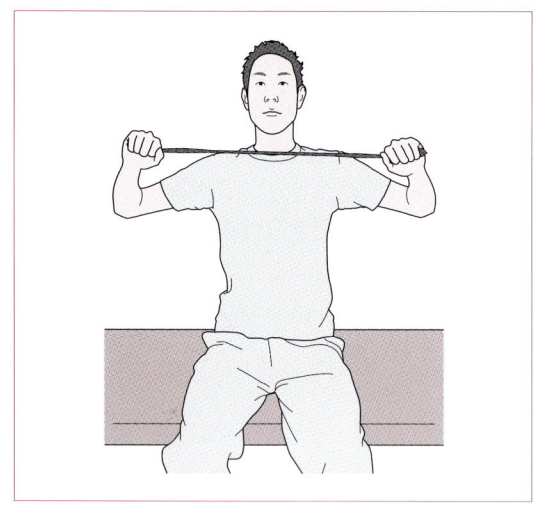

図9　僧帽筋の筋力増強訓練
セラバンドを用いて，肩の挙上運動，肩甲骨の内転運動，肩甲骨の下制運動を実施する．

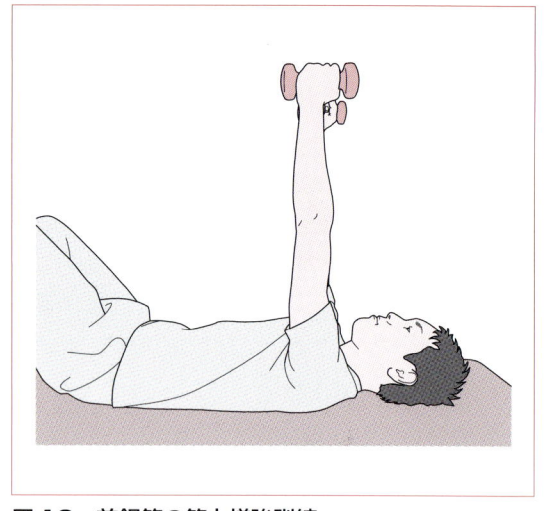

図10　前鋸筋の筋力増強訓練
背臥位で両上肢に重りを，肘関節を伸展した状態で持ち，床面から肩を上げるように押し上げる．

呈しており，頚部，肩甲帯の前方組織（斜角筋，小胸筋）の拘縮または短縮が生じやすく，相対的に後方の筋腱組織（僧帽筋中部線維，僧帽筋下部線維）は伸張され筋力の低下が生じる．筋力増強訓練は拮抗筋である僧帽筋中部・下部線維の段階的筋力強化を目的に実施する（図9）．また，

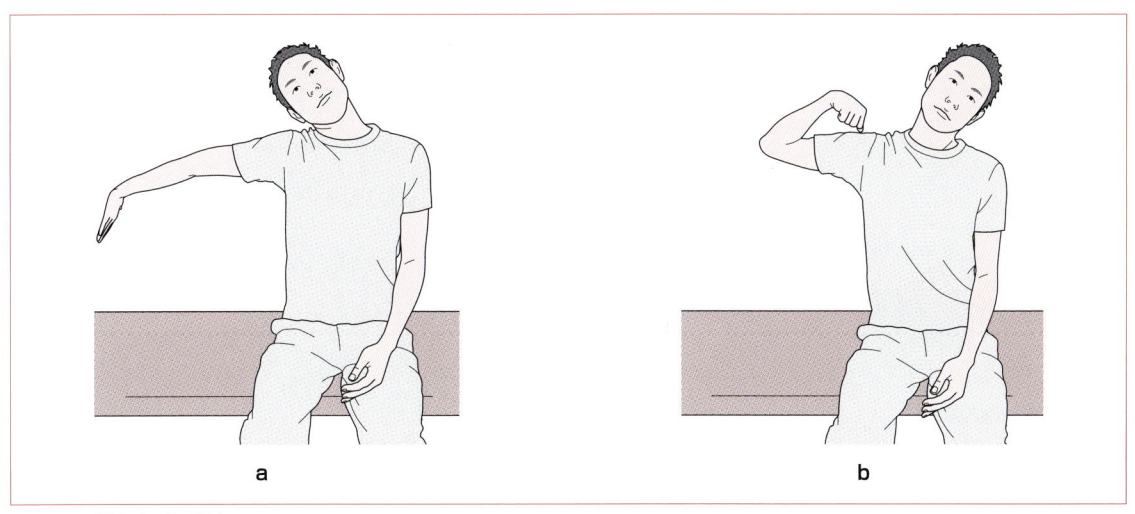

図11 神経滑走訓練
a：肩甲上腕関節90°外転位で，肘関節，手関節，手指の伸展運動と頚椎の同側の側屈により腕神経叢の遠位滑走が得られる．
b：反対側への頚椎側屈と肘関節，手関節，手指の屈曲運動により腕神経叢の近位滑走が得られる．

肩甲帯の下垂を防止するために僧帽筋上部線維や肩甲挙筋の筋力増強訓練を実施する．さらには前鋸筋の筋力増強訓練も肩甲骨の安定性を獲得するために実施する（図10）．

6）神経滑走訓練

腕神経叢は胸郭出口部にて近位および遠位への神経滑走が起こることが知られている[16]．しかしながら，TOSでは斜角筋三角部，肋鎖間隙部，小胸筋下間隙部で腕神経叢が筋腱の拘縮や短縮，姿勢不良により絞扼されることで，神経滑走が減少する．この神経滑走の減少を改善することで症状が改善することがあり，神経滑走訓練（図11）が用いられている[12), 16)]．

IV TOSの基本的な評価

1) 症状（疼痛，しびれ，だるさ，チアノーゼ，蒼白や発汗，異常めまい，吐き気などの自律神経症状）の問診
2) 圧痛の有無
3) Tinel様signの有無
4) 診断テストによる鑑別
5) 疼痛の評価（安静時痛，夜間痛，運動時痛）
6) しびれ（しびれのある領域）の評価
7) 姿勢評価（不良姿勢，肩甲骨の位置，X線による頚椎の前彎の増減）
8) 肩峰床面距離
9) 関節可動域
10) 筋力
11) ADL
12) DASH（Q-DASH）による患者立脚型の評価
13) 社会背景（職業や生活様式，趣味活動やスポーツ歴）

V ハンドセラピィを成功させるためのポイント

☐ 保存療法によるTOS改善のためには，患者の協力が重要である．

☐ 再発予防のため，職業や生活様式，趣味活動における上肢の使用や姿勢について指導・教育することが大切である．

☐ 痛みを生じない範囲での動作や活動を推奨し，廃用による筋力低下を防止することが重要である．

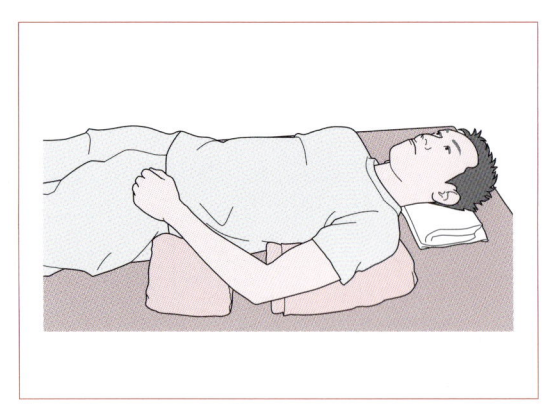

図12 症状緩解試験
肩甲骨から上腕の下にタオルを挿入し肋鎖間隙を拡大させる．さらにタオルを挿入するのと同時に肘関節を軽度屈曲位にすることで，腕神経叢の遠位方向への緊張を緩和させ，症状を軽減させる．

- □ TOSでは不良姿勢からの姿勢矯正は症状を増悪させることがあるため，段階的な姿勢矯正を実施する．
- □ 神経滑走訓練は，症例によっては症状を増悪させることがあるため，注意をしながら実施する．
- □ TOS症例には，上肢の疼痛やしびれによる睡眠障害を生じる例が多く存在することが報告されており，症状を緩解させるために，肩甲骨から上腕の下にタオルを挿入し肋鎖間隙を拡大させる方法が有効とされている[17]（図12）．また，タオルを挿入するのと同時に肘関節を軽度屈曲位にすることで，腕神経叢の遠位方向への緊張が緩和され，症状が軽減する[16]．

まとめと展望

TOSはさまざまな原因を含むことが多いため，原因を明確にする必要がある．特定の動作や姿勢にて症状が誘発され変化するTOSを評価するには，診断テストが重要となる．また，TOSでは腕神経叢の絞扼部によりセラピィは異なってくるが，姿勢評価，筋の拘縮や短縮および筋力低下に伴う肩甲骨の位置の評価が重要となってくる．上肢のしびれを生じることもあるTOSは，頸椎疾患やほかの絞扼神経障害との鑑別も重要となるため，頸椎の評価（頸椎の牽引や回旋による椎間孔の拡大による症状の変化）や，上肢の神経緊張検査（Upper limb tension test）による腕神経叢より遠位での神経の滑走の障害など，症状の原因がどこに存在するかを特定する技術が必要であると思われる．

文　献

1) Peet RM, et al：Thoracic outlet syndrome：evaluation of a therapeutic exercise program. Proc Mayo Clin 31：281-287, 1956
2) Kirgis HD, et al：Significant anatomic relations in the syndrome of the scalene muscles. Ann Surg 127：1123-1201, 1948
3) Kaplan E：Surgical Approaches to the Neck, Cervical Spine and Upper extremity. WB Saunders, 1966
4) Morley J：Brachial pressure neuritis due to a normal first thoracic rib：its diagnosis and treatment by excision of rib. Clin J 22：461-464, 1913
5) Adoson AW：Cervical rib. A method of anterior approach for relief of symptoms by resection of the scalenus anterior, Ann Surg 85：839-857, 1927
6) Wright IS：The neurovascular syndrome produced by hyperabduction of the arm. Am Heart J 29：1-19, 1945
7) Eden KC：The vascular complications of cervical rib abnormalities. BR J Surg 27：111-139, 1939
8) Roos DS：New concepts of thoracic outlet syndrome that explain etiology, symptoms, diagnosis and treatment. Vase Surg 13：313-320, 1979
9) 尾鷲和也：TOSの診断―臨床症状，理学所見，および腕神経叢ブロック：脊椎外科医としての観点より―．関節外科 26：32-39, 2007
10) Prosser R, Conolly WB：Rehabilitation of the hand and upper limb．Butterworth Heinemann, pp.300-303, 2005
11) 山鹿眞紀夫：TOSの保存療法．関節外科 26：54-62, 2007
12) Totten PA, Hunter JM：Therapeutic Techniques to Enhance Nerve Gliding in Thoracic Outlet Syn-

drome and Crapal Tunnel Syndrome. Hand Clin 7：505-520, 1991
13) Evjenth O, Hamberg J：MUSCLE STRETCHING IN MANUAL THERAPY, A CLINICAL MANUAL, Volume Ⅰ, The Extremities. Sweden, Alfta Rehab p27, 2002
14) Muraki T, et al：Lengthening of the pectoralis minor muscle during passive shoulder motions and stretching techniques：a cadaveric biomechanical study. Phys Ther 89：333-341, 2009
15) Evjenth O, Hamberg J：MUSCLE STRETCHING IN MANUAL THERAPY, A CLINICAL MANUAL, Volume Ⅰ, The Extremities. Sweden, Alfta Rehab p45, 2002
16) Shacklock M：Clinical Neurodynamics. Butterworth-Heinemann, Edinburgh, London, New york, Oxford, Philadelphia, St. Louis, Sydney, Tronto, 2005
17) 阿部幸一郎：胸郭出口症候群の診断用検査の試み．第22回日本ハンドセラピィ学会学術集会．プログラム・抄録集，p57, 2010

（金子翔拓）

3 絞扼性神経障害
② 手根管症候群
―保存療法によるアプローチ―

理解のためのエッセンス

- 手根管症候群のハンドセラピィは，①患者教育，②スプリント療法，③神経滑走訓練，④腱滑走訓練，が重要である．

I 手根管症候群とは

1. 疫学，病態，症状

- 手根管症候群（carpal tunnel syndrome：CTS）は，正中神経支配領域の知覚障害と運動障害を病態とする正中神経の絞扼神経障害であり，身体の絞扼性神経障害では最も頻度の高い疾患で，罹患率は人口の3.8％といわれている．CTSは50歳代半ばを中心に40～60歳代に認めることが多く，1：2～5と女性に多い[1), 2)]．また利き手での発症が多い[3), 4)]．

- CTSは手根部での正中神経の圧迫により発症する．手根管内では手指や手関節の運動に伴い屈筋腱や正中神経は滑走し，横手根靱帯（以下 TCL）とあるいはそれぞれの間で圧迫，伸展，摩擦力が生じると考えられている．手指の過度の使用や加齢などが相まって，屈筋腱や滑膜の変性肥厚が進行し，手根管内容積が増大することにより手根管内圧が上昇する．その結果，正中神経が圧迫され，神経内の血流が阻害されて浮腫が生じ，長期に及ぶと神経や滑膜の線維化が進むと考えられる[5)]．

- CTSの多くは特発性であるが，基礎疾患を有する二次性手根管症候群も少なくない．また，職業に関連した動作（反復動作，重量物の運搬，振動・機械的刺激など）も発症の原因と考えられており，キーボードの使用頻度の高い職業では発症率が高いとの報告もあるが，そのメカニズムについてはよくわかっていない[6)]．

- 症状は，病期が初期であれば，手指のしびれ，夜間痛，受話器を持つ，新聞を両手で持って読むなどの動作時にしびれが増強し，特にしびれは母指から環指の橈側半分での訴えが多く，正中神経領域でのしびれを認める．夜間痛もCTSの特徴的な症状である．病期が進行するにつれ手根管内の腫脹が軽減し，神経の線維化が進行すると，痛みの訴えは少なくなるが，感覚の低下や消失，さらに母指球萎縮による巧緻運動障害が認められる[1～5)]．

2. 手根管症候群の診断

- 身体所見としては，正中神経領域の知覚の低下（2PD，m2PD，Semmes-Weinsteinテスト），Phalen's test[7)]（図1）の陽性，手根管部の Tinel様徴候の陽性，母指球筋の筋力低下や萎縮などが認められる．

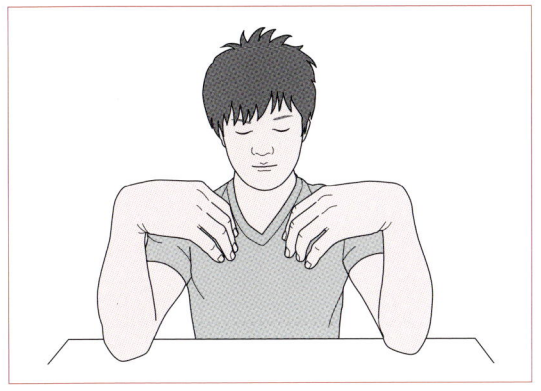

図1 Phalen's test
手関節を掌屈することで手根管内圧を上昇させ，正中神経領域のしびれ感を誘発または増強させるテスト．Phalenが最初に記載したものは，肘を机におき手関節を自然下垂で屈曲位として60秒以内に正中神経領域にしびれや知覚異常を認めるものを陽性としている．

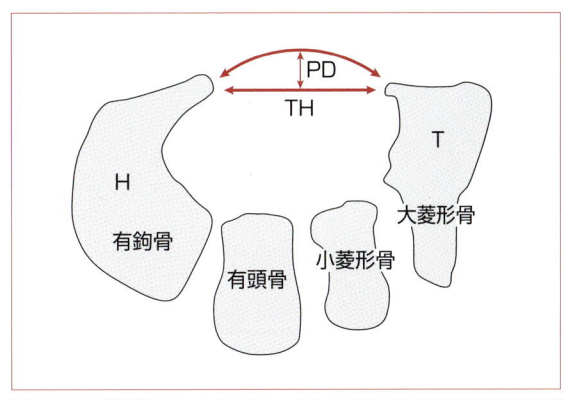

図2 大菱形骨・有鉤骨レベルにおけるMRI手根管断面像
THは大菱形骨-有鉤骨突起間の距離．
PDは横手根靱帯の頂点からTHへの垂線の距離．
bowing ratio (BR) はBR＝PD/THにて算出．

- 補助診断法としては神経伝導検査が標準的に行われており，短母指外転筋の終末潜時と正中神経の固有知覚領域の知覚伝導速度を測定し，CTSの診断として有用であることが知られている[1～5]．
- 画像診断としては，MRIや超音波が用いられており，CTSのMRI所見は，①手根管内での正中神経の肥大，②正中神経の扁平化，③T2強調画像での正中神経の高信号，④横手根靱帯の掌側への張り出し，すなわちpalmar bowing（有鉤骨鉤レベル）が特徴的な所見であるといわれている．さらに，有鉤骨・大菱形骨間の距離（Trapezium-Hamate distance：TH）と，横手根靱帯の頂点からTHに下ろした垂線間の距離（Palmar displacement：PD）が計測され，THとPDから算出するbowing ratio (BR; PD/TH)（図2）が，CTS患者では0.175～0.275であったのに対し，健常人では0.100程度であったとし，CTS患者のBRが健常人と比較し有意に高値であると報告している[8]．

3. CTSの誘発テスト

- 誘発テストを行い，症状の出現や増強の有無を評価する．用いられる誘発テストにはPhalen's test（図1），Carpal-compression test（図3），Compression & wrist flexion test[9]（図4），Reverse Phalen's test[10]（Phalen's testの逆で手関節最大伸展位を保持し，症状を誘発するテスト），Berger's test[11]（図5），Tinel様徴候，Flick sign（手指の疼痛やしびれが増悪した際に手を振ると軽快するならば陽性とする）がある．

4. 手根管症候群の一般的な治療

- CTSの治療は，その病期によって異なるが，一般的にはまず保存的療法，それで症状がとれなければ手術を行う．スプリントなどによる局所安静，ステロイド剤の手根管内注射，NSAIDsなどの保存的療法には，短期的には一定の効果があり，滑膜の腫脹の軽減により手根管内圧が下がり，正中神経への減圧が得られるといわれている[12]．
- 保存療法に抵抗する場合には，TCL切離を行

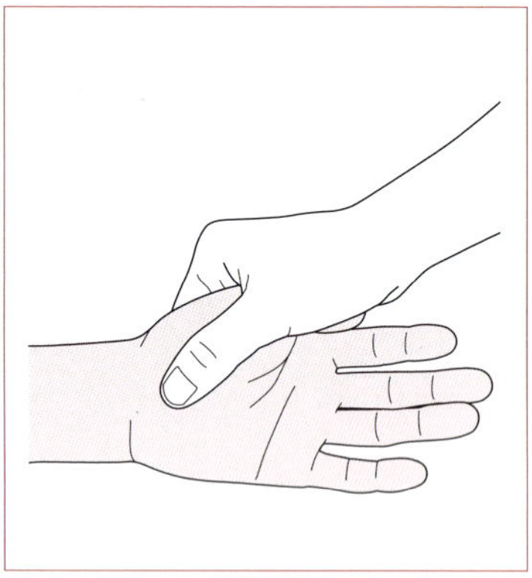

図3 Carpal-compression test
手根管部の直上を検者の指で圧迫することで、正中神経領域のしびれ感を誘発または増強させるテスト。

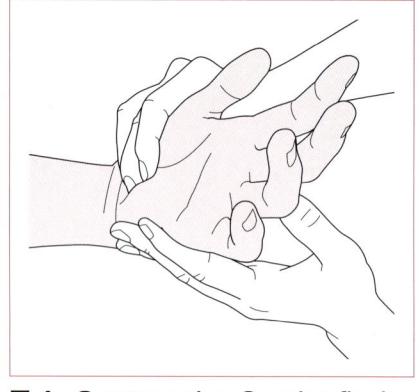

図4 Compression & wrist flexion test
手根管を圧迫したまま手関節を屈曲させることで、症状を誘発させる。

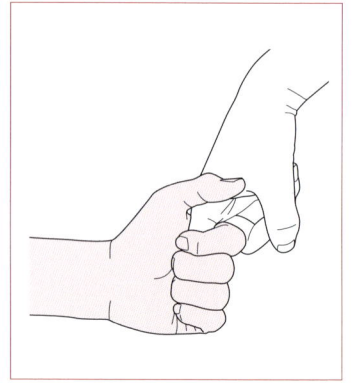

図5 Berger's test
指屈曲位を保持し症状を誘発させる。

う手術療法が用いられる．手術療法の目的は横手根靱帯を切離して正中神経の除圧を行うことであり，観血的手根管開放術や鏡視下手根管開放術(endoscopic carpal tunnel release：ECTR)が施行される．

II ハンドセラピィの基本的戦略

☐ CTSのハンドセラピィは，①安静，②症状を増悪させるような反復した手の使用や活動を避けること，が重要となる．

III 私たちのハンドセラピィ・プロトコル

☐ しびれ感が間欠的，すなわち夜間や明け方のみにしびれがあるが，日中はしびれ感を訴えない例や手のoveruse時にのみしびれを訴える例では保存的療法が奏効する．

☐ CTSのハンドセラピィは，①患者教育，②スプリント療法，③神経滑走訓練，④腱滑走訓練が重要であり，本項ではおのおのについて解説する．

1) 患者教育

ハンドセラピィを成功させるためには患者教育が重要となる．どのような動作や活動をすることで症状が増強するのか，またどのような動作や活動を避けることで症状の改善に結びつくのかを患者に理解してもらい，実行してもらうことがハンドセラピィ成功の鍵となる．社会背景(職業や生活様式，趣味活動やスポーツ歴)が症状に関与する場合も多く，場合によっては趣味活動やスポーツの一定期間の中止を指導することも少なくない．CTSの場合，手指のoveruseや手関節の掌屈位が症状を増悪させる要因となるため，できる限り防止するよう指導する．

2) スプリント療法(図6)

スプリントは手関節を伸展位に保つためのcock-up splintを装着する．背側型スプリントは掌側型よりも手指の運動が行いやすい．日中に症状がなければ夜間就寝時のみ装着し，日中にも症状がある場合は可能な限り装着してもらう．

3) 神経滑走訓練[13] (図7)

手根管症候群に対する神経滑走訓練が効果的であったという報告がある．神経滑走訓練により手術の必要性を減少させたことや，握力の増加と患者の満足度の増加との関連が指摘されている[14),15)]．手根部で神経と腱の癒着を防止する目的で神経を滑走させる．目的としては横手根

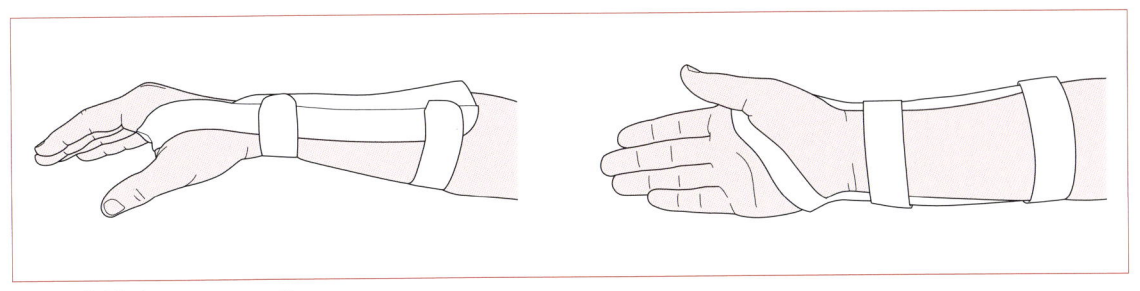

図6 背側型 cock-up splint

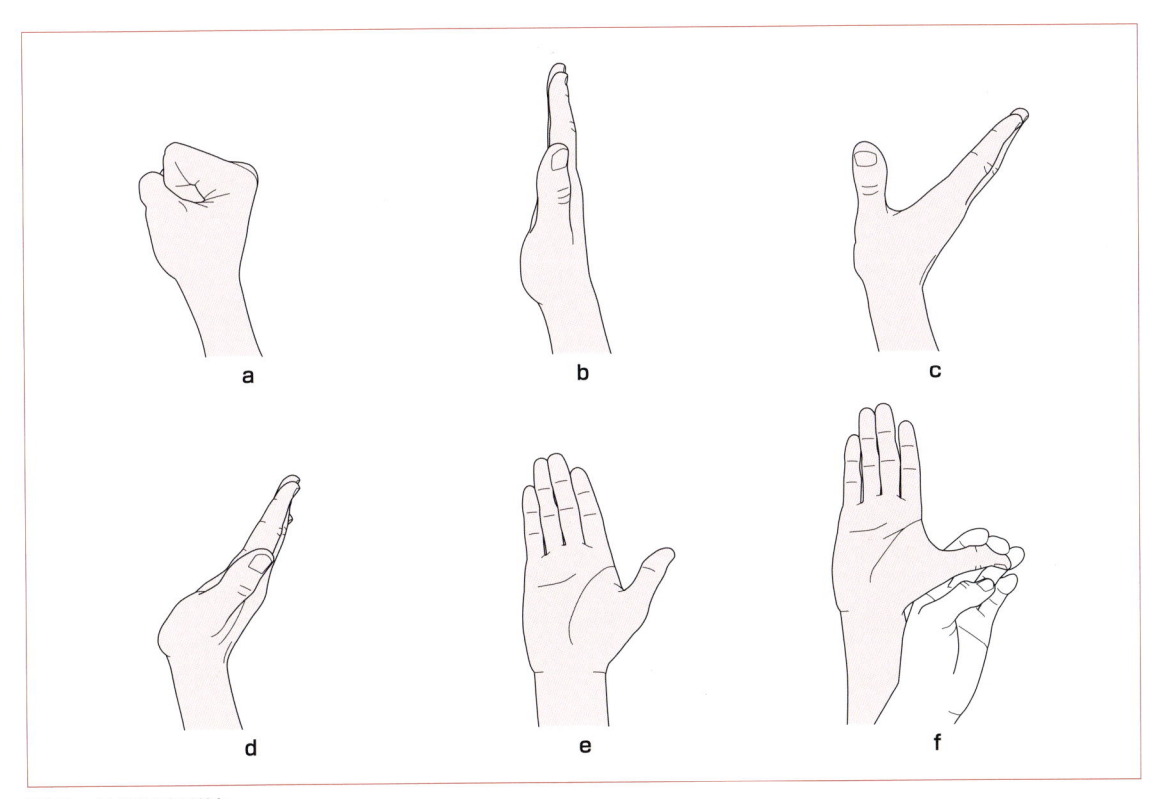

図7 神経滑走訓練
a：前腕中間位，手関節中間位，全指屈曲位
b：前腕中間位，手関節中間位，指伸展位，母指伸展位
c：前腕中間位，手関節伸展位，指伸展位，母指中間位
d：前腕中間位，手関節伸展位，指伸展位，母指伸展位
e：前腕回外位，手関節伸展位，指伸展位，母指伸展位
f：前腕回外位，手関節伸展位，指伸展位，母指他動伸展位

靱帯の長軸方向の接触面の拡大，ミルキング動作による腱周囲滑膜の浮腫の軽減，神経血管の静脈還流の促進，手根管内圧の減少である[16]．

4) **腱滑走訓練**[17]（図8）

腱滑走訓練は屈筋腱の運動により，手根管内の浮腫の軽減，屈筋腱と正中神経の癒着を防止する．

図8　腱滑走訓練
a Straight　b Hook　c Straight fist　d Fist

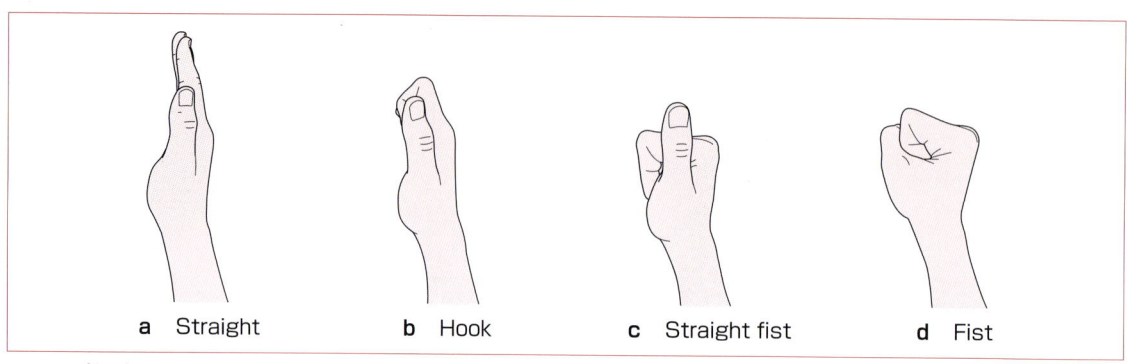

IV CTSの基本的な評価

1) 症状（疼痛，しびれ，巧緻運動障害）の問診
2) 誘発テストによる鑑別
3) Tinel様徴候
4) 画像所見（超音波診断やMRI検査）
5) しびれの評価（安静時，夜間，運動時，しびれのある領域）
6) 知覚の評価（2PD，m2PD，Semmes-Weinsteinテスト）
7) 筋力の評価（母指球筋の萎縮や筋力低下）
8) ADL
9) DASH（Q-DASH）による患者立脚型の評価
10) 社会背景（職業や生活様式，趣味活動やスポーツ歴）

V ハンドセラピィを成功させるためのポイント

□ 保存的療法によるCTS改善のためには，患者の協力が重要である．
□ スプリント療法で用いるスプリントの固定角度は，手根管内圧の低い肢位がよいとされており，軽度背屈よりも中間位がよいとされている[18]．しかしながら，日常生活では30°背屈位での固定が手を使いやすいといわれており，症例に合わせて作製することが重要である．
□ 再発予防のため，職業や生活様式，趣味活動における上肢の使用や姿勢について指導・教育することが大切である．
□ 神経滑走訓練は，症例によっては症状を増悪させることがあるため，注意をしながら実施する．
□ CTSは，頸椎疾患や他の絞扼神経障害との鑑別も重要となるため，頸椎の評価（頸椎の牽引や回旋による椎間孔の拡大による症状の変化）や，上肢の神経緊張検査（Upper limb tension test）による腕神経叢より遠位での神経の滑走の障害など，症状の原因がどこに存在するかを特定する技術が必要である．
□ 保存的療法に抵抗する場合は手術療法が施行される．手術療法の目的は横手根靭帯を切離して正中神経の除圧を行うことであり，観血的手根管開放術やECTRが施行される．除圧術を行った後でも知覚障害が残存する場合や，母指球筋の萎縮の改善が認められない場合は，対立機能再建を行うが，機能再建術としてはCamitz法やBrand法，津下法，Riordan法，Enna法，Cook法がある[16]．術後のリハビリテーションは，①手術創の管理，②スプリント療法，③腱滑走訓練，神経滑走訓練，④患者教育（手の使用方法の指導）が実施される．

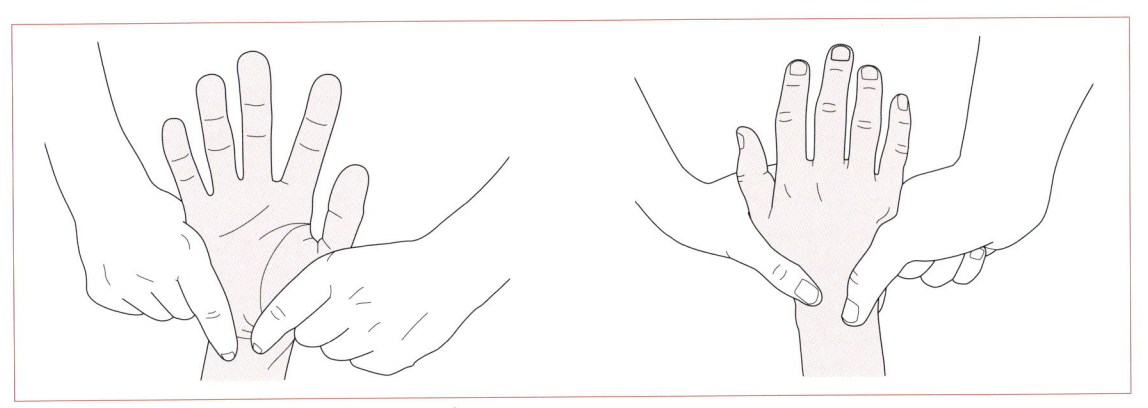

図9 Horizontal extension technique[22]
セラピストの左右の示指と母指で，手関節，第1，第5中手骨の内側と外側部をはさみ施行する．橈側部を保持する手は，第1中手骨と舟状骨を保持し，尺側部を保持する手は，有鉤骨，豆状骨，第5中手骨を保持する．セラピストの母指で患者の手関節の背側上に腹側圧迫を加え，セラピストの示指で外側へ引き離すような作用を加える．

まとめと展望

CTSの保存的療法はスプリント療法や神経滑走訓練が主に実施されている．保存的療法の1つに徒手療法があり，神経滑走訓練と徒手療法の効果に差がない[19]という報告もみられる．徒手療法により横手根靱帯を伸張することで症状の改善が認められたこと[20]や，新鮮凍結遺体の上肢を用いた研究で，横手根靱帯が0.9～2.9mm伸張されたこと[21]を報告しており，横手根靱帯に粘弾性が存在することや粘弾性が改善することでCTSが改善する可能性を示唆している．また，横手根靱帯を伸張させる手技（図9）は，正中神経への圧迫を低下させるとし，手技により横手根靱帯を動かし，靱帯の粘弾性の改善が得られ正中神経へのストレスが改善するとしている[22]．また，横手根靱帯の特徴として手根管遠位部に存在するdistal bandが靱帯の緊張を保ち，CTSではこのレベルで神経伝導速度の遅延や断面積の狭小化が認められ，遠位手根列における横断面積が臨床的に重要であるとされている[23]が，この手技により遠位手根列での横断面積が増大することが報告されており[24]，従来のスプリント療法や神経滑走訓練に加え，徒手療法がCTSの治療方法の1つになればよいと考える．

文 献

1) Nakasato YR：Carpal tunnel syndrome in the erderly. J Okla State Med Assoc 96：113-115, 2003
2) Atroshi I, et al：Prevalence of carpal tunnel syndrome in a general population. JAMA 282：153-158, 1999
3) Szabo RM：Entrapment and compression neuropathy. In：Green DP, Hotchkiss RN, Pederson WC eds. Green's Operative Hand Surgery. 4th ed. New York, Churchill Livingstone, pp.470-473, 1993
4) Geoghegan JM, et al：Risk factors in carpal tunnel syndrome. J Hand Surg 29B：315-320, 2004
5) 内山茂晴：手根管症候群．落合直之 編，末梢神経障害—基礎と臨床の全て．整・災害 51：501-508, 2008
6) Hamann C, et al：Prevalence of carpal tunnel syndrome and median mononeuropathy among dentists. J Am Dent Assoc 132：163-170, 2001
7) Phalen GS：The carpal-tunnel syndrome. Seventeen years'experience in diagnosis and treatment of six hundred fifty-four hand. J Bone Joint Surg Am 48：211-228, 1966
8) Tsujii M, et al：Palmar bowing of the flexor retinaculum on wrist MRI correlates with subjective reports of pain in carpal tunnel syndrome. J Magn Reson Imaging 29：1102-1105, 2009
9) Tetro AM, et al：A new provocative test for carpal tunnel syndrome. Assessment of wrist flexion and

nerve compression. J Bone Joint Surg Br 80：493-498, 1998
10) Cooney Ⅲ WP：The Wrist. Diagnosis and Operative Treatment. 2nd ed. Lippincott Williams & Wilkins, pp.1105-1136, 2010
11) Berger RA：Endoscopic carpal tunnel release. A current perspective. Hand Clin 10：625-626, 1994
12) Sevim S, et al：Long-term effectiveness of steroid injections and splinting in mild and moderate carpal tunnel syndrome. Neurol Sci 25：48-52, 2004
13) Totten PA, Hunter JM：Therapeutic Techniques to Enhance Nerve Gliding in Thoracic Outlet Syndrome and Crapal Tunnel Syndrome. Hand Clin 7：505-520, 1991
14) Rozmaryn LM, et al：Nerve and tendon gliding exercises and the conservative management of carpal tunnel syndrome. J Hand Ther 11：171-179, 1998
15) Akalin E, et al：Treatment of carpal tunnel syndrome with nerve and tendon gliding exercises. Am J Phys Med Rehabil 81：108-113, 2002
16) 日本ハンドセラピィ学会：認定ハンドセラピスト制度養成講座，基礎研修会，入門セミナーテキスト．p111, 2009
17) Wehbe MA, Hunter JM：Flexor tendon gliding in the hand Ⅱ：differential gliding. J Hand Surg 10：575-579, 1985
18) Weiss AP, et al：Conservative management of carpal tunnel syndrome：A reexamination of steroid injection and splinting. J Hnad Surg 19：410-415, 1994
19) Tal-Akabi A, et al：An investigation to compare the effectiveness of carpal bone mobilisation and neurodynamic mobilisation as methods of treatment for carpal tunnel syndrome. Man Ther, pp.214-222, 2000
20) Sucher BM：Myofacial release of carpal tunnel syndrome. J Am Osteopath Assoc 93：92-94, 100-101, 1993
21) Sucher BM, et al：Manipulative treatment of carpal tunnel syndrome：biomechanical and osteopathic intervention to increase the length of the transverse carpal ligament. J Am Osteopath Assoc 98：679-686, 1998
22) Shacklock M：Clinical Neurodynamics. BUTTERWORTH HEINEMANN, EDINBURGH LONDON NEW YORK OXFORD PHILADELPHIA ST LOUIS SYDNEY TRONTO, 2005
23) Rosenbaum RB, et al：Anatomy of the median nerve. In：Rosenbaum RB and Ochoa JL, editors. Carpal Tunnel Syndrome and Other Disorders of the Meidan Nerve. Boston, Butterworth-Heinemann, pp.1-27, 1993
24) Kaneko S, Tsubota S, Aoki M：Structural Change of the Carpal Tunnel by the use of the Horizontal Extension Technique Measured by Magnetic Resonance Imaging. J Hand Ther, 23(4)：e3-e4, 2010

〔金子翔拓〕

3 絞扼性神経障害

③ 肘部管症候群
―保存療法によるアプローチ―

理解のためのエッセンス

- 肘部管症候群のハンドセラピィは，①動作や活動時の反復した肘関節の屈曲伸展や持続した肘関節の屈曲位を避けること，②肘関節屈曲防止の night splint を装着すること，が重要となる．

I 肘部管症候群とは

1．疫学，病態，症状

- 肘部管症候群は，手根管症候群に続き 2 番目に多い上肢の絞扼神経障害である．本症は外傷後の遅発性尺骨神経麻痺，すなわち神経の牽引による障害として知られていたが，Feindel ら[1]，Osborne[2] によって病態が解明された．

- 尺骨神経は上腕で内側筋間中隔から出て，上腕骨内側上顆の後方にある尺骨神経溝を通り，尺側手根屈筋の 2 つの起始の間を末梢へ進む．尺側手根屈筋の上腕・肘頭への腱膜は Osborne's ligament とよばれ，この靱帯は肘の屈曲により伸張され，内側側副靱帯の内側へのふくらみと相まって肘部管の内圧が高まる．多くの研究者により肘部管内圧が計測され，肘の屈曲により内圧が上昇することが確認されている[3]．

- 変形性肘関節症では内側の骨棘により肘部管が狭小化するため神経の絞扼がさらに強くなる．肘の屈曲位より尺骨神経が前方に移動することにより起こる friction neuritis も，本症発症の病態の 1 つであると考えられている．また，肘関節屈曲による尺骨神経の血流低下がひき起こされることも本症発症の病態として認知されている．

- 肘部管症候群の原因はさまざまであるが，尺骨神経が肘関節屈曲位で内側上顆，Osborne's ligament により伸張・圧迫されると肘部管内の内圧が高まり，繰り返し起こる神経内圧の上昇により浮腫，瘢痕化が進行すると考えられている[4]．

- 症状は感覚障害，運動麻痺，肘関節部痛があるが，本症の主訴は環小指のしびれ感であることが多い．小指，環指尺側だけではなく，手掌手背の尺側にもしびれ感を訴えるが，Guyon 管症候群では手背尺側の知覚障害は生じないため，鑑別ポイントとして重要である．初期は夜間や肘関節屈曲時，労作後などの間欠的しびれであるが，進行とともに持続的になる[5]．

- 筋力低下は感覚障害に遅れて出現する．小指内転障害（Wartenberg sign）（図 1）に始まり，手内在筋の麻痺による症状が出現する．進行すると筋萎縮が生じ，第 1 背側骨間筋の萎縮から気づくことが多く，母指内転筋筋力の低下により Froment sign（図 2）が陽性となる．さらには cross finger test（骨間筋不全のため指を交差させることができない）が陽性とな

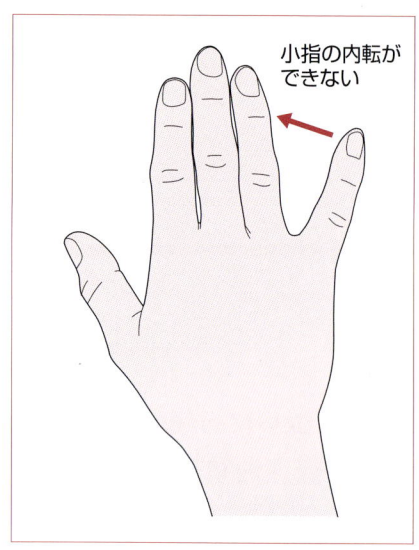

図1 小指内転障害(Wartenberg sign)

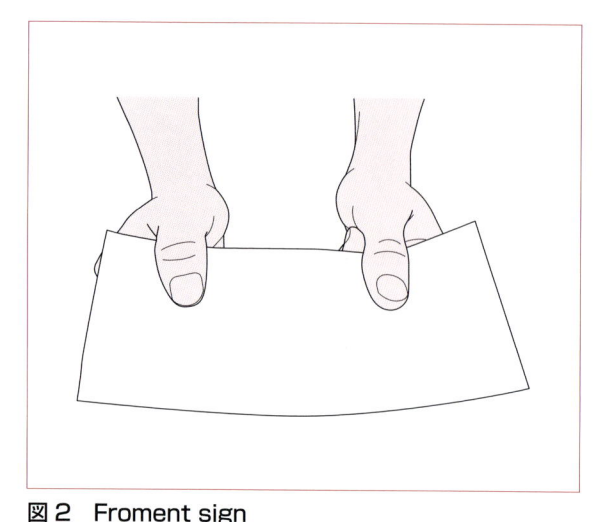

図2 Froment sign
患者に紙を母指と示指で挟ませて引っぱると，母指内転不全を補うため母指IP関節が屈曲する．

る．また，環小指の鉤爪変形(Claw finger)が認められる．手の巧緻運動障害とともに握力が低下する[5]．
☐ 肘関節部痛は，肘関節屈曲時に生じる例が存在する．

2. 肘部管症候群の診断

☐ 肘関節の屈曲伸展を繰り返す仕事では，本症の発症に関与するため詳しく問診をとる．社会背景(職業や生活様式，趣味活動やスポーツ歴)も詳しく聞く．さらには小児期の肘関節骨折の既往の有無については必ず聴取する．また，しびれ感がどのようなときに出現するかが重要であり，就寝時に肘が屈曲するため夜間のしびれ感で目が覚める，歯磨きや読書，長時間の電話など肘を曲げる動作を続けたときだけしびれ感が出現する場合もある．
☐ 肘部の診察に先立ち，頚部(頚部神経根障害)や鎖骨上窩部(胸郭出口症候群)を各種誘発試験で除外する．
☐ 肘関節の変形(外反肘，内反肘)や腫脹の有無，可動域検査，徒手筋力検査を実施する．環小指の深指屈筋，小指外転筋および第1背側骨間筋，母指内転筋の筋力低下が指標となる．
☐ 他覚的感覚障害の検査としては，Semmes-Weinstein monofilament test が用いられ，2PDやm2PDは重症例で調べる．手内在筋筋力の評価にはピンチメーターが有用である．
☐ Tinel様sign を肘内側上顆の近位部で認めるが，反対側との比較が重要である．
☐ 肘屈曲試験は手根管症候群のPhalenテストに相当し，肘関節の屈曲により肘部管の内圧を上昇させ，症状を誘発し，症状が出現すれば陽性である．
☐ 画像診断や電気生理学的診断も重要であり，X線検査にて外反肘や内反肘の有無を評価する．また，ガングリオンが発症の原因になることがあり，MRIや超音波検査も有効である[6]．

3. 肘部管症候群の一般的な治療

☐ 肘部管症候群は発症すると進行性であり，筋萎縮を呈した症例では手術療法が適応となる．間欠的しびれを訴え，筋力低下や筋萎縮がない場合には保存的療法が選択される[5]．

- 保存的療法に抵抗する場合は，手術的療法が実施される．肘部管症候群の手術は単純除圧術と前方移行術に分けられ，単純除圧術は，神経を移動しないため神経への血行を温存できる点，術後の瘢痕をつくりにくい点がある．
- 前方移行術では外反肘変形が高度であっても，十分な除圧が可能であるが，神経への血行温存の観点からは不利であり，術後瘢痕をつくる可能性があるとされている．
- 手術的療法としてほかに，上腕骨内側上顆切除（King 変法），肘部管形成術，鏡視下切除術などがある[7), 8)]．

II ハンドセラピィの基本的戦略

- 肘部管症候群のハンドセラピィは，①動作や活動時の反復した肘関節の屈曲伸展や持続した肘関節の屈曲位を避けること，②肘関節屈曲防止の night splint を装着すること，が重要となる．

III 私たちのハンドセラピィ・プロトコル

- 本項では筋力低下や筋萎縮のない場合に選択される保存的療法について記載する．

1) スプリント療法

発症から間もない症例や，筋力低下および筋萎縮のない症例にはスプリント療法が実施される．スプリントおよびシーネは肘関節伸展位（屈曲 30°程度）（図 3）で作製・固定し，経過を観察する．Seror[9)]は 15°～60°に肘の動きを制限した装具を夜間，少なくとも 6 ヵ月間使用させたところ，手術を予定していた症例も含め，すべての症例で症状の改善がみられたと報告している．また，Hong ら[10)]は 30°～35°の肘関節固定装具を着用させ，その有用性を報告した．

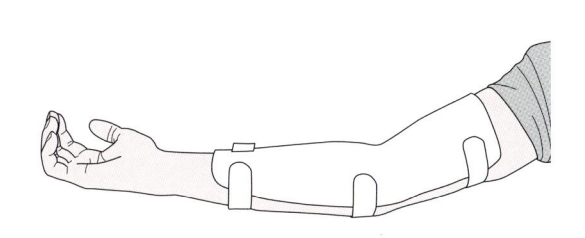

図 3　肘関節伸展位スプリント

2）神経滑走訓練

肘部管症候群に対する神経滑走訓練が効果的であったという報告がある[11),12)]．肘部管症候群では，尺骨神経が肘関節屈曲位で内側上顆，Osborne's ligamentにより伸張・圧迫されると肘部管内の内圧が高まり，繰り返し起こる神経内圧の上昇により浮腫，瘢痕化が生じ，その結果，肘部管内での尺骨神経の遠位滑走および近位滑走が障害され症状をひき起こすことが考えられており，神経滑走訓練（図4，5）により遠位および近位への神経滑走を施行することで症状を改善させる可能性がある．

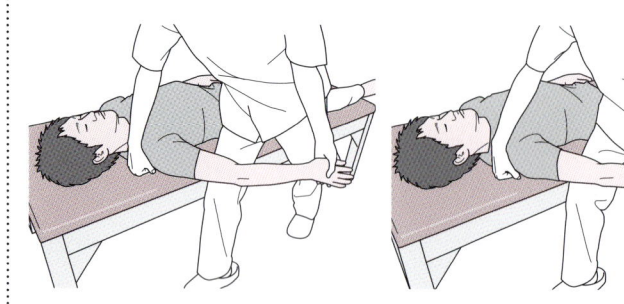

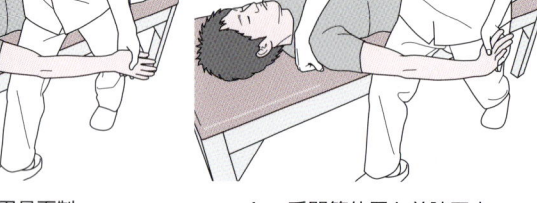

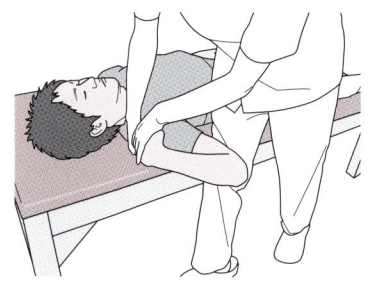

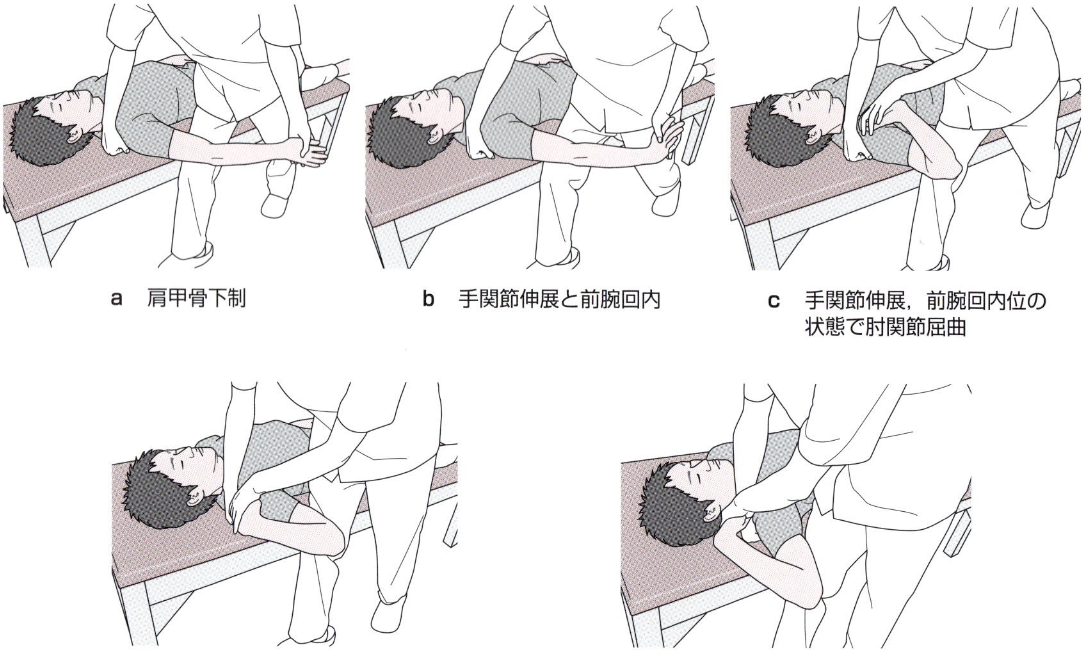

a 肩甲骨下制
b 手関節伸展と前腕回内
c 手関節伸展，前腕回内位の状態で肘関節屈曲
d 手関節伸展，前腕回内，肘関節屈曲位の状態で肩関節外旋
e 手関節伸展，前腕回内，肘関節屈曲，肩関節外旋位から肩関節外転

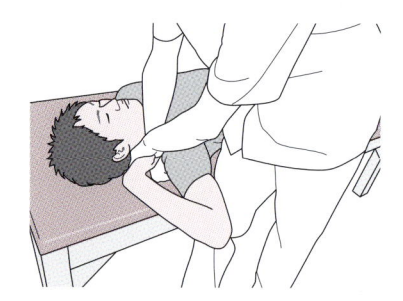

図4　神経滑走訓練[12),13)]

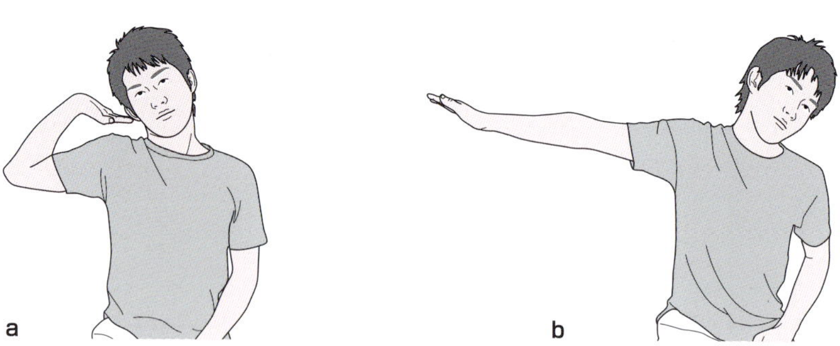

図5　自動運動による神経滑走訓練
a：肩甲上腕関節90°外転位で，肘関節屈曲，前腕回内，手関節伸展，手指の伸展運動と頚椎の同側の側屈により尺骨神経の遠位滑走が得られる．
b：反対側への頚椎側屈と肘関節伸展，前腕回内，手関節中間位，手指の屈曲運動により尺骨神経の近位滑走が得られる．

Ⅳ 肘部管症候群の基本的な評価

1) 症状の問診（しびれ，疼痛，筋力低下）
2) Tinel様signの有無
3) 診断テストによる鑑別
4) 疼痛の評価（安静時，夜間，運動時）
5) しびれ（しびれのある領域）の評価
6) X線評価（外反肘，内反肘，変形性肘関節症）
7) 関節可動域
8) 筋力
9) ADL
10) DASH（Q-DASH）による患者立脚型の評価
11) 社会背景（職業や生活様式，趣味活動やスポーツ歴）

Ⅴ ハンドセラピィを成功させるためのポイント

☐ 保存療法による肘部管症候群の改善のためには，患者の協力が重要である．

☐ 再発予防のため，職業や生活様式，趣味活動における上肢の使用や姿勢について指導・教育することが大切である．

☐ 痛みを生じない範囲での動作や活動を推奨し，廃用による筋力低下を防止することが重要である．

☐ 動作や活動時の反復する肘関節の屈曲伸展や持続する肘関節の屈曲位は，症状を増悪させるため，行わせないよう指導する．

☐ 神経滑走訓練は，症例によっては症状を増悪させることがあるため，注意をしながら実施する．

☐ スプリント療法では，肘関節伸展位での装着を継続して実施することが症状の改善につながるが，1ヵ月経過してもしびれ感に改善がない場合は手術適応となる[4]．

☐ 術後のリハビリテーションは，術後2日から開始する．肘関節80°屈曲位で，手関節中間位前腕軽度回外位で固定する．手指と肩関節の自動運動は筋力低下，関節拘縮，浮腫防止のために早期から開始する．術後3日より運動時は固定除去し，肘関節の自動屈曲・伸展を開始する．術後1週で固定を完全に除去とし，尺骨神経の神経滑走運動を開始する．

☐ 鷲手変形の矯正手術が行われた場合，早期にスプリントを除去すると手指伸展力が矯正力を上回り，再度鷲手変形を呈することが多い．

☐ 術後6ヵ月間はMP関節伸展ブロック付きスプリントを継続して装着し，腱移行術によって再建する目的のため，機能を保護する必要がある[4]．

まとめと展望

肘部管症候群は発症すると進行性であり，間欠的しびれを訴え，筋力低下や筋萎縮がない場合には保存的療法を実施する．スプリント療法と神経滑走訓練を併用し症状の進行の防止，さらには症状の改善に努める．肘部管症候群では手根管症候群に比べ再発・再手術の報告が散見される．そのため保存的療法により症状の進行を防止することや，症状の改善を得ることは大変重要である．しかしながら保存的療法の適応を明確にすることができた研究はこれまでになく，今後は，保存的療法の適応や重症度による手術選択の適応を明確にしていく必要があると考える．

文献

1) Feindel W, et al：The role of the cubital tunnel in tardy ulnar palsy. Can J Surg 1：287-300, 1953
2) Osborne GV：The surgical treatment of tardy ulnar neuritis. J Bone Joint Surg 50B：782, 1957
3) Iba K, et al：Intraoperative measurement of pressure adjacent to ulnar nerve in patients with cubital tunnel syndrome. J Hand Surg 31A：553-558, 2006
4) 日本ハンドセラピィ学会：認定ハンドセラピスト制度養成講座，基礎研修会　入門セミナー　テキスト，p112, 2009

5) 長岡正宏, 落合直之 編：肘部管症候群. 末梢神経障害—基礎と臨床の全て, 整・災害 51：527-532, 2008
6) Kato H, et al：Cubital tunnel syndrome associated with medial elbow ganglia and osteoarthritis of the elbow. J Bone Joint Surg 84A：1413-1419, 2002
7) Taniguchi Y, et al：Simple decompression with small skin incision for cubital tunnel syndrome. J Hand Surg 27B：559-562, 2002
8) Waugh RP, et al：In situ decompression of the ulnar nerve at the cubital tunnel. Hand Clin 23：319-327, 2007
9) Seror P：Treatment of ulnar nerve palsy at the elbow with a night splint. J Bone Joint Surg 75B：322-327, 1993
10) Hong CZ, et al：Splinting and local steroid injection for the treatment of ulnar neuropathy at the elbow；clinical and electrophysiological evaluation. Arch Phys Med Rehabil 77：573-577, 1996
11) Svernlov B, et al：Conservative treatment of the cubital tunnel syndrome. J Hand Surg Eur Vol.34：201-207, 2009
12) Oskay D, et al：Neurodynamic mobilization in the conservative treatment of cubital tunnel syndrome：lomg-term follow-up of 7 cases. J Manipulative Physio Ther 33：156-163, 2010
13) Shacklock M：Clinical Neurodynamics. BUTTERWORTH HEINEMANN, EDINBURGH LONDON NEW YORK OXFORD PHILADELPHIA ST LOUIS SYDNEY TRONTO, 2005

（金子翔拓）

4 腱損傷
① 伸筋腱損傷（縫合後）

理解のためのエッセンス

- 臨床で遭遇する伸筋腱損傷は，指伸筋（総指伸筋），長母指伸筋腱損傷が多い．
- また，伸筋腱は皮膚の挫滅，開放骨折，開放性関節損傷などの合併症を受けやすく，Zone Ⅳ～Ⅶ損傷では60％になっている．
- そのため，縫合後も機能障害に移行しやすいので，周到なリハビリテーションプログラムと早期からの滑走訓練が重要となる．

Ⅰ 伸筋腱修復後のハンドセラピィとは

1．基礎知識

- 解剖学的には伸筋腱は，前腕から手に進む6つの管を通過する．
- 第1コンパートメントは長母指外転筋，短母指伸筋，第2コンパートメントは長母指外転筋，短母指伸筋，長・短手根伸筋，第3コンパートメントは長母指伸筋，第4コンパートメントは指伸筋，示指伸筋，第5コンパートメントは小指伸筋，第6コンパートメントは尺側手根伸筋が管内を通過しており，手関節伸展筋以外は，手背にある伸展機構や手内筋と競合して指伸展に関与している．
- 伸筋腱は皮膚の挫滅，開放骨折，開放性関節損傷など合併症を受けやすい．これは，指背側腱膜は皮膚の直下にあり，損傷を受けやすいためである．
- 臨床でしばしば遭遇する手指の伸筋腱損傷では指伸筋（総指伸筋），長母指伸筋腱損傷が多い．また，指の伸展は伸展機構を利用して指運動の微調整を行っており，挫滅などの軟部組織損傷を合併している場合は，屈曲障害を起こしやすいのでその程度を把握しておくことが重要である．
- Newport[1]の調査では伸筋腱損傷の60％が合併症を伴っており，Zone Ⅳ～Ⅶ損傷は60％とし，この部位の損傷が多い．

Ⅱ ハンドセラピィの基本的戦略

- 伸筋腱損傷は屈筋腱損傷に比べて，術後のリハビリテーションに関してもそれほど慎重に取り扱われていないことが多かった．これは，伸筋腱縫合後に癒着が発生しても剝がれやすく，また，腱固定効果（Tenodesis effect）を利用すれば手の機能に及ぼす影響は少ないとされてきたためである．このため3週間固定法でも術後成績に問題はないと言われてきた．
- しかし，リウマチなどの皮下断裂以外は，手背部に位置する伸筋腱は挫滅損傷や手指骨骨

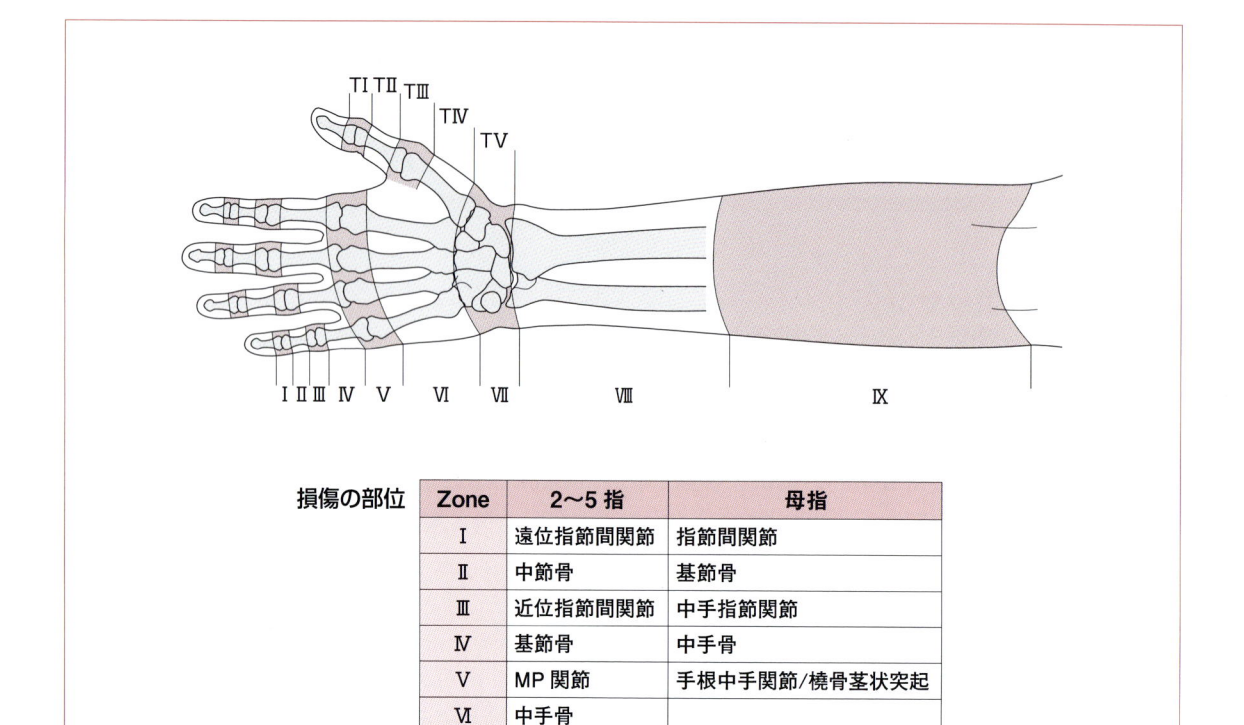

損傷の部位	Zone	2〜5指	母指
	I	遠位指節間関節	指節間関節
	II	中節骨	基節骨
	III	近位指節間関節	中手指節関節
	IV	基節骨	中手骨
	V	MP関節	手根中手関節/橈骨茎状突起
	VI	中手骨	
	VII	背側支帯	
	VIII	前腕遠位	
	IX	前腕中央と近位	

図1　Vardan, Doyle の伸筋腱損傷の Zone

折の外傷後の合併損傷として発生することが多い．
□ その結果，縫合後に癒着が発生しやすく，握力低下や伸展機構の破綻をきたし，手指の変形（スワンネック・ボタン穴変形）などの機能障害に移行しやすいので，複合損傷には周到なリハビリテーションプログラムが必要である．このためには早期からの滑走訓練がポイントとなる．
□ 伸筋腱損傷区分：損傷部位に従って2〜5指の部位を7つに，母指を5区画にそれぞれ区分している（図1）．

Ⅲ 私たちのハンドセラピィ・プロトコルと装具療法（伸筋腱損傷の区分別）

【手指の部位】

(1)

区分	特徴	プロトコル＋装具療法
Zone Ⅰ	マレット指：槌指 ①腱断裂⇒正面からの指伸展時屈曲強制	・PIP 関節側方脱臼以外は観血的整復．骨損傷がなければ DIP 伸展保持スプリント（図2）[2]で6〜7週固定
	②終止腱からの引き抜き⇒上方向からの指伸展時屈曲強制	・Pull-out 法＋Kワイヤーで3週間固定．その後，DIP 伸展装具装着．6〜7週固定
	③関節内骨折⇒下方からの過伸展強制	・上記に同様 ・DIP 関節が過伸展を呈する場合はスワンネック変形に移行しやすいので要注意

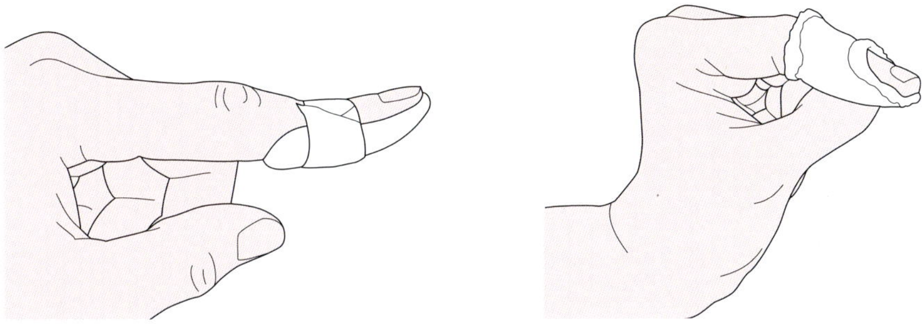

図2 マレット指用装具

(2)

区分	特徴	プロトコル＋装具療法
Zone Ⅱ	・切断，鋸による損傷，挫滅が多い	・DIP 伸展装具にて6週，24時間スプリント固定．術後1週後から PIP 関節の愛護的自動運動開始
Zone Ⅲ	・伸展機構が PIP 関節近傍で断裂しているときは PIP 関節の伸展力が低下している．側索が掌側亜脱臼しているときはボタンホール変形をきたす	・PIP 伸展位にてスプリントで3〜4週固定〔安全ピンスプリント（図3）[3]〕，または pinning 3週．いずれも DIP 関節は自動運動を許可

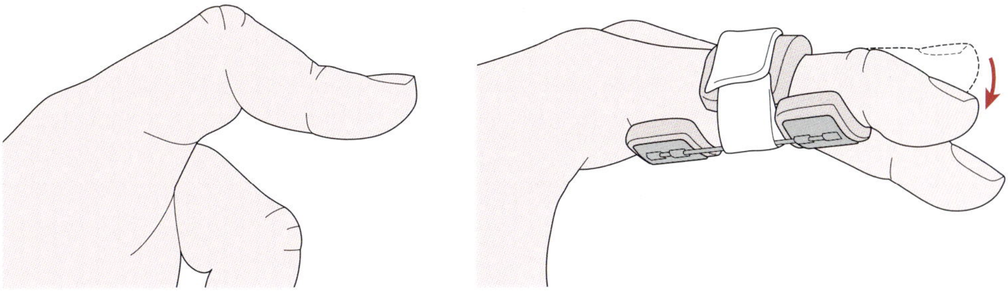

図3 安全ピン装具

a：ボタンホール変形の例．
b：スプリントを装着して，PIP 関節の伸展位を保持する．PIP 関節上のストラップは徐々に締めていき，PIP 関節を完全伸展位にする．患者に自動と他動で DIP 関節を屈曲するように指導する．スプリントは，患者の PIP 関節が自動伸展できるようになるまで続ける．

(3)

区 分	特 徴	プロトコル＋装具療法
Zone Ⅳ	・完全断裂より部分断裂が多い．これは伸展機構が平板であり基節骨に沿って彎曲しているため．PIP関節が完全伸展できないときは完全損傷を疑う．この区分はしばしば基節骨損傷を伴っていることが多い．癒着による屈曲，伸展障害および再断裂が発生しやすい	・動的伸展スプリント（図4）[4]．4～6週，24時間装着する．1週間後に腱のmobilization開始（図5）[4]．4週以降，自動運動開始．装具は6週間装着し，2週間，夜間のみ装着

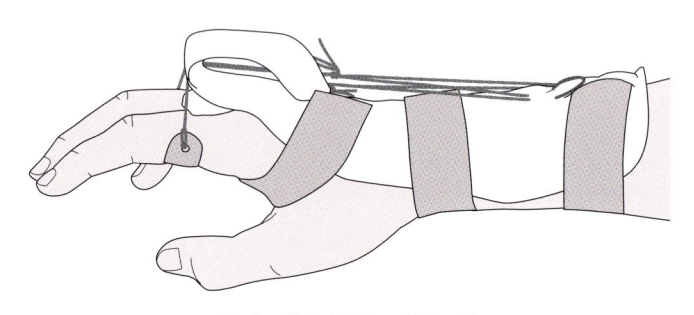

図4 動的伸展スプリント

動的伸展スプリントをMP関節近位の修復に用いる．
(Crosby CA, Wehbe MA：Early protected motion after extensor tendon repair. J Hand Surg［Am］24：1063, 1999より引用)

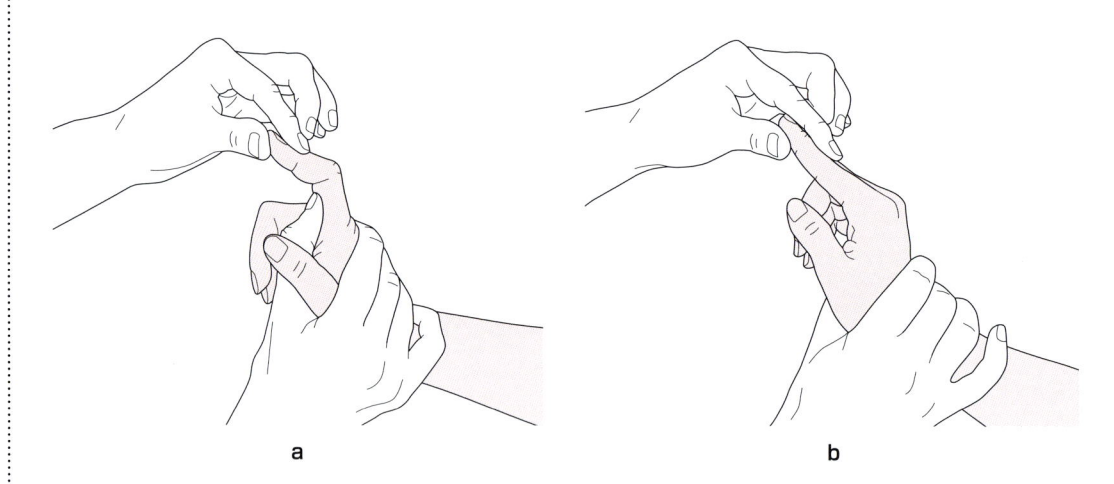

a b

図5 伸筋腱に対するmobilization

a：手関節とMP関節を伸展位にして，PIP関節を動かす．
b：手関節，PIP関節，DIP関節を伸展位にして，MP関節を動かす．
(Crosby CA, Wehbe MA：Early protected motion after extensor tendon repair. J Hand Surg［Am］24：1065, 1999より引用)

区　分	特　徴	プロトコル＋装具療法
Zone V	・開放創が多い．犬の咬み傷による損傷は感染の有無に注意	・修復後，3〜4日以内に手関節30°伸展位，PM関節，PIP関節伸展位で動的スプリント（図4）．自動屈曲，他動伸展運動．3〜4週以降自動運動
Zone VI	・修復腱を短縮させて縫合するため屈曲障害が発生しやすい	・3〜4日以内に動的伸展装具（図4）装着．3〜4週間手関節20°，MP関節30°屈曲，IP関節フリー
Zone VII	・複数の伸筋腱が損傷しやすい．損傷時近位の腱は近位に牽引され腱断端の縫合が困難になる．在外筋腱の過緊張の結果，屈曲障害が発生しやすい	・上記に同様

【母指の部位】

区　分	特　徴	プロトコル＋装具療法
Zone I	・母指マレット損傷 ・EPL（長母指伸筋）起始部の断裂．保存または縫合術の適応	・術後，静的IP関節伸展装具．6〜7週間固定
Zone II	・骨折を伴って伸筋腱の癒着が発生しやすい．EPL断裂によるIP関節伸展障害	・術後，静的IP関節伸展装具．6〜7週間固定 ・腱固定効果を利用した手関節伸展・屈曲運動を術後4週目から追加
Zone III	・開放損傷が多い．EPB（短母指伸筋）の損傷ではMP関節伸展障害	・固定もしくは動的IP，MP関節伸展装具 ・腱固定効果を利用した手関節伸展・屈曲運動を術後4週目から追加
Zone IV	・EPL，EPB損傷を伴う	・IP関節，MP関節伸展または軽度屈曲位固定．動的IP，MP関節伸展装具装着（図6）時は術後2週から母指他動伸展，自動屈曲開始．ただし屈曲運動時に縫合腱に負荷がかかるので漸次，IP，MP関節屈曲角度を増加させ6週までに80％の屈曲角度を得る

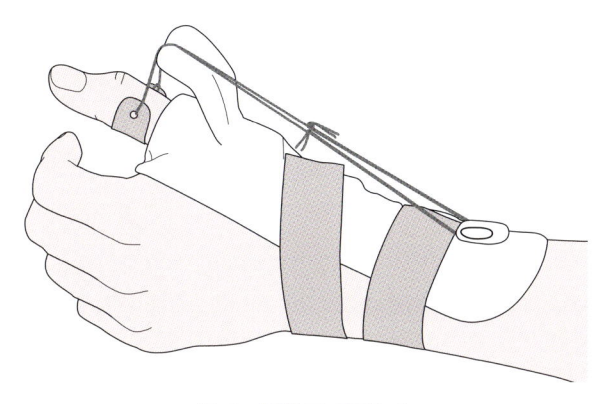

図6　動的スプリント
　この前腕を基礎とした動的スプリントは，MP関節とIP関節の自動屈曲が可能である．
（Crosby CA, Wehbe MA：Early protected motion after extensor tendon repair. J Hand Surg [Am] 24：1064, 1999より引用）

Zone V	・裂傷では短母指伸筋，長母指外転筋の損傷，MP関節伸展障害とCMCの外転障害が起こる	・MP伸展位または母指外転位で6週間固定．またはラバ・バンド牽引による他動外転，自動内転運動開始．ただし母指内転時の運動に要注意

IV 伸筋腱損傷の基本的な術前・術後評価：伸筋腱機能を評価するためのMillerの評価[5]

□ 伸筋腱機能を評価するためのMillerの基準を表1に示した．

表1 Millerの基準

結果	全伸展不全（Total Extension Lag）（度）	全屈曲障害（Total Flexion Loss）（度）
Excellent	0	0
Good	≦10	≦20
Fair	11〜45	21〜45
Poor	≧45	≧45

■まめ知識＆コラム■

伸筋腱の運動療法ではEvanceとBurkhalter[6]は2〜5指のZone IV〜VIIとEPL Zone IV〜Vの滑走距離を調査．MP30°屈曲運動が2.8mm．IP関節60°の屈曲運動はlister結節でEPLを5mm動かすとしている．DuranはZone IV〜VIIのリハビリテーションプロトコル Dynamic splintを術後3日より開始，手関節30°伸展，MP，IP関節を掌側からの屈曲制限付きバーで30°制限する方法．EPL損傷は手関節30°伸展，母指外転位，CMC，MP関節伸展位にて装具固定．動的牽引（ラバ・バンド牽引）または自動運動で60°屈曲まで漸次増加．3〜4週間装着．

V ハンドセラピィを成功させるためのポイント

1) 早期からの運動療法が癒着を防止できるが，注意深い介入が求められる．
2) 伸筋修復後のセラピィは伸展機構を含む斜支靱帯，関節包を含む周辺軟部組織のタイトネスを改善させることが重要である．
3) 装具療法では患者のコンプライアンスが鍵となる．
4) 伸筋腱の滑走距離が屈筋腱より短いので同時屈曲で傷害されやすい．また，伸筋腱の脱臼後のセラピィはMP関節を軽度屈曲位に保持する．
5) 自動，他動運動療法では漸次MP関節，PIP関節屈曲角度を増加させ，伸展lagを最小限にする．
6) 伸展lagは，患者の年齢，ADL，職業を考慮し，その許容範囲内までをゴールとする．一般的には多少伸展lagが生じても握力の減少に繋がる屈曲制限に留意すること．
7) 4〜6ヵ月を経ても可動域制限が改善しないときは伸筋腱剥離の適応となる．ただし，他動関節角度の正常可動域の獲得と瘢痕化した軟部組織や内在筋の軟化を改善させることが術後の良好な成績を得るために必要である．

まとめと展望

伸筋腱修復後のハンドセラピィは損傷部位，または合併症の有無によってその治療成績が変わる．単独の伸筋腱損傷は切傷やリウマチなどで比較的安定した成績が可能である．
一方，手背損傷の場合高度の挫滅や熱傷など軟部組織の損傷を伴う症例も多く，複合損傷におけるようなセラピィ技法が必要となることがある．伸展lagの少ない，かつ，握力が温存されることは重度損傷では難しくどちらかを優先する場合は，許容される伸展lagをもとに可能な限り握力を獲得することが日常生活動作の必要性からは優先される．

文　献

1) Newport ML, Blair WF, Steyers CM Jr : Long-term results of extensor tendon repair. J Hand Surg Am 15 : 961-966
2) Flaine Ewing Fess, et al : Hand and upper Extrimity Splinting, Principles and Methods.third edition. Elsiver Mosby, pp.458-459, 2005
3) King T : Injuries of the dorsal extensor mechanism of the fingers. Med J Aust 2 : 213-217, 1970
4) Grosby CA, Wehben MA : Eary protected motion after extensor tendon repair. J Hand Surg Am 24 : 1061-1070, 1999
5) Miller H : Repare of severd tendons of the hand and wrist. Surg Gynecol obstract 70 : 693-698, 1942
6) Evance RB, Burkhalter WE : A study of thedynamic anatomy of Extensor tendons and implications for treatment. J Hand Surg [Am] 11 : 774-779, 1986

（坪田貞子）

4 腱損傷

② 手指の屈筋腱損傷
─腱修復後の早期運動療法─

理解のためのエッセンス

- 屈筋腱修復後のハンドセラピィは，早期から修復された腱に断裂を起こさないだけの運動負荷を与えながら，腱を滑走させることで癒着のない抗張力のある修復腱にすることが重要である．
- このとき，修復腱に適切な motion stress をどう与えるかが重要なポイントとなる．
- そのためには，修復された腱の治癒過程や縫合強度などについての知識が不可欠である．

I 屈筋腱損傷とは

1. 解剖学的特性および生体力学的な特徴

- 手指の屈筋腱損傷には，掌側にある深指屈筋（FDP）と浅指屈筋（FDS）および長母指屈筋が切傷，挫滅あるいは骨折片により断裂または部分断裂により損傷する外傷性のものと，リウマチによる皮下断裂などがある．
- これらの筋は前腕に筋腹をもち，手根管を通過し，浅指屈筋，深指屈筋腱はそれぞれの指に向かって放射状に走行し，各指の DIP 関節基部，PIP 関節基部へと停止している．
- これら指屈筋腱は前腕部に大きな筋腹を保ち，手根内には総指屈筋腱鞘，指には指腱鞘に包まれ腱鞘を有し，長い距離滑走を可能にしている．また，指節関節には，指が屈曲した際滑走をスムーズにガイドするための滑車を有している[1]（図1）.

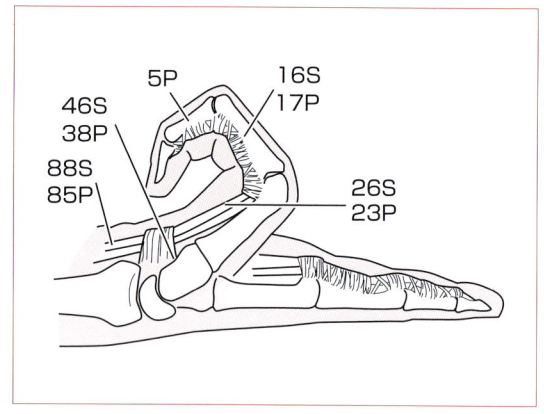

図 1　深指屈筋（FDP）と浅指屈筋（FDS）の指屈伸運動時の腱滑走距離（文献1より引用）

- このように手外筋としての屈筋腱は大きな滑走距離を持ち，手指の腱を滑走させることで繊細な指機能に関与している．つまり，手外筋としての深指屈筋，浅指屈筋は grip 動作や hook 動作の際に力を発揮するばかりでな

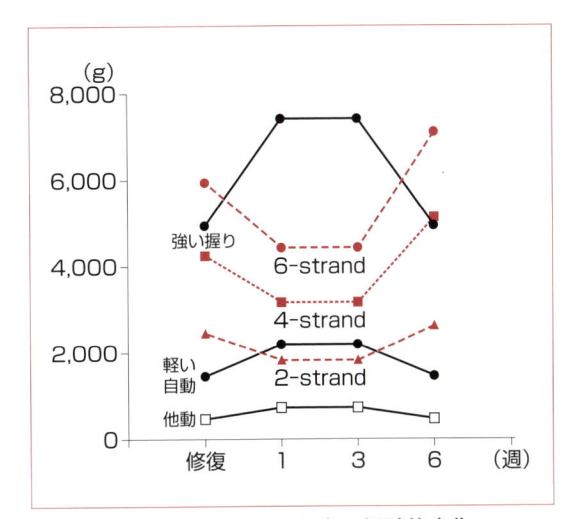

図2 縫合法の違いによる張力の経時的変化
(文献2より引用)

赤い線は，術後1週目は張力が低下するが4週間で縫合時の張力に回復し，6週以降強い張力を得る．黒線は，指運動時の負荷の程度を他動運動，軽い自動運動，強い握りで経時的に示している．

	正常で屈筋腱にかかるTensile stress	修復した屈筋腱にかかるTensile stress
Passive motion	500g	750g
Light grip	1,500g	2,250g
Strong-index FDP	9,000g	13,500g
備考	FDSはこれらの30％以下となる	摩擦（＋25％）と浮腫（＋25％）で50％を修正している

図3 屈筋腱にかかる仕事量（文献2より引用）

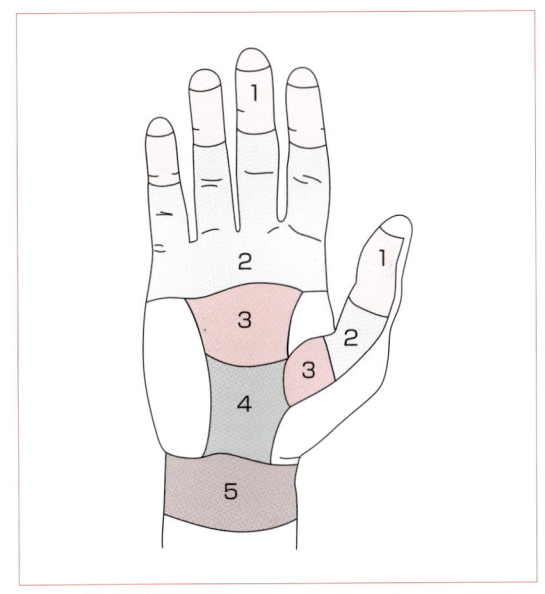

図4 損傷部位別区分（文献3より引用）

く，手内筋と協調的に働き手の複雑な動きに貢献している．

2. 屈筋腱断裂後の外科的介入

☐ 屈筋腱修復の縫合法がその後のハンドセラピィ計画の選択に大きな影響を与える．

☐ 現在，一般的に行われているさまざまな縫合法があるが，縫合腱を横切る縫合糸の数によって2-strand，4-strand，6-strandなどがあり，基礎実験ではそれぞれ，2kg，4kg，6kgと試算[2]（図2）されており，縫合法の張力に沿ってセラピィを考慮しなければならない．

☐ また，縫合後の経時的な腱張力の変化についても理解しておくことが必要である[2]．縫合術後，1週間で抗張力は低下するため，1，2週はセラピィ介入時には特に注意が必要である．しかし，これらの結果はあくまでも生体の実験結果ではない（図2）．

☐ 生体で屈筋腱にかかる仕事量を試算している（図3）．修復後，摩擦（＋25％）と浮腫（＋25％）を50％修正している．この値は1つの参考値となる．

☐ 加えて，軟部組織，神経，血管損傷の有無について十分な情報を得ておくことが重要で，執刀医との緊密な連携が必要である．

3. 屈筋腱損傷の損傷部位

☐ これらの腱が損傷され，腱縫合術後に腱の癒着が発生すると，手指の屈曲機能ばかりでなく伸展機能にも影響を与える．

☐ 国際分類に従って，屈筋腱損傷の損傷部位（図4）は手指および母指を5区画に区分されている．中枢部の手関節周辺の4，5区画，特に手根管内の損傷では深指屈筋，浅指屈筋の癒着や正中神経損傷に注意が必要である．

- また，手掌部の損傷は比較的癒着が起こりにくいと考えられているが，末梢の指節，MP関節以遠の1，2，3区画，特に2区画は，かつてノーマンズランドとよばれ，深指屈筋，浅指屈筋が腱交差しているため癒着の起こりやすい場所として知られている[3]．

II ハンドセラピィの基本的戦略

- 屈筋腱修復（縫合）後のセラピィは再断裂を起こさない，しかも手の機能を阻害するような腱の癒着のない，十分な抗張力をもった手の機能を獲得することが最終目的である[4], [5]．

III 私たちのハンドセラピィ・プロトコル：早期他動運動＋自動運動

(1)

術　後	方法（装具を含む）	指運動	備　考
0週始	・Duran法（図5） ・修正クライナート法＋修正クライナートスプリント（図6）	・術後1，2日から開始，指他動屈曲（DIP，PIP，MP関節の順に屈曲）し，最後に3関節を同時に屈曲して保持 ・ラバ・バンド牽引をはずし，患者もしくはセラピスト（患者）が徒手的にラバ・バンドを牽引し，指他動屈曲運動し，次にラバ・バンドをゆるめて自動伸展運動を行う（10～15/1セッション×6～7回/Day）	・浮腫・炎症症状に注意：上肢の高挙，アイシング ・浮腫が高度なときは運動量を調節する ・同時収縮を防止する

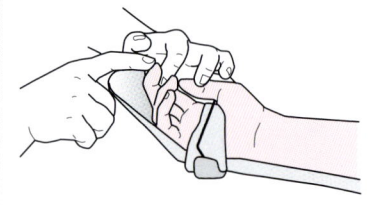

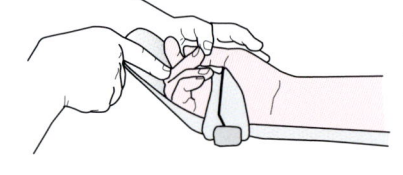

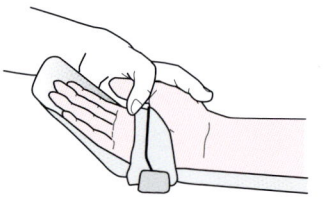

a　DIP関節他動屈曲　　b　DIP関節屈曲位でPIP関節他動伸展　　c　全指同時にIP関節伸展

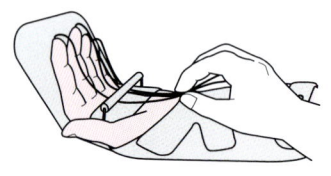

図5　Duran法

a　4指完全自動伸展（ラバ・バンド牽引を外す，またはゆるめて）　　b　4指完全他動屈曲（ラバ・バンド牽引を徒手的に引く）

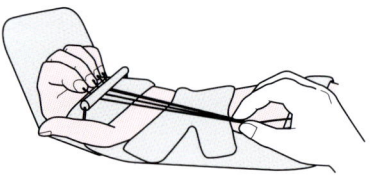

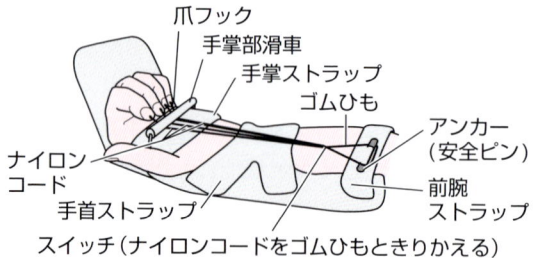

爪フック
手掌部滑車
手掌ストラップ
ゴムひも
アンカー（安全ピン）
前腕ストラップ
手首ストラップ
ナイロンコード
スイッチ（ナイロンコードをゴムひもときりかえる）

手関節　掌屈20～30°
MP関節　30°屈曲
IP関節　完全伸展
ナイロンコード＋ラバ・バンド
爪先にフックを設置
安全ピン

c　装具部位名

図6　修正クライナートスプリント
縫合指は損傷した隣接指または4指を同時にラバ・バンド牽引する方法が推奨される．

(2)

術　後	方法（装具を含む）	指運動	備　考
2週始 4週終	・Therapist assisted tenodesis motion＋Place and hold techniques（図7）	・腱固定効果を利用した腱滑走訓練＋自動運動	・PIP関節伸展lagに注意 ・修復腱に自動収縮を起こさせることが腱鞘内の癒着の防止には重要

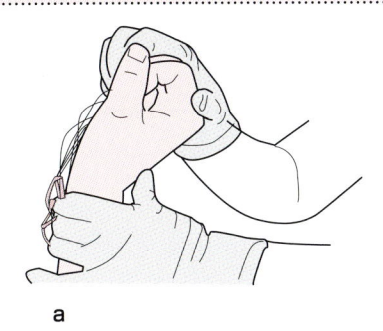

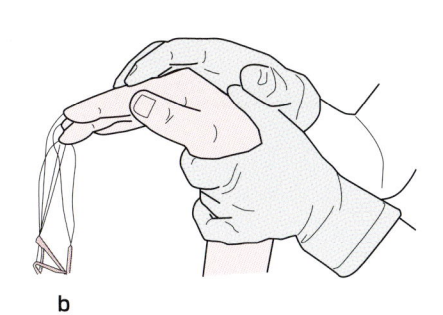

a　　　　　　　　　　　　　　　b

図7　Therapist assisted tenodesis motion＋Place and hold techniques

a：セラピストの徒手的介入で手関節伸展位に誘導しながら指屈曲させ，次に手関節屈曲位に誘導しながら指伸展させる（5～10回/1セッション×2回/Day）[6]．

b：Therapist assisted tenodesis motion techniques を施行後，最後にaの肢位で，手関節伸展位で指屈曲位を2，3秒保持した後に，セラピストが手を離し，患者自身がその肢位を保持したままFDS，FDPを同時に自動収縮させる（1～3回/1セッション×2回/Day）[7]．

※Synergistic tenodesis motion techniques（Mayo Clinic）の徒手的方法．複雑な tenodesis splint 作製の過程を省き，これを徒手的方法に置き換えた方法．装具を外し，徒手的に減張位を手関節，MP関節でコントロールしながら指運動を行わせるもので，他動運動と軽い負荷の自動運動の両者ができる．安全な腱滑走と関節可動域を獲得できる．

(3)

術　後	方法（装具を含む）	指運動	備　考
5週始	・日中装具フリー 夜間装具のみラバ・バンド牽引なしの背側ブロッキング装具を装着	・手関節中間位で指伸展，屈曲運動：愛護的なゆっくりした自動運動 ・腱滑走訓練（tendon gliding exercises）（図8）	・PIP関節伸展lagに注意 ・手関節は指伸展位で中間位まで保持可

図8　腱滑走訓練（tendon gliding exercises）[8]
手関節中間位固定のまま，指運動を行わせて腱滑走をさせる．

(4)

術後	方法(装具を含む)	指運動	備考
6週始	・軽い自動運動 ・夜間装具のみ	・軽い抵抗運動 ・手関節中間位でセラプラストを棒状にのばす作業 ・軽作業，書字，ADL (self care) に手の使用を促す	・手関節0°伸展位＋指伸展運動可
7週始	・装具完全フリー ・癒着解離装具(図9a) ・腱滑走訓練(図9b) ・作業：軽度～中等度	・癒着があれば解離のための介入(装具療法：ブロッキング装具) ・腱滑走の促進，関節可動域拡大 ・家事動作(軽い)：箸の使用，食器洗い，ナプキン絞りなど ・道具の操作：ハサミ，書字，キーボード操作	・事務作業・軽作業は復職可 ・事務的作業は復職可

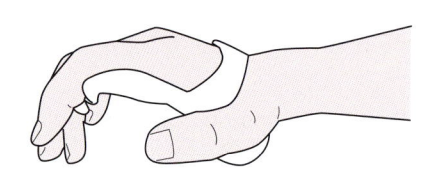

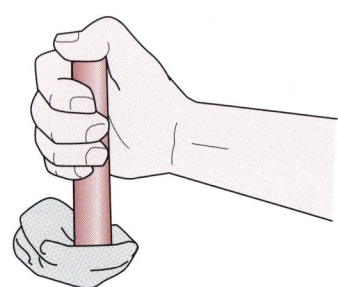

a　ブロッキングスプリント　　　　b　スティックを用いたパテの伸張練習

図9　癒着解離のための装具とグリップ運動

(5)

術後	方法(装具を含む)	指運動	備考
8週始	・負荷を増した筋力増強訓練 ・ジョイントジャックスプリントによる腱癒着解離(図10) ・やや強い負荷作業	・セラプラスト(中等度から重度)による握り動作訓練 ・装具による腱癒着解離 ・家事動作(より重い)：ボトルの開閉，鍋など物を持つ(2～3kgまで) ・入浴：タオル絞り	・中等度負荷の作業は復職可 ・ある程度の負荷は腱の抗張力回復のためには必要

a　側面　　　　b　装着しているときの掌側面

図10　ジョイントジャックスプリント

(6)

術後	方法(装具を含む)	指運動	備考
12週	終了	・重量物の保持，push up，雪かき操作のような活動，ゴルフ・野球などスポーツ競技への復帰(13週以降)	・重作業者は復職可 ・握力測定可 ・手関節伸展＋指伸展運動可

IV 単独屈筋腱修復後の基本的な術前・術後評価

1) **TAM**：total active motion（自動運動時のIP＋MP同時屈曲時の総和－IP＋MP関節同時自動伸展時の伸展lag）
2) **TPM**：total passive motion（他動運動時のIP＋MP同時屈曲時の総和－IP＋MP関節同時他動伸展時の伸展lag）
   - 術後4週，6週，8週，12週に測定する．TAMとTPMの解離がある場合は癒着を疑う．
   - このとき，％TAMを健側比（標準値）で算出し，最終術後成績〔Excellent（85％以上），Good（75％以上），Fair（65％以上），Poor（55％以下）として分類〕とする．
3) **ADL**：6週以降から軽作業を中心に評価
4) **握力**：術後12週以降
5) **pinch power**：術後12週以降
6) **DASH（Q-DASH）**：術前，術後12週，そのほか必要に応じて
7) **職業復帰**：一般的には事務など軽作業は6週以降，重作業は12週以降復帰可能

V ハンドセラピィを成功させるためのポイント

- ☐ 非侵襲的外科手術が行われていても，生体にとっては外傷的ストレスである．創および修復後の腱の癒合過程を理解し，術後4週までに関節拘縮のない，柔軟性をもった軟部組織を回復させることが良好な結果につながる．
- ☐ **Duran法**は関節可動域訓練としての位置づけが望ましい．減張位で各関節の可動域を確保する．
- ☐ **修正クライナート法装具**は，修復腱の術後早期からの腱滑走を行わせるためにラバ・バンド牽引を利用して指他動屈曲，逆にラバ・バンド牽引をフリーにして自動伸展運動を行うための装置で，かつ，修復腱を減張位に保持するための背側ブロッキング装具（DBS）である．縫合指だけでなく，全指または隣接する指も同時にラバ・バンド牽引することが推奨される．
- ☐ **セラピストアシストテノデーシス運動**で重要な点は手関節肢位をコントロールしながら，指伸展，屈曲運動を行う（約10回）．この運動時の手関節，MP関節の肢位が重要である．
- ☐ また，このときの指屈曲運動時には十分な手関節伸展，MP関節屈曲位で行い掌側皮線まで屈曲させる．一方，指伸展運動時は十分な手関節屈曲，MP関節伸展位で，IP関節を完全に伸展させる．この運動は周到な手関節，MP関節コントロール下で，装具を外して徒手的に行う．
- ☐ この運動の終わりに，4指を同時に自動屈曲運動（place and hold ex）させ，これを2，3回繰り返す．
- ☐ 日中は修復腱を腱鞘内の中枢側に引き込んでおくために屈曲位とし，夜間はPIP関節の屈曲lagを防止するために，装具内でMP屈曲，IP関節完全伸展肢位に保持する．
- ☐ 術後の運動療法は創癒合の観点から，術後3，4日目以降から開始することが望ましいとする報告[9]もある．ただし，浮腫が高度な場合は，術翌日からの浮腫軽減を目的とした上肢の挙上friction massageや，間欠的なアイシング（冷却）を行い早期に浮腫を消退させる[9]．
- ☐ 再断裂の可能性は4週までが最も大きいが，8週までは注意を要する．とりわけ手関節伸展位での指伸展運動に注意が必要である．
- ☐ 患者のコンプライアンスは術後成績に大きな影響を与えるので十分な説明と同意の上で実施する．
- ☐ 術後プロトコルは1つの指標であって症例によって変化させることが重要で，きめ細かな観察が必要である．
- ☐ 執刀医との緊密な連携が重要である．

まとめと展望

屈筋腱修復後の早期運動療法はさまざまな変遷を経て，修正クライナート法が現時点ではスタンダードである．われわれの行っている Therapist assisted tenodesis motion 技法は滑走距離を得るというよりは，炎症が鎮静化し，腱の癒着が始まる術後4日前後から腱鞘内で腱の移動を行わせ，関節可動域を確保しつつ，滑車上の通過をスムーズにし，この運動後に自動運動（place and hold）を加えることで，腱の癒着防止や腱癒合の促進に貢献できる方法と考えており，良好な臨床成績も得ている[10]．田中ら[11]は MP 関節を加えた Advance tenodesis motion を提案しているが，理論的には可能で臨床応用が期待される．

今後，これらのテクニックを組み合わせることで，多くの症例にラバ・バンド牽引が不要となる可能性がある．また，現在行われている1時間10～15回の motion stress の頻度についても，患者のコンプライアンスを含めて再考が必要と考えている[12]．

文献

1) Stricland JW：The scientific bases for advances in flexor tendon surgery, J Hand Ther 18：94-110, 2005
2) 薄井正道 監修，北川博之 翻訳：Green の手の外科 第4版，診断と治療社，p2022, pp.2027-2028, 2003
3) Verdan C：Primary repair of Flexor tendons. J Bone Joint Surg 42A：647, 1960
4) Gelberman RH, et al：Flexor tendon healing and restoration of the gliding surface. An ultrastructural study in dog. J Bone Joint Surg 65A：70-80, 1983
5) Pettengill KL：The evolution of early mobilization of the repaired flexor tendon J Hand Ther 18：157-168, 2005
6) Strikland JW：The Indiana method of flexor tendon repair. Atlas Hand Clin 1：77-103, 1996
7) Gratton P：Early active mobilization after flexor tendon repair. J Hand Ther 6：285-289, 1993
8) WehbeMA：Tendon gliding Exercises, An J Occupther 41：164, 1987
9) Zhao C：Short term assessment of optimal timing for postoperative rehabilitation after flexor tendon repair in a canine model. J Hand Ther 18：322-329, 2005
10) Tsubota S, et al：Therapist Assisted Tenodesis Motion exerciseafter flexortendon repair in Zone 2, 6th Congress of the International federation of Societiesfor Hand Therapy Book of abstracts 106：Edinburgh, UK, 2004
11) Tanaka T, et al：Flexor digitorum profundus tension during Finger manipulation. J Hand Ther 18(3)：335-337, 2005
12) Dobbe JC, Eng, B et al：Patient compliance with a rehabilitation program after tendon repair in zone2 of the hand. J Hand Ther 15：16-21, 2002

（坪田貞子）

4 腱損傷
③ 手指再接着

理解のためのエッセンス

- 手指再接着術後のセラピィは，手指の解剖を理解し，切断部位，損傷状態や修復組織を把握した上で行う必要がある．
- 基節骨レベルでの再接着後は，PIP関節伸展lagが極力生じないよう伸展機能に着目したセラピィが重要である．
- 患者には血管閉塞をきたさないよう，禁忌事項の指導を徹底する．

I 手指再接着とは

1. 疾患の知識

- 再接着術（replantation）とは，切断されて血流が障害され放置すれば壊死する組織を，血管を含めて一期的に修復し，生着させる術式である．
- 本邦においての微小血管吻合は，1965年に小松と玉井による切断母指再接着をきっかけに急速に発展を遂げ，再接着の成功率は90%前後となっている[1]．
- 単に生着させるだけでなく，指や手としての機能を得るために，術後セラピィの担う役割は大きい．
- 訓練で改善しない拘縮や腱の癒着などには，追加手術が必要となる場合が多い．

2. 指切断の分類

- 指切断は完全切断と不全切断に分けられる．
- 切断端の状態：刃物などで切られた鋭利切断，電気鋸などで受傷し断端付近にのみ挫滅を伴う局所挫滅切断，プレス機ではさまれるなどで広範囲組織損傷を伴う挫滅切断，機械に巻き込まれるなどで組織が引きちぎられる引き抜き切断の4つに分類（表1）される．

表1 切断の分類（文献2より引用）
1. 鋭利切断 clean cut amputation
2. 局所挫滅切断 local crush amputation
3. 挫滅切断 crush amputation
4. 引き抜き切断 avulsion amputation

- 切断部位：玉井の区域分類[3]（図1）が最もよく用いられている．石川らは末節部切断の手術方針の目安として玉井の分類のZone I，Zone IIをさらに4つのsubzoneに分類した（図2）．さらに爪床，爪母を境にして分類するAllenの分類[4]（図2）がある．

II ハンドセラピィの基本的戦略

- 玉井の分類のZone別に，屈筋腱と伸筋腱の修復の有無により異なるセラピィを実施している．
- 特に，玉井の分類ZoneⅢ，ⅣはPIP関節の伸展lagや屈曲拘縮が生じやすく，一度生じてしまうと2次的手術を行っても成績は不良

図1 指切断のZone分類
（文献5より引用）

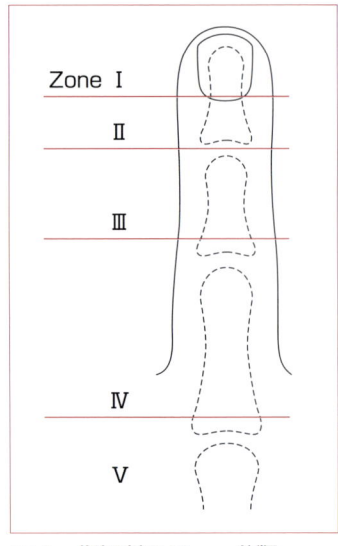

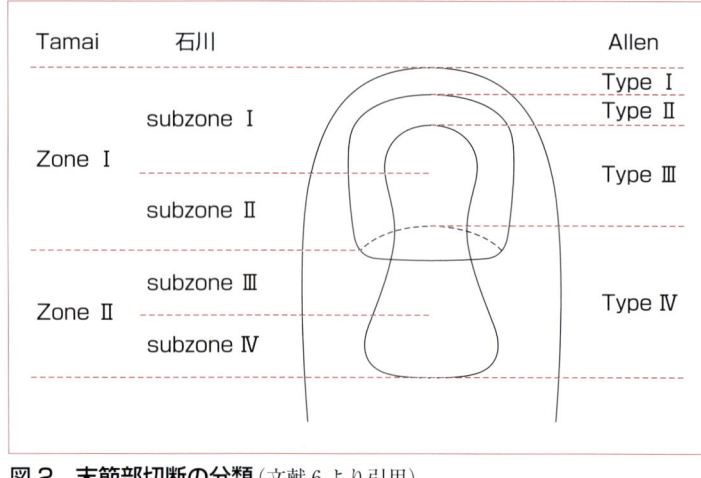

図2 末節部切断の分類（文献6より引用）

である．よって，早期よりスプリント療法を併用し，手指伸展機能を優先したプロトコルを実施している．

III 私たちのハンドセラピィ・プロトコル

☐ 本プロトコルの適応条件：再接着部の血行が良好であり，骨接合術により骨折部の安定性が得られている症例．

1. 玉井のZone分類別の手指再接着術後のハンドセラピィ・プロトコル

1) Zone I

☐ 石川の分類subzone I は，血管が細く技術的に難しいため，composite graft，開放療法，皮弁の適応となることが多い．subzone II は挫滅の程度により再接着の適応となる．

☐ このレベルでは腱が存在しないため，再接着部の血行状態と骨癒合の状態に合わせてセラピィを進める．

【Zone I 再接着術後のハンドセラピィ・プロトコル】 (1)

時　期	装　具	セラピィ	作業活動など
術後1〜2週より	・ハンドベース背側保護スプリント作製（図3），終日装着	・自動運動開始（一時的にDIP関節を鋼線固定している場合は，抜去後よりDIP関節の自動運動を開始する）	

図3 ハンドベース背側保護スプリント

(2)

時期	装具	セラピィ	作業活動など
仮骨形成が得られた後（おおよそ術後6週頃より）	・背側保護スプリントを外出・夜間のみの装着へ	鋼線抜去後 ・DIP関節自動運動 ・PIPブロッキングDIP屈曲訓練 ・つまみ訓練開始	・軽作業許可
骨癒合後（おおよそ8～12週ごろより）	・背側保護スプリント脱	・他動運動 ・握力強化訓練 ・つまみ強化訓練	・重作業許可

2) Zone Ⅱ

- [ ] このレベルでは屈筋腱・伸筋腱の付着部があるため，付着部より遠位の切断では腱縫合がなされないが，近位では腱縫合が追加されるため，セラピィを進める上で詳細な術式の理解が重要となる．
- [ ] 腱付着部より遠位の切断の場合は，Zone Ⅰのセラピィ・プロトコルに準じる．
- [ ] 伸筋腱（終末腱）のみあるいは屈筋腱（FDP）のみ断裂縫合，または伸筋腱・屈筋腱の両腱が断裂縫合された場合でセラピィが異なる．それぞれのセラピィ・プロトコルを説明する．

＜伸筋腱のみ断裂縫合された場合＞

- [ ] 鋼線を用いて，5～6週間のDIP関節伸展位固定が行われる．
- [ ] 終末腱縫合後プロトコル（ 4 ①「伸筋腱損傷」参照）に準じ，骨癒合状態を考慮の上セラピィを進める．
- [ ] DIP関節の伸展lagが生じやすい．伸展lagは一度生じると改善に難渋するため，伸展lagが生じない程度にDIP関節の屈曲運動を実施する．スプリント療法はDIP関節伸展位を保持するスタックスプリント（Stack splint）などの再接着部を局所に圧迫するものは避け，ハンドベースのDIP関節伸展位保持用スプリント（図5）が望ましい．

【Zone Ⅱ　再接着術後のハンドセラピィ・プロトコル＜伸筋腱のみ断裂縫合された場合＞】 (1)

時期	装具	セラピィ	作業活動など
術後1～2週より	・背側保護スプリント作製・装着（図4）	・DIP関節は鋼線固定（5～6週） ・MP・PIP関節自動運動，他動運動開始	
術後5～6週より（仮骨形成後）	・DIP関節伸展位保持用スプリント作製・装着（図5）．訓練時以外装着する	・DIP関節は鋼線固定抜去後 ・DIP関節自動運動 ・PIPブロッキングDIP屈曲運動 ・DIP関節他動伸展 ・つまみ訓練開始	

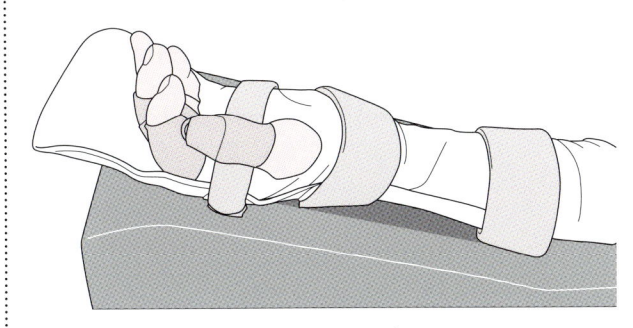

図4　背側保護用スプリント
手関節を固定することで，修復した血管・腱などに過度な緊張が加わるのを防ぐ．

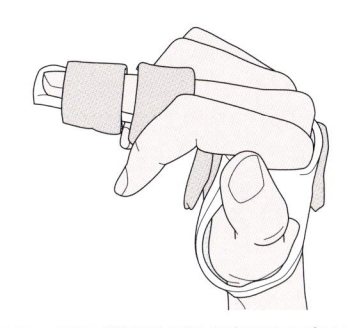

図5　DIP関節伸展位保持用スプリント
DIP関節伸展lagの防止を目的とする．ハンドベースでMP屈曲位，PIP・DIP関節は伸展位とする．

(2)

時期	装具	セラピィ	作業活動など
術後8週より	・DIP関節伸展位保持用スプリント，夜間・外出時のみ装着へ		・軽作業許可
術後12週以降の骨癒合後	・DIP関節伸展保持用スプリント脱（DIP関節伸展 lag が残存する場合は継続する）	・DIP関節他動屈曲運動 ・つまみ強化訓練	・重作業許可

＜屈筋腱のみ断裂縫合された場合＞

☐ 縫合した屈筋腱の癒着により，DIP関節の伸展・屈曲拘縮と屈曲 lag が生じやすい．

☐ 骨癒合後，生じた拘縮に対し矯正目的のスプリント療法が適応となる．

【Zone Ⅱ　再接着術後のハンドセラピィ・プロトコル＜屈筋腱のみ断裂縫合された場合＞】

時期	装具	セラピィ	作業活動など
術後1～2週より	・背側保護用スプリント作製・装着（図4）	・マイルドな手指自動運動開始	
術後2週より		・MP～DIP関節の他動屈曲運動 ・減張位で，単関節ごとの他動伸展運動	
術後3週より		・手指自動運動 ・手関節自動運動	
術後6週より	・夜間手指伸展位保持用スプリント（前腕から指尖まで；図6）	・手指他動伸展運動 ・PIPブロッキングDIP屈曲訓練 ・つまみ訓練	・軽作業許可
術後12週以降の骨癒合後	※DIP関節伸展拘縮が残存する場合 ・DIP関節屈曲ストラップ（DIP伸展拘縮解離用；図7）	・握力強化訓練 ・つまみ強化訓練	・重作業許可

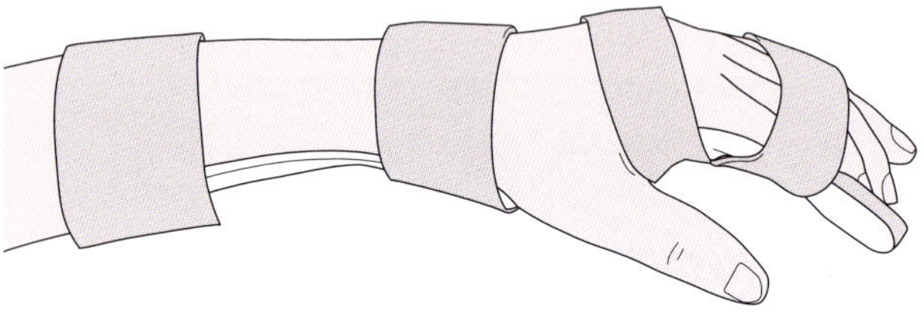

図6　夜間手指伸展位保持用スプリント

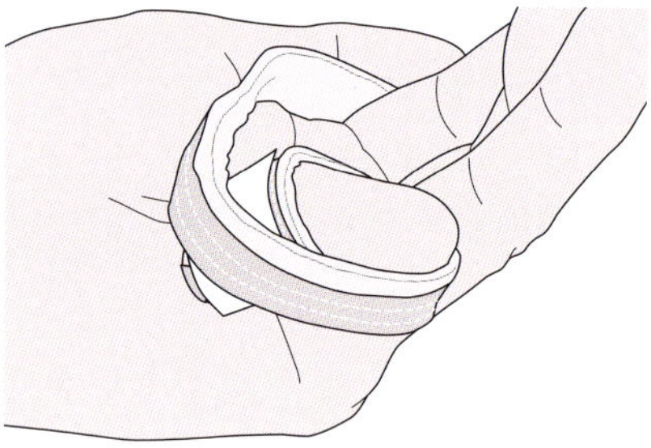

図7　DIP関節伸展拘縮解離用DIP関節屈曲ストラップ
10～15分程度で1日5回程度装着する．

＜伸筋腱・屈筋腱の両腱が縫合された場合＞

☐ DIP・PIP 関節の拘縮の状態にあわせて，アウトリガー付伸展補助用スプリント（図8）や屈曲用ラバ・バンドトラクションスプリント（図9）による牽引を行う．

【Zone Ⅱ 再接着術後のハンドセラピィ・プロトコル＜伸筋腱・屈筋腱の両腱が縫合された場合＞】(1)

時　期	装　具	セラピィ	作業活動など
術後1〜2週より	・背側保護用スプリント（図4）	・マイルドな手指自動運動開始	
術後2週より	・アウトリガー付 DIP, PIP 関節伸展補助用スプリント（図8） ・DIP, PIP 関節屈曲用ラバ・バンドトラクションスプリント（図9） ＊夜間は背側保護スプリント継続	・減張位での愛護的な単関節他動運動	

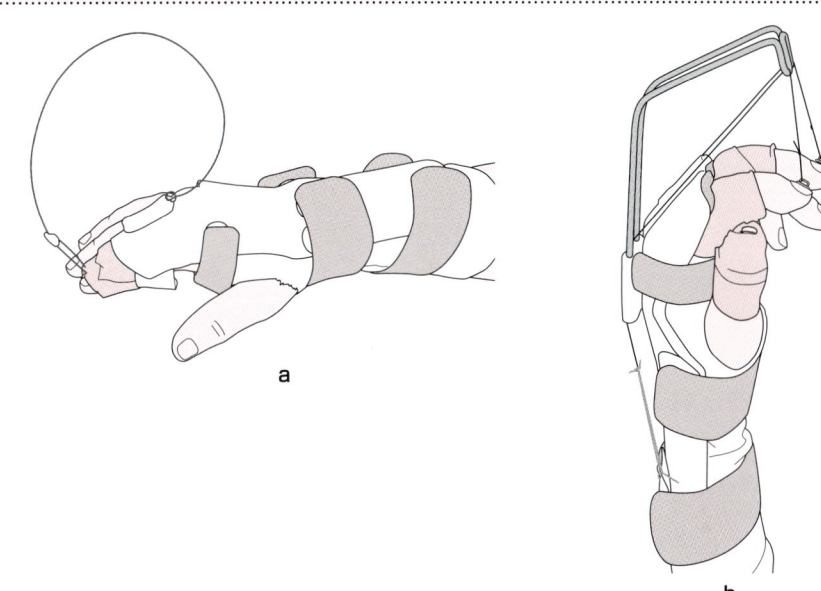

図8 アウトリガー付 DIP, PIP 関節伸展補助用スプリント

再接着部の血行を阻害しないよう，カフを用いた牽引ではなく，爪にフックを装着し，そのフックから牽引を行う．再接着部の血行をチェックしながら，1時間のうち30分程度より装着する．
a：爪につけたフックをワイヤーの力により PIP・DIP 関節を伸展方向に軽度に牽引を行う．
b：アウトリガー付スプリントを用い，爪につけたフックをラバ・バンドの力で PIP・DIP 関節を伸展方向に軽度に牽引を行う．

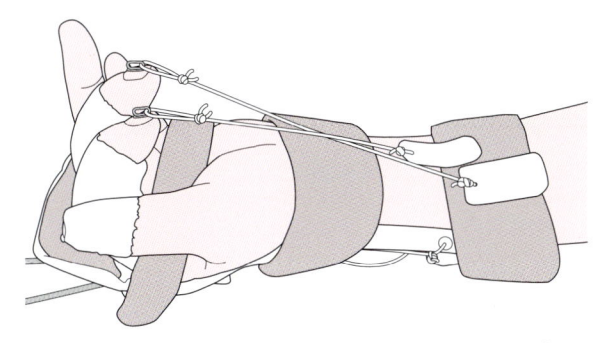

図9 DIP, PIP 屈曲用ラバ・バンドトラクションスプリント

ラバ・バンドの力で DIP・PIP 関節を屈曲方向へマイルドに牽引を行う．装着時間は20〜30分で1日5セット程度とする．

(2)

時　期	装　具	セラピィ	作業活動など
術後3週より		・手指自動運動 ・手関節自動運動	
術後6週より	・夜間手指伸展位保持用スプリント（前腕から指尖まで；図6） ・アウトリガー付PIP，DIP関節伸展補助用スプリントをカフによる牽引に変更（図10）	・手指他動運動 ・PIPブロッキングDIP屈曲訓練 ・つまみ訓練	・軽作業許可
術後12週以降の骨癒合後	・DIP関節屈曲ストラップ（DIP関節伸展拘縮解離用；図7）	・握力強化訓練 ・つまみ強化訓練	・重作業許可

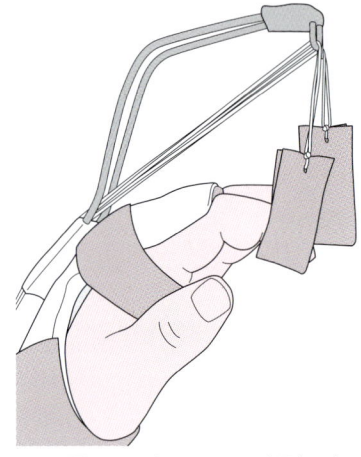

図10　カフによる牽引に変更

3) Zone Ⅲ

- 基本的には，Zone Ⅱ の伸筋腱・屈筋腱の両腱が縫合された場合と同様のプロトコルで進める．
- より近位の損傷で中央索（central slip）が断裂し縫合した場合は，PIP 関節伸展 lag に合わせて PIP 伸展補助用 splint を術後 8～10 週，また，夜間手指伸展位保持用スプリントを術後 12 週程度装着する．

4) Zone Ⅳ

- 掌側に FDS, FDP の 2 本の屈筋腱が存在し，背側には指伸筋腱，側方は内在筋から起始する lateral band が存在し，解剖学的に複雑な構造であるため再接着部での腱癒着が生じやすく，セラピィに難渋する[7]．
- DIP, PIP 関節の伸展 lag および屈曲拘縮が生じやすいため，アウトリガー付伸展補助用スプリント（図 8）の適応が必要となる．

【Zone Ⅳ 再接着術後のハンドセラピィ・プロトコル】 (1)

時 期	装 具	セラピィ	作業活動など
術後 1～2 週より	・背側保護用スプリント（図 4）	・マイルドな手指自動運動	・患手の使用制限（術後 6 週まで）
術後 2 週より	・アウトリガー付 DIP, PIP 関節伸展補助用スプリント（図 8） ・DIP, PIP 屈曲用ラバ・バンドトラクションスプリント（図 9） ＊夜間は背側保護スプリント継続	・減張位での愛護的な単関節他動運動	
術後 3 週より		・手指自動運動 ・手関節自動運動	
術後 6 週より	・夜間手指伸展位保持用スプリント（図 6） ・アウトリガー付 DIP, PIP 関節伸展補助用スプリントをカフによる牽引に変更（図 10）	・手指他動運動 ・ブロッキング訓練（DIP, PIP 屈曲；図 11） ・つまみ訓練	・軽作業許可

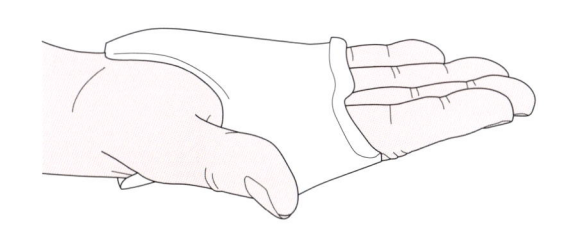

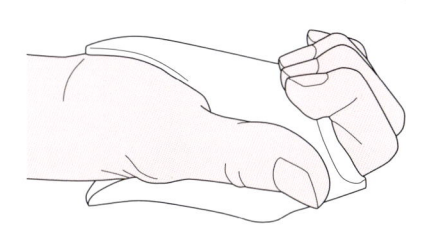

図 11 ブロッキングスプリントを用いた DIP・PIP 関節屈曲訓練

(2)

時　期	装　具	セラピィ	作業活動など
術後8週より	・セフティーピンスプリント（PIP関節屈曲拘縮解離用；図12）		

図12　PIP関節屈曲拘縮解離用セフティーピンスプリント
10〜15分程度を1日5回程度装着する．

(3)

時　期	装　具	セラピィ	作業活動など
術後12週以降の骨癒合後	・ジョイントジャックスプリント（PIP関節屈曲拘縮解離用；図13） ・屈曲ストラップ（DIP関節，PIP関節伸展拘縮解離用；図7，14）	・握力強化訓練 ・つまみ強化訓練	・重作業許可

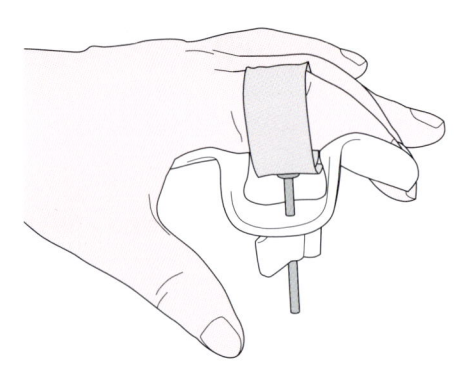

図13　PIP関節屈曲拘縮解離用ジョイントジャックスプリント
10分程度を1日5回程度装着する．

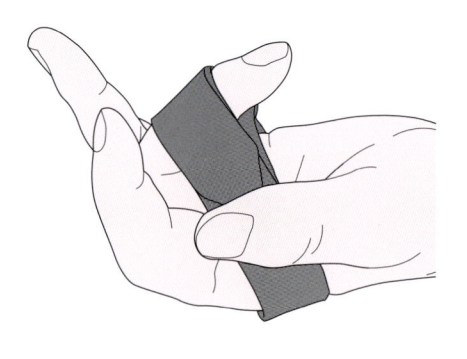

図14　PIP関節屈曲用ストラップ
10分程度を1日5回程度装着する．

5) Zone V
- この部位では手内筋の損傷も加わるため，MP関節伸展位，PIP・DIP関節屈曲位の手内筋マイナス肢位（intrinsic minus position）での拘縮が生じやすい．
- 術後の背側保護用splintは，MP関節を可能な限り屈曲位にした肢位で作製する．手指伸筋腱の緊張が増加した分は，手関節背屈角度を強くした肢位にして減張させる．ただし，MP関節を一時的に屈曲位に仮固定している場合は，その肢位で作製する．
- 母指球の損傷がある場合は，母指内転拘縮が

生じやすい．短対立装具を作製するなど first web space 維持に努める．

2. 知覚に対するハンドセラピィ・プロトコル

（**2** ①「尺骨・正中・橈骨神経損傷：保存・修復後と知覚再教育」を参照）

IV 手指再接着後の基本的な術後評価

1) **情報収集**：切断部の状態（完全切断なのか，不全切断なのか，不全切断の場合はどの程度の組織に連続性が認められたか），再接着部の血行状態，骨接合の状態（内固定の種類と骨接合部の安定性はどうか），腱縫合の状態（腱縫合法や縫合の緊張度，さらに不全切断の場合は腱断裂の程度について），神経縫合の状態（縫合時の緊張度合いや両側縫合したのか，片側縫合のみなのかなど），血管吻合の状態（動脈と静脈の吻合数や吻合時の緊張度合い，静脈移植の有無など）について，セラピィ開始前にカルテから収集するほか，執刀医より直接情報を得るのが望ましい．
2) **画像所見**：受傷時のX線で，骨接合部の転位方向，骨片の粉砕の程度，骨折型を確認する．術後は内固定にゆるみが生じていないか確認する．
3) **骨癒合状態**：経時的にX線でチェックし，再転位の有無，仮骨形成の程度，皮質骨と骨梁の連続性により骨癒合状態を判断する．
4) **観察事項**
   - [ ] **皮膚温**：再接着後の皮膚温は，健常な指より低いが経過とともに徐々に上昇する．急激な皮膚温低下が生じていないか観察する．
   - [ ] **色調**：血行が良好な再接着部は明るい濃い赤色である．蒼白であれば動脈不全が，暗赤色〜紫であれば静脈不全が疑われる．
   - [ ] **皮膚の緊張**：再接着術後の皮膚は緊張し，膨らみがある．動脈不全では弾力性や膨隆がなくなりしわができる．
   - [ ] **局所圧迫後の血流のもどり**（capillary refilling）：指腹部や爪甲部を圧迫した後の色のもどりを観察する．動脈不全ではもどりがなくなり，静脈不全では圧迫時の退色がみられない．
5) **腫脹・浮腫**：再接着部の指の周径を計測する．
6) **疼痛**：必要に応じて VAS を用いて実施する．
7) **ROM**：手関節，前腕，必要に応じて母指，手指，肘関節，肩関節を計測する．自動可動域と他動可動域を計測する．他動可動域は骨癒合後より計測する．成績評価では健側比を用いるため，健側の可動域を忘れずに計測する．
8) **筋力評価**：握力，ピンチ力は12週以降の骨癒合後に実施する．
9) **知覚評価**：dysesthesia と paresthesia のしびれの状態の範囲と強度，さらに Semmes-Weinstein test（SWT），静的・動的2点識別覚を経時的に検査する．
10) **上肢機能検査**：STEF（簡易上肢機能検査）など，必要に応じて実施する．
11) **DASH**：必要に応じて実施する．
12) **ADL**：Barthel index や FIM を用いもよいが，健側手の代償により自立している場合が多く，ADL 上の困難性が得点に反映されにくい．よって，ADL 上の何の動作がどの程度可能なのか，困難なのか，また遂行可能となったのかなど，詳細な評価が必要である．

V ハンドセラピィを成功させるためのポイント

- [ ] 手指再接着は，切断の状態や術式・組織の修復状態が個々の症例で異なる．プロトコル通り進めるのではなく，あくまで基準とし，再接着部の血行を確認しながら個々の症例に合わせてセラピィを行うのが重要である．
- [ ] 本プロトコルは，手指伸展機能保持を優先し

た内容となっている．再接着後は，屈筋腱に多少の癒着を生じさせても伸筋腱の癒着をできる限り少なくすべきと考えている．これは，一般的に伸筋腱剥離より屈筋腱剥離後の成績が良好であり，追加手術は屈筋腱剥離のみで済むように考慮したプロトコルとなっている．

- □ 屈曲運動量が増えてくると，伸展 lag が生じてくるため，伸筋の収縮による近位への腱滑走促進が重要である．
- □ 再接着術後のセラピィは，執刀医との緊密な連携が特に必要である．術後早期運動療法は血行障害や腱断裂のリスクを伴うため，医師によっては3週間もしくは4週間の固定法を好む場合がある．医師の治療理念を理解し，医師とセラピストの共通の認識や方針のもとにセラピィを進めるのが望ましい．

＜血管閉塞をきたさないようにするための患者への注意事項＞

- □ 喫煙：たばこに含まれるニコチンは強力な血管収縮作用があるため，喫煙は原則として半永久的に禁止とする．
- □ 飲食：カフェインを含む緑茶，紅茶，コーヒー，チョコレートなどの摂取は術後1ヵ月程度禁止する．
- □ 環境：寒冷刺激により血管が収縮するので保温が必要である．特に，冬期の外出は手袋などを装着し，十分に保温するよう指導する．また，夏期ではクーラーに注意する．
- □ 以上について，患者へ説明し順守してもらうことが重要である．

まとめと展望

手指再接着は，切断の状態が均一の条件ではないことが多く，同一の訓練スケジュールを組み立てるのが困難である．本プロトコルは，再接着症例すべてにこれが適応となるのではなく，あくまで標準的な訓練スケジュールとして参考にしていただきたい．

吻合した血管は内皮化の成長・熟成により血栓形成が減少するため，術後10〜14日以降の可動域訓練開始であれば吻合部の内皮化は完全に再生しており問題ないと思われる．しかしながらこの時期は縫合腱の tensile strength が低下する時期でもあり，この時期からの可動域訓練では縫合腱の再断裂をきたす危険性がある[8]．われわれは，再接着指の血行が安定しており，屈筋腱が6 strands，伸筋腱が4 strands で縫合された場合に本プロトコルの適応としているが，それより弱い縫合法の場合は開始時期を遅らせている．再接着後のセラピィ開始時期や内容については，エビデンスが確立されておらず，まだ議論の余地が残されている．今後はさらにエビデンスに基づいたセラピィ・プロトコルの確立が必要である．

文　献

1) 上羽康夫，玉井　進 編：切断肢・指再接着．手その損傷と治療．京都，金芳堂，pp.79-116, 1993
2) 酒井和裕：切断指再接着．越智隆弘，菊地臣一 編，NEW MOOK 整形外科 NO.5．東京，金原出版，pp.80-90, 1998
3) Tamai S：Twenty years' experience of limb replantation-review of 293 upper extremity replants. J Hand Surg 7A：549-556, 1982
4) Allen MJ：Conservative management of finger tip injuries in adults. The Hand 12：257-265, 1980
5) 玉井　進：切断手指の治療．矢部　裕 編，手指新鮮開放創．整形外科 MOOK 15．東京，金原出版，pp.159-171, 1980
6) 西　源三郎，土屋大志：指末節部切断の再接着．MB Orthop 15：17-25, 2002
7) 原田康江，奥村修也，他：手指再接着後のリハビリテーション．MB Med Reha 67：7-14, 2006
8) 森谷浩治，牧　裕：再接着指の後療法における課題．日本マイクロ会誌 22：306-312, 2009

（白戸力弥）

4 腱損傷
④ 機能再建

理解のためのエッセンス

- 機能再建は，単に運動機能の再獲得を行うのではなく，患者の訴えや要望，ADL や仕事での手の使用形態を考慮の上，計画が立てられる．
- 機能再建術にはさまざまな術式がある．術後セラピィを実施するにはどのような機能の再建を目的としたか，どの donor を用いたかなどの術式の理解が必要不可欠である．
- 腱移行術の術後セラピィは，腱断裂一次修復後のプロトコルに準じた運動ストレスを与える．
- 腱移行術後は，移行腱（筋）を意識的に収縮する訓練より開始し，再建した運動を促す作業活動を用いながら徐々に機能転換をはかる．

I 機能再建とは

□ 機能再建には腱移行術，神経移行術，腱固定術，関節制動術，関節固定術などがある．
□ 機能再建術の中でも特に腱移行術は，臨床上経験することが多い．
□ 腱移行術による機能再建の目的は，現在ある機能を最小限に犠牲とすることで，必要な機能の再獲得を行うことである．

1．腱移行術の原則

□ セラピィを行うにあたり，Bunnell の腱移行術における5大原則の理解が必要である．
1) **supple joint**（術前における拘縮の除去）：他動可動域が完全となるよう術前に関節拘縮の除去を行う．
2) **muscle strength**（正しい力源の選択）：移行腱の筋力は，移行前の筋力より1段階弱まると考えられている[1]．移行腱は，MMTで good 以上で拮抗筋の筋力とバランスのとれたものを用いる．そのほか，antagonistic の筋より，synergistic の筋の方が術後移行筋の機能転換は容易である．
3) **amplitude**（一定の可動範囲を有する筋の使用）：移行筋の伸縮幅は，麻痺筋のそれより十分に大きいものでなければならない．移行後は周囲組織との癒着などにより，必ずいくらかの伸縮幅が減少するからである[2]．
4) **direction**（移行腱の走行は直線であること）：移行腱の走行はできるだけ直線的であることが望ましい．
5) **integrity**（動力筋は本来の姿を保持すること）：単一の筋腱を二分して別々の目的に移行することはできない．

2. 腱移行術の適応

☐ 腱移行術は以下の条件が満たされている場合に適応となる.
1) 神経縫合を行うも useful な機能回復が得られない場合.
2) 神経縫合後 4～6ヵ月を経過するも神経回復の徴候が認められない場合. ただし, 腱移行は内蔵された動的スプリントと同じ意味(internal splint)を有し, 神経縫合や剥離と同時に, 早期に施行される場合がある(early tendon transfer).
3) 拘縮が除去され, しかも麻痺筋以外の筋の筋力が十分に回復した状態である.
4) 知覚の回復が得られている.

3. 移行腱の選択

☐ 実際の移行腱の選択にあたっては, どの筋が麻痺していて, 何の再建が必要か(needs), そして何を donor として使うことができるか(availables)を表にして, 腱移行術の原則を考慮の上決定する.

4. 神経麻痺後の諸関節に対する代表的機能再建術

1) 肩関節の麻痺[1), 3)]

再建ニード	術式名	術　式
●上肢挙上	Mayer 法	僧帽筋を付着部から剥離反転, 三角筋を遊離筋膜で延長, その末端を三角筋の付着部付近に上肢外転位で縫合固定する
	Bateman 法	僧帽筋を肩甲棘の一部と肩峰をつけて遠位部より剥離, 上腕骨頭外側部の骨皮質切除部に遠位端を固定する
	Saha 法	僧帽筋を付着部の鎖骨と肩峰の一部とともに剥離, 上腕骨大結節部遠位の骨皮質切除部に遠位端を固定する
	multiple muscle transplantation	上腕二頭筋短頭と上腕三頭筋長頭をそれぞれ付着部で切断, これを上肢外転位で肩峰に縫合する. 三角筋後部線維が麻痺することなく残っている場合は, 側方または前方に移動する方法もある

2) 肘関節の麻痺[1), 3), 4)]

再建ニード	術式名	術　式
●肘屈曲	Steindler 法	円回内筋, 橈側手根屈筋, 浅指屈筋, 尺側手根屈筋の起始部を中枢側へ移動する方法である
	大胸筋移行術 (Clark 法)	大胸筋の下1/3部を胸郭より剥離して血管, 神経の支配を保ちながら腋窩部の皮下を通して反転, 下降して上腕二頭筋の腱部に縫合する Steindler 手術が実施不能な際に用いる
	上腕三頭筋移行術 (Bunnell 法, Carroll 法)	Bunnell 法：筋膜移植により上腕三頭筋を延長し, 橈骨の結節部に Pull out wire 法で固定する Carroll 法：筋膜移植により延長した上腕三頭筋を, 上腕二頭筋の腱部に縫合する
	広背筋移植法 (Zancolli 法)	広背筋の起始部と付着部を剥離し, 血管・神経をつけたまま上腕屈側に移動し, 筋起始部は上腕二頭筋腱に筋停止部は烏口突起に縫着する
●肘伸展	Moberg 法	三角筋後方1/3と上腕三頭筋付着部を遊離腱(足趾伸筋腱または大腿筋膜)で架橋し, 三角筋後部線維を力源に, 肘伸展力を得る

3) 前腕の麻痺[1), 3), 4)]

再建ニード	術式名	術　式
●前腕回内変形の矯正	Tubby-Denischi 法	方形回内筋と円回内筋を付着部で切離, 切離した円回内筋腱を骨間膜を通して, 橈側から骨内に固定し回外作用を持たせる
●前腕回外変形の矯正	Bicipital tendon rerouting 法	上腕二頭筋腱の橈骨付着部を Z 型に切離し, 橈骨にまわして再縫合を行う. 上腕二頭筋の収縮により前腕回内運動が生じる

4) 手における麻痺[1), 2), 3), 4), 5)]

a. 低位正中神経麻痺に対する腱移行術

再建ニード	術式名	術式
・母指対立	Bunnell 法	環指または中指の浅指屈筋腱を用いて母指の対立機能の再建を行う
	Enna 法	短母指伸筋腱を母指 MP 背側で切離し，橈側手根屈筋をプーリーとして通し，MP 関節背橈側部に再縫着させる方法
	Huber-Littler 法	小指外転筋を付着部で切離後，母指側に反転し短母指外転筋の付着部腱に縫合する．母指形成不全などの先天異常に適応となる
	小指伸筋を用いる方法	小指伸筋を小指 MP 関節背側で切離し，前腕尺側から回して手掌に出し，短母指伸筋と長母指伸筋に付着させる
	Camitz 法	長掌筋腱および手掌腱膜を含めて起こし，母指球の筋膜下を通して母指 MP 橈側で短母指外転筋腱に縫合する

b. 高位正中神経麻痺に対する腱移行術

再建ニード	術式名	術式
・母指対立 ・母指屈曲 ・示指，中指屈曲	Boyes 法	長橈側手根伸筋または短橈側手根伸筋を，長母指屈筋腱へ移行する．示・中指の深指屈筋腱を近位部で切離し，遠位断端を環・小指の深指屈筋腱へ縫合する．尺側手根伸筋腱を遊離腱で延長して母指基節骨基部へ付着する

c. 低位尺骨神経麻痺に対する腱移行術

再建ニード	術式名	術式
・かぎ爪変形の矯正	浅指屈筋腱移行術（Bunnell 法）	1本の浅指屈筋腱を縦に2分して用い，環・小指の麻痺した骨間筋と虫様筋の作用を再建する
	示指伸筋腱移行術（Fowler 法）	示指伸筋腱を縦に2分して用い，環・小指の麻痺した骨間筋と虫様筋の作用を再建する
	手関節伸筋腱移行術	尺側手根伸筋を付着部で剝離後，長掌筋腱を移植して延長し，深横中手骨間靱帯の掌側を通し，環・小指の橈側側索に縫着する
・示指橈屈	示指伸筋腱移行術	示指伸筋腱を MP 関節橈側で第1側骨間筋の下を通して示指橈側の側索に縫着する
	長母指外転筋腱移行術（Neviaser 法）	長母指外転筋腱の大菱形骨に付着する one slip を遊離腱移植で延長し，第1背側骨間筋付着部へ縫着する
・母指内転	Littler 法	小指伸筋腱を PIP 関節から伸筋支帯の遠位レベルまで剝離し，手背皮下を通し，母指内転筋付着部へ縫合する
	Boyes 法	腕橈骨筋を遊離腱で延長し，第3中手骨間腔を背側から掌側に通し，母指内転筋の掌側をまわして母指基節骨底部に引き抜き縫合で固定する
	Hamlin 法	環指浅指屈筋腱を示・中指の屈筋腱の背側を通し，母指基節骨に通して固定する
	Smith 法	遊離長掌筋腱の一端を母指内転筋付着部に縫合し，ほかの端を第2中手骨掌側より背側へ出し，短橈側手根伸筋と縫合する

d. 低位正中・尺骨神経合併麻痺に対する腱移行術

再建ニード	術式名	術式
・かぎ爪変形の矯正 ・母指対立	Bunnell-Stiles 法	示指の浅指屈筋腱を示指の側索に，2分した中指の浅指屈筋腱を中指と環指の側索に，小指の FDS を小指の側索に，それぞれ虫様筋管 (lumbrical canal) を通して橈側側索に縫着する．母指対立筋の麻痺には環指の浅指屈筋腱を用いて再建を行う
・かぎ爪変形の矯正	lasso 法	浅指屈筋腱を引き抜きその指の A1 プーリーに MP 関節屈曲位で縫合する
	Fowler 法	示指・小指伸筋腱をそれぞれ2分し深横中手骨間靱帯の掌側を通し，示指から小指の橈側側索に縫着する．
	Brand の many tails 法	1本の手関節伸筋腱を4分に縦切した遊離腱で延長し，示指から小指の橈側側索に縫着する

e．高位正中・尺骨神経合併麻痺に対する腱移行術

再建ニード	術式名	術式
・長母指伸筋腱利用の母指対立筋形成（opponoplasty）	Bunnell-Stiles 法	長母指伸筋腱を付着部で切離して前腕背側へ引き出し，手関節尺側を回して母指基節部で縫着し MP 関節で固定する

f．高位橈骨神経麻痺に対する腱移行術

再建ニード	術式名	術式
・手関節伸展 ・示指から小指 MP 伸展 ・母指 IP 伸展，母指橈側外転	Riordan 法	円回内筋を前腕橈側よりまわし橈側手根伸筋に移行して手関節伸展を得る．尺側手根屈筋を前腕尺側よりまわし指伸筋腱に縫合する．長母指伸筋腱を筋腱移行部で切離し，手関節掌橈側に reroute し長掌筋腱に縫合する
	Boyes 法	中指・環指の浅指屈筋腱を骨間膜を通し，背側へ出して 1 本を指伸筋腱に，ほかの 1 本を長母指伸筋腱と示指伸筋腱に縫合する．円回内筋を橈側手根伸筋腱に，橈側手根屈筋腱を長母指外転筋に移行する

5．機能再建術後の機能転換

☐ 四肢の筋や神経の移行による機能再建術後の機能の回復は，中枢神経系の機能転換による可能性が考えられている．

☐ 近年は，ネコの腱移行術前後での皮質運動野の体部位局在変化についての研究[6]やヒトの腱移行術後の機能的 MRI を用いた研究[7]により，機能転換は大脳皮質の神経生理学的変化であることが証明されている．

☐ 腱移行術後の機能転換は年単位の期間を要する[6]．

II　ハンドセラピィの基本的戦略

☐ 機能再建の術式を理解し，スプリント療法により移行した腱もしくは筋を減張位に保持しながら，再建部の治癒過程を考慮した運動負荷を与える．

☐ 腱移行術後の運動は筋再教育より開始し，機能転換をはかりながら，再建した運動が実用的な機能として再獲得されることを目標とする．

III　私たちのハンドセラピィ・プロトコル

1．腱移行術前のハンドセラピィ

☐ **拘縮の除去**：移行した腱（筋）の収縮による関節運動が生じやすいよう，関節を十分にやわらかくする必要がある．

☐ **筋力強化**：腱移行後は MMT で 1 段階筋力が弱まるとされている．よって腱移行に備え，残存筋，とくに donor muscle の筋力強化が重要である．

☐ **術後の運動パターンのシミュレーションと学習**：残存筋による代償運動パターンが目的とした再建の阻害因子となる場合は，阻害する運動の抑制と，術後に必要な運動パターンの再学習を術前訓練として長時間かけて行うことが重要である（図 1）[8]．

2．腱移行術後のハンドセラピィ

☐ 原則として腱断裂修復後の 3 週間固定法に準じたプロトコルで実施する．

☐ 移行腱の縫合部の緊張を維持するように配慮する．

☐ セラピストは他動運動により運動の方向へ誘導し，移行した腱（筋）の随意的運動を促し，筋（腱）の再教育を行う．

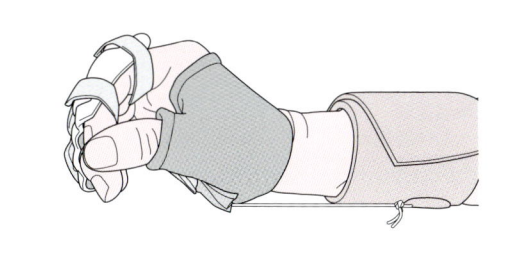

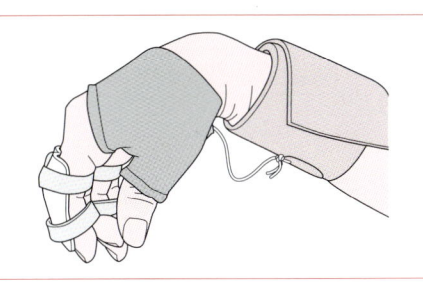

図1 術後の運動パターンのシミュレーションと学習

図1は長橈側手根伸筋を用いた手指屈曲再建前の訓練として，RIC（Rehabilitation Institute of Chicago）スプリントを装着し，再建後の運動パターンとシミュレーションの術前訓練を示している．

【低位正中神経麻痺に対する母指対立形成術（Camitz 法）の術後ハンドセラピィ・プロトコル】 (1)

時 期	装 具	セラピィ	作業活動など
術後3週間	・サムスパイカキャスト(thumb spica cast)	・非固定部の運動 ・対浮腫療法(挙上法，逆行性マッサージなど)	・術側の使用制限
術後3週より	・サムスパイカスプリント (thumb spica splint：図2) 作製・訓練時以外終日装着	・プレースアンドホールド（place & hold）訓練（図3） ・母指自動運動（図4） ・母指他動屈曲運動 ・手関節自動運動 ・手関節他動屈曲運動	

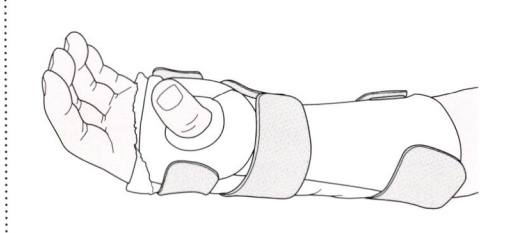

図2 サムスパイカスプリント
母指は掌側外転位で固定する．母指IP関節は固定しない．

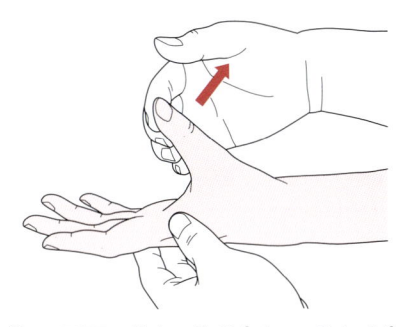

図3 プレースアンドホールド（place & hold）訓練
セラピストが母指を他動的に掌側外転位へ位置させ，手関節屈曲運動をわずかに意識させながら，その肢位を保持させる．

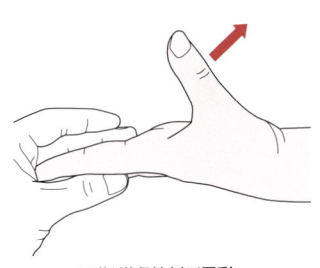

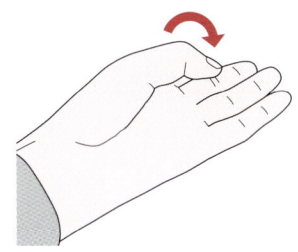

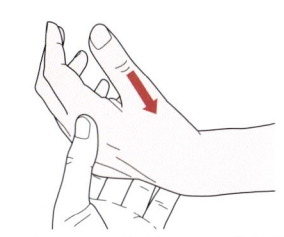

母指掌側外転運動　　母指対立運動　　減張位（手関節屈曲位）での母指伸展運動

図4 母指自動運動

母指掌側外転運動は，手関節掌屈運動（移行した長掌筋が収縮しやすい運動）を意識させながら同時に行う．母指対立運動も同様に，母指掌側外転を意識させながら実施する．母指自動伸展運動は移行腱の減張位である手関節掌屈位で行う．

(2)

時　期	装　具	セラピィ	作業活動など
術後6週より	・サムスパイカスプリントを夜間と外出時のみ装着へ	・手関節最大屈曲位（移行腱の減張位）での母指他動伸展運動 ・手関節他動伸展運動 ・対立つまみ訓練（図5）	・軽作業許可

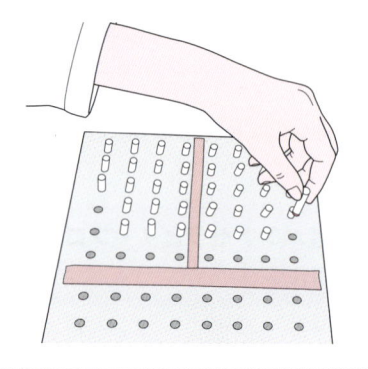

図5　対立つまみ訓練
母指掌側外転を意識させながら対立つまみ訓練を行う．

(3)

時　期	装　具	セラピィ	作業活動など
術後8週より	・サムスパイカスプリント完全脱	・手関節中間位での母指他動伸展運動（図6）	

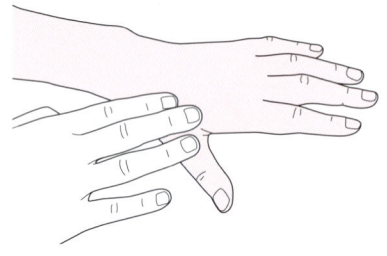

図6　手関節中間位における母指他動伸展運動
机上に前腕前面および手掌面をついて，母指MPとCM関節部を背側から持続的に押さえることで母指伸展方向への矯正力を加える．

(4)

時　期	装　具	セラピィ	作業活動など
術後10週より		・手関節背屈位での母指他動伸展運動（移行腱のストレッチング；図7）	
術後12週より		・つまみ強化訓練 ・手関節周囲筋の筋力強化訓練	・使用制限解除

図7　手関節背屈位での母指他動伸展運動（移行腱のストレッチング）
図6の運動にさらに手関節伸展運動を加え，移行腱のストレッチングを行う（左図）．右図は手関節伸展位での母指他動伸展運動．

[高位橈骨神経麻痺に対する Riordan 法の術後ハンドセラピィ・プロトコル] (1)

時　期	装　具	セラピィ	作業活動など
術後3週間		・非固定部の運動 ・対浮腫療法（挙上法，逆行性マッサージなど）	・術側の使用制限
術後3週より	・アウトリガー付手指 MP 関節・母指伸展アシスト用動的スプリント作製・日中装着（図8） ・夜間装着用の手指・母指伸展位保持用静的スプリント作製・装着（図9）	・プレースアンドホールド（place & hold）訓練（図10） ・手指，母指，手関節，前腕自動運動（図11，12）	

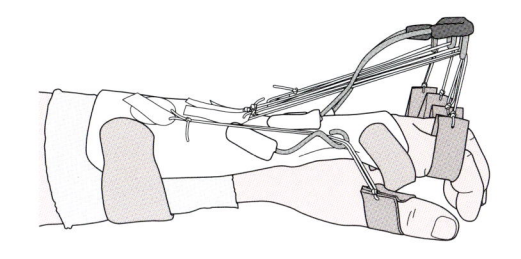

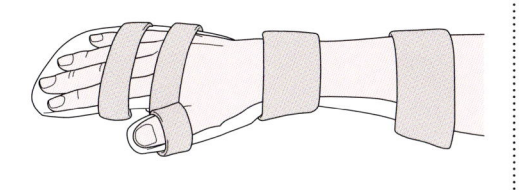

図8　アウトリガー付手指 MP 関節・母指伸展アシスト用動的スプリント

図9　夜間装着手指・母指伸展位保持用静的スプリント

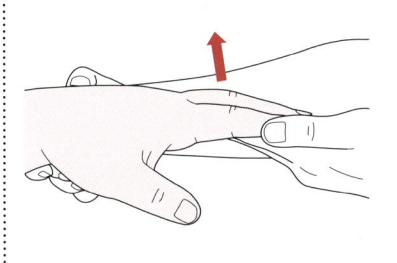

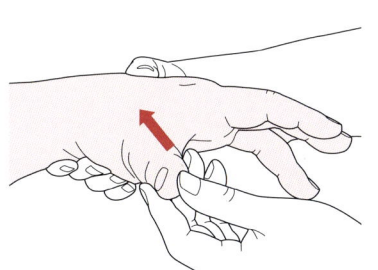

手指 MP 関節伸展運動　　　母指 spreading 運動　　　手関節伸展運動

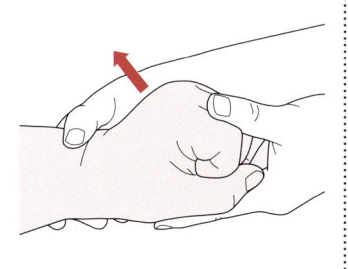

図10　プレースアンドホールド訓練
セラピストが各運動を他動的に位置させ，移行した腱（筋）を随意的に収縮させることで，その肢位を保持させる．

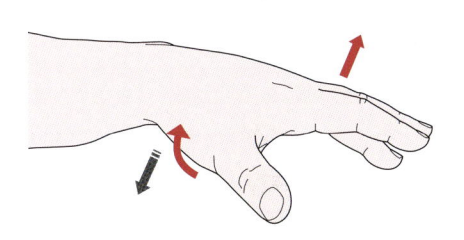

図11　手指自動運動，母指自動運動
手指 MP 関節自動伸展と母指の spreading（母指橈側外転しながら手掌と同一平面の上まで母指を伸展させる）は，移行した尺側手根屈筋と長掌筋が収縮しやすいよう手関節を掌屈させながら実施する．運動開始初期は，セラピストが運動をアシストしながら行うとよい．

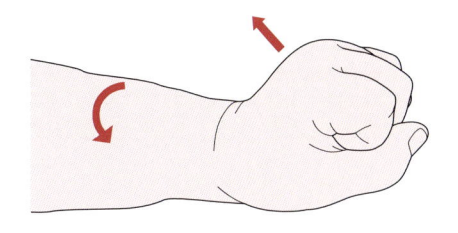

図12　手関節自動運動
手関節自動伸展時は，移行した円回内筋が収縮しやすいよう前腕回内運動と同時に行う．

(2)

時　期	装　具	セラピィ	作業活動など
術後6週より	・アウトリガー付伸展アシスト用動的スプリントを脱し，背側型カックアップスプリント（図13）を日中装着する（手指，母指の伸展lagが残存する場合はアウトリガー付動的スプリントを継続） ・手指MP関節伸展拘縮が残存する場合は，手指MP関節屈曲用ラバ・バンドトラクションスプリント（図14）を装着	減張位での ・手指他動屈曲運動（手関節伸展位で） ・母指他動屈曲運動（手関節屈曲位で） ・手関節他動屈曲運動（前腕回内位で） ・軽作業を用いた手の使用訓練（図15）	・軽作業許可

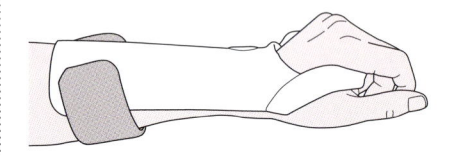

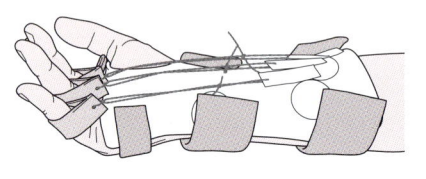

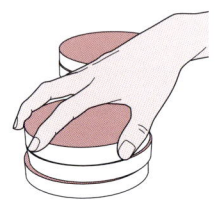

図13　背側型カックアップスプリント
手関節を機能的肢位に保持し，移行した手関節伸筋の緊張を維持する目的に術後10週程度まで装着する．

図14　手指MP関節屈曲用ラバ・バンドトラクションスプリント
日中10～15分程度で1日3～5セットを装着指導する．

図15　軽作業を用いた手の使用訓練（円盤移動）
再建した運動を必要とする動作を含んだ軽作業を用い，機能転換をはかる．

(3)

時　期	装　具	セラピィ	作業活動など
術後8週より	・夜間装着用の手指，母指伸展位保持用静的スプリント脱（手指，母指の伸展lagが残存する場合は継続）	・手指他動屈曲運動，母指他動屈曲運動，手関節他動屈曲運動は，移行腱に対し減張位からやや緊張が加わる位置で実施する ・弾性包帯による手指屈曲方向への持続的伸張 ・リストラウンダーを用いた手関節運動	
術後10週より		・手指他動屈曲運動，母指他動屈曲運動，手関節他動屈曲運動は最大限に移行腱へ緊張が加わる位置で実施する	
術後12週より		・移行腱に対する筋力増強訓練	・使用制限解除

＊セラピィ経過中は手指，母指，手関節の屈曲の増加により，手指，母指，手関節の伸展lagが生じやすい．特に手関節に出現した場合は，手関節を機能的な背屈位に保持するのが困難となる．一度伸展lagが生じると改善するのは容易ではないため，伸展lagが悪化しない程度に屈曲運動を進めることが重要である．

□ スプリント療法：術後は腱移行部へストレスがかからない肢位を保持する．生じた関節拘縮に対する矯正目的のスプリント療法は術後6週より段階的に開始する．

IV　機能再建の基本的な術前・術後評価

1．術前評価

1) **ROM**：自動他動ともに計測する．
2) **筋力評価**：MMTを用いて評価を行う．疾患に

応じて，末梢神経に支配されるグループの筋群別（尺骨，正中，橈骨神経など）または髄節レベル別に実施する．動的腱固定効果（dynamic tenodesis effect）やはね返り運動などのごまかし運動（trick movement）や代償運動に注意しながら実施する．必要に応じて，握力やピンチ力を計測する．

3) **知覚検査**：知覚受容器の閾値を把握するSemmes-Weinstein monofilament test（SWT），知覚受容器の密度分布の状態を把握する2点識別検査（2 point discrimination test：2PD）などを用い定量的評価を行う．そのほか，物品識別検査（object recognition test）を実施する．また，しびれ感に関してはVAS（visual analog scale）を用いて定量化する．

4) **皮膚の状態**：皮膚の乾燥，弾力性の欠如，軟部組織萎縮などの交感神経性変化について観察する．また，移行腱が通過すると想定される部位と一致する皮下の瘢痕形成は，術後移行腱の癒着が生じやすい部位である．皮膚瘢痕の部位と状態を評価しておく必要がある．

5) **上肢機能検査**：STEFなどを用いる．

6) **DASH**：術前に必ず実施する．

7) **ADL**：単にADL遂行の可・不可を判断するのではなく，代償動作を含めて，どのように手を使用しているのか，またどのような動作が困難なのか評価する．特に，患者のADLや職業などを考慮して機能再建の計画を建てる必要がある[9]ため，詳細な評価が不可欠である．

2．術後評価

1) **ROM**：自動他動ともに計測する．他動可動域検査は術後6週以降に計測する．

2) **筋力評価**：術後12週以降にMMT，握力やピンチ力などを計測する．

3) **知覚検査**：機能再建術は神経回復の徴候が認められない場合や，ある一定の期間が経過し回復がプラトーになった場合に適応となる．しかしながら，機能再建時に神経剝離術を同時に施行する場合があるため，そのような患者には術後も定期的にSWTや2PDなどを行うのが望ましい．

4) **上肢機能検査**：術前と同様の上肢機能検査を実施し，比較検討する．

5) **DASH**：再建後，手の使用制限が解除された後に実施する．

6) **ADL**：術前と比較しどのような動作が可能となったか，どのような手の使い方になったかを詳細に評価する．

V ハンドセラピィを成功させるためのポイント

☐ 腱の治癒過程を理解し，移行腱に適切な運動負荷を与える．

☐ 腱縫合部はinterlacing sutureにより強固に縫合されるが，術後12週までは再断裂や，縫合部のゆるみが生じる危険性がある．よって装具の固定期間や手の使用制限を患者に順守するよう患者教育が必要不可欠である．

☐ 3週間固定後の自動運動は，再建した運動と同時に移行した腱が収縮しやすい運動（移行する前に担っていた本来の運動）により筋再教育を行い，移行腱の腱滑走を促す．特に移行腱が通過する部位に皮下の瘢痕形成がある場合は，移行腱の癒着が生じやすいため，癒着軽減目的に，移行腱を滑走させることが重要となる．

☐ 移行腱を働かせながらの再建した運動を行うのが困難な場合は，健側手で動きを模擬した後に実施すると動きを理解しやすい．

☐ 筋電バイオフィードバック装置は，移行腱の筋収縮の程度をモニターするのに役だつ．移行筋の筋腹上に沿って表面電極を貼り，再建した運動を行いながら筋収縮をモニターするとよい．ただし，過剰な筋収縮は腱縫合部に過剰な緊張をあたえ，縫合部のゆるみや再断裂を生じさせる危険性があるため注意する．

☐ 術後6週頃より再建した運動を促す作業活動

を用いながら，機能転換をはかる．
- 移行腱の donor は外在筋（extrinsic muscles）がほとんどである[10]．移行腱は手関節のどの部位を走行するかを理解し，術後6週程度までは手関節を減張位に保持し，外固定中に生じた関節性拘縮に対してのアプローチを実施する．術後8週より，徐々に移行腱に対してのストレッチングを実施する．
- 医師とセラピストが連携してセラピィを行う必要がある．さらに，患者自身のセラピィへの積極的参加を意欲づけることは最も重要である．
- 患者にはすべての問題を解決できるものでないこと，また機能再建術を行うことで失われる機能があることを説明し，理解してもらう[9]．

まとめと展望

機能再建術の中でもわれわれが臨床の中で経験することが多い腱移行術を中心に述べた．腱移行術後は，拮抗筋を用いた場合でも機能転換が生じることが経験的に知られている．また，腕神経叢損傷患者に対する肋間神経移行術による肘関節屈曲運動再建後において，呼吸運動とは独立して上腕二頭筋の随意収縮が起こるようになることが報告されている[11]．
近年は，皮質運動野の局在が変化することによる大脳皮質での機能転換が立証されてきている．今後はさらに中枢神経系の機能転換を促す効果的な訓練や機能転換に要する期間が解明される可能性がある．

文献

1) 津下健哉：手の外科の実際 改訂第6版．東京，南江堂，pp.405-483, 1985
2) 斎藤英彦：正中神経麻痺に対する腱移行術．日手会誌2：884-892, 1986
3) 斎藤英彦：弛緩性麻痺に対する機能再建．第17回新潟手のリハビリテーション研修会・テキスト，(財)新潟手の外科研究所，pp.205-228, 2004
4) 原 徹也，椎名喜美子，他：手の障害学．理・作・療法21：267-275, 1987
5) 荻野利彦，土田浩之：末梢神経損傷．石井清一編，手の臨床，東京，メジカルビュー社，pp.131-135, 1998
6) 船崎正人，岩谷 力：腱移行術前後での皮質運動野の体部位局在変化．日手会誌12：718-726, 1995
7) Viswanathan V, Chmayssani M, et al.：Cortical reorganization following intradigital tendon transfer. Neuroreport 17：1669-1673, 2006
8) 白戸力弥，奥村修也，他：Volkman様拘縮に対する機能再建術後のセラピーの経験．日手会誌20：757, 2003
9) 奥村修也，高橋勇二：上肢の障害；外傷性損傷．総合リハ，34：333-341, 2006
10) 須川 勲：機能再建．日手会誌9：947-954, 1993
11) 原 徹也，津山直一：外傷性腕神経叢麻痺（引き抜き損傷）に対する肋間神経移行術．手術23：1087-1096, 1969

（白戸力弥）

5 人工関節
① 肘関節

理解のためのエッセンス

- 人工肘関節の対象と適用について理解する．
- 肘関節の構成と構造を理解し，人工肘関節置換術の目的について習得する．
- その上で，人工肘関節手術後は患者を注意深く観察し，対応することが重要である．

I 人工肘関節とは

- 人工肘関節は，関節リウマチ（RA）や変形性肘関節症などに用いられる．人工肘関節置換術は，荷重関節である下肢の関節と異なり上肢の関節は不安定であることや，肘関節は上腕骨，尺骨，橈骨の3つの骨で構成される特殊な構造を有しており，人工関節のデザインそのものが確立されていないために，股関節や膝関節と比較して手術の頻度は少ない．
- 人工肘関節置換術の目的は，除痛と可動域の改善である．
- ここではおもにRAに対する人工肘関節置換術の術後プロトコルについて紹介する．

II 人工肘関節の外科的介入

- 人工肘関節は蝶番型，表面置換型の2つに分類される．

1) **蝶番型**（図1）：蝶番型を呈する．手術操作が煩雑．骨切除量が多いが人工関節が関節の支持機構となるため，術後の関節は安定する．脱臼のリスクは低下．再置換術は表面置換型と比較して困難である．

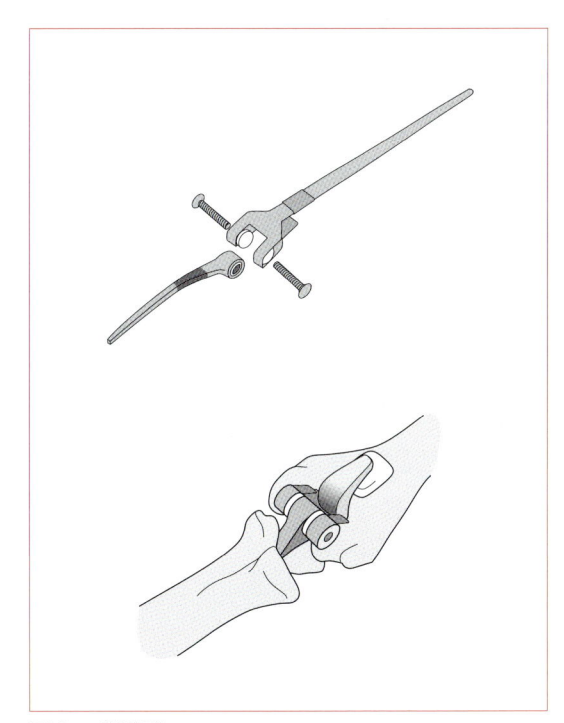

図1 蝶番型

2) **表面置換型**（図2）：関節の表面を置換する．骨切除量は少ないが，術後の支持機構は靱帯などの軟部組織に頼るために安定性は低い．そのため，関節に不安定性がなく軟部組織が

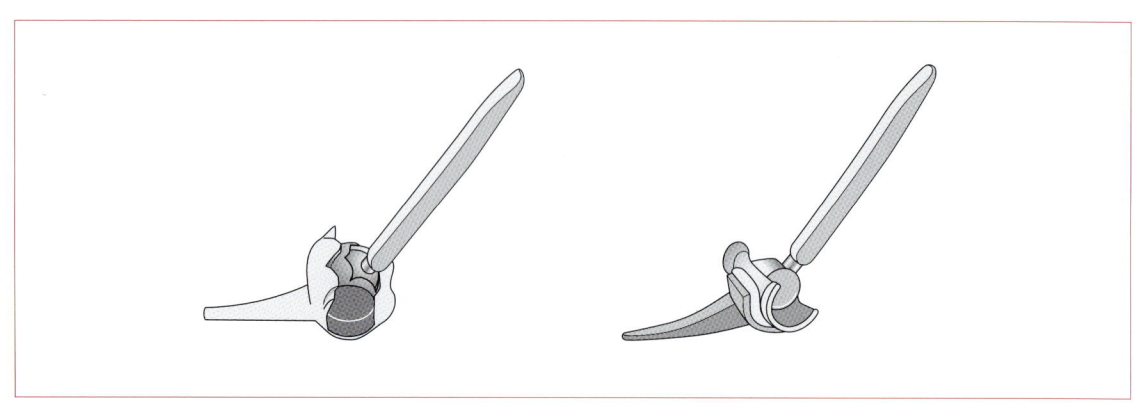

図2 表面置換型

十分に保たれている場合に適応となる．また，脱臼のリスクは蝶番型と比較して高い．再置換術は蝶番型と比較して容易である．
- 人工肘関節置換術の手術は，熟練した医師によって行われるべきである．また，メーカーによっては，術後の日常生活において重量制限を設定しているものもある．
- 一般的には5kg以上の重量物を扱うことは推奨されていないが，メーカーや医師に確認し，術後のリハビリテーションを進めるべきである．

III ハンドセラピィの基本的戦略

- RAではLarsen Grade III，IVで，運動時痛を有している者に適応される[1]．
- 人工関節のデザインにもよるが，術後の屈曲方向の可動域の改善は期待できるが，伸展方向への無理な強制は置換した人工肘関節のゆるみや破損の原因になりうる．最終的な目標は屈曲130°，伸展−30°程度に設定する．
- 内外反のストレスがかからないように，愛護的な自・他動運動を展開すべきである．

1．プロトコル
1) **術後～1，2週まで**：ギプス，シーネ固定．高挙保持や浮腫の管理，手指の運動，肩関節の運動，リラクセーション．
2) **1，2週後～**：軽い自動運動の開始．
3) **2，3週後～**：他動運動の開始．支柱付装具の装着（術後2～3ヵ月くらいまで）．
4) **3週後～**：食事動作の許可（装具の使用）．
5) **4週後～**：日常生活動作許可．

2．要点
- 内外反のストレスに注意する．
- 他動運動による過度な強制は禁忌である．

3．装具療法
- 支柱付装具は，RA患者にとっては大変重たく感じるものである．そのため，装具の素材選択にあたっては患者の筋力や日常生活レベルに応じて選択すべきである．
- 支柱がアルミ製のものは，内外反ストレスに対して強い固定が得られるが重たい．一方，熱可塑性プラスチック製のものは，軽量であるがアルミ製のものと比較して固定力が低下する．

> **まとめと展望**
>
> 　人工関節置換術後は，一時的に尺骨神経麻痺様の症状を訴えることがしばしばみられる．術中に尺骨神経を操作していることや，固定による圧迫が原因にあげられるが自然治癒するものが多い．患者の訴えと症状を注意深く観察しながら，対応することが望まれる．
> 　セラピストは人工関節置換術後に感染，ゆるみ，脱臼，破損のリスクがあることを忘れてはならない．

文　献

1) Larsen A, Dale K, Eek M：Radiographic evaluation of rheumatoid arthritis and related conditions by standard reference films. Acta Radiol Diagn 18（4）：481-491, 1977

〈及川直樹〉

5 人工関節
② 手指 MP 関節

理解のためのエッセンス

- リウマチ性関節炎（関節リウマチ）は全身性炎症性疾患であり，この炎症はすべての滑膜組織に及び，多くの場合，進行し結果的には関節の変形，関節破壊をひき起こす．
- 高度に破壊された関節は，関節固定または人工関節置換術など外科的治療の適応となる．
- セラピストは置換される関節の術前・術後の関節角度の改善のみでなく，近位，遠位の関節および動作全体の遂行上の影響について ADL 動作と関連づけて評価することが重要である．

I MP 関節人工関節とは

- リウマチ疾患における手指人工関節の使用は古く，1965 年代から Swanson らが silicon space を用いた人工指関節を開発した．
- 1990 年代には cemented, non sement, silicon hinge や表面置換型などさまざまな人工関節の研究開発が行われてきた[1]．
- しかし，今のところ MP 人工関節置換術で最も多く使用されているのは Swanson implant 型 silicon 製 spacer（第 2 世代）である．
- 関節リウマチに適応する場合，弱い骨と軟部組織を考慮すると堅い人工関節は不適であり，ある程度やわらかさを持ち，安定性は関節の形状に頼るというコンセプトを重要視している[3]．
- この Swanson 型人工関節は安定性（stability）にすぐれている．一方，長期的には人工関節の破損，脱臼，ゆるみなどの合併症があることも指摘されている[2]．

II 人工関節置換術の基本的戦略と適応

- 一般的には手指の機能障害は，高度変形，高度の関節拘縮，強直，高齢者，軽作業者，骨質などが考慮されるが，人工関節置換術は関節破壊の進行したリウマチ疾患に適応があり，治療法としては最終的な手段である．
- このため RA 診療指針でも，関節破壊の著しい症例（Larsen 分類で grade 4）に適応されるとしている．
- Swanson 型 silicon implant の目的は除痛，可動域改善，機能改善，尺側偏位に対して適応があるとされている．ただし，リウマチ患者の多くが手の変形や拘縮が緩徐に進行し，その進行に合わせて装具療法や自助具を用いて不自由ながらも日常生活に適応してきた経緯があることを十分理解すべきである．また，

新しい薬物療法などリウマチ疾患を取り巻く環境も考慮されるべきである．

☐ 人工関節の合併症としては silicon synovitis, implant の脱臼，損傷，関節可動域の制限や拘縮，骨膜炎などがある．

III 私たちのハンドセラピィ・プロトコル

術　後	指運動方法	装具療法	備　考
2〜3日	・安静，創癒合	・ギプス固定	
3〜4日	・sling の支持による指自動運動の開始 ・IP 関節伸展位で MP 関節での屈曲・伸展運動（4 指同時に） ・上肢の高挙〔浮腫の軽減〕 ・friction massage〔浮腫の軽減〕 ・必要があれば運動後の cooling〔消炎〕	・日中：dynamic extension splint（図 1） ・夜間：static extension splint（図 2）	・装具交換時に不要なストレスを与えないこと ・指屈曲，MP 尺屈，過伸展は禁忌 ・肩，肘関節など周辺の関節に留意

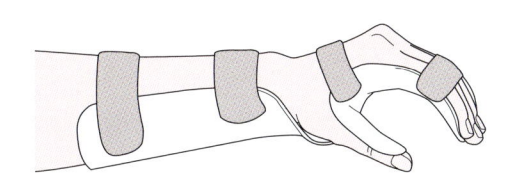

図 1　dynamic extension splint：スプリント機能分類の動的スプリントの図

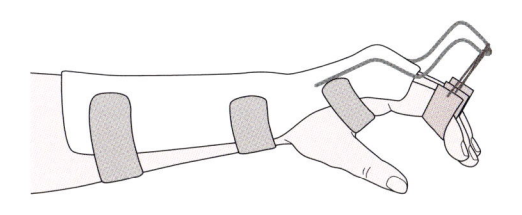

図 2　static extension splint：スプリント機能分類の静的スプリントの図

術後	指運動方法	装具療法	備考
2週	・4指同時MP関節自動屈曲,MP・IP関節自動伸展運動〔側副靱帯の緊張を確認〕(図3) ・自動屈曲および自動伸展運動を行わせて手指の分離を促す(ピアノ演奏様)(図4)	・上記装具療法は継続	・指伸展機構を活性化 ・尺側偏位に留意
3週	・MP関節軽度屈曲位でMP・IP関節同時屈曲・伸展運動(図5) ・指,内転,外転運動(図5)	・上記装具療法は継続	・implant周辺の瘢痕形成が起こる

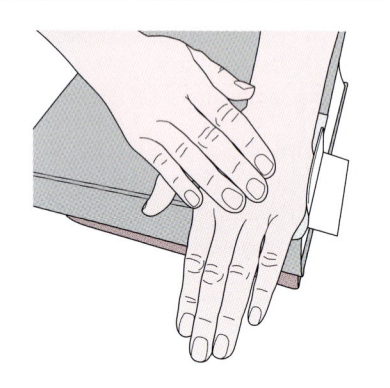

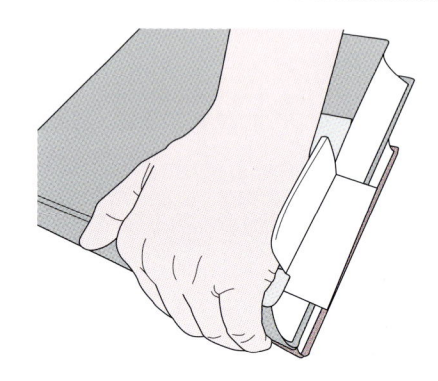

図3 書籍の角などを利用してMP関節が過伸展しないよう反対側の指でブロックしながら屈曲,伸展運動を行わせる

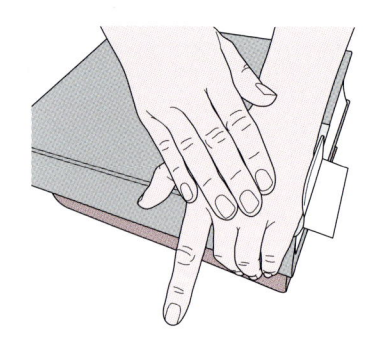

図4 各指の分離した伸展運動を行わせる

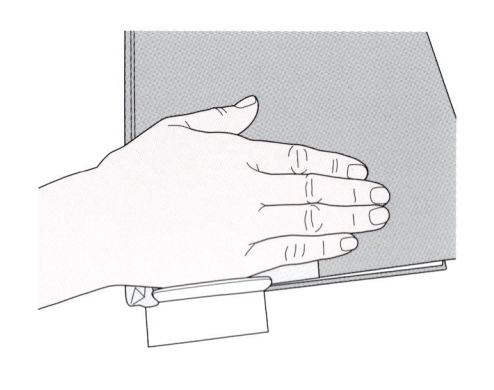

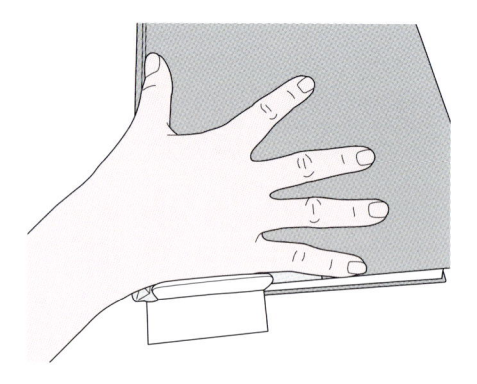

図5 重力を取り除いた肢位で尺側偏位しないようにブロックバーを用いて指外転,内転運動を行わせる

術後	指運動方法	装具療法	備考
4週	・自動運動（装具なし） ・セラプラストによる mass grip（図6） ・物理療法（バイブラバス）	・上記装具療法は継続	
5週	・セラプラストを用いた抵抗運動（図7） ・物体の把持動作訓練，ADL訓練	・上記装具は継続 ・MP，IP関節屈曲制限が大きければ矯正装具を追加する	

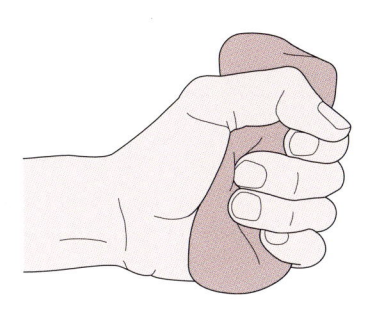

図6 セラプラストによる軽い mass grip exercise

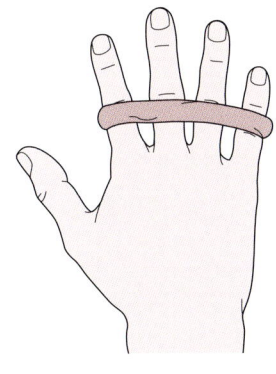

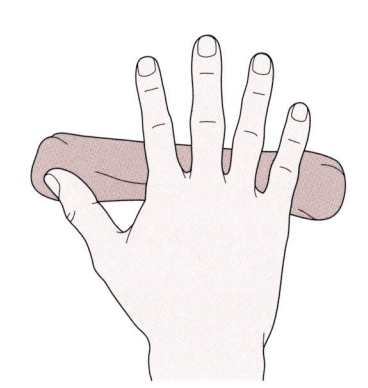

a

b

c

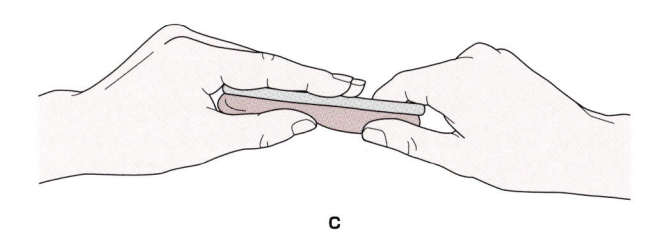

図7 セラプラストを用いた指の抵抗運動
a：指内転，外転　b：指伸展，過伸展に注意　c：手内筋の伸張運動

| 6週 | ・軽い日常生活動作，事務作業に使用 | ・日中装具フリー，夜間装具は継続 | ・必要があれば外出時 static splint 装具装着 |
| 12週 | ・日常生活および家事動作に使用 | ・夜間装具フリー | ・経時的に評価 |

IV 人工関節置換術の基本的な術前・術後評価

1) **面接**：家族構成，職業，家庭内役割，家屋，環境，社会資源の利用状況（介護保険など）本人の生活上の問題点，希望など
2) **変形・関節の評価**：罹患関節のチェック・程度（Grade 分類）
3) **関節可動域**：各関節の自動関節可動域，運動域（arc of motion または TAM：total active motion）
4) **筋力テスト**：疼痛を考慮する．自動運動を基本に痛みが誘発されない肢位で抵抗を与えて，可能な限り Fair 以上の筋力も測定
5) **握力（水銀柱握力），ピンチ力**
6) **疼痛**：VAS（visual analog scale），またはマルギル痛み尺度
7) **主観的 QOL**：DASH または Hand 20
8) **上肢機能検査**：STEF（簡易上肢機能検査）パーデューペグボードテスト
9) **ADL，APDL（activities parallel to daily living；日常生活関連動作）評価（Class 分類）**
10) **整容**：外観にたいする主観的評価（VAS 法）

V ハンドセラピィを成功させるためのポイント

- [ ] 術前に十分なコンプライアンスを得ておくこと．特に術後のリハビリテーションの内容，期間について説明し理解を得ておくことが重要である．
- [ ] 術前，術後の執刀医との連携は密に行う．
- [ ] dynamic extension splint の指牽引は回旋および尺屈を防止するために，橈側にシフトさせ，かつ十分な牽引とアライメントを確保するため high profile に作製する．背側に MP 関節伸展ブロックを設け過伸展を防止し，かつ IP 関節の完全伸展を助ける（図 1）．
- [ ] 愛護的なハンドセラピィ・テクニックは炎症，浮腫，疼痛の減少にとって重要である．
- [ ] 術後に期待できる把持機能の改善では MP 関節伸展が鍵となる．
- [ ] 協調性の改善〔手の使いやすさ〕は手内筋の柔軟性にある．
- [ ] MP，IP 同時屈曲の際の尺側偏位に注意する．
- [ ] 関節周辺の軟部組織の状態を確認しながら運動負荷を調節する．
- [ ] 外来通院となるため home program を作成し，患者の同意を得た上で導入する．
- [ ] 合併症，内科的治療の内容について把握しておく．
- [ ] 術後の定期的チェックは可能な限り継続する（患者は整形外科，内科へ，ルーチンで外来通院する）．

まとめと展望

MP 人工関節置換術は，疼痛の緩和と変形の矯正を期待する患者が多いといわれている．また，MP 屈曲制限を改善して把持動作を容易にすることがポイントとされている．セラピストは使用される人工関節の特性とそれに付随する術式を理解して，装具療法を中心にハンドセラピィを展開していくことである．また，ADL 動作の改善だけでなく，奥田[4]は生物的製剤の 1 つであるエタネルセプトは高い関節破壊抑制効果が認められており人工関節置換術後に自己注射が可能になったと報告している．人工関節置換術後の機能的使用はさまざまであるが RA 患者の QOL に貢献する適応が求められる．

文　献

1) 株式会社エム・シー・システム：人工指関節 http://www.mesystem.co.jp/products/other.html
2) Peimer CA, Medge J, Eckert BS, et al：Destructive synovitis following silastic arthroplasty. J Hand Surg 16-A：624-638, 1986
3) 生野英祐：第4回博多リウマチセミナー, pp.423-425, 2003
4) 奥田敏治：関節リウマチ患者における手指MP関節形成術の検討. 日手会誌, 23-5：633-636, 2006

（坪田貞子）

6 手根不安定症

理解のためのエッセンス

- 手根不安定症の治療には,保存療法と経皮的鋼線固定,靱帯縫合,靱帯再建や関節固定などの手術療法がある.
- 靱帯修復,靱帯再建術後の手関節運動は,手関節屈曲を制限しながら行う必要がある.

I 手根不安定症とは

1. 手根不安定症の特徴

- 手根不安定症とは,靱帯に制御された一連の手根骨の特異な運動が,靱帯の断裂や手根骨骨折(舟状骨骨折など)などで,運動性(安定性)が破綻した状態である[1].
- 正常運動の破綻は,二次的に周辺支持機構の異常を生じ,関節内圧分布もしだいに変化し,変形性関節症へと進行していくことが推察される.
- 症状:手関節の疼痛,可動域制限,握力低下などである.また,ストレスを加えての手関節の運動で異常な運動や軋音が生じる場合がある.
- 舟状月状骨解離(scapholunate dissociation:SLD)は手根不安定症のなかで最も多く発生する.

2. 解剖学的特性および生体力学的な特徴

- 手関節の靱帯は所在部位に基づき,(1)手関節掌側靱帯群,(2)手関節背側靱帯群,(3)骨間靱帯群,(4)手根中手骨靱帯群の4群に大別される.
- 手関節の靱帯は背側(図1)より掌側(図2)にある靱帯の方が強靱で手根骨の安定性に寄与している[2].

3. 手根不安定症の分類

- Garcia-Eliasらは Larsenらの分類をさらに修正し報告している[4].6つのカテゴリーに分かれており,病態を把握するために有用な分類である(表1).
- 本編では手根不安定症の中で発生頻度が多い舟状月状骨解離と月状三角骨解離,さらに手根骨配列異常により発症・進行する変形性手関節症であるSLAC wristについて述べる.

4. 舟状月状骨解離(SLD)

- 舟状月状骨間靱帯(SLIL)損傷により生じる.
- 外傷,関節リウマチやキーンベック病などで認められる.
- 主に外傷性によるものが治療対象となる.
- 手根背屈変形(dorsal intercalary segment instability:DISI;図3b)を呈しやすい.
- 理学的所見:誘発テストとして有名な Watsonテスト[6](図4)がある.
- 画像所見:単純X線正面像で舟状骨月状骨間

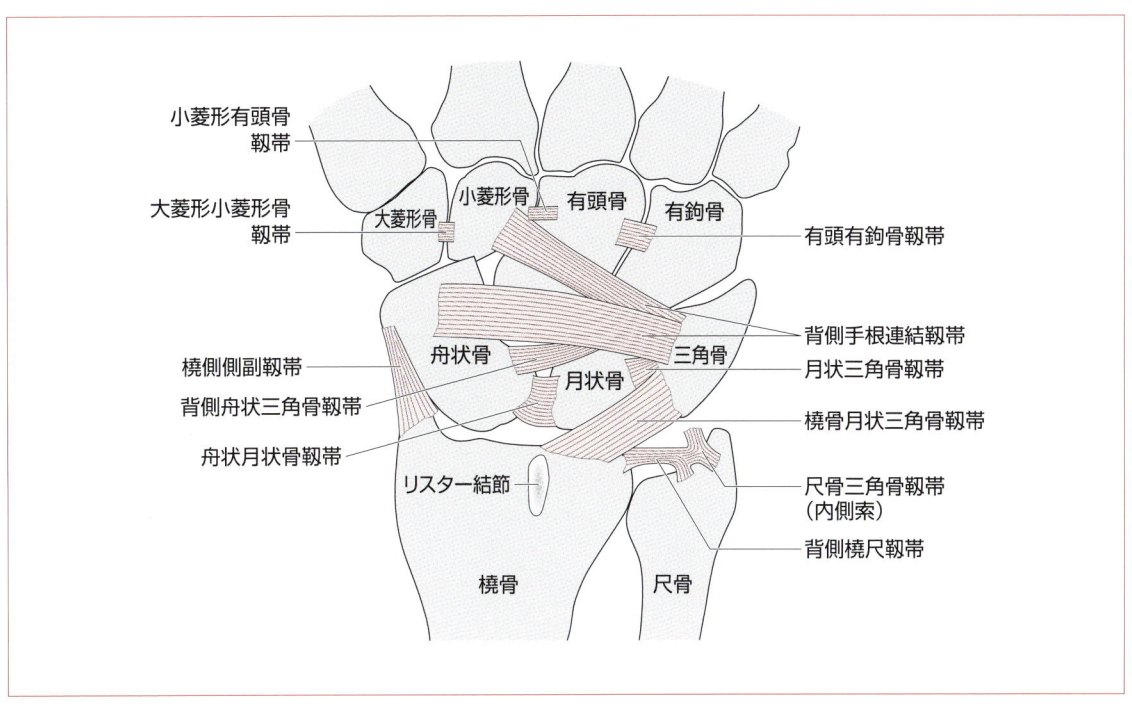

図1 手関節の背側靱帯群と骨間靱帯群（文献3より引用作成）

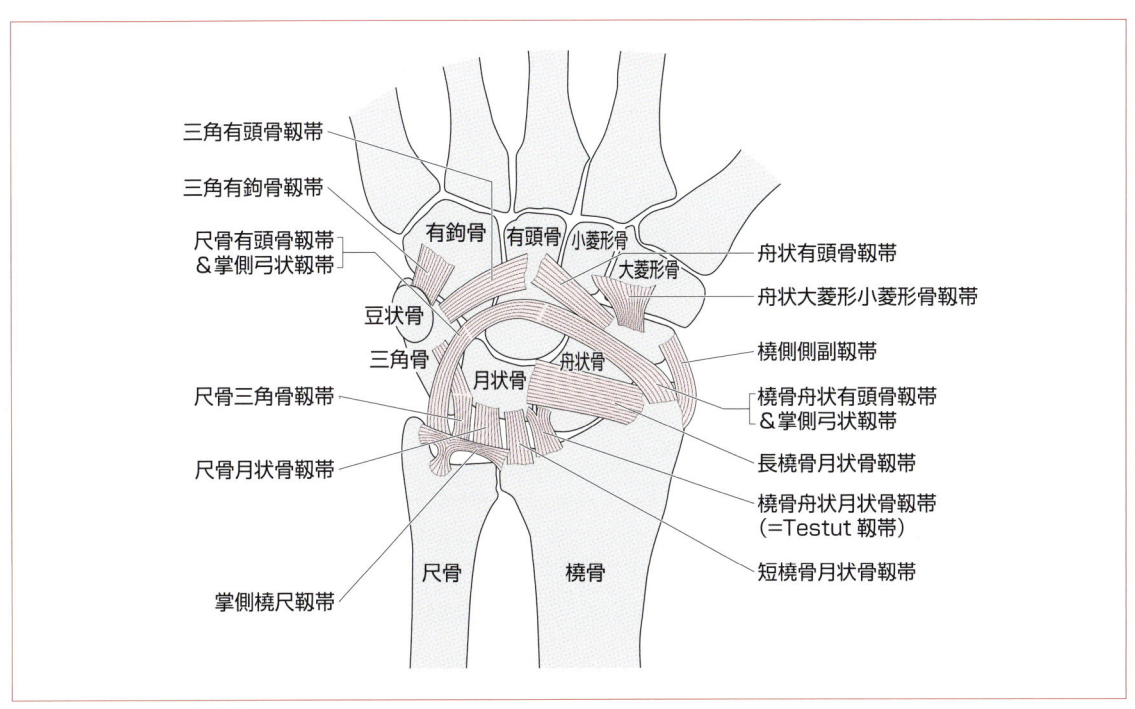

図2 手関節の掌側靱帯（文献3より引用作成）

に3mm以上の解離を認める．この解離はTerry-Thomas signとよばれる．また舟状月状骨解離で舟状骨が掌屈すると，正面像で舟状骨が短縮して舟状骨結節がリング状に見える（scaphoid ring sign）．

□ 治療：新鮮損傷では経皮的鋼線固定，鏡視下デ

表1 Garcia-Elias らの分類（文献4より引用）

区分Ⅰ （慢性度）	区分Ⅱ （安定度）	区分Ⅲ （病因）	区分Ⅳ （部位）	区分Ⅴ （方向）	区分Ⅵ （形態）
・急性：1週未満（一時的治癒の可能性が最大） ・亜急性：1〜6週（治癒の可能性あり） ・慢性：6週以上（治癒の可能性ほとんどなし）	・前動的不安定症 ・動的不安定症 ・静的不安定症（整復可能） ・静的不安定症（整復不能）	・先天性 ・外傷性 ・炎症性 ・新生物 ・医原性 ・その他	・橈骨手根関節 ・近位手根列 ・手根中央関節 ・遠位手根列 ・手根中手関節 ・特定の手根骨	・近位手根列掌側回転（VISI） ・近位手根列背側回転（DISI） ・手根骨尺側転位 ・手根骨橈側転位 ・手根骨背側転位	・解離性（CID） ・非解離性（CIND） ・複合性（CIC） ・適合性（CIA）

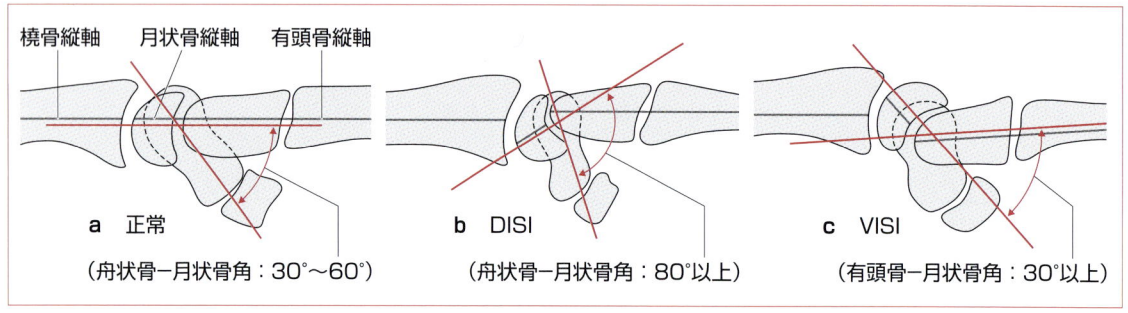

図3 橈骨と有頭骨の関係と月状骨の傾き（文献5より引用作成）

ブリドマンや靱帯修復術，陳旧性損傷では靱帯再建術やSTT（舟状-大菱形小菱形骨間）関節固定術などの部分手関節固定術が行われる．

5. 月状三角骨解離（lunotriquetral dissociation：LTD）

☐ 月状三角骨靱帯（LTIL）損傷により生じる．
☐ 転落やものを持ち上げるなどでの強い回内・背屈・橈屈位で障害を受けやすい．
☐ 月状骨は舟状骨とともに掌屈し，三角骨は背屈する手根掌屈変形（volar intercalary segment instability：VISI；図3c）を呈しやすい．
☐ 理学的所見：誘発テストとしてLT ballottementテスト[8]，ulnar snuffboxの圧痛（LT compression）テスト[9]，Shearテストがある（図5）．
☐ 治療：外傷性LTDの急性期の初期治療は装具療法などの保存療法が用いられる．保存療法に抵抗するものは手術療法が適応となる．月状三角骨間がある程度安定しているものは，デブリドマン・経皮的鋼線固定による仮固定が行われる．完全断裂の場合は，関節アライメントを回復する目的に靱帯縫合・再建，月状三角骨関節固定術が適応となる．

6. SLAC（scapho-lunate advanced collapse）wrist

☐ SLAC wristはWatsonら[11]の報告に由来し，英語のslack（ゆるい）という単語を連想させる．
☐ 舟状骨，月状骨，橈骨の配列異常により発症・進行する変形性手関節症である．
☐ 舟状骨月状骨間靱帯損傷，月状骨周囲脱臼，キーンベック病，橈骨遠位端骨折などの病態と関連している．

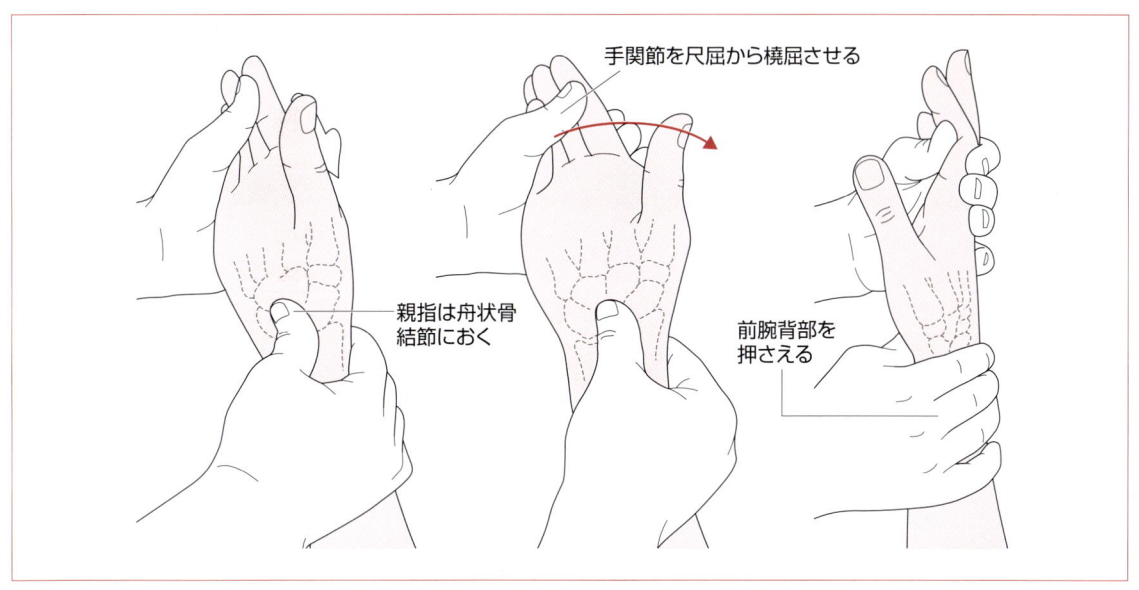

図4 Watsonテスト(scaphoid shift test, scaphoid maneuver test)(文献7より引用,改変)
検者の示指から小指で被検者の前腕背部を押さえ,母指は掌側から舟状骨結節を強く押さえながら,検者の反対側の手で手関節を尺屈から橈屈させる.舟状月状骨間に不安定性がある場合,舟状骨結節においた母指のため,掌側突出ができずに舟状骨近位が橈骨の舟状骨関節窩から逸脱し,有痛性の轢音を生じる.

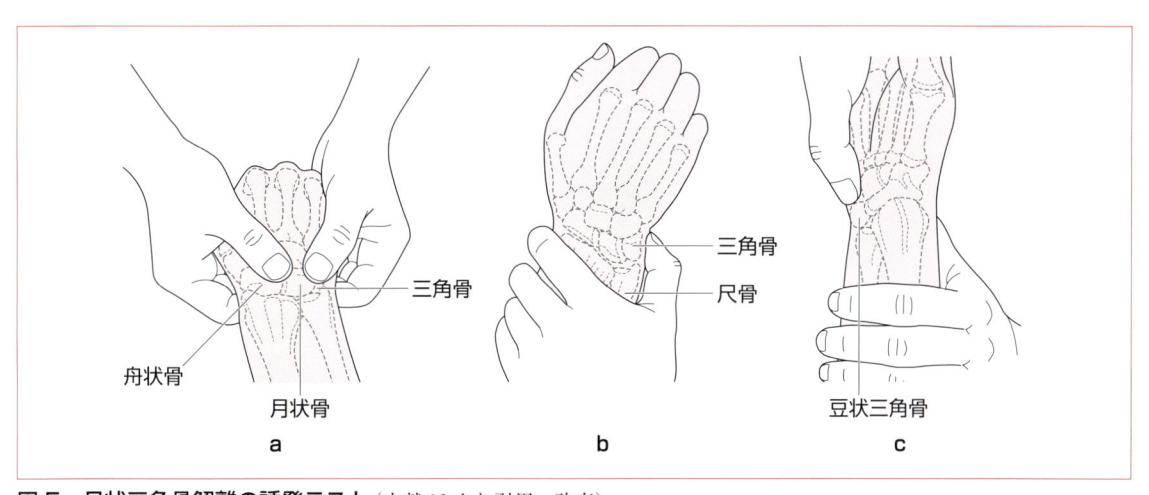

図5 月状三角骨解離の誘発テスト(文献10より引用,改変)
a:LT ballottementテスト:掌背屈方向に月状三角骨にストレスを加えると関節の不安定性が触れ,疼痛が出現する.
b:LT compressionテスト:尺側から橈側へ三角骨を押す.
c:Shearテスト:手関節を中間位で月状骨を背側から支持し,豆状三角骨を背側に圧迫してLTに剪断力を加える.痛み,異常可動性,轢音が生じるか確認する.

- 舟状骨偽関節に起因する変形性手関節症を区別してSNAC(scaphoid nonunion advanced collapse)とよぶことがある[6].

II ハンドセラピィの基本的戦略

- 保存療法:手関節の固定を行い,損傷靱帯のストレス軽減と安静を保つことで,症状改善

をはかる.
- 靱帯修復・再建術:主に手関節背側の靱帯を修復・再建するため,術後の手関節屈曲運動は自動運動を原則とし段階的に実施する.多少の手関節屈曲制限が生じるよう,無謀な手関節屈曲矯正は実施しない.

Ⅲ 私たちのハンドセラピィ・プロトコル

1. 保存療法のセラピィ・プロトコル

- 急性期であり,症状が軽度で不全の靱帯損傷と診断された場合に適応となる.

時期	装具	セラピィ	作業活動など
6週間	・キャストまたはシーネ固定	・対浮腫療法(挙上法,逆行性マッサージなど) ・母指,手指自動他動運動,腱グライディング訓練 ・肩,肘関節運動	
6週より	・カックアップスプリント作製・訓練時以外装着	・手関節自動運動 ・前腕自動運動	
8～9週より	・カックアップスプリント脱	・段階的握力訓練 ・筋力強化訓練	・軽度のADLを許可
術後12週より			・徐々に重作業許可 ・スポーツ開始

2. 経皮的鋼線固定・靱帯修復術後のハンドセラピィ・プロトコル

時期	装具	セラピィ	作業活動など
術後翌日	・外固定*＋鋼線固定期 *舟状月状骨解離はサムスパイカキャスト	・対浮腫療法(挙上法,逆行性マッサージなど) ・母指,手指自動他動運動,腱グライディング訓練 ・肩,肘関節運動	
術後8～10週より (鋼線固定抜去後)	・スプリント*作製・装着(夜間・外出時のみ) *舟状月状骨解離はサムスパイカスプリント,月状三角骨解離にはカックアップスプリントとする	・手関節自動運動 ・前腕自動運動	・軽度のADLを許可
術後12週より	・スプリント脱	・段階的握力訓練 ・筋力強化訓練	・徐々に重作業許可 ・スポーツ開始

3. 靱帯再建術後のハンドセラピィ・プロトコル

時　期	装　具	セラピィ	作業活動など
術後翌日	・外固定＊＋鋼線固定期 ＊舟状月状骨解離はサムスパイカキャスト	・対浮腫療法（挙上法，逆行性マッサージなど） ・手指自動他動運動，腱グライディング訓練 ・肩，肘関節運動	
術後6〜8週より （鋼線固定抜去後）	・スプリント＊作製・装着（夜間・外出時のみ） ＊舟状月状骨解離はサムスパイカスプリント，月状三角骨解離にはカックアップスプリントとする	・手関節自動運動 ・前腕自動運動	・軽度のADLを許可
術後12週より	・スプリント脱	・段階的握力訓練 ・筋力強化訓練	・徐々に重作業許可 ・スポーツ開始

IV 手根不安定症の基本的な評価

1) **画像所見**：X線側面像で治療前のDISI変形（図3b）またはVISI変形（図3c）の程度を確認する．正面像ではGilula arcに乱れが生じていないかをみる．治療後はどの程度整復されたか，また整復位が保てているか経時的にチェックする．
2) **腫脹・浮腫**：容積計を用いた測定方法やfigure-of-eight測定を必要に応じて実施する．
3) **疼痛**：どの部位に生じているのか，自発痛なのか，動作時痛なのか，どのような肢位，動作，活動で生じるのか詳細に評価する．疼痛強度の評価にはVAS（visual analog scale）を用いる．
4) **ROM**：自動可動域を計測する．
5) **筋力評価**：握力，ピンチ力は12週以降実施する．
6) **上肢機能検査**：STEFなど，12週以降必要に応じて実施する．
7) **DASH**：術前，最終評価時など，必要に応じて実施する．

V ハンドセラピィを成功させるためのポイント

1. 舟状月状骨解離

☐ 早期からの手関節最大背屈位での荷重は，舟状月状骨靱帯（scapholunate interosseous ligament：SLIL）に対して負荷が大きいため避ける[12]．プッシュアップ動作や手を突く際は，手関節中間位での手指フィスト肢位で行うよう指導する．

☐ 術後の手関節自動運動は背屈運動を制限しないが，屈曲運動は術後3ヵ月まで50％程度の可動域に制限する．

☐ 術後の手関節屈曲方向の他動訓練は原則実施しない．無理な手関節屈曲の他動運動は修復・再建した靱帯を伸張させ，再度不安定性を引き起こす危険性がある．

☐ 手関節屈曲の最終可動域は60〜75％程度を目標とする．

☐ 強力な握力・把持動作は軸圧により舟状月状骨にストレスが生じるため，術後12週は避ける．

2. 月状三角骨解離

☐ 術後の手関節可動域訓練は舟状月状骨解離と同様に進める．手関節他動屈曲運動は原則実施しない．

まとめと展望

舟状月状骨解離は DISI 変形を，月状三角骨解離は VISI 変形を呈しやすい．舟状骨月状骨間解離などが原因となり，SLAC wrist へと進行する場合がある．急性期で症状が軽度であり不全の靱帯損傷の場合は，保存療法の適応となる．

靱帯修復・再建術後は，術式を十分に理解し，修復・再建組織にストレスが加わる手関節屈曲運動は自動運動を原則とし段階的に実施する必要がある．

文 献

1) 堀井恵美子：上肢疾患とバイオメカニクス．手根不安定症のバイオメカニクス．関節外科 16：106-112, 1997
2) 松下和彦，別府諸兄：手根不安定症．骨・関節・靱帯 19：924-931, 2006
3) 上羽康夫：手 その機能と解剖改訂 5 版，京都，金芳堂，pp.114-140, 2010
4) Garcia-Elias M, Geissler WB：Carpal instability. Green's Operative Hand Surgery, 5th ed Philadelphia, Elesevier, pp.535-604, 2005
5) 荻野利彦：手関節および手指．石井清一，平澤泰介 監修：標準整形外科学第 8 版，東京，医学書院，pp.355-390, 2002
6) Watson HK, Ashmead D 4th, et al：Examination of the scaphoid. J Hand Surg 13A：657-660, 1988
7) 坪川直人：手根不安定症の分類．関節外科 28：34-41, 2009
8) Reagan DS, Linscheid RL, et al：Lunotriquetral sprains. J Hand Surg 9A：502-514, 1984
9) Beckenbaugh RD：Accurate evaluation and management of the painful wrist following injury. An approach to carpal instability. Orthop Clin North Am 15：289-306, 1984
10) 建部将弘，堀井恵美子：月状三角骨解離の治療．関節外科 28：77-82, 2009
11) Watson HK, Ballet FL：The SLAC wrist, scapholunate advanced collapse pattern of degenerative arthritis. J Hand Surg 9A：358-365, 1984
12) Lee SK, Park J, et al：Differential strain of the axially loaded scapholunate interosseus ligament. J Hand Surg 35A：245-251, 2010

〔白戸力弥〕

7 手指の変形 ―保存療法としての装具療法―

理解のためのエッセンス

- 手指の変形は，伸展機構の破綻が関与している場合が多く，問題点の把握には伸展機構（図1）の理解が必要である．
- 手指の変形に対する保存療法では，装具療法と運動療法を組み合わせたハンドセラピィを行う．

I 手指の変形：マレット指・白鳥の首変形・ボタン穴変形・尺側偏位とは

1. マレット指（槌指）

☐ DIP関節の自動伸展ができず，DIP関節が屈曲位に変形する．徐々にPIP関節の過伸展が生じる場合もある．突き指などの外傷機転で発現し，スポーツが原因で発生することが多い．

☐ 発現機序により，腱性槌指と骨性槌指に分けられる（図2）．

☐ 腱性槌指とはDIP関節が伸展位にあるときに，屈曲を強制する力が加わった場合や，DIP関節背側面の切創による終止伸腱の断裂によって生じる（図2a）．

☐ 骨性槌指とは，DIP関節を過伸展するように長軸方向に強い外力が加わり発生する．末節骨関節面の背側1/3以上を含む関節内骨折で，遠位骨片の掌側脱臼を伴うことが多い（図2b）．

☐ 腱性槌指の場合は，終止伸腱の断裂例を除いて保存的に治療することが原則であり，骨性槌指の場合は，整復後ピンニング固定[2]（図3）またはpull-out-wire法による固定が施行される．

☐ 陳旧性になると白鳥の首変形（スワンネック変形）を発生するため，注意が必要である．

2. 白鳥の首変形（スワンネック変形）

☐ 白鳥の首変形はDIP関節屈曲位，PIP関節過伸展位，MP関節屈曲位の変形である．マレット指の陳旧例や関節リウマチ例でよくみられる手指の変形である．

☐ 白鳥の首変形の発生原因は，①外在筋の要因，②内在筋の要因，③関節性の要因，の3つに大別される[3]（図4）．

☐ 外在筋の要因はさまざまな場合に起こりうる．手関節やMP関節に屈曲拘縮があると，指伸筋腱は常にPIP関節の伸展に働く．その結果PIP関節の過伸展が発生する（図4a）．そのほか，指伸筋腱の拘縮やマレット指の遷延（図4b）などで発生する．

☐ 内在筋の要因は骨間筋の拘縮である（図4c）．骨間筋が拘縮するとMP関節の屈曲とPIP関節の伸展に働く．PIP関節が過伸展されると，側索が背側へ移動し側索を介して伝わるDIP関節への伸展力が弱くなる．さらにPIP関節の過伸展により深指屈筋の緊張は高くなりDIP関節の屈曲を強める．

☐ 関節性の要因はPIP関節の不安定性である．PIP関節の過伸展は掌側板や側副靱帯，浅指屈筋，斜支靱帯によって防止されている．こ

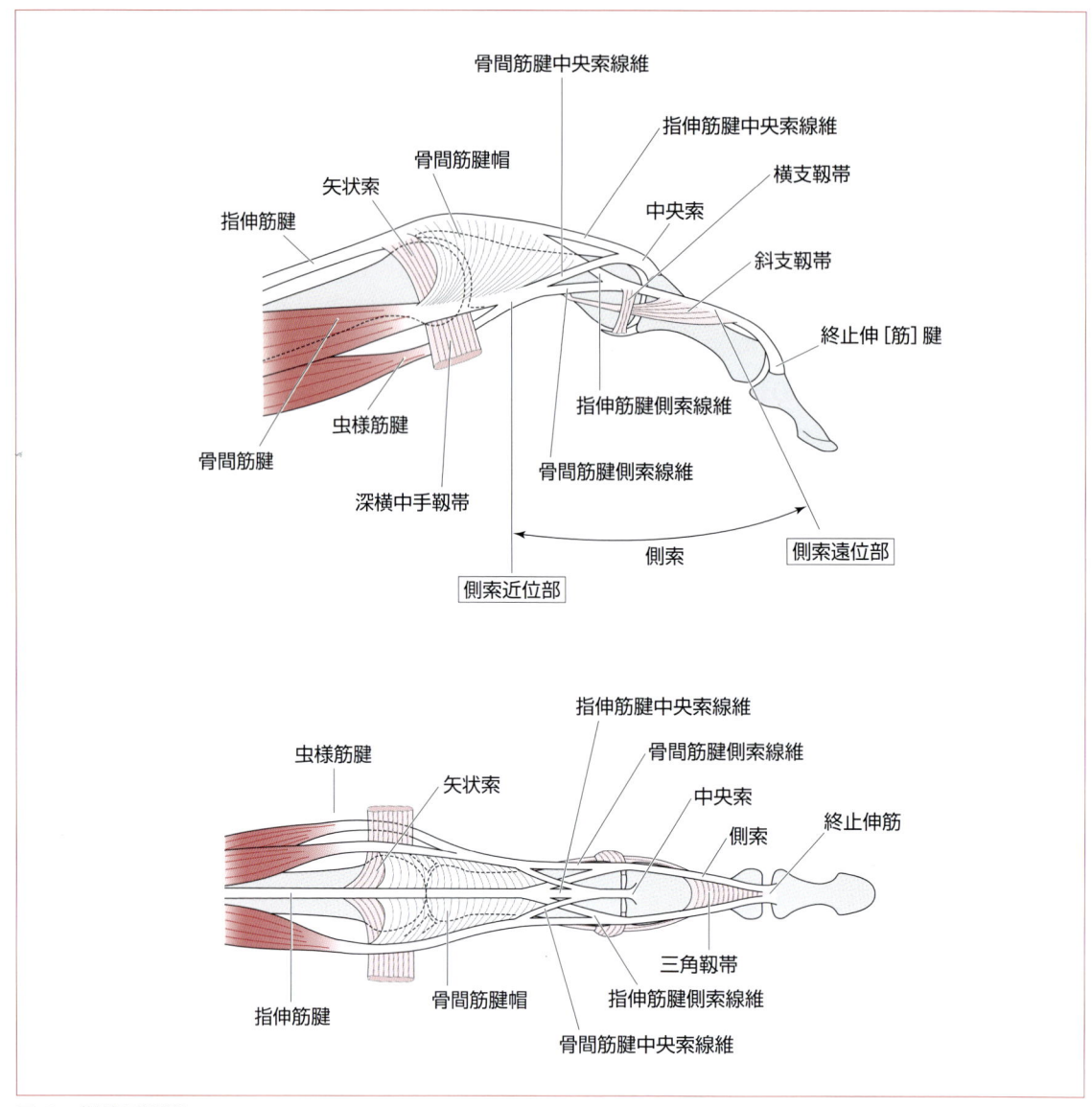

図1 **指伸展機構**（文献1より引用作成）

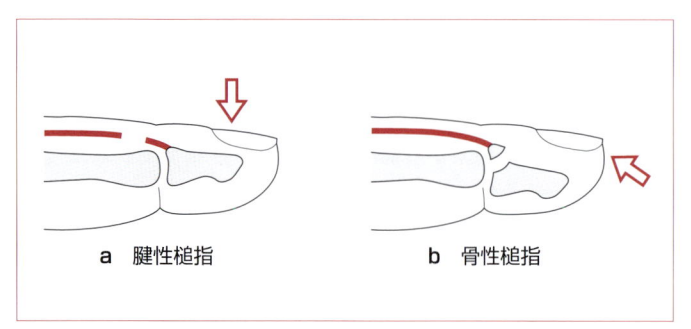

図2 **腱性槌指と骨性槌指**
a：DIP関節を強く屈曲させる方向に力が加わって発生する．
b：長軸方向からDIP関節を過伸展させるように力が加わって発生する．

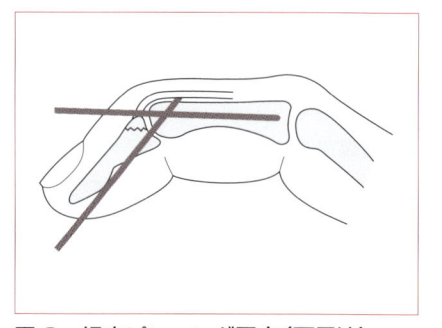

図3 **経皮ピンニング固定（石黒法）**
（文献2，p5より引用作成）

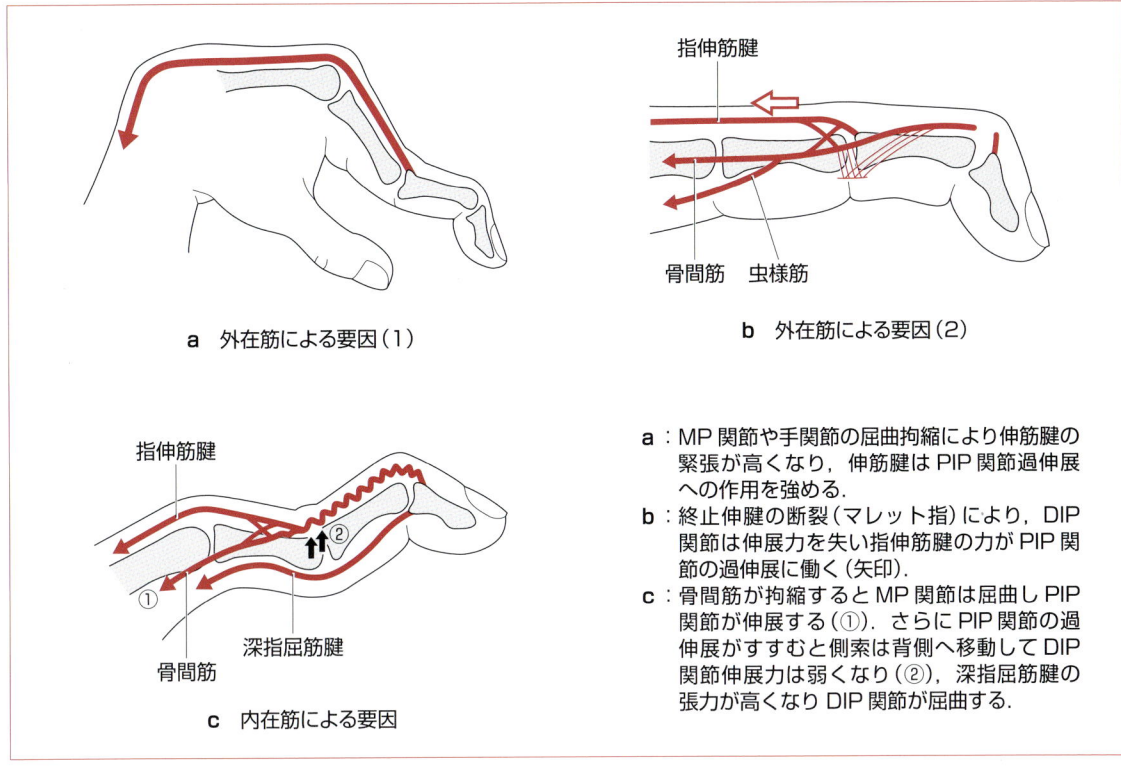

図4　白鳥の首変形の発生メカニズム

a　外在筋による要因（1）
b　外在筋による要因（2）
c　内在筋による要因

a：MP関節や手関節の屈曲拘縮により伸筋腱の緊張が高くなり，伸筋腱はPIP関節過伸展への作用を強める．
b：終止伸腱の断裂（マレット指）により，DIP関節は伸展力を失い指伸筋腱の力がPIP関節の過伸展に働く（矢印）．
c：骨間筋が拘縮するとMP関節は屈曲しPIP関節が伸展する（①）．さらにPIP関節の過伸展がすすむと側索は背側へ移動してDIP関節伸展力は弱くなり（②），深指屈筋腱の張力が高くなりDIP関節が屈曲する．

れらの軟部組織の損傷によりPIP関節は不安定となり容易に過伸展位をとるようになる．
☐ 白鳥の首変形の治療には，その原因に基づいた治療法が選択される．変形が軽度であり非進行性の場合は，スプリントによる保存療法が選択されるが，原因が明らかであり変形が重度である場合は，原因に基づいた手術的治療が選択されることもある．

3. ボタン穴変形

☐ ボタン穴変形は，DIP関節過伸展位，PIP関節屈曲位，MP関節過伸展位の変形である．外傷による中央索の断裂や関節リウマチなどのPIP関節炎でよくみられる手指の変形である．
☐ ボタン穴変形の発生原因は，中央索の断裂または延長と側索の掌側移動である．
☐ 中央索の断裂または延長により，PIP関節の伸展が不能となり屈曲位を呈する．それに伴い指伸筋腱は，中枢側へ移動しMP関節を過伸展させる．また，側索はPIP関節の屈曲に伴いPIP関節の掌側へ移動し，DIP関節を過伸展させるように作用する（図5）．
☐ 中央索のみの損傷または中央索とどちらか一方の側索の損傷の場合には，受傷後初期のPIP関節の伸展が可能なため，受傷後徐々にボタン穴変形に移行し陳旧化する場合があるので注意が必要である．
☐ 閉鎖損傷での中央索の損傷の有無はElson testによって判断できる（図6）．
☐ ボタン穴変形の治療は，スプリント固定による保存療法か外科的にPIP関節とDIP関節の伸展機構を再建する手術療法が選択される．

4. 尺側偏位

☐ 尺側偏位は，示指から小指がMP関節で掌側へ亜脱臼し尺屈位をとる変形である．関節リ

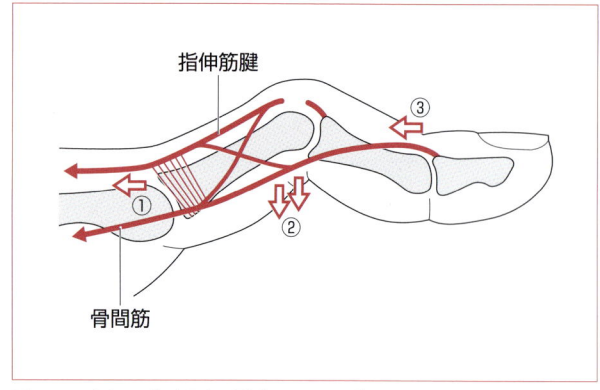

図5 ボタン穴変形の発生メカニズム
中央索の断裂によりPIP関節は伸展不能となり，伸筋腱はMP関節を過伸展させる（①）．またPIP関節の屈曲に伴い側索が掌側へ移動し（②），DIP関節の過伸展が生じる（③）．

図6 Elson test
a：PIP関節を屈曲位に保持した状態でDIP関節を伸展させるよう指示する．
b：正常ならば側索の近位方向への滑走は中央索で制限されてDIP関節は伸展できない．
c：中央索に断裂がある場合は側索が近位方向へ滑走しDIP関節が過伸展する（Elson test陽性）．

ウマチでみられる変形である．
- 滑膜炎によりMP関節の関節包，側副靱帯が弛緩し，MP関節の安定性が低下する．指伸筋腱と指屈筋腱の牽引力によりMP関節は掌側，尺側へ亜脱臼し，伸筋腱の橈側の支帯が弛緩するため伸筋腱は尺側へ脱臼する．
- 尺側偏位には手関節の肢位が関連している．手関節の靱帯の脆弱により手関節は不安定となり手根骨が尺側移動し，手関節が橈屈変形する．橈骨に平行な伸筋腱の走行を保つために伸筋腱は尺側へ偏移し，MP関節が尺側偏位する方向へ力が加わる（ジグザグ変形）[4]（図7）．
- 保存療法では一般的に装具による矯正が施行される．変形が重度な場合は，SwansonインプラントなどによるMP関節形成術が施行される．

Ⅱ ハンドセラピィの基本的戦略

- 手指の変形には伸展機構のアンバランスが関与していることが多く，伸筋腱損傷後のハンドセラピィに類似する点も多い．伸展機構の特徴を理解し，装具療法と運動療法を組み合わせた介入を行い，できるだけ伸展lagを生じないよう自動屈曲・自動伸展可動域を獲得することが最終目的である．

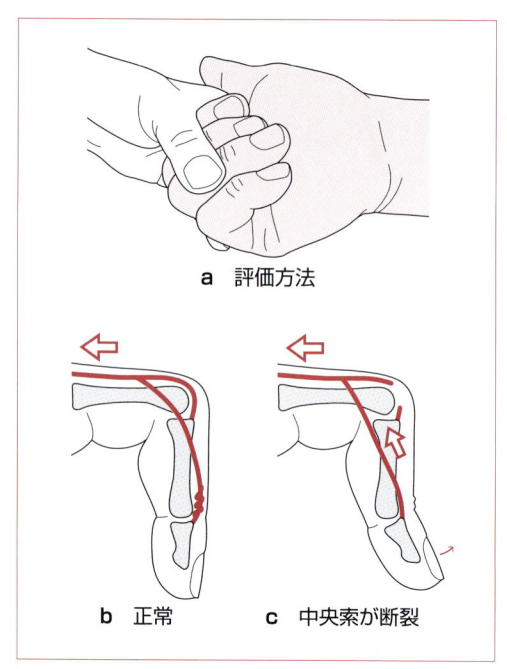

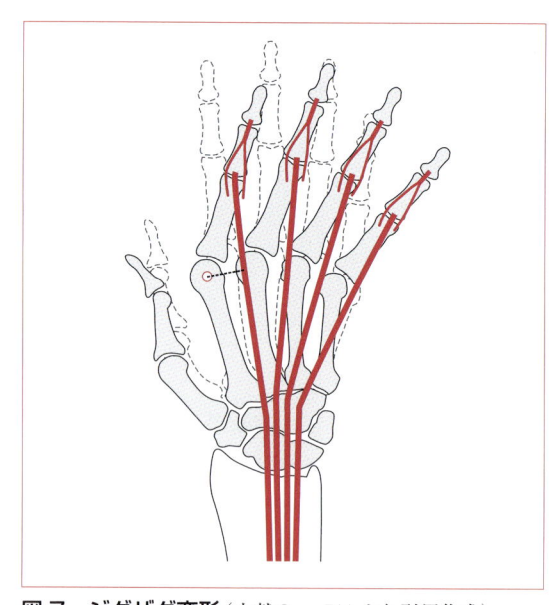

図7 ジグザグ変形（文献3，p511より引用作成）
手根骨が尺側へ移動すると（手関節の橈屈），伸筋腱の走行を維持するためにMP関節は尺側偏位する．その結果，伸筋腱はMP関節より尺側に位置するようになり，さらに尺側偏位を進行させる要因となる．

III 私たちのハンドセラピィ・プロトコル

1. マレット指（保存療法）

(1)

受傷後	装 具	指運動	備 考
0週〜	・DIP関節伸展位保持スプリント（図8）	・DIP関節は終日伸展位固定 ・ただし骨性槌指の場合はDIP関節軽度屈曲位固定 ・浮腫や熱感がみられるようならば，挙上手やアイシングなどの浮腫管理の指導を行う	・他指，他関節の二次的拘縮に注意する
6週〜		・訓練室での軽いDIP，PIP関節の自動運動	・DIP関節の伸展lagに注意し，伸展方向の運動も軽度に行う

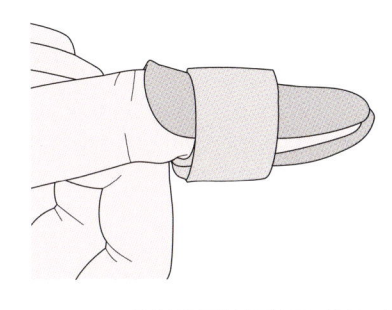

図8 DIP関節伸展位保持スプリント
DIP関節伸展0°から軽度過伸展位で作製する（腱性槌指の場合）.

(2)

受傷後	装 具	指運動	備 考
8週〜	・日中の装具は除去 ・夜間や就労時（重作業時）のみ装着	・DIP関節の屈曲制限が強いようならば，DIP関節単独の可動域訓練を軽度に行う ・DIP関節の伸展lagがみられるならば，PIP関節伸展ブロックスプリント（図9）を装着する	・力強い握り動作は行わないよう指導する
12週〜	・夜間の装具も除去 ・DIP関節の屈曲制限が強いならば屈曲強制装具を使用する ・反対にDIP関節に伸展lagがみられるならば，夜間装具の継続も検討する	・すべての指運動を許可する	・握力測定可

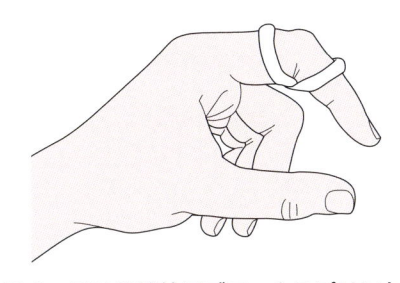

図9 PIP関節伸展ブロックスプリント
PIP関節軽度屈曲位で作製する.

2. 白鳥の首変形

装具	指運動	備考
・PIP関節伸展ブロックスプリント（図9）	・関節可動域に制限が認められる場合は自動・他動運動を行う ・虫様筋や骨間筋に拘縮が認められる場合は，内在筋のストレッチを行う（図10）．場合によっては，温熱療法などの物理療法も追加する ・MP関節や手関節に屈曲拘縮が認められる場合は，カックアップスプリントなどを併用する場合もある	・関節リウマチ例では疼痛などに注意して，愛護的に行う必要がある

図10　内在筋ストレッチ
MP関節伸展位でPIP，DIP関節を屈曲させる．

3. ボタン穴変形

1）新鮮例・閉鎖損傷に対する保存療法

(1)

受傷後	装具	指運動	備考
0週（受傷後）〜	・日中：PIP関節伸展装具（セーフティピンスプリント）（図11） ・夜間：指伸展装具（ハンドベース）（図12）	・DIP関節の自動運動（図13）：DIP関節を自動屈曲することにより斜支靱帯の柔軟性を保ち，側索が掌側へ移動することを防ぐ	・DIP関節の自動運動は自主訓練としても指導する

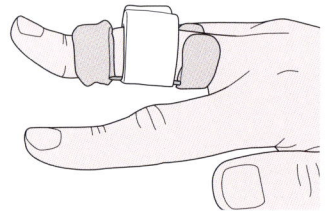

図11　セーフティピンスプリント
PIP関節伸展0°，DIP関節やMP関節の運動は制限しないように作製する．

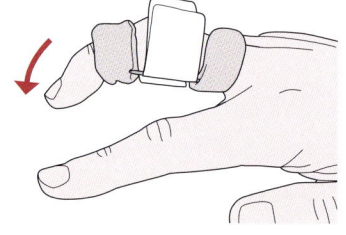

図13　DIP関節自動運動
セーフティピンスプリントを装着した状態でDIP関節の自動屈曲を行う．訓練時以外でも自主訓練として，1セット20回程度を1日数回行うよう指導する．

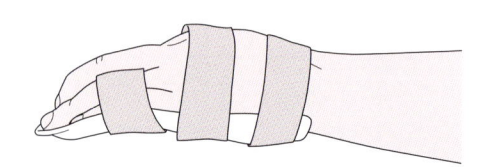

図12　指伸展装具（ハンドベース）
罹患指とその隣接指を伸展位で固定する．手関節はフリーとする．

(2)

受傷後	装具	指運動	備考
4週～	・コイルスプリント（図14）	・PIP関節の自動運動（図15a） ・place and hold techniques（PIP関節伸展位）（図15b）	・はじめは愛護的に自動運動を開始する
6週～		・PIP関節の他動運動	・愛護的に行う

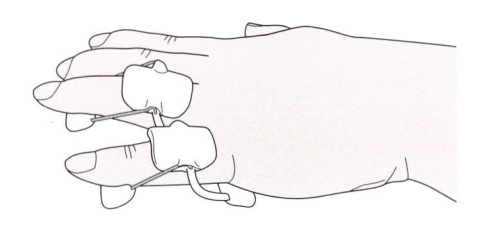

図14 コイルスプリント
バネの力がPIP関節伸展方向に働いている．

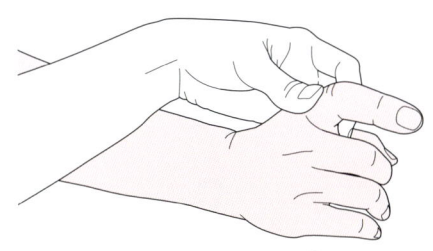

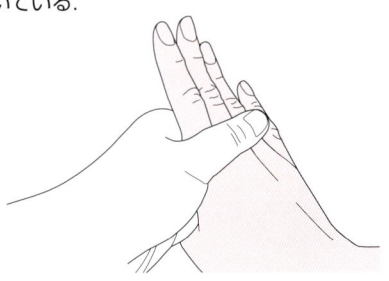

a　PIP関節自動運動　　　　b　place and hold techniques

図15　PIP関節自動運動
a：伸筋腱減張位（手関節背屈位，MP関節伸展位）でPIP関節の自動運動を行う．
b：セラピストがPIP関節を他動伸展させ，患者自身がその肢位を保持するように軽く力を入れる．

(3)

受傷後	装具	指運動	備考
8週～	・日中の装具を除去（ただしPIP関節に屈曲拘縮が残存している場合は継続） ・夜間の装具は継続	・DIP，PIP関節の伸展lagが認められる場合は，MP関節伸展をブロックしPIP・DIP関節の自動伸展運動を行う（図16）	
12週～	・夜間の装具も除去	・セラプラスト（中等度から重度）による握り動作など，負荷を増した筋力増強訓練 ・屈曲制限が認められる場合は屈曲矯正装具の使用を検討する	・重作業も含めた日常生活動作を許可 ・握力測定可

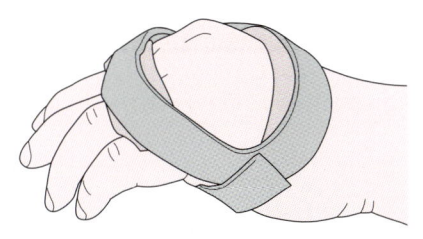

図16　MP関節伸展ブロック位でのPIP・DIP関節の自動運動
MP関節伸展防止用のスプリント装着下で指の自動伸展を行う．徒手的にMP関節を軽度屈曲位に固定し運動を行うこともある．自主訓練としても指導する．

2) 陳旧例に対する保存療法

装 具	指運動	備 考
・コイルスプリントを日中,夜間ともに装着 ・PIP 関節の屈曲拘縮が改善してきた場合はジョイントジャックスプリントによる強い伸展矯正も有効 ・屈曲拘縮が軽度の場合はセーフティピンスプリント(図 11)の使用も有効	・側索の断裂が認められない場合(中央索のみ断裂の場合)は,PIP 関節伸展位での DIP 関節自動屈曲運動を行う	・陳旧例の場合は今後手術的治療を行う可能性が考えられるため,関節拘縮の除去を訓練の最優先課題とする

4. 尺側偏位

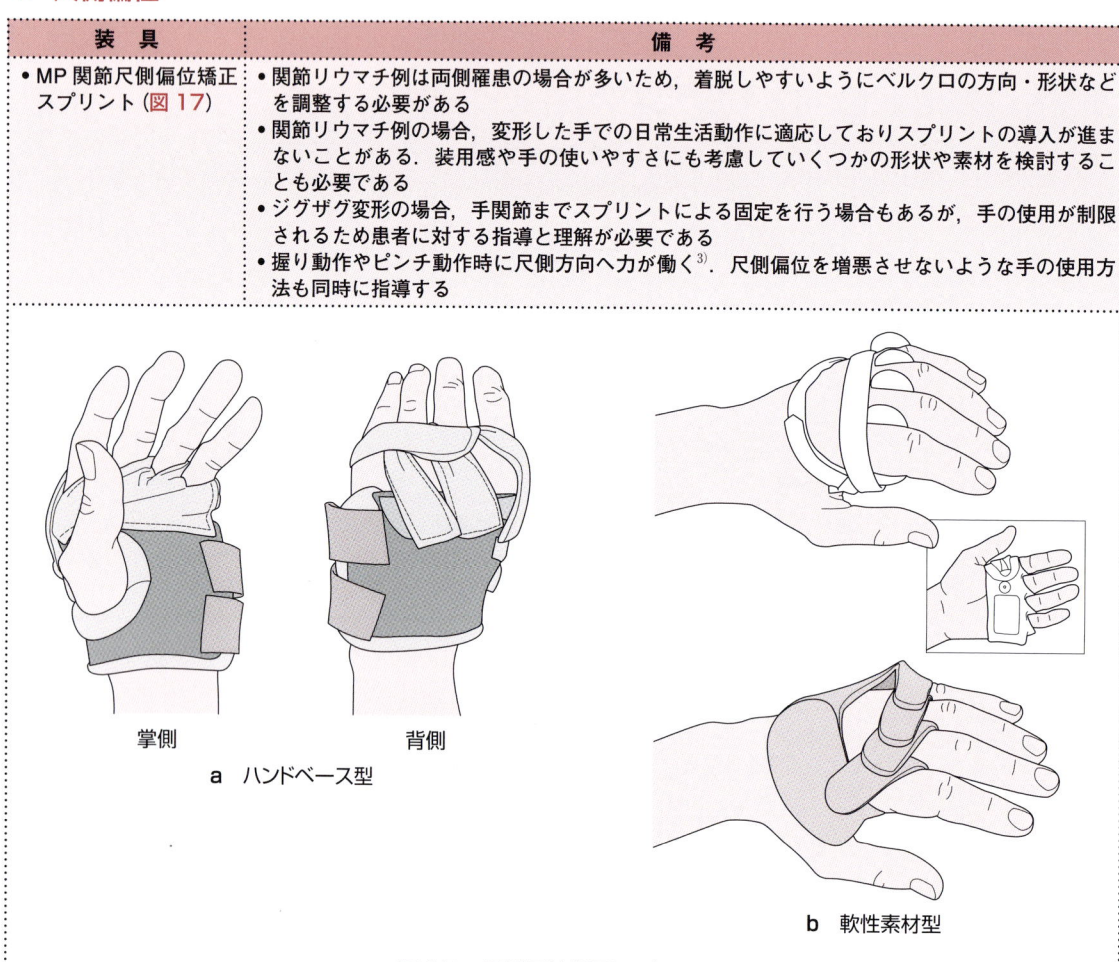

装 具	備 考
・MP 関節尺側偏位矯正スプリント(図 17)	・関節リウマチ例は両側罹患の場合が多いため,着脱しやすいようにベルクロの方向・形状などを調整する必要がある ・関節リウマチ例の場合,変形した手での日常生活動作に適応しておりスプリントの導入が進まないことがある.装用感や手の使いやすさにも考慮していくつかの形状や素材を検討することも必要である ・ジグザグ変形の場合,手関節までスプリントによる固定を行う場合もあるが,手の使用が制限されるため患者に対する指導と理解が必要である ・握り動作やピンチ動作時に尺側方向へ力が働く[3].尺側偏位を増悪させないような手の使用方法も同時に指導する

掌側　　　背側

a　ハンドベース型

b　軟性素材型

図 17　尺側偏位矯正スプリント
a:アクアプラスト(1.6 mm)で作製したハンドベースに縦に 4 分割したストラップを付けたもの.ストラップを掌側から各指間を通して背側橈側方向へまわしベルクロで止める.MP 関節を伸展・橈側方向へ矯正する.
b:軟性素材を利用したスプリント.

IV 手指の変形に対する基本的な評価

1) 自動・他動 ROM
2) 軟部組織の拘縮の有無(図 18):内在筋拘縮(intrinsic plus),外在筋拘縮(extrinsic plus),斜支靱帯拘縮について評価する.
3) 握力:基本的に受傷後 12 週以降.ただし関節リウマチ例に対しては疼痛のない範囲で実

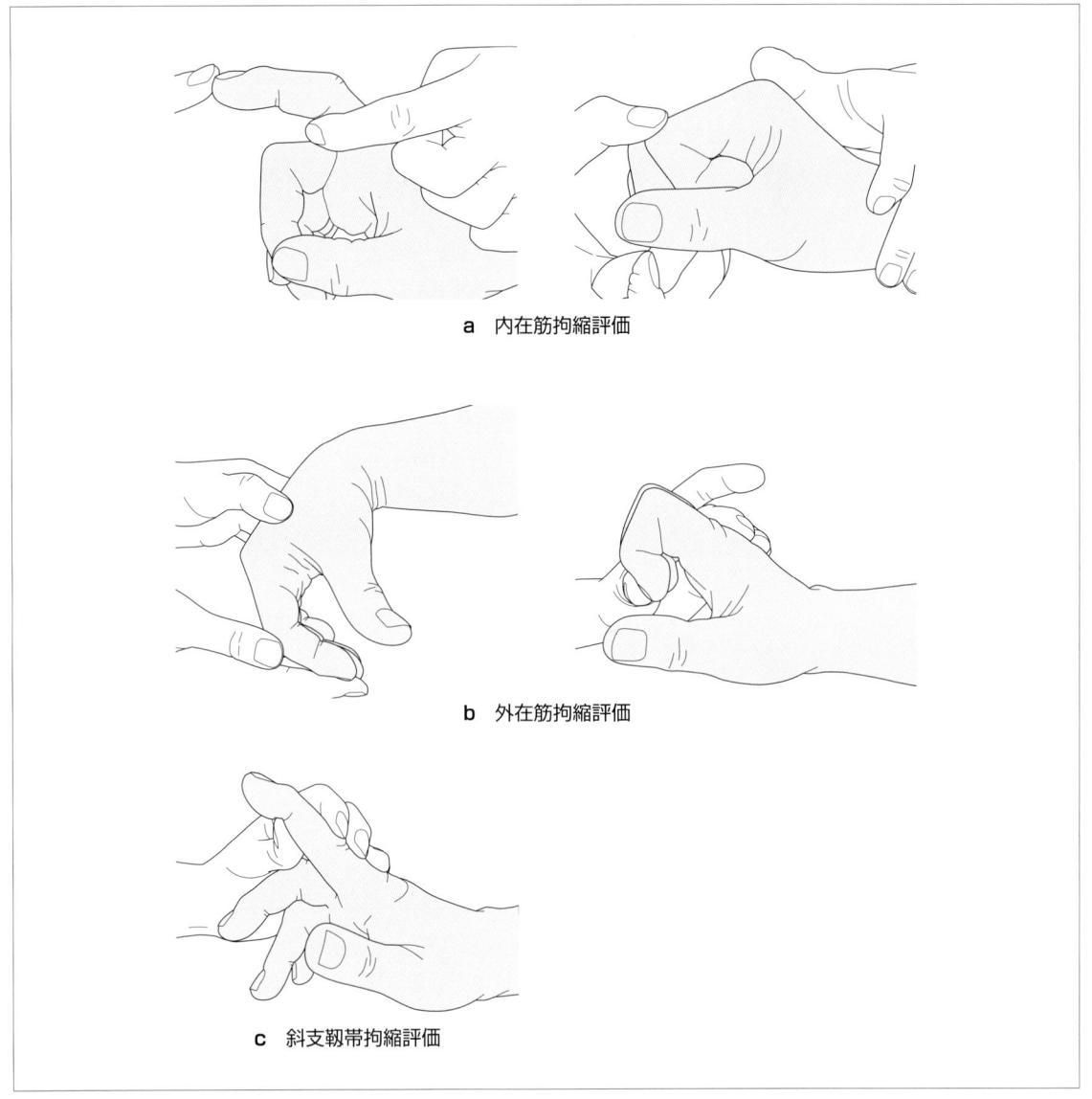

図 18 軟部組織の拘縮の評価

a：MP 関節を伸展させた状態で PIP 関節と DIP 関節を他動屈曲させて評価する．内在筋に拘縮がある場合は，MP 関節伸展位での PIP・DIP 関節の屈曲が制限され（イラスト左），MP 関節屈曲位での PIP・DIP 関節の屈曲角度（イラスト右）より小さくなる．

b：MP 関節や手関節を屈曲，掌屈させた状態で MP・PIP・DIP 関節の他動屈曲を評価する．外在筋（指伸筋）に拘縮がある場合は MP 関節伸展位（もしくは手関節背屈位）での指屈曲角度（イラスト右）より，MP 関節屈曲位（もしくは手関節掌屈位）での指屈曲角度が小さくなったり，他動屈曲時の抵抗感がある（イラスト左）．

c：斜支靭帯の拘縮は PIP 関節を伸展位に保持した状態での DIP 関節の屈曲で評価する．正常では PIP 関節伸展位でも DIP 関節は 60°程度屈曲可能だが，斜支靭帯に拘縮がある場合は屈曲が制限される．

施し，水銀計を用いた測定を行う場合もある．
4) **ピンチ力**：基本的に受傷後 12 週以降に実施する．
5) **ADL**：日中の装具除去後の軽作業期からは，ADL での手の使用頻度の増加に伴い伸展 lag が増加する場合がある．また，陳旧例の場合は不自然な手の使用を繰り返してきているため，スムーズな指の伸展が行えない場合があ

る（指伸展時にMP関節を過伸展させるなど）．そのため，ADLにおける手の使用方法も評価する必要がある．
6) **DASH（Q-DASH）**：介入前，12週後，そのほか必要に応じて行う．
7) **装具の適合性**：疼痛やしびれの有無を評価すると同時に，改善に伴う角度の調整等も適時に行う．

V ハンドセラピィを成功させるためのポイント

☐ 手指の変形には複雑な伸展機構が関係している．したがって，変形した関節のみを矯正することによって改善するとは限らない．伸展機構を考慮し，装具の選択や運動療法を検討する必要がある．

☐ 伸展lagが生じた場合，改善させるためにさらに時間を要したり改善が困難な場合が多い．なるべく伸展lagを生じさせないようにハンドセラピィを進めることが重要である．屈曲運動よりも伸展運動を優先させて，プロトコルの調整を行うと伸展lagの防止につながる．屈曲角度は手の使用に伴い改善してくる場合が多い．

☐ 受傷後しばらくしてから変形が発現してくる場合がある．受傷時から起こりうる変形を予測し，予防的に介入することも重要である．

☐ 変形が高度な場合や，陳旧例の場合は将来的に手術的療法が施行される可能性がある．その場合は他動関節可動域の改善，supple jointの獲得を目標に訓練プログラムを進め，主治医との緊密な連携をとることが良好な結果につながる．

☐ 手指の変形には，関節リウマチなどの全身疾患が原因で生じている変形もある．その場合は，疼痛や全身症状を考慮した訓練プロトコルの立案や工夫が必要である．

☐ 関節リウマチ例に対する装具療法では装用感や使用感の問題から，作製した装具が使用されない場合も多い．素材の検討（厚さ，軟性または硬性など）や形状の工夫，装着方法（装着時間）の検討を行う必要もある．

まとめと展望

われわれは伸展機構および伸筋腱の特徴を考慮し，手指の変形に対する保存療法において伸展lagの発現に注意しながら伸展運動優位なハンドセラピィ・プロトコルを進めている．確かに12週前後でも屈曲制限が残存している場合もあるが，最終的には屈曲角度は良好な成績に至ることが多い．関節リウマチ患者の手指の変形に装具療法を施行した場合，装着感や手の使用制限などにより必ずしも装具を使用してくれるとは限らない．固定性や機能性を保ったまま，装用感や使用感を改善する工夫（素材の選択や形状の工夫）が必要である．指の伸展機構は複雑であり，また，手指は日常生活において使用頻度の多い器官であるため，手指の変形に対するハンドセラピィには柔軟さと工夫が必要とされる．陳旧性に至った手指の変形は，手術的介入を行っても治療が困難である場合がある．したがって，なるべく早期からの介入，もしくは変形を予測し予防するための介入も重要であると考える．

文　献

1) 日本手の外科学会 編：手の外科学用語集　第2版，p.xi，東京，南江堂，2002
2) 石黒　隆，橋爪信晴：マレット指の治療．MB Orthop 38：1-8, 1991
3) Tubiana R：The Swan-neck deformity. The HAND vol. III (ed. Tubiana R), Philadelphia, W.B.Saunders Company, pp.125-136, 1988
4) Bielefeld T, Neumann DA：The unstable metacarpophalangeal joint in rheumatoid arthritis：Anatomy, pathomechanics, and physical rehabilitation considerations. J Orthop Sports Phys Ther 35(8)：502-520, 2005

（渡邊佳與子）

8 関節症
① 母指CM関節症

理解のためのエッセンス

- 母指CM関節の形成と複雑な運動機能を理解する.
- 臨床症状と画像診断での重症度が一致しないことがあり注意が必要である.
- 保存療法,または外科的治療介入において重要なことは,疼痛がなく,機能的な関節の安定を得ることである.

I 母指CM関節症とは

1. 病態と疫学

- □ 母指CM関節症は,退行性変化による変形性関節症である.40代以降に多く発症し,中でも50〜70代の中年以降の女性に多く発症する疾患で,男女比は2:3と言われている[1].
- □ 母指CM関節は大菱形骨と第1中手骨で形成されている.母指CM関節の関節面は大菱形骨が凸状,第1中手骨は凹状を呈し鞍関節を形成している.第1中手骨は関節面上を回旋しながら運動するため屈曲,伸展,外転,対立の3次元の複雑な運動が可能となっている.さらに,大菱形骨は舟状骨,小菱形骨,第2中手骨とも関節を形成している.
- □ 臨床症状としては疼痛,腫脹,不安定性,軋音,握力およびピンチ力の低下,巧緻運動能力の低下,易疲労,可動域制限などを訴え,母指CM関節は亜脱臼,母指内転位,MP関節の過伸展位をとる.
- □ 基礎研究では橈背側靱帯(Dorsoradial ligament:DRL)が母指CM関節の安定化に重要であることが明らかになっている[2].
- □ 母指CM関節症の重症度分類は,EatonのStage分類がよく用いられる[3](表1).

表1 EatonのStage分類

Stage	画像所見
I	滑膜炎.関節動揺なし.関節裂隙が広がることもある.1/3以下の亜脱臼
II	関節動揺あり.軽度な関節裂隙の狭小化,1/3以上の関節亜脱臼.2mm以下の骨棘
III	関節裂隙の狭小化.2mm以上の骨棘
IV	高度な退行性変化.CM関節のみでなく周囲の関節症も認める

- □ 画像所見による重症度の診断と痛みなどの臨床症状が,一致しないこともしばしばある.
- □ 臨床成績では,術後の経過観察による報告が多く,装具療法を含めた保存療法の報告は少ない.装具療法でも疼痛や症状の改善,手術の回避が可能であった報告があることから,装具療法による治療も十分に有効であると考える.

2. 母指CM関節症の外科的介入

- □ 母指CM関節症では,保存療法に抵抗したものが外科的介入の対象となる.
- □ 手術手技には腱移行を利用した靱帯再建術,大菱形骨摘出後のインプラントの充填,大菱

形骨の部分切除術，関節固定術などがある．

II　ハンドセラピィの基本的戦略

- □ 母指 CM 関節症において外科的治療が施されても，保存療法の処方が出てもセラピストの最終目標は母指 CM 関節の安定化をはかると同時に，疼痛なく機能的に使用できることである．
- □ 母指 CM 関節の安定化は DRL が大変重要である．そのため，術後・保存療法ともにセラピストが装具を作製する際には，母指 CM 関節を橈背側から支持するデザインを考えるべきである．

1．プロトコル
- □ 術直後から浮腫の管理，肩から上肢全体を含めた廃用（関節拘縮，筋萎縮）予防に努める．
- □ 抜糸後または浮腫の軽減が得られたら，ギプスやシーネによる固定からスプリントによる固定へと移行する．固定材料の軽量化は，患者や看護者の負担軽減の一助となりうる．

2．装具療法
- □ CM 関節の安静や固定を目的として，代表的なスプリントを以下に示す．患者の症状や用途に応じた使い分けが必要であり，デザインの選択には医師との連携も有用となる（図1～3）．

3．要点
- □ 手術療法は，関節を正しい解剖学的整復位にもどすことを目標としているため，術後は関節の安定化を第一目標としたセラピィを考えるべきである．
- □ 保存療法の場合は，疼痛の除去を目的としたセラピィを展開すべきである．拘縮があるからといって無理な関節可動域訓練をすることは，関節の不安定化を招く恐れがあるので十

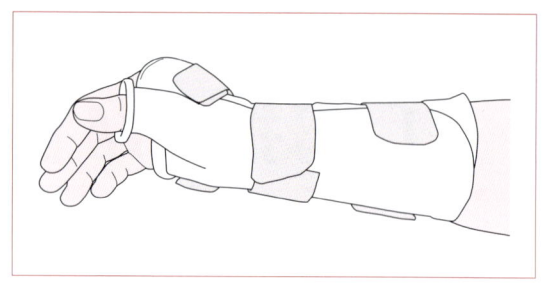

図1　リストベースのスプリント

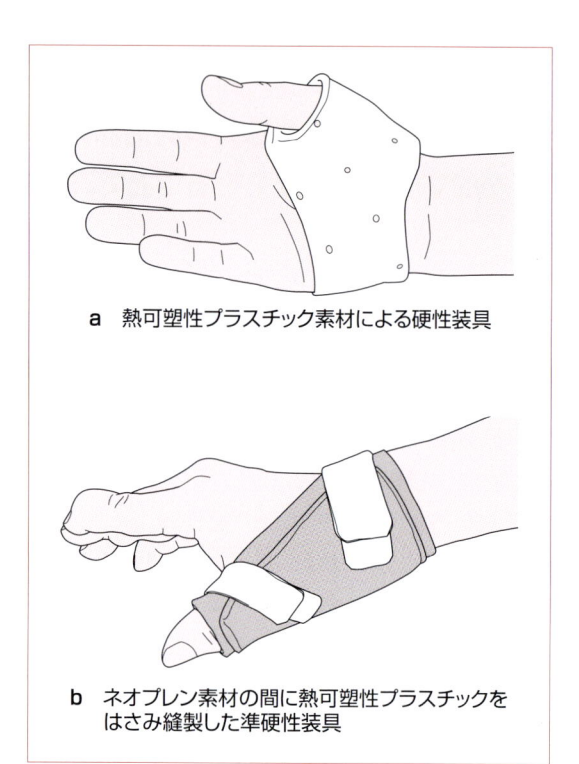

a　熱可塑性プラスチック素材による硬性装具

b　ネオプレン素材の間に熱可塑性プラスチックをはさみ縫製した準硬性装具

図2　ハンドベースのスプリント

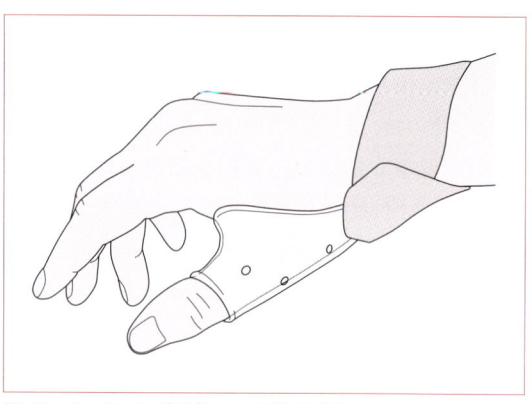

図3　シリコン素材による軟性装具

分に注意する．
- □ 固定装具の素材選択は，術直後は可能な限り硬性のものが望ましいと考える．
- □ 術後に自動運動許可となった時期や，保存療法においては患者の関節の状況，活動レベル，ゴールに応じた臨機応変な対応が望ましい．また，医師との綿密な連携により十分に注意して選択すべきである．

まとめと展望

装具の型を，ハンドベースからリストベースにすることで，ドケルバン氏病の患者に対しても応用可能である．特に，産後の女性に起こるドケルバン氏病の場合，硬性装具では乳幼児を抱きかかえる際に敬遠されるため，軟性装具の作製は大変満足度が高くなっている．

文　献

1) 三浪明男 編：最新整形外科学大系，15B　手関節・手指Ⅱ．東京，中山書店，2007
2) Nanno M, Buford WL, Patterson RM, et al：Three-dimensional analysis of the ligamentous attachments of the first carpometacarpal joint. J Hand Surg 31-A：1160-1170, 2006
3) Eaton RG, Litter JM：Ligament reconstruction for the painful thumb carpometacarpal joint. J Bone Joint surg Am 55(8)：1655-1666, 1973

（及川直樹）

8 関節症

② 変形性肘関節症
―保存療法と術後療法―

理解のためのエッセンス

- 肘関節の構造と関節の安定性にかかわる機構を理解する.
- 肘関節症の原因とその病理の発生箇所や骨棘形成, 可動域制限を分析する.
- 変形性肘関節症の一般的治療として保存療法の具体的な方法と進めかたを理解するとともに, 早期の疼痛軽減や拘縮を未然に防ぐ関節可動域の改善がポイントとなる.

I 変形性肘関節症とは

1. 疫学, 病態, 症状

- 関節内骨折や脱臼などの肘関節の外傷の既往, 関節炎や離断性骨軟骨炎の既往, そして肘の overuse (大工, 振動工具の使用, スポーツ選手) の既往などが原因で本症は生じてくる. そのほか, 原因の不明なままで特発的に発症する場合もある[1].
- 肘関節は腕尺関節と腕橈関節によって上腕と前腕が連結され, 内側・外側支持機構によって関節の安定性が維持されている.
- 内側支持機構 (内側側副靱帯) は前方線維 (anterior oblique bundle:AOB), 後方線維 (poste-

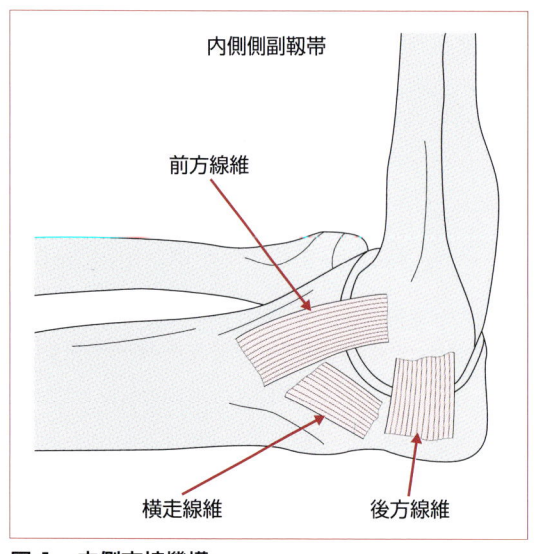

図1 内側支持機構

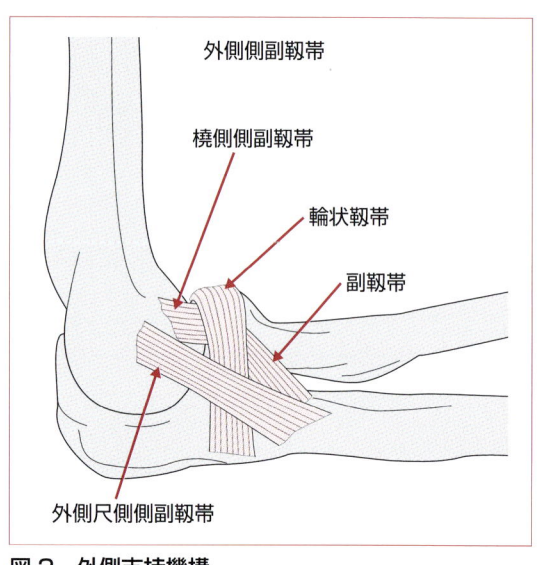

図2 外側支持機構

rior oblique bundle：POB），横走線維（transverse segment）からなる（図1）．AOB は外反ストレスに対する安定性保持に関与する．POB は肘関節伸展位でゆるみ，屈曲時には緊張するため短縮や拘縮を生じると屈曲制限をきたす[2]．

- 外側支持機構は橈側側副靱帯（radial collateral ligament：RL），輪状靱帯（annular ligament：AL），外側尺側側副靱帯（lateral ulnar collateral ligament：LUCL），副靱帯（accessory collateral ligament：ACL）からなる（図2）．特に，LUCL は腕尺関節の安定性に関与する．AL は橈骨頭を安定化させ，ACL は AL の支持機構である[2]．
- 病理は，内側側副靱帯部の腕尺関節部，近位橈尺関節，腕橈関節部での関節症変化と骨棘 osteophyte 形成または肘頭および尺骨鉤状突起部における骨棘形成，上腕骨の肘頭窩と鉤状窩での骨棘形成が生じ肘関節可動域を制限する．関節包内，特に肘頭窩や鉤状窩に関節遊離体が存在する[1]．
- 症状は肘関節に徐々に痛みが出現し，特に肘を使用した後に痛みが強まる．軽度の伸展障害で来診することもあり，ときには遊離体による嵌頓症状を呈して来院することもある．肘関節の屈曲・伸展制限があるが，前腕の回旋制限はみられない[1]．
- 伸展制限は肘頭の骨棘形成，肘頭窩の骨増殖，腕尺関節の骨棘形成，前方関節包の線維化などにより，屈曲制限は鉤状突起の骨棘形成，鉤状突起窩・橈骨頭窩の骨増殖，背側関節包の線維化，内側側副靱帯の後方線維の瘢痕化などで起こる[3]．
- 変形性肘関節症の分類では，grade Ⅰは肘頭または鉤状突起に軽度の骨棘を認めるもの，grade Ⅱは鉤状窩に大きな骨棘を認めるもの，grade Ⅲは明らかな関節遊離体を認めるものとされる[4]（表1）．

表1　変形性肘関節症の分類[4]

Grade	関節裂隙の狭小化	骨棘	その他
Ⅰ	なし（2〜3mm）	鉤状突起，肘頭の関節外骨棘	
Ⅱ	軽度（2mm 前後）	関節内の明らかな広茎性骨棘	橈骨頭の外反変形
Ⅲ	中等度（1mm 前後）	関節腔内に突出した茸状の狭茎性骨棘	遊離体

2．変形性肘関節症の一般的な治療

- 保存療法が第1選択肢となるが，関節の屈曲制限が強く日常生活動作が制限されたり，肘部管症候群が合併している場合，また，関節内遊離体が存在するときには手術療法を選択する．手術療法にはOuterbridge-柏木法，骨棘切除形成術，人工肘関節置換術などがある．

Ⅱ　ハンドセラピィの基本的戦略

- 変形性肘関節症のセラピィは，疼痛軽減や関節可動域の改善・維持を目的に実施する．

Ⅲ　私たちのハンドセラピィ・プロトコル：保存療法編

- 筋のリラクセーションを得ながら，愛護的に関節可動域訓練を実施する．また肘関節は異所性骨化などの関節拘縮を生じやすく，疼痛を伴う矯正は実施しない．

1．関節可動域訓練

- 関節可動域訓練は疼痛を生じさせないで関節の遊びを考慮し，関節を牽引下で運動を介助する[3]．腕橈関節の離開[5]（図3），腕尺関節の離開[5]（図4）を実施した後に愛護的に自動介助運動を行う．
- 肘関節屈曲障害の場合は，内側側副靱帯の後方線維の拘縮を伴っている場合がある．その場合には肩関節外転・外旋位，前腕回内位で肘関節を屈曲させると伸張しやすい（図5）[3]．

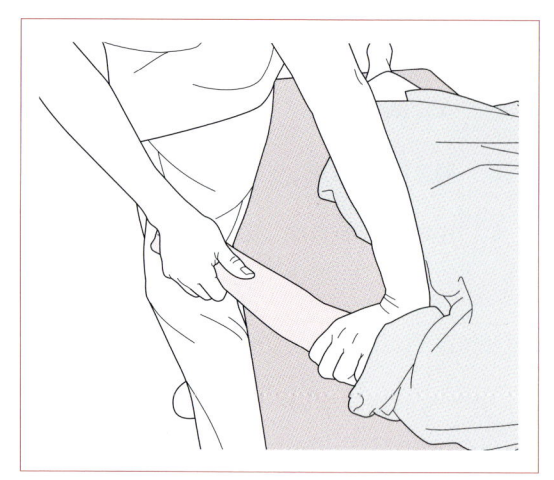

図3 腕橈関節の離開
患者は仰臥位となり，肘関節は最大のゆるみの肢位（完全伸展・完全回外）となる．内側手は上腕遠位腹側を，外側手は橈骨遠位を保持し，内側手は上腕骨を固定し，外側手で橈骨頭に牽引を加える．変形性肘関節症では伸展制限があり，最大のゆるみの肢位にできないこともあり，疼痛や可動域制限に注意し実施する．

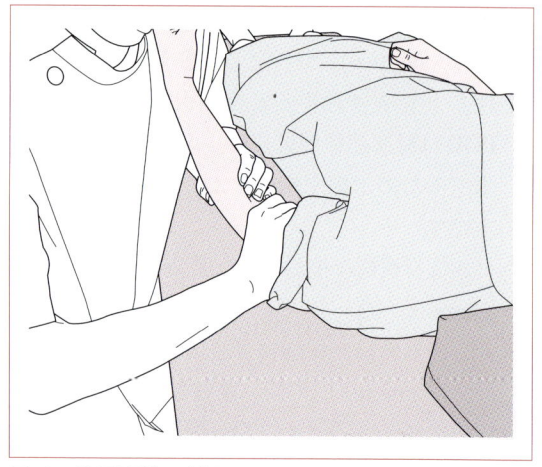

図4 腕尺関節の離開
患者は背臥位となり，肘関節は屈曲70°，前腕約10°回外位となる．前腕はセラピストの肩に置く．内側手は尺骨近位内側を，外側手は上腕遠位腹側を保持し，外側手で上腕骨を固定し，内側手で尺骨近位を遠位方向に牽引する．

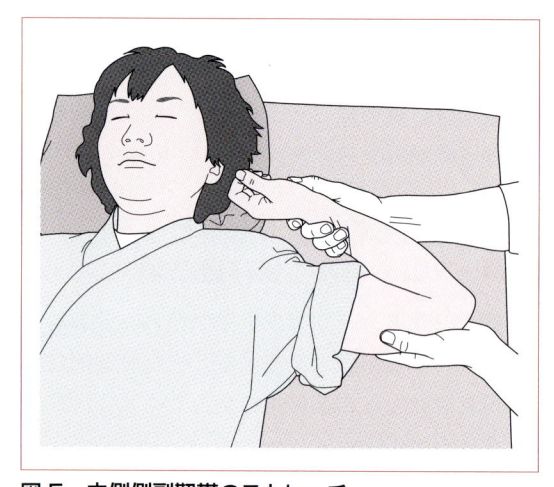

図5 内側側副靱帯のストレッチ
肩関節外転・外旋位，前腕回内位で肘関節を屈曲させる．

- □ 持続矯正訓練では，過度な負荷は拮抗筋の防御的筋収縮を生じるため注意する．
- □ 関節可動域制限が骨性の場合には，筋力維持と疼痛軽減を目的にセラピィを実施する．

2. 物理療法や装具療法

- □ 炎症のある場合は，アイシングや交代浴を実施する．
- □ 骨格筋の筋萎縮を認めず，自覚症状が軽微な早期の肘部管症候群を合併している症例には装具療法を用いる（ **3** 絞扼性神経障害 **③** 肘部管症候群を参照）．

3. 患者教育

- □ 肘関節の屈曲・伸展を繰り返すような作業は避ける．特に，過剰な前腕回旋運動や前腕回内位での肘関節屈曲・伸展運動は腕橈関節の関節症を増悪させるため注意する[3]．
- □ 肘部管症候群を合併している場合は，肘関節の屈曲により神経が絞扼しやすいことを説明する．
- □ 長時間の肘関節屈曲位は避け，就寝時にも肘関節伸展位をとるように指導する．

IV 私たちのハンドセラピィ・プロトコル：術後療法編

- □ 術後療法では，関節拘縮を生じさせないことが原則であり，早期の運動療法・浮腫のコントロール・疼痛の緩和が重要である．肘関節

は異所性骨化の好発部位であり，疼痛を伴う矯正は実施しない．
□ 関節可動域訓練では疼痛を生じさせず，関節の遊びを考慮し牽引下に運動を介助し，筋のリラクセーションを得ながら愛護的に実施することが重要である[6]．

【Outerbridge-柏木法および骨棘切除形成術後のプロトコル[6]】

(1)

術　後	方法（装具も含む）	セラピィの実際	備　考
3日〜2週	・外固定あり（90°屈曲位） ・肘関節自動運動訓練（図6）	・術後2週までは肘関節の自動運動訓練を実施する．自動運動が不十分な場合は関節の離開を加えた後に，疼痛に注意しながら自動介助運動を実施する	・浮腫・炎症症状に注意：アイシング ・関節可動域訓練前後に必ずアイシングを行う

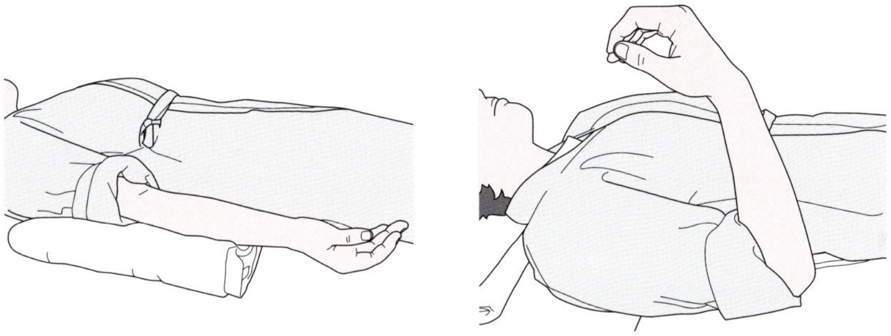

a　肘関節自動伸展訓練の方法
　　仰臥位で実施する．

b　肘関節自動屈曲訓練の方法
　　仰臥位で実施し，前腕回外で行う．

図6　肘関節自動運動訓練

(2)

術　後	方法（装具も含む）	セラピィの実際	備　考
2週〜3週	・キャスター付きローラーを用いた自動運動訓練 ・上肢浴または交代浴（図7） ・持続矯正訓練	・低負荷，高頻度に肘関節の屈曲・伸展運動を実施する ・抜糸後は上肢浴を行う．浮腫が強い場合には交代浴を行う ・持続矯正訓練（自重のみ）を開始する．患者はリラックスできるように仰臥位で実施する．持続矯正訓練は5分程度の短い時間から開始し，疼痛の程度に応じて時間を徐々に延長し，10〜15分の矯正を行う	・関節可動域訓練前後に必ずアイシングを行う

・温水（38〜40℃）と冷水（10〜18℃）を交互に用いる
・温水（4分）⇒冷水（1分）⇒温水（4分）⇒冷水（1分）⇒温水（4分）で実施することが多い
・浮腫が強い場合には冷水で終わる
・交代浴は血管の収縮・弛緩を促し，末梢循環障害の改善，疼痛のコントロールを目的に実施する

図7　交代浴の方法

(3)

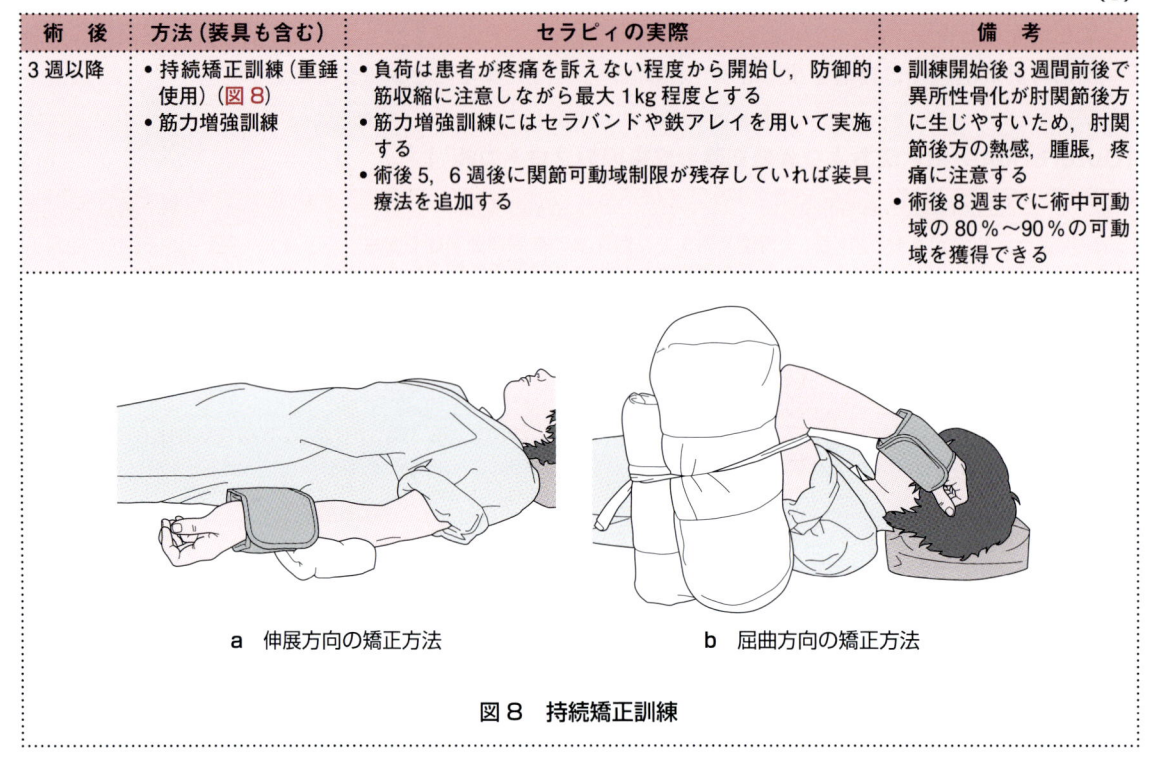

術　後	方法（装具も含む）	セラピィの実際	備　考
3週以降	・持続矯正訓練（重錘使用）（図8） ・筋力増強訓練	・負荷は患者が疼痛を訴えない程度から開始し，防御的筋収縮に注意しながら最大1kg程度とする ・筋力増強訓練にはセラバンドや鉄アレイを用いて実施する ・術後5,6週後に関節可動域制限が残存していれば装具療法を追加する	・訓練開始後3週間前後で異所性骨化が肘関節後方に生じやすいため，肘関節後方の熱感，腫脹，疼痛に注意する ・術後8週までに術中可動域の80％〜90％の可動域を獲得できる

a　伸展方向の矯正方法　　　　b　屈曲方向の矯正方法

図8　持続矯正訓練

V　変形性肘関節症の基本的な評価

1) 疼痛のある部位，程度
2) 局部の熱感，腫脹，発赤などの炎症症状の有無
3) X線の評価
4) 知覚評価（SWテストなど）
5) 関節可動域
6) 筋力
7) ADL
8) DASH（Q-DASH）による患者立脚型の評価
9) 社会背景（職業や生活様式，趣味活動やスポーツ歴）

VI　ハンドセラピィを成功させるためのポイント

☐ 肘関節の運動学や解剖学などの基礎知識を熟知し，セラピィを実施することが重要である．
☐ 再発予防のため，職業や生活様式，趣味活動における手の使用について指導・教育することが大切である．
☐ ADLや仕事での手の使用では，肘関節の屈曲・伸展を繰り返すような作業は避ける．特に，過剰な前腕回旋運動や前腕回内位での肘関節屈曲・伸展運動は腕橈関節の関節症を増悪させるため注意することが重要である．
☐ 肘関節は異所性骨化が生じやすいため，疼痛を伴う矯正は実施しないことが重要である．
☐ 肘部管症候群を合併している場合は，肘部管症候群に対する治療も考慮して実施する．
☐ 術後は疼痛や熱感の程度に応じて，日常生活での運動を制限する．

> **まとめと展望**
> 変形性肘関節症のセラピィは，筋のリラクセーションを得ながら，愛護的に関節可動域訓練を実施することが重要である．また肘関節は異所性骨化などの関節拘縮を生じやすく，疼痛を伴う矯正は実施しないことが大切である．

文献

1) 石井清一，平澤泰介 監修：標準整形外科学，第8版．医学書院．pp.351-352, 2002
2) 石井清一，他：肘診療マニュアル．医歯薬出版．pp.1-12, 2007
3) 櫛辺 勇：変形性肘関節症に対する作業療法．坪田貞子 編，身体障害クイックリファレンス，文光堂，pp.312-319, 2008
4) 四宮文男，他：変形性肘関節症のX線像，臨床像の検討および外科的治療について．整形外科 35：139-149, 1984
5) 藤縄 理：徒手的理学療法，Manual Physical Therapy，三輪書店，pp.196-198, 2009
6) 櫛辺 勇：変形性肘関節症に対する作業療法．坪田貞子 編，身体障害クイックリファレンス，文光堂，pp.321-327, 2008

（金子翔拓）

9 腱鞘炎

① ドケルバン病
—スプリント療法によるアプローチ—

理解のためのエッセンス

- ドケルバン病のハンドセラピィは，早期に炎症症状を軽減させることが重要．
- 手指伸筋腱群第1背側区画での炎症の再燃を繰り返しひき起こさせないために，症例への日常での手の使用について指導・教育することが大切である．

I ドケルバン病とは

1. 疫学，病態，症状
- ドケルバン病は，手関節橈背側の手指伸筋腱群第1背側区画における長母指外転筋腱（以下 APL 腱）と短母指伸筋腱（以下 EPB 腱）の狭窄性腱鞘炎である．
- ドケルバン病は手指伸筋腱群第1背側区画の圧痛と Eichhoff テスト[1]の陽性にて診断される．
- 病態は，APL 腱および EPB 腱の腱鞘入口部，すなわち手指伸筋腱群第1背側区画での腱と腱鞘の間の摩擦の結果生じた機械的炎症である．
- 症状は，母指の橈側外転や尺側内転時の運動痛を呈し，症状の進行とともに手指伸筋腱群第1背側区画に小さな腫瘤を触れ，圧痛があり，母指の運動とともにその腫瘤の移動と弾発を触知することができる．また重症例では，母指の運動が困難となる locking を呈することもある．

2. ドケルバン病の一般的な治療
- 保存的治療として，局所の安静，固定，消炎鎮痛剤の内服および外用，ステロイドの腱鞘内注入が施行され，多くの症例が反応する．
- 保存的療法に頑固に抵抗する場合や，再発を繰り返す症例，すでに locking を呈している症例には，観血的療法である腱鞘切開術が適応となる[2]．

3. ドケルバン病における鑑別診断の重要性
- Butler は，ドケルバン病は腱と腱鞘の炎症と，それに隣接する神経との間でひき起こされる疾患である[3]と述べ，Mackinnon と Dellon は，表在性橈骨神経の絞扼に対して十分な診断が行えていないと報告している[4,5]．
- Saplys らはドケルバン病と診断された症例に対して，手指伸筋腱群第1背側区画の剥離術による改善を認めず，表在橈骨神経や外側前腕皮神経の神経腫に対しての治療が適応であったと述べており，Finkelstein テストの結果が false positive であり，鑑別診断の重要性を報告している[6]．
- Kaneko らはドケルバン病と診断された症例の疼痛が，腱鞘炎由来の疼痛ではなく Radio-carpal joint 由来の疼痛であったと報告しており，誘発テストが陽性であっても，疼痛の原因がどこに起因するかを鑑別し治療するべき

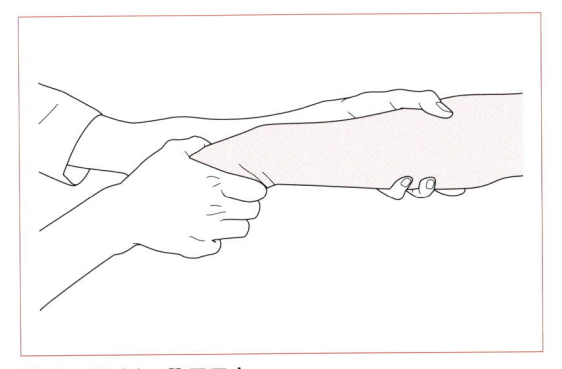

図1 Eichhoff テスト
母指を手掌に置き他指で握りこんだ状態で,手を尺側方向へ曲げると,橈骨茎状突起部に強い痛みを感じる.Finkelstein が自身の論文で紹介したため,現在誤って伝えられている.

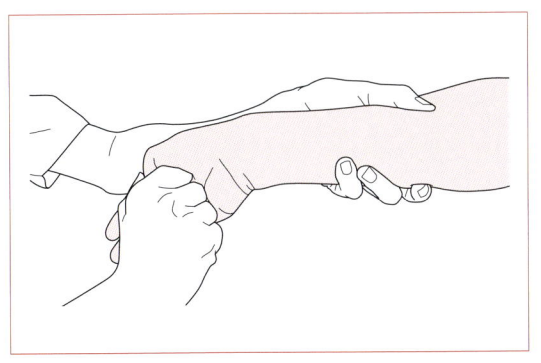

図2 Finkelstein テスト
患者の母指を握り,迅速にその手を尺側方向へ外転して橈骨茎状突起部に痛みを誘発するテスト.

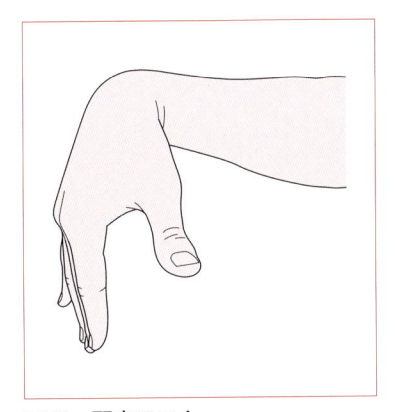

図3 野末テスト
手関節を最大掌屈し,母指を能動的に最大外転した位置でより強い疼痛を訴える.

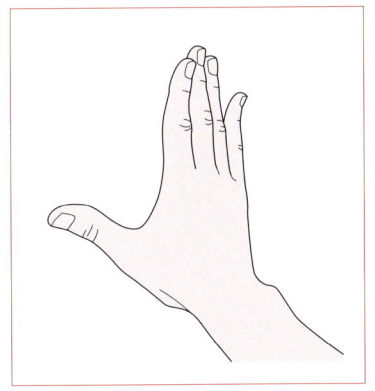

図4 麻生テスト
手関節を最大背屈位に保持したまま,母指を能動的に最大伸展すると,疼痛が誘発されるテスト.

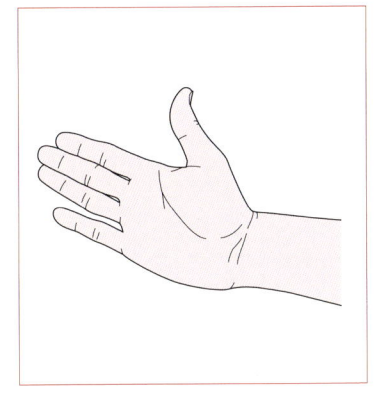

図5 Brunelli テスト
手関節を橈屈位に保持したまま,強く母指を外転する.

であると述べている[7),8)].

☐ ドケルバン病の各誘発テストを用いて鑑別診断を行うべきである.用いられる誘発テストには Eichhoff テスト(図1)[1)],Finkelstein テスト(図2)[9)],野末テスト(図3)[10)],麻生テスト(図4)[11)],Brunelli テスト(図5)[12)]があり,各誘発テストを用いて鑑別診断を行う.

II ハンドセラピィの基本的戦略

☐ ドケルバン病のセラピィは,手指伸筋腱群第1背側区画での炎症の再燃を繰り返しひきこさせないことが最も重要である.スプリント療法を用いることで,腱と腱鞘の間の摩擦を軽減させ,炎症症状の改善,手指伸筋腱群第1背側区画の肥厚の軽減を目的とする.

III 私たちのハンドセラピィ・プロトコル:スプリント療法

☐ 急性期のみならず慢性期の症例,さらには手指伸筋腱群第1背側区画にて弾発現象が生じている症例に対してスプリント療法が有効で,装着から2〜6週間で症状が改善する[13),14)].

☐ 一般的に炎症期は発症初期の4〜5日目に存

在するが，ドケルバン病では炎症の再燃・鎮静が繰り返し生じている症例も存在し，発症から数ヵ月経過した慢性期においても炎症症状を呈していることがあるため，以下のプロトコルは熱感，炎症のある急性期と，亜急性期および慢性期に対する治療方法として記載する．

病　期	方法（装具も含む）	セラピィの実際	備　考
熱感，腫脹が認められる炎症期	・forearm-based thumb spica splintの装着（図6） ・Icing	・母指IP関節をFree，橈側外転位に保持し，手関節は中間位〜背屈20°にて装具を装着．APL・EPB腱と第1背側区画との間に生じる摩擦を軽減させる目的で装着 ・Icingは安静と炎症の抑制を目的に実施．冷水やアイスパックなどで冷却することで，炎症を抑制し疼痛を緩和させる．冷却時間は10〜15分程度を1日3〜4回程度行うと効果的である	・スプリント素材は軟性のもののほうが患者の受け入れがよい

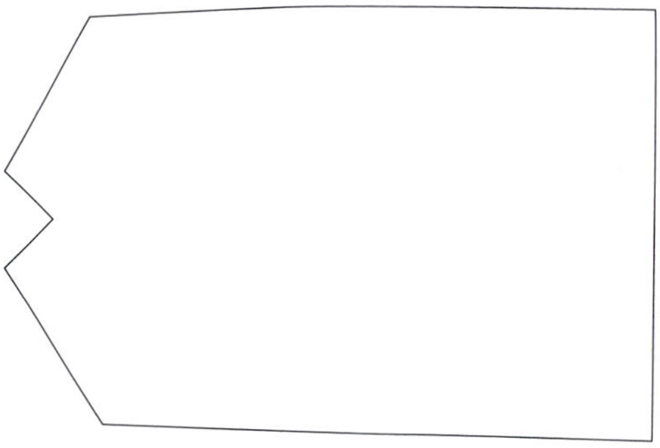

a　スプリントの型

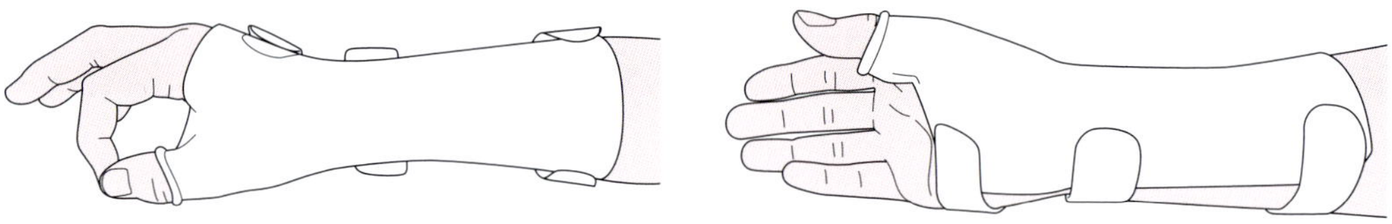

b　forearm-based thumb spica splint

図6　forearm-based thumb spica splintの作製と装着

病　期	方法（装具も含む）	セラピィの実際	備　考
亜急性期および慢性期	・forearm-based thumb spica splint の装着（図6） ・温熱療法 ・APL腱，EPB腱のストレッチ（図7） ・APL，EPB の isometric exercise ・APL・EPB腱の自動運動	・温熱療法は軟部組織の緊張の低下，血管拡張作用などを目的に実施する ・屈筋群のストレッチで対象となる筋は，APL・EPB腱である ・疼痛や炎症が軽減してきたら，APL・EPB腱の自動運動を疼痛のない範囲で穏やかに実施する	・炎症の再燃に注意しながらセラピィを進める

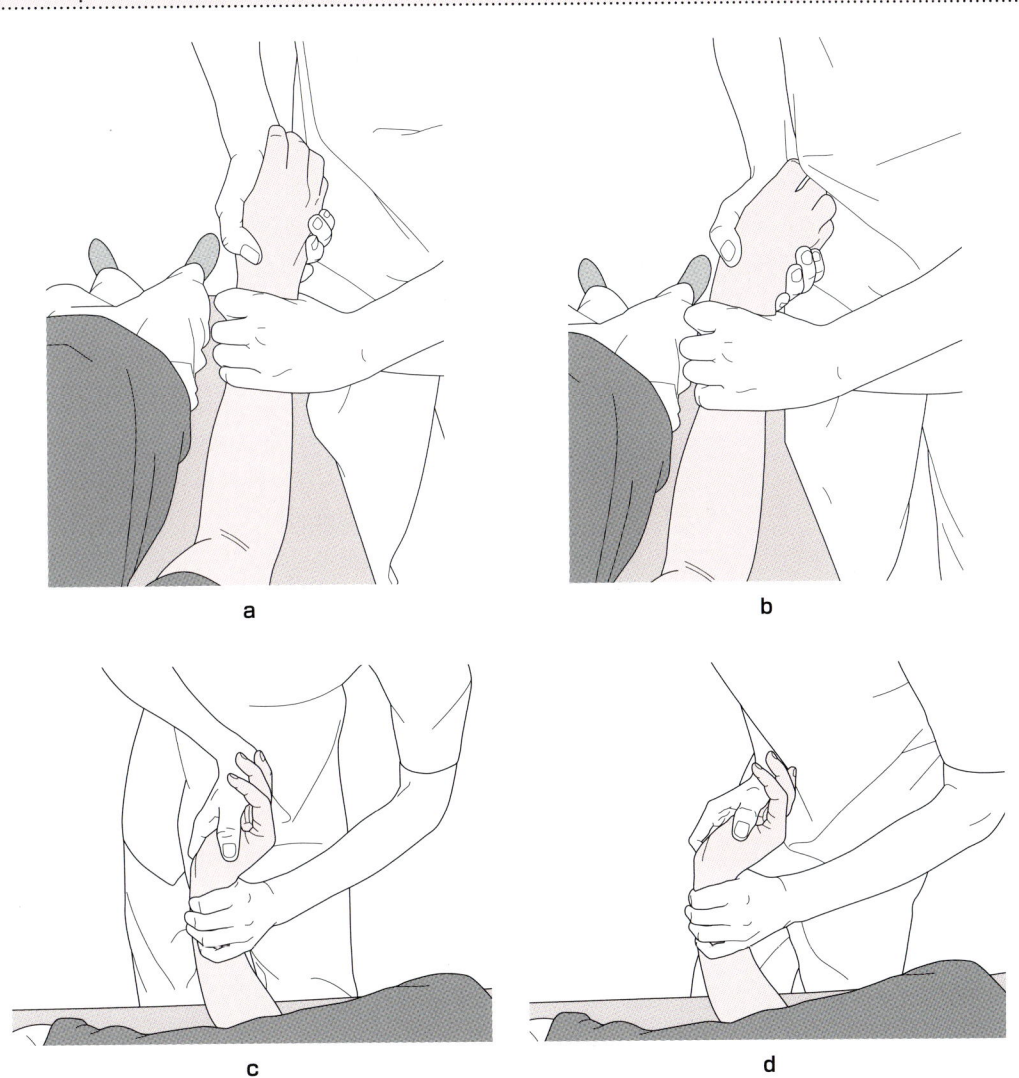

図7　APL腱とEPB腱のストレッチ方法[15)]

a：APL腱ストレッチ開始肢位．患者は肘関節90°屈曲，前腕回内，手関節中間位，母指対立・最大屈曲位となる．セラピストは手関節を把持し，一方の手で手掌面より把持する．
b：APL腱ストレッチ肢位．セラピストは患者の手関節を尺屈させる．
c：EPB腱ストレッチ開始肢位．患者は肘関節90°屈曲，前腕回内，手関節中間位，母指対立・最大屈曲位となる．セラピストは手関節を把持する．
d：EPB腱ストレッチ肢位．セラピストは手関節を最大背屈させるとともに最大尺屈させる．

IV ドケルバン病の基本的な評価

1) 熱感，腫脹，発赤などの炎症症状の有無
2) 手指伸筋腱群第1背側区画の圧痛および腱腫瘤の触知
3) 誘発テストによる鑑別
4) 疼痛の評価（安静時痛，夜間痛，運動時痛）
5) 関節可動域
6) 筋力
7) ADL
8) DASH（Q-DASH）による患者立脚型の評価
9) 社会背景（職業や生活様式，趣味活動やスポーツ歴）

V ハンドセラピィを成功させるためのポイント

- [ ] スプリント療法によるドケルバン病改善のためには，患者の理解と協力が重要である．
- [ ] 再発予防のため，職業や生活様式，趣味活動における手の使用について指導・教育することが大切である．
- [ ] スプリント療法は2〜6週間行うのが望ましい．症例によっては，早期に症状が改善することがあるが，再発の可能性も含めスプリントの装着を徹底すべきである．
- [ ] スプリントを装着した状態でのADLへの参加を促すが，炎症の再燃に注意をしながら手の使用を許可する．熱感や腫脹が生じた場合には，Icingを行うよう指導する．
- [ ] 症例自身での誘発テストによる症状の確認はさせず，セラピストの評価時のみ確認することが重要である．
- [ ] 腱鞘切開術を施行した症例において，術後に母指MP関節の拘縮が生じることによるROMの低下が認められることがある．原因として疼痛や手指の腫脹，APL腱・EPB腱の癒着が考えられているが，術後翌日からMPからIP関節の各関節，特に，MP関節の屈曲角度の拡大を目的に他動運動を実施する．
- [ ] さらに他動屈曲位からの自動伸展運動，最後に伸筋腱の滑走範囲の拡大を目的に自動屈曲伸展運動を実施し，APL腱・EPB腱滑走の再獲得が重要である．

まとめと展望

ドケルバン病に対する保存療法は，腱鞘内注射が主に行われている．しかしながら，スプリント療法による効果も報告されている．両者を組み合わせた治療法を用いることで，より効果の期待できるセラピィが提供できるのではないかと考える．また，腱鞘切開術後の疼痛残存例や拘縮残存例が存在することも事実であり，術後のリハビリテーションが重要になってくると考える．

文　献

1) Eichhoff E：Zur Pathogenese der Tenovaginitis stenosans. Bruns' Beitrage zur Klinischen Chirurgie 89：746-755, 1927
2) 麻生邦一：狭窄性腱鞘炎の治療．日手会誌6：941-944, 1990
3) Butler DS：The Sensitive Nervous System. Adelaide, Australia, Noigroup Publications, 2000
4) Mackinnon SE, Dellon AL：Surgery of the peripheral nerve. New York, Thieme, 1988
5) Dellon AL, Mackinnon SE：Susceptibility of the superficial sensory branch of the radial nerve to form painful neuromas. J Hand Surg Br. 9 (1)：42-45, 1984
6) Saplys R, Mackinnon SE, Dellon AL：The relationship between nerve entrapment versus neuroma complications and the misdiagnosis of de Quervain's disease. Contemporary Orthopedics 15：51-57, 1987
7) Kaneko S, Takasaki H, May S：Application of Mechanical Diagnosis and Therapy to a Patient Diagnosed with de Quervain's Disease：A Case Study. J Hand Ther 22 (3)：278-284, 2009
8) 金子翔拓，坪田貞子：de Quervain病の疼痛―腱

鞘炎由来と関節由来の疼痛の存在一. 北海道作業療法. 27(3):93-98, 2011
9) Finkelstein H:Stenosing tenovaginitis at the radial styloid process. J Bone Joint Surg 12:509, 1930
10) 野末 洋:De Quervain 氏狭窄性腱鞘炎の保存的治療について. 整形外科 13:212-216, 1962
11) 麻生邦一:de Quervain 病の診断―徒手診断法の有用性. 臨整外 41:103-108, 2006
12) Brunelli G:Finkelstein's test versus Burunelli's test in de Quervain tenosynovitis. Chir Main 22:43-45, 2003
13) Prosser R, Conolly WB:Rehabilitation of the hand and upper limb. Butterworth Heinemann, pp.62-66, 2005
14) 金子翔拓, 横井志織, 坪田貞子:de Quervain 病に対するスプリント療法. 北海道作業療法. 27(Suppl):148, 2010
15) Evjenth O, Hamberg J:MUSCLE STRETCHING IN MANUAL THERAPY, A CLINICAL MANUAL, Volume Ⅰ, The Extremities. Sweden, Alfta Rehab, pp.74-75, 2002

(金子翔拓)

9 腱鞘炎

② ばね指
―スプリント療法によるアプローチ―

理解のためのエッセンス

- ばね指のハンドセラピィは，早期に炎症症状を軽減させることが重要である．
- 腱鞘部での炎症の再燃を繰り返しひき起こさせないためにも，症例への日常での手の使用について指導・教育することが大切である．

I　ばね指とは

1. 疫学，病態，症状

- ばね指（屈筋腱狭窄性腱鞘炎）は，手掌部MP関節部における指屈筋腱と腱鞘との間に生じた機械的腱鞘炎である．中年の婦人に多く，後天性の慢性的な使い過ぎによるものである．50歳代，40歳代の中年女性に多く，男女比はおよそ1：6であり，全人口におけるばね指有病率は2.6％といわれている．罹患指は母指，中指，環指（4：2：1）に多く，示指，小指には少ない．また複数指の罹患もしばしばみられる[1]．

- 病態は，指屈筋腱の腱鞘入口部，すなわちA1 pulleyでの腱と腱鞘の間の摩擦の結果生じた機械的炎症であり，腱鞘の肥厚と狭小化，および腱自体の肥厚が起こり，腱腫瘤は輪状部の線維鞘内を自由に滑走することができず，指の屈伸運動は困難となり，その結果弾発現象snappingをひき起こし，ばね指と言われる症状を呈する（図1）．

- 症状は，屈筋腱のMP関節掌側部あたりに，小さな腫瘤を触れ，圧痛があり，指の屈伸とともにその腫瘤の移動と弾発を触知することができる．また重症例では，一定度屈曲した指がそれから伸展できない状態になることもある（locking）．

2. ばね指の一般的な治療

- 保存的療法として，一般的には局所の安静（必

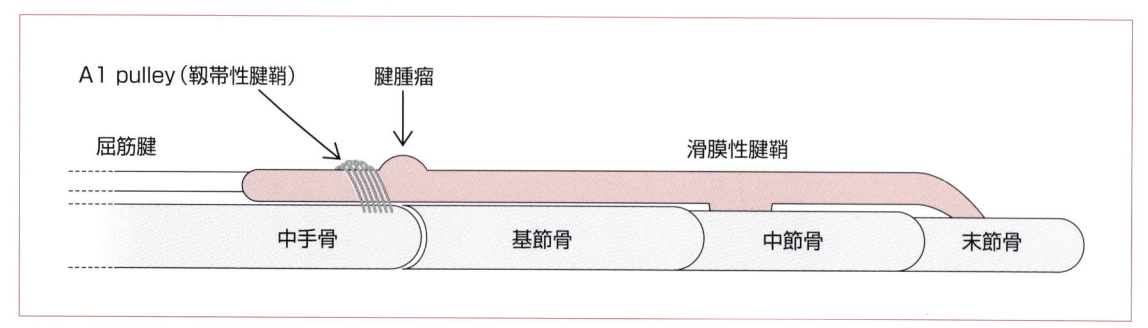

図1　弾発現象の機序

要以上に手を使わせない），装具，薬物療法（外用薬，重症例では消炎鎮痛剤），水溶性非懸濁ステロイド注射（1〜2週に1回を3〜4回施行），理学療法（温熱療法など）が行われる．

□ 保存的療法に頑固に抵抗する場合や，再発を繰り返す症例，すでに locking を呈している屈筋腱狭窄性腱鞘炎病期分類（阿部）（表1）[2] の grade 5，または，発症より6ヵ月以上で grade 4 以上の例には，観血的療法である腱鞘切開術が適応となる[3]．

表1 屈筋腱狭窄性腱鞘炎の病期分類（阿部）[2]

grade	症　状
grade 0	異常所見なし
grade 1	腱腫瘤あり クリックなし
grade 2	腱腫瘤あり クリックあり
grade 3	弾発現象 自動伸展可能
grade 4	弾発現象 自動伸展不可（他動可）
grade 5	通過不能

II ハンドセラピィの基本的戦略

□ ばね指のセラピィでは，腱鞘部での炎症の再燃を繰り返しひき起こさせないことが最も重要である．また，スプリント療法を用いることで，日常生活では手を使用してもらいながらも炎症を鎮静化し，身体的負担を最小限にして手の機能を獲得することが目的である．

III 私たちのハンドセラピィ・プロトコル：スプリント療法

□ 基本的には罹病期間にかかわらず，病期分類の grade 1〜4 の症例に対して，スプリント装着から4〜6週間でばね指が改善する[4), 5]．

□ 一般的には炎症期は発症初期の4〜5日目に存在するが，ばね指では炎症の再燃・鎮静が繰り返し生じている症例も存在し，発症から数ヵ月経過した慢性期においても炎症症状を呈していることがあるため，以下のプロトコ

病　期	方法（装具も含む）	セラピィの実際	備　考
熱感，腫脹が認められる炎症期	・MP関節 flexion blocking splint の装着（図2） ・アイシング	・MP関節を伸展位に保持し，MP関節が屈曲する際に生じる浅指屈筋腱とA1 pulleyとの間に生じる摩擦を軽減させる目的で装着 ・アイシングは腱鞘部の安静と炎症の抑制を目的に実施．冷水やアイスパックなどで冷却することで，炎症を抑制し疼痛を緩和させる．冷却時間は10〜15分程度を1日3〜4回程度行うと効果的である	・炎症症状に注意し，ADLでの罹患指の使用は許可するが，熱感や疼痛の増強に注意する

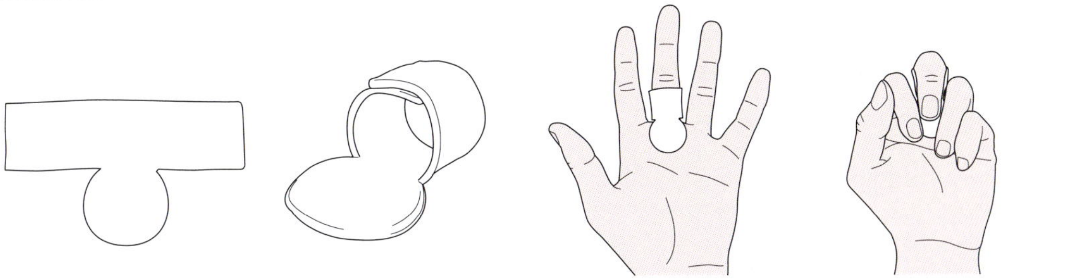

a　スプリントの型　　b　MP関節 flexion blocking splint　　c　スプリント装着　　d　スプリント装着時の grip

図2　MP関節 flexion blocking splint の作製と装着

病　期	方法（装具も含む）	セラピィの実際	備　考
亜急性期および慢性期（消炎期）	・MP関節 flexion blocking splint の装着（図2） ・温熱療法 ・屈筋腱のストレッチ（図3） ・MP，PIP，DIP関節の passive ROM-ex ・罹患腱の自動運動	・温熱療法は軟部組織の緊張の低下，血管拡張作用などを目的に実施する ・屈筋腱のストレッチで対象となる筋は，浅指屈筋，深指屈筋の手指屈筋腱である ・疼痛や炎症が軽減してきたら，罹患腱の自動運動を疼痛のない範囲で穏やかに実施する	・炎症の再燃に注意しながらセラピィを進める

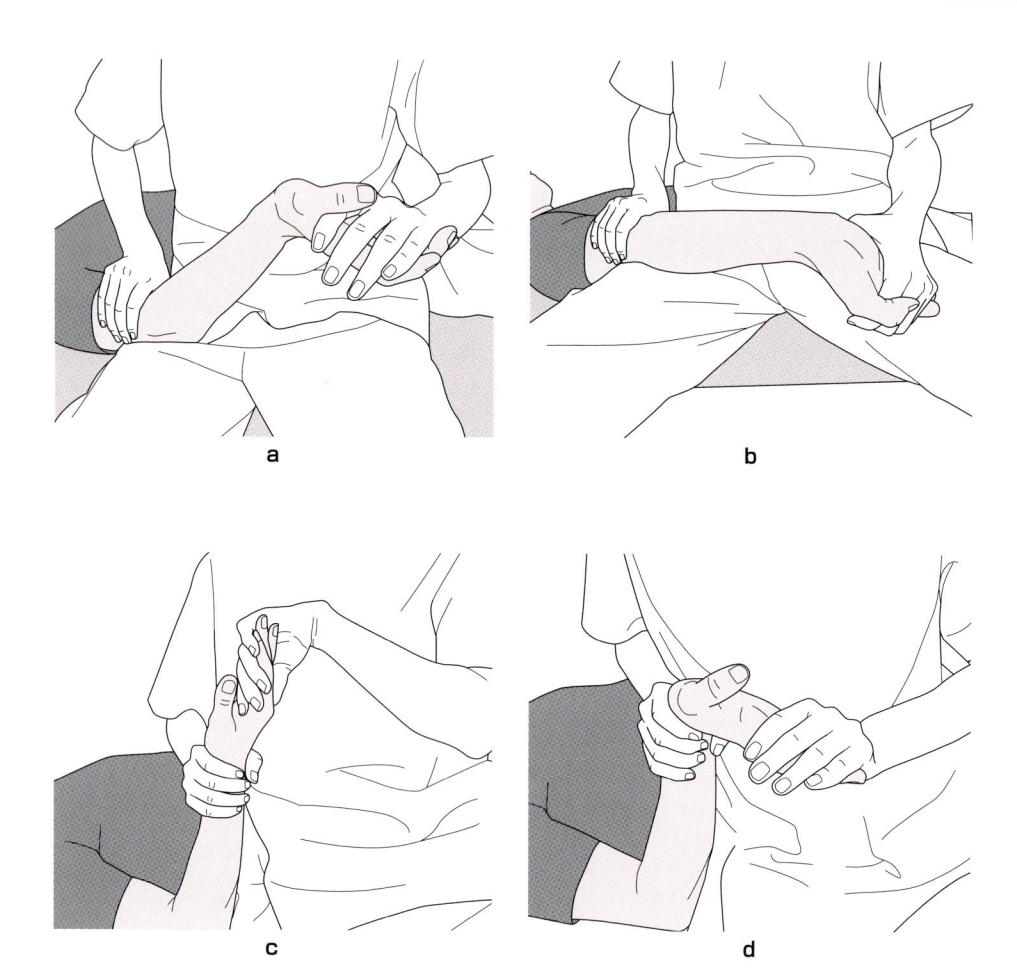

図3　浅指屈筋腱と深指屈筋腱のストレッチ方法[6]

a：浅指屈筋腱ストレッチ開始肢位．患者は肩関節外転，肘関節屈曲，前腕最大回外位，手関節最大背屈となる．セラピストは患者の上腕を固定し，一方の手で患者の手掌と手指を把持する．
b：浅指屈筋腱ストレッチ肢位．セラピストは患者の肘関節を最大伸展させ，最後に手関節を尺屈させる．
c：深指屈筋腱のストレッチ開始肢位．患者は肘関節90°，前腕最大回外位，手関節中間位となる．セラピストは患者の手関節上を固定し，一方の手で手指を掌側面より把持する．
d：深指屈筋腱ストレッチ肢位．セラピストは患者の手指を把持した状態で手関節を最大背屈させる．

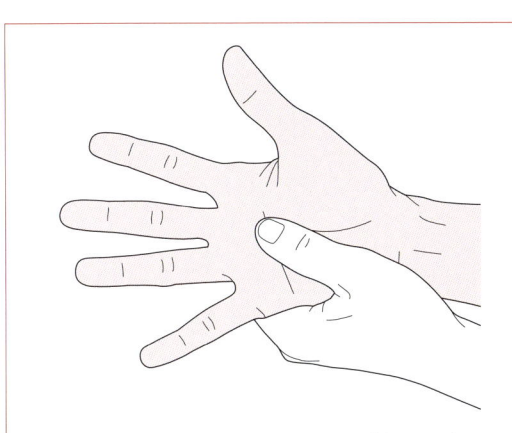

a　A1 pulley 近位の遠位手掌皮線部を圧迫する

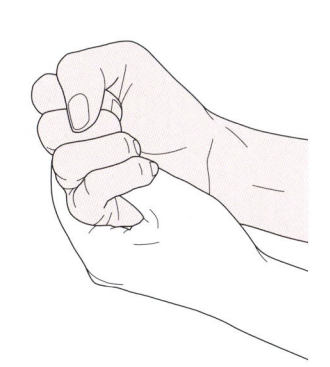

b　A1 pulley 近位の遠位手掌皮線部の圧迫を維持した状態で手指の自動屈伸運動を行う

図4　ばね指に対する運動療法[11), 12)]

ルは熱感,炎症のある急性期と,炎症症状はないが弾発現象を生じている亜急性期および慢性期に対する治療方法として記載する.

IV　ばね指の基本的な評価

1) 疼痛のある部位,程度
2) 局部の熱感,腫脹,発赤などの炎症症状の有無
3) MP関節掌側部の圧痛および腱腫瘤の触知
4) 屈筋腱狭窄性腱鞘炎の病期分類によるばね指のgradeの評価
5) 疼痛の評価(安静時痛,夜間痛,運動時痛)
6) 関節可動域
7) 筋力
8) ADL
9) DASH(Q-DASH)による患者立脚型の評価
10) 社会背景(職業や生活様式,趣味活動やスポーツ歴)

V　ハンドセラピィを成功させるためのポイント

☐ スプリント療法によるばね指改善のためには,患者の協力が重要である.

☐ 再発予防のため,職業や生活様式,趣味活動における手の使用について指導・教育することが大切である.

☐ スプリント療法は,4〜6週間継続して行うのが望ましい.症例によっては,早期に弾発現象が改善することがあるが,再発の可能性も含めスプリントの装着を徹底すべきである.

☐ スプリント療法は,MP関節およびPIP関節の関節拘縮を呈している症例にも有効であるが,スプリント療法と同時に腱鞘および掌側板の拘縮除去のためストレッチングも実施する.

☐ ばね指の複数罹患例に対してもスプリント療法は有効であり,症例に合わせたスプリントの作製をする.

☐ スプリントを装着した状態でのADLへの参加を促すが,炎症の再燃に注意をしながら罹患指の使用を許可する.熱感や腫脹が生じた場合には,Icingを行うよう指導する.

☐ 症例自身での弾発現象の確認はさせず,セラピストの評価時のみ確認することが重要である.

☐ スプリントのMP関節の屈曲角度は,0°〜15°が適している[7)]と報告されている.また,MP関節の屈曲角度の増大がA1 pulleyへのスト

レスを増大させ[8]，MP関節屈曲角度の増大が屈筋腱の滑走距離を増大させる[9]と報告されており，MP関節の屈曲角度は0°に近いほどA1 pulleyへの摩擦力の軽減，さらには屈筋腱の滑走距離の増大を防止することが可能である．

☐ 腱鞘切開術を施行した症例において，術後にPIP関節の屈曲拘縮が生じることによるROMの低下が認められる例が報告されている[10]．原因として疼痛や手指の腫脹，手指屈筋腱の癒着が考えられているが，術後翌日からMPからDIP関節の各関節，特にPIP関節の伸展角度の拡大を目的に他動運動を実施する．さらに，他動伸展位からの自動屈曲運動，最後に屈筋腱の滑走範囲の拡大を目的に自動屈曲伸展運動を実施し，屈筋腱滑走の再獲得が重要である[10]．

まとめと展望

ばね指に対する保存療法は，腱鞘内注射が主に行われている．しかしながら，スプリント療法による効果も近年報告されている．今後は両者を組み合わせた治療法を用いることで，より再発率の低下につながる治療法が提供できるのではないかと考える．また，腱鞘切開術後の疼痛残存例や拘縮残存例が存在することも事実であり，術後のリハビリテーションが重要になってくると考える．さらに，ばね指に対する運動療法[11,12]が報告されているが，A1 pulley近位の遠位手掌皮線部を圧迫しながら手指の自動運動を行うこと(図4)で，腱腫瘤が腱鞘で弾発せずに通過可能となり，12週間の運動療法によりばね指が改善することも知られており，おのおのの症例に合わせた治療法が実施されていくことが必要と考えている．

文献

1) 津下健哉：手の外科の実際，第6版，南江堂，pp.341-345, 1985
2) 阿部幸一郎，山口利仁：術後の屈筋腱狭窄性腱鞘炎に影響する因子についての影響．日手会誌 19：780-782, 2002
3) Singh VA, Chong STB, et al：Trigger Finger, Comparative Study between Corticosteroid Injection and Percutaneous Release. The Internet Journal of Orthopedic Surgery. 3, 2006
4) Evans RB, Hunter JM, et al：Conservative management of the trigger finger, a new approach. J Hand Ther 2：59-68, 1988
5) 金子翔拓，池本吉一，坪田貞子，青木光広：屈筋腱狭窄性腱鞘炎に対する装具療法．整・災外 54：391-395, 2011
6) Evjenth O, Hamberg J：MUSCLE STRETCHING IN MANUAL THERAPY, A CLINICAL MANUAL, Volume Ⅰ, The Extremities. Sweden, Alfta Rehab, pp.64-71, 2002
7) Lindner-tons S, Ingell K：An alternative splint design for trigger finger. J Hand Ther 11：206-208, 1998
8) Brand PW：Clinical Mechanics of the hand. St. Louis, C. V. Mosby Co., pp.48-86, 1985
9) Tubiana R：The anatomy of the Extensor Apparatus of the Finger. Surg Clin North Am 44：897-906, 1964
10) 中山幸保，高島 学，他：手指ばね指に対する腱鞘切開術後のリハビリテーションの経験．第21回日本臨床整形外科学会学術集会 プログラム・抄録集，p65, 2008
11) 金子翔拓：屈筋腱狭窄性腱鞘炎(ばね指)に対する治療の試み．北海道作業療法，25(Suppl)：103, 2008
12) Kaneko S, Tsubota S, et al：Application of Exercise Therapy to Trigger Finger-Case Series. The 7th Pan-Pacific Conference on Rehabilitation, Hong Kong, abstracts, p52, 2010

〈金子翔拓〉

10 テニス肘

理解のためのエッセンス

- **テニス肘に対するハンドセラピィは，短橈側手根伸筋（ECRB）起始部へのストレスを軽減させ，疼痛緩和をはかることが重要である．**
- **急性期にはアイシングや装具療法を行い，亜急性期には伸筋群のストレッチを中心に実施する．回復期には筋力増強運動を行うが，テニス肘の保存療法では生活指導も重要である．**

I テニス肘とは

1. 疫学，病態，症状

- [ ] テニス肘（上腕骨外側上顆炎）は肘関節周辺に生じる疼痛の代表的疾患であり，テニスやゴルフなどのスポーツ障害だけではなく，大工や清掃員，秘書などの前腕の回旋や手関節の伸展，把握動作を繰り返し行う必要がある者にも発症する[1]．
- [ ] 総人口の1〜3％，50代の19％が発症した経験を持つと言われる非常に罹患率の高い障害であり，40代を中心として20代から60代に好発し，70〜87％の割合で利き手側に発症し，やや女性に多い[2]．
- [ ] 上腕骨外側上顆に起始する伸筋群には長橈側手根伸筋（ECRL），短橈側手根伸筋（以下ECRB），総指伸筋（EDC），尺側手根伸筋（ECU）があるが，高頻度に損傷される部位はECRB起始部であり，ついでECRL起始部が多いと報告されている[3]．
- [ ] 病態に関しては多くの説が唱えられており，テニス肘（上腕骨外側上顆炎）は対象筋の使い過ぎによる起始部の炎症と捉えられがちであるが，組織学的には炎症性細胞の浸潤などの炎症所見（tendinitis）ではなく，線維芽細胞の増生とマクロファージの浸潤・新生血管の増生・未熟な膠原線維の増生と配列の乱れであり，tendinosisとよばれるものである．起始部に繰り返しかかる張力ストレスにより生じる腱線維のmicro-ruptureに対する創傷治癒機転が不完全なまま停滞した状態と考えられている[4]．
- [ ] 症状は，外側上顆の疼痛にとどまらない場合が多く，前腕や上腕にまで痛みが放散する場合もある．症状が慢性化した症例では，外側上顆ばかりではなく腕橈関節裂隙に圧痛を認めることもある．また，疼痛のため，握力の低下を訴える場合もある[5]．

2. テニス肘の一般的な治療

- [ ] 初期では保存療法にて軽快することが多い．局所の安静，冷却・温熱・超音波などの物理療法，筋肉の柔軟性の獲得と，患部組織の毛細血管を発達させ，組織の血行を改善する目的であるストレッチ療法，薬物療法，ステロイド注射，テニス肘バンドなどが一般的な保

表1　Kraushaar & Nirschl の分類[7]

phase 1	疼痛は活動後の張りないし軽度の痛みで24時間以内に消失する
phase 2	phase 1 の痛みが48時間以上持続する
phase 3	活動前から軽度の痛みがあり，活動中も痛みを伴うが活動には参加できる
phase 4	phase 3 より疼痛が強く，スポーツや仕事の変更が必要となる．日常生活動作に中程度の疼痛が伴う
phase 5	活動前，活動中，活動後に中等度から強度の疼痛を認める
phase 6	日常生活動作を障害し，完全な休息でも疼痛が持続する
phase 7	疼痛は持続し，日常生活動作や睡眠まで障害する

存療法として選択される[6]．

□ 一方，手術療法は保存療法を3～6ヵ月施行し，症状の軽快しない難治例を手術適応としている[5]．近年では，手術適応の判定基準を Kraushaar & Nirschl の分類（表1）に従い，phase 5～7 の症例が手術適応となる可能性が高いと報告している[7]．

II ハンドセラピィの基本的戦略

□ テニス肘のセラピィは，ECRB 起始部へのストレスを軽減させ，疼痛緩和をはかることが重要である．

III 私たちのハンドセラピィ・プロトコル：保存療法編

□ 炎症期，亜急性期，回復期に分けて記載する．

(1)

病　期	方法（装具も含む）	セラピィの実際	備　考
炎症期	・アイシング ・cock-up splint の装着	・アイシングは安静と炎症の抑制を目的に実施．冷水やアイスパックなどで冷却することで，炎症を抑制し疼痛を緩和させる．冷却時間は10～15分程度を1日3～4回程度行うと効果的である ・splint は cock-up splint を装着し前腕伸筋群のリラクセーションを得ることを目的に実施する	・炎症症状に注意し，熱感や疼痛の増強に注意する ・生活指導（図1）

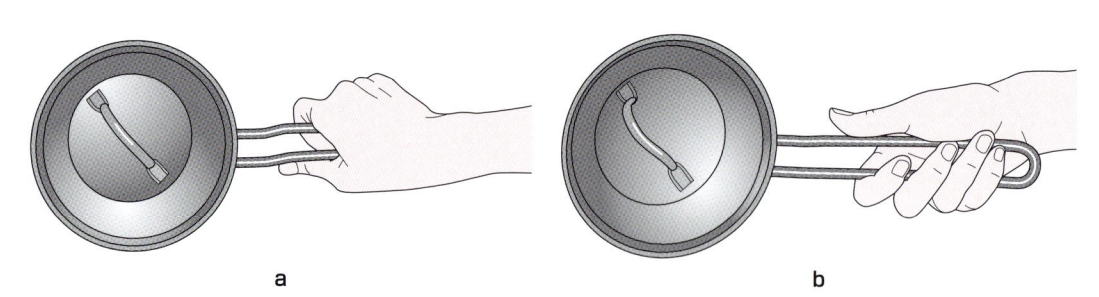

図1　生活指導
a：避けるべき手の使用例．疼痛をひき起こしやすい重力に抗した手関節背屈動作や肘内反ストレスが加わる動作を避ける．
b：推奨すべき手の使用例．手関節屈筋群を使用した手関節掌屈動作による代償方法を指導する．

(2)

病　期	方法（装具も含む）	セラピィの実際	備考
亜急性期	・交代浴 ・伸筋群のリラクセーション ・伸筋群のストレッチ（図2）	・伸筋群の筋・腱の拘縮の防止と柔軟性の回復を目的に実施する ・伸筋群のリラクセーションは，対象となる短・長橈側手根伸筋，尺側手根伸筋，総指伸筋，回外筋に実施する ・ストレッチは短・長橈側手根伸筋に実施する	・炎症の再燃に注意しながらセラピィを進める ・生活指導（図1）

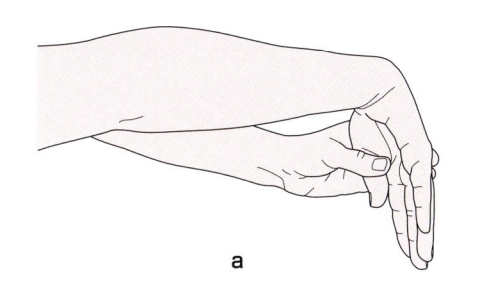

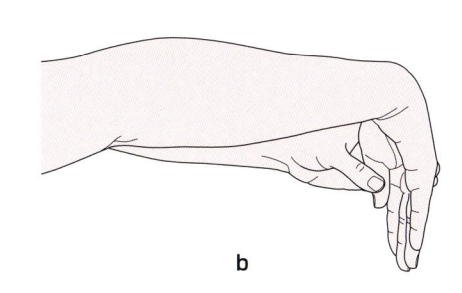

図2　短橈側手根伸筋と長橈側手根伸筋のストレッチ方法[8]
a：短橈側手根伸筋のストレッチ肢位．肘関節伸展，前腕回内で手関節を他動屈曲・尺屈させることで，短橈側手根伸筋を最大にストレッチさせることが可能である．
b：長橈側手根伸筋のストレッチ肢位．肘関節伸展，前腕回内で手関節を他動屈曲させることで，長橈側手根伸筋を最大にストレッチさせることが可能である．

(3)

病　期	方法（装具も含む）	セラピィの実際	備考
回復期	・交代浴 ・伸筋群のリラクセーション ・伸筋群のストレッチ（図2） ・伸筋群の筋力増強運動（図3）	・伸筋群の筋・腱の拘縮の防止と柔軟性の回復を目的に実施する ・伸筋群のリラクセーションは，対象となる短・長橈側手根伸筋，尺側手根伸筋，総指伸筋，回外筋に実施する ・ストレッチは短・長橈側手根伸筋に実施する ・筋力増強運動は等尺性収縮運動から開始し，段階的に等張性収縮運動を行う	・炎症の再燃に注意しながらセラピィを進める． ・生活指導（図1）

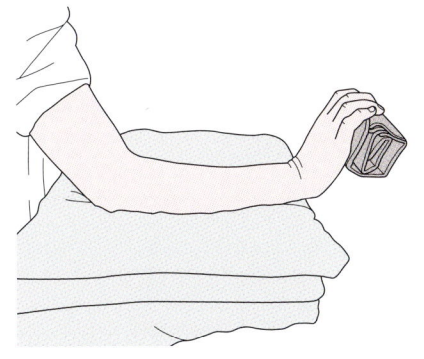

a　肘関節屈曲位での手関節伸筋群の筋力増強運動　　b　肘関節伸展位での手関節伸筋群の筋力増強運動

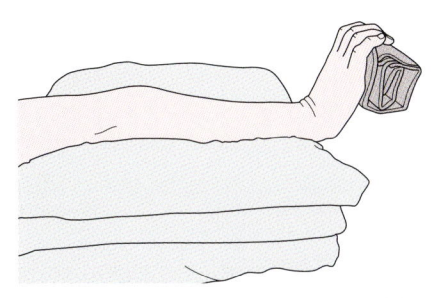

図3　伸筋群の筋力増強運動（負荷量は500g〜1kgが適当である）

IV 私たちのハンドセラピィ・プロトコル：術後療法編

□ テニス肘（上腕骨外側上顆炎）に対する鏡視下手術後のリハビリテーション・プロトコルは，炎症期，瘢痕増殖期，瘢痕成熟期から成る創傷治癒過程を考慮した，札幌医科大学附属病院のプロトコルを用いる[9]．

(1)

病　期	方法（装具も含む）	セラピィの実際	備考
炎症期	・外固定なし ・肘関節・手関節自動運動訓練	・術後2週までは肘関節，前腕および手関節の自動運動訓練を実施する（図4）	・痛みのない範囲で軽作業を許可する ・生活指導

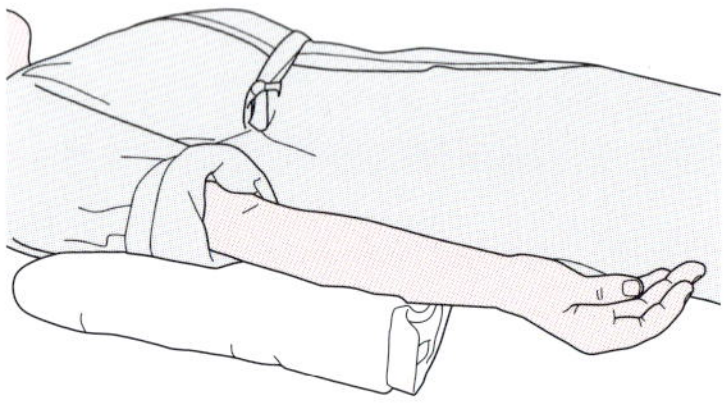

a　肘関節自動伸展訓練の方法
　　仰臥位で実施する．

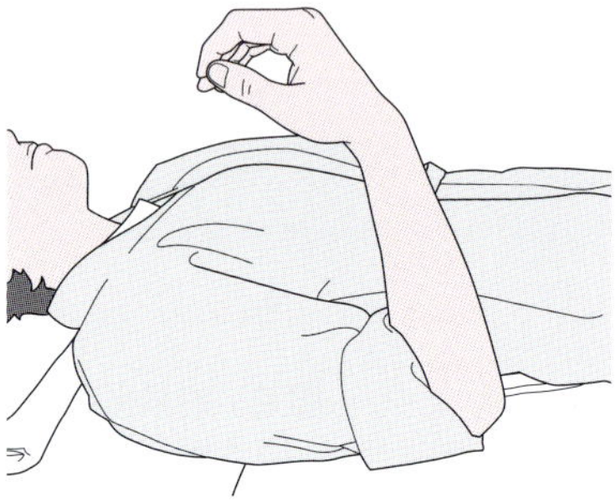

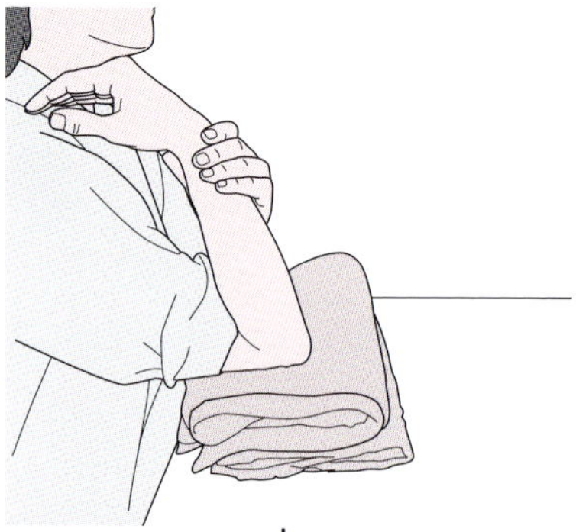

b　肘関節自動屈曲訓練の方法
　　仰臥位で実施し，前腕回外で行う．

図4　肘関節自動運動訓練

(2)

病　期	方法（装具も含む）	セラピィの実際	備考
瘢痕増殖期（術後2～4週）	・肘関節・手関節自動運動訓練 ・肘関節・手関節他動運動訓練 ・伸筋群のストレッチ（図2） ・伸筋群の筋力増強運動（図3） ・物理療法	・炎症期の自動運動訓練に加え，肘関節，手関節の他動運動訓練を実施する（図5） ・ストレッチは短・長橈側手根伸筋に実施する ・筋力増強運動は等尺性収縮運動から開始し，段階的に等張性収縮運動を行う ・物理療法は抜糸後，渦流浴と超音波療法を開始する．超音波療法は術後4週までは創傷の治癒目的に非温熱で実施する	・痛みのない範囲で軽作業を許可する ・生活指導

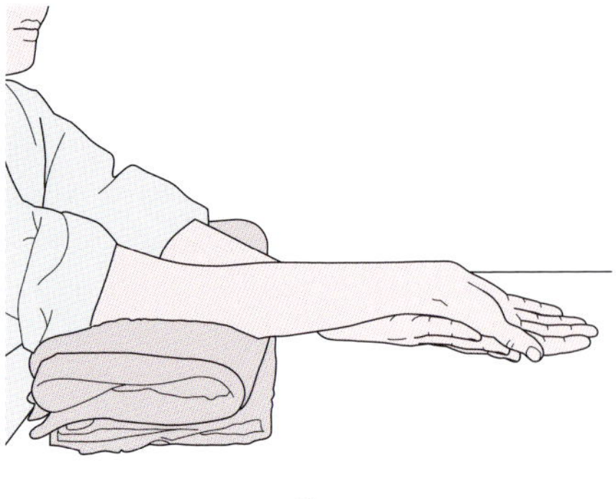

図5　肘関節他動運動訓練

a：肘関節自己他動伸展訓練の方法．防御的筋収縮を抑制するために座位で自己他動運動訓練を中心に行う．
b：肘関節自己他動屈曲訓練の方法．

病期	方法（装具も含む）	セラピィの実際	備考
瘢痕成熟期（術後4〜8週）	・肘関節・手関節自動運動訓練 ・肘関節・手関節他動運動訓練 ・伸筋群のストレッチ（図2） ・手関節伸筋群の段階的筋力強化運動 ・物理療法	・筋力増強運動は等尺性収縮運動から開始し，段階的に等張性収縮運動を行う．また，手関節伸筋群の筋力増強運動は，初期は肘関節屈曲位で実施し，段階的に伸展位で行う ・物理療法の超音波療法は，温熱目的に実施する	・痛みのない範囲で重作業を許可する ・生活指導

V テニス肘の基本的な評価

1) 疼痛のある部位，程度
2) 局部の熱感，腫脹，発赤などの炎症症状の有無
3) テニス肘の誘発テストによる鑑別診断（chair test, Thomsen test, middle finger extension test）
4) Kraushaar & Nirschl 分類によるテニス肘の phase の評価
5) 疼痛の評価（安静時痛，夜間痛，運動時痛）
6) 関節可動域
7) 筋力
8) ADL
9) DASH（Q-DASH）による患者立脚型の評価
10) 社会背景（職業や生活様式，趣味活動やスポーツ歴）

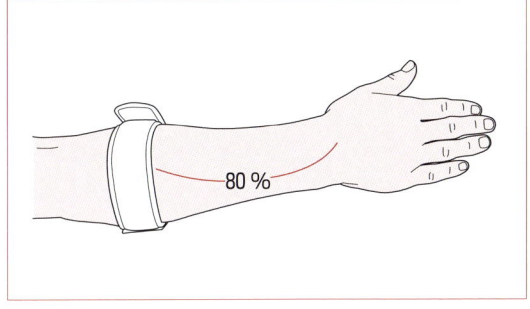

図6 テニス肘バンドの装着
テニス肘バンドのパッドは，短橈側手根伸筋の走行上に設置し，手関節から前腕近位80％の位置の部位に装着する．

VI ハンドセラピィを成功させるためのポイント

☐ 保存療法によるテニス肘の改善のためには，患者の理解と協力が重要である．
☐ 再発予防のため，職業や生活様式，趣味活動における手の使用について指導・教育することが大切である．
☐ ADLや仕事での手の使用では，前腕回内位での使用は避け，前腕回外位での使用を指導する．
☐ 保存療法は3〜6ヵ月継続して行うのが望ましい．症例によっては，早期に疼痛が改善することがあるが，再発の可能性も含め患者教育を徹底すべきである．
☐ 症例によってはテニス肘バンドが有効であり，ECRB腱起始部に生じるストレスを軽減させることができる．
☐ テニス肘バンドの装着（図6）は，手関節から前腕近位80％の部位に装着するのがよいとされている[10]．

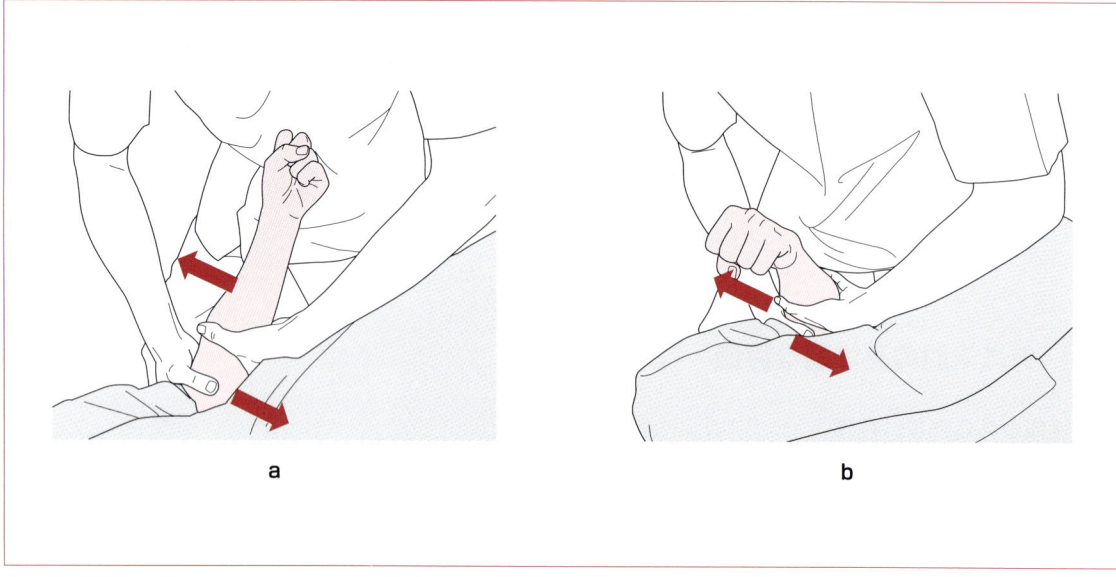

図7 mobilization with movement（lateral glide）
上腕骨を外側より把持し，前腕の尺側より尺骨をもう一方の手で把持し，肘関節自動屈曲・伸展運動を行いつつ，尺骨および橈骨の橈側への他動的滑り運動を実施する．

まとめと展望

テニス肘に対する保存療法の1つに徒手療法があり，近年はその効果の有用性が報告されている．特にテニス肘に対するMulligan's mobilizationの有用性の報告は多く，握力の改善，VAS値の改善，ROMの改善が報告されている[11]．また，このmobilizationによる即時効果や短期的除痛効果だけではなく[12),13)]，長期的効果も報告されており[14)]，今後は今日実施されている治療法と組み合わせて用いることで，より効果的な治療を提供できると考える．テニス肘に対するMulligan's mobilizationの手技は，上腕骨上での尺骨近位部および橈骨近位部の運動（屈曲・伸展）に伴う橈尺骨の橈側への滑りである（lateral glide：mobilization with movement）（図7）．

文献

1) Bemhang AM：The many causes of tennis elbow. NY State J Med 79：1363-1187, 1973
2) Ilfeld FW, Field SM：Treatment of tennis elbow. JAMA 195：67-70, 1966
3) Wadsworth TA：Tennis elbow：Conservative, surgical and manipulative treatment. Br Med J 294：621-623, 1987
4) Briggs CA, Elliott BG：Lateral epicondylitis：A review of structures associated with tennis elbow. Anat Clin 7：149-153, 1985
5) 鵜飼康二：テニス肘（上腕骨外側上顆炎）の診断と治療．プライマリのための整形外科疼痛マニュアル．金原出版，pp.273-276, 2007
6) 西出義明，阿部宗昭：上腕骨外側上顆炎に対する保存療法．私のすすめる運動器疾患保存療法 実践マニュアル，全日本病院出版会，pp.46-50, 2007
7) Kraushaar BS, Nirschl RP：Current Concepts Review. Tendinosis of the elbow (Tennis Elbow). J Bone Joint Surg 81-A(2)：259-278, 1999
8) Takasaki H et al：Muscle strain on the radial wrist extensors during motion-simulating stretching exercises for lateral epicondylitis：a cadaveric study. J Shoulder Elbow Surg 16：854-858, 2007
9) 白戸力弥，加藤正巳，他：上腕骨外側上顆炎鏡視下病巣切除術後のリハビリテーションプロト

コルと成績.北海道作業療法,26(4):159-164,2010
10) Takasaki H et al:Strain Reduction of the Extensor Carpi Radialis Brevis Tendon Proximal Origin Following the Application of a Forearm Support Band. J Orthop Sports Phys Ther 38:257-261, 2008
11) Vicenzino B, Paungmali A, et al:Specific manipulative therapy treatment for chronic lateral epicondylalgia produces uniquely characteristic hypoalgesia. Man Ther. Nov;6(4):205-212, 2001
12) 金子翔拓,坪田貞子:Mulligan's Mobilization による上腕骨外側上顆炎症例への効果.日本ハンドセラピィ学会誌.Vol.3:57-61, 2010
13) Kaneko S, Tsubota S, Aoki M:Effects of Mulligan's Mobilization for Lateral Epicondylalgia. The 4th APFSHT(Asian Pacific Federation of Society for Hand Therapist). Taiwan, p210, 2009
14) Bisset L, Beller E, et al:Mobilisation with movement and exercise, corticosteroid injection, or wait and see for tennis elbow:randomised trial. BMJ Nov 4;333(7575):939, 2006

〔金子翔拓〕

11 デュプイトレン拘縮

理解のためのエッセンス

- デュプイトレン拘縮に対する治療は手術が主体である．手術にはいくつかの術式があり，創を閉鎖するために植皮術を行うこともある．
- デュプイトレン拘縮の外科的解離術後には，早期からの自動・他動運動とスプリント療法を行う．
- セラピストと行う運動のみではなく，自主訓練を適切に行えるかが重要な点である．

I デュプイトレン拘縮とは

1. 解剖学的特性および生体力学的な特徴

- デュプイトレン拘縮とは原因不明の疾患で，手掌–指腱膜に小結節（nodule）と肥厚腱索（cord）が形成され，指のMP関節，PIP関節の屈曲拘縮が生じる（図1, 2, 3）．
- デュプイトレン拘縮の病的組織は，未成熟なコラーゲンと線維芽細胞である．
- 中高年の男性に多く発症し，環指と小指の罹患が多いとされている．
- 白人に多く，有色人種には少ないとされ，アルコール依存，糖尿病，喫煙，抗てんかん薬の使用などとの関連も示唆されている．
- デュプイトレン拘縮の重症度分類はMeyerding分類で行う（表1）．

2. デュプイトレン拘縮に対する外科的介入[2]

- デュプイトレン拘縮に対しては保存療法は無効であり，治療の主体は手術である．
- 手指屈曲拘縮による機能障害があれば手術適応となる．PIP関節の屈曲拘縮の程度，MP関節からDIP関節までの屈曲拘縮によるADL障害の程度，患者の希望などを考慮して手術時期を決定する．
- デュプイトレン拘縮に対する外科的介入としては，腱膜切離術（fasciotomy），部分腱膜切除術（limited fasciectomy），全腱膜切除術（total fasciectomy），皮膚腱膜切除術などの方法がある．
- 腱膜切離術は手掌腱膜の緊張を解除する目的

表1 Meyerding分類

Grade 0	手掌部の皮膚陥凹（pit）あるいは硬結（nodule）があるが，屈曲拘縮がない
Grade 1	1指のみの屈曲拘縮あり
Grade 2	2指以上の屈曲拘縮あり，1指の屈曲角の総和は60°以下
Grade 3	2指以上の屈曲拘縮あり，そのうちの少なくとも1指に60°以上の屈曲拘縮あり
Grade 4	全指に多少にかかわらず屈曲拘縮あり

（Meyerding HW：Dupuytren's contracture. Arch Surg 32：320-323, 1936）

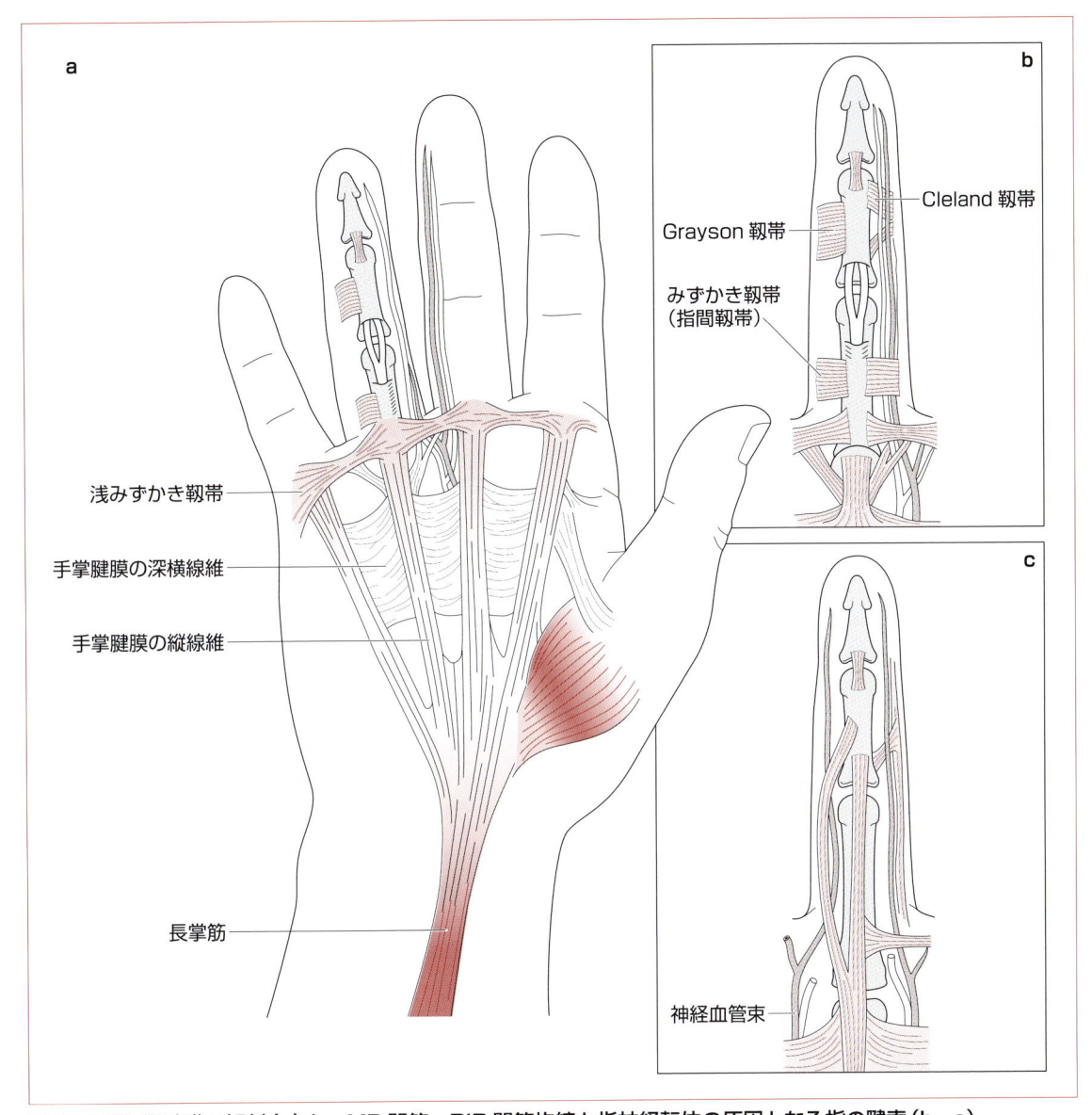

図1 手掌-指腱膜の解剖(a)と,MP関節・PIP関節拘縮と指神経転位の原因となる指の腱索(b,c)
(文献1より引用,作成)

で切離する方法で,低侵襲であるが再発率が高いとされている.
☐ 部分腱膜切除術は,手掌腱膜の病的な索状構造を切除する方法である.
☐ 全腱膜切除術は,示指-小指すべての指の腱膜を切除する方法である.侵襲が大きく,合併症のリスクが大きいとされ,現在は行われなくなってきている.
☐ 腱膜に対する処置でPIP関節の屈曲拘縮が改善しないときには,PIP関節の靱帯などを解

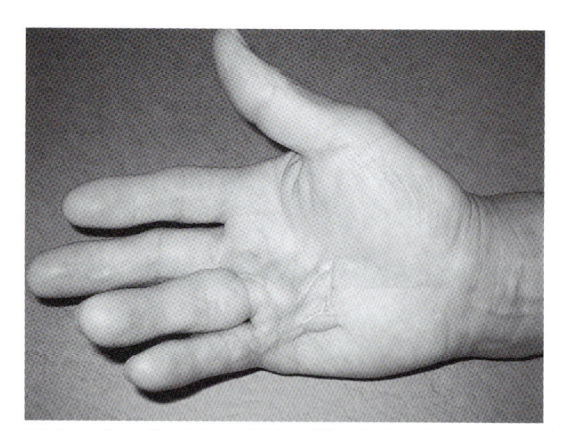

図2 デュプイトレン拘縮症例の術前（掌側）

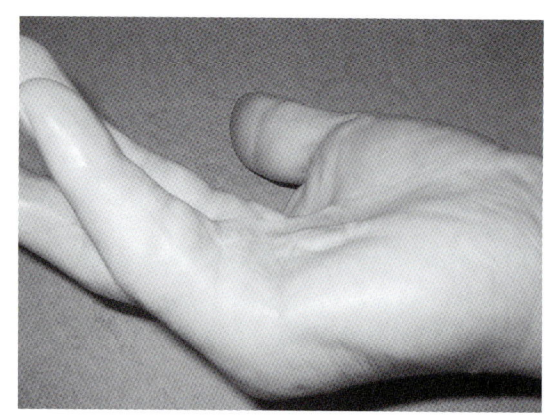

図3 デュプイトレン拘縮症例の術前（尺側）

離することもある．
- 手術の皮切・創閉鎖には zig-zag 皮切，V-Y 前進皮弁，Z 形成が行われる（図4，5，6）．
- 拘縮を解離して指が伸展できるようになることで，創閉鎖できない場合には植皮術が行われる（図7）．
- デュプイトレン拘縮に対する手術後には，手術中に得られた伸展可動域を維持することが目標となる．そのため術者や主治医に手術中の可動域を確認する．

3. デュプイトレン拘縮の病巣部位
- デュプイトレン拘縮では手掌腱膜，手指筋膜の肥厚・増殖が生じる．
- 図1のb，cに示す部位に肥厚腱索が形成される．
- PIP 関節の屈曲拘縮は，関節包や靱帯が制限の原因となっていることもある．

II　ハンドセラピィの基本的戦略

- デュプイトレン拘縮に対する手術後には，手術中に得られた伸展可動域を維持することが目標となる．
- 伸展可動域を維持しつつ，屈曲可動域を再獲得する．

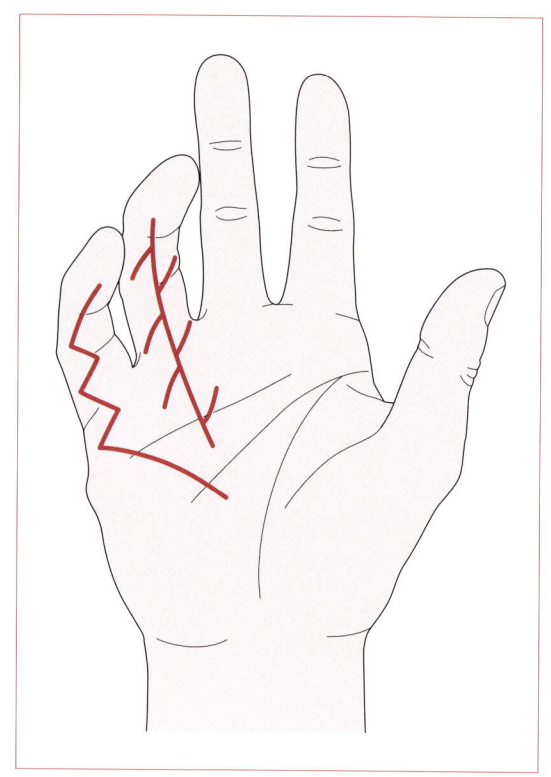

図4　環指の指手掌縦皮切＋Z 形成術と小指の zig-zag Bruner 皮切（文献3より引用）

- そのために，伸展位保持用掌側スプリントあるいは背側スプリントを使用し，早期から自動・他動運動を行う（図8）．

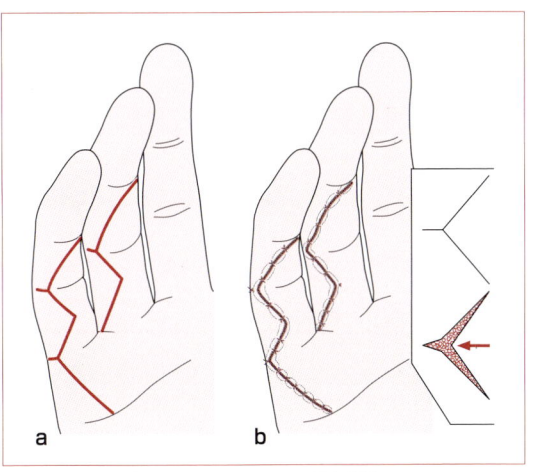

図5 皮膚延長のためのV-Y形成術（文献4より引用）

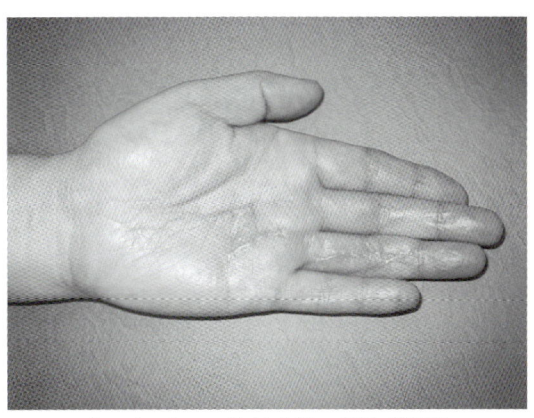

図6 デュプイトレン拘縮症例の術後（掌側）

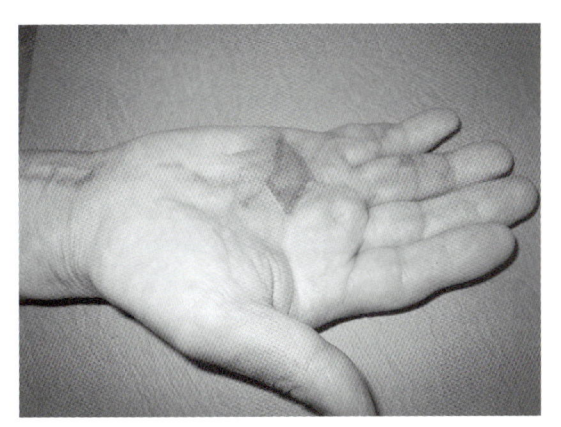

図7 デュプイトレン拘縮症例の術後（創閉鎖のため手掌への植皮術を行っている）

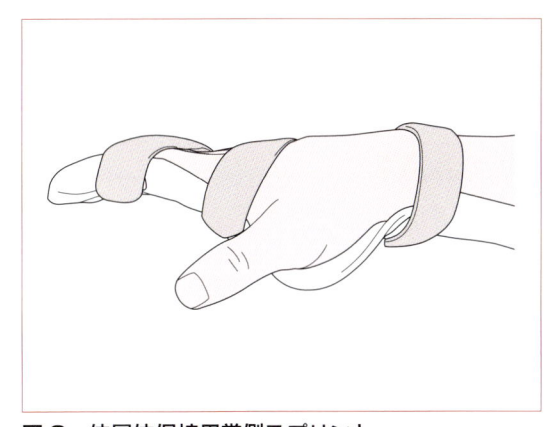

図8 伸展位保持用掌側スプリント

III 私たちのハンドセラピィ・プロトコル

(1)

術　後	内　容	備　考
3〜4日	・浮腫コントロール ・Active ROM ex. ・Passive ROM ex. ・伸展位保持用スプリント作製 ・冷却 ・自主訓練指導 ・フリクションマッサージ ・自着性包帯によるラッピング	・日中は三角巾を使用する．就寝時には枕などで手を挙上位とする ・愛護的に行う ・個々の関節の運動と，MP関節・DIP関節を同時に屈曲・伸展する運動を愛護的に行う ・術中の伸展角度を参考に，痛みを増強しない程度の伸展角度とする ・熱感がある場合に行う．特に運動後には熱感が出やすい ・手指自動屈曲を1日4〜6回程度自主訓練として行ってもらう ・指・手部を近位方向に向けてマッサージする（図9） ・自着性包帯は末節部から近位方向に向かって，軽く皮膚に触れる程度の張力で巻く

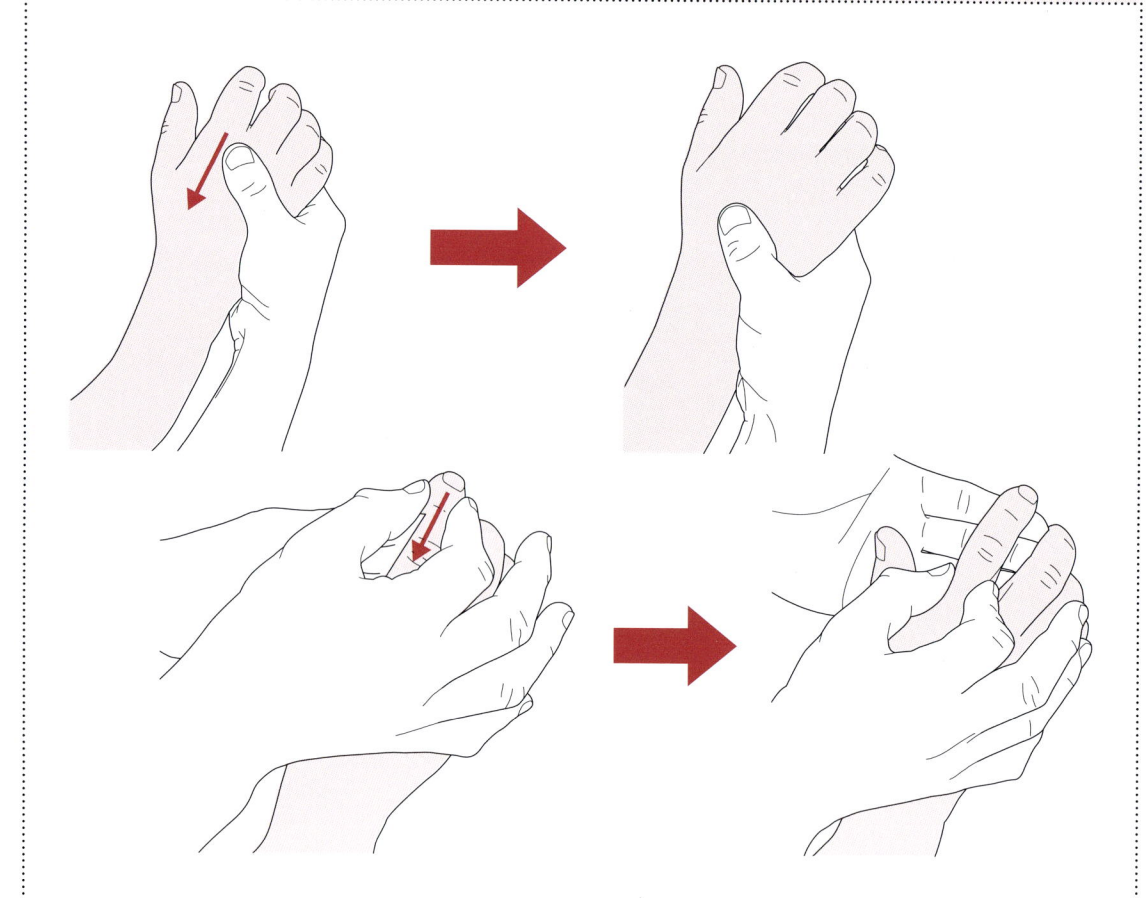

図9　フリクションマッサージ

手部は手掌側と手背側の中手骨間を，指は各指の橈側と尺側を母指と示指ではさみ，図のように皮膚を近位方向にマッサージする．ローションなどを使用して皮膚が滑りやすい状態で行う．

(2)

術後	内容	備考
7〜10日	・スプリントの伸展角度の調整	・MP関節・PIP関節の角度を伸展方向に調整する
10〜14日	・渦流浴 ・交代浴 ・瘢痕マッサージ ・脱感作療法	・抜糸後に行う．お湯の温度は37℃程度とする．熱すぎると浮腫が増悪する ・浮腫が残存している場合には考慮する ・抜糸後に行う．創周辺をローションなどを使用して指が滑りやすい状態にして行う ・創周辺部に知覚過敏があったら行う
2週初	・手指屈曲抵抗運動 ・屈筋腱滑走訓練	・スポンジなどの抵抗の軽いものから開始する ・図10参照

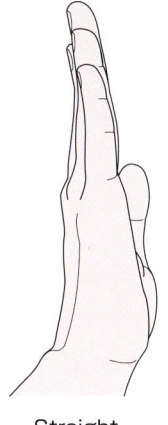

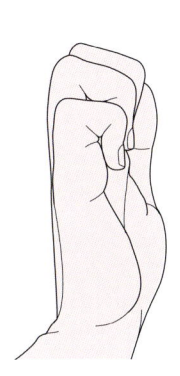

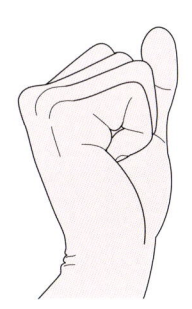

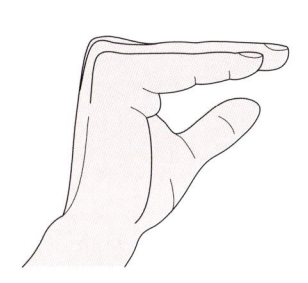

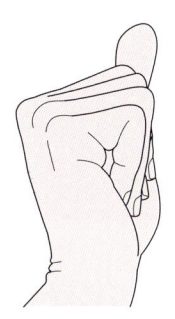

Straight　　Hook　　Fist

Table top　　Straight fist

1. 開始時は指と手関節はまっすぐに
2. 各形を__回，__秒間ずつ
3. これらの運動を毎日__回行います

図10　腱滑走訓練（文献5より引用）

| | ・シリコンゲルシート貼付
・日中はスプリント非装着 | ・創が隆起して，肥厚性瘢痕となることが懸念されたら貼付する
・スプリント使用は夜間のみとする．MP関節・PIP関節の伸展角度は適時調整する
・伸展位保持用スプリントは夜間のみ3ヵ月間装着する |

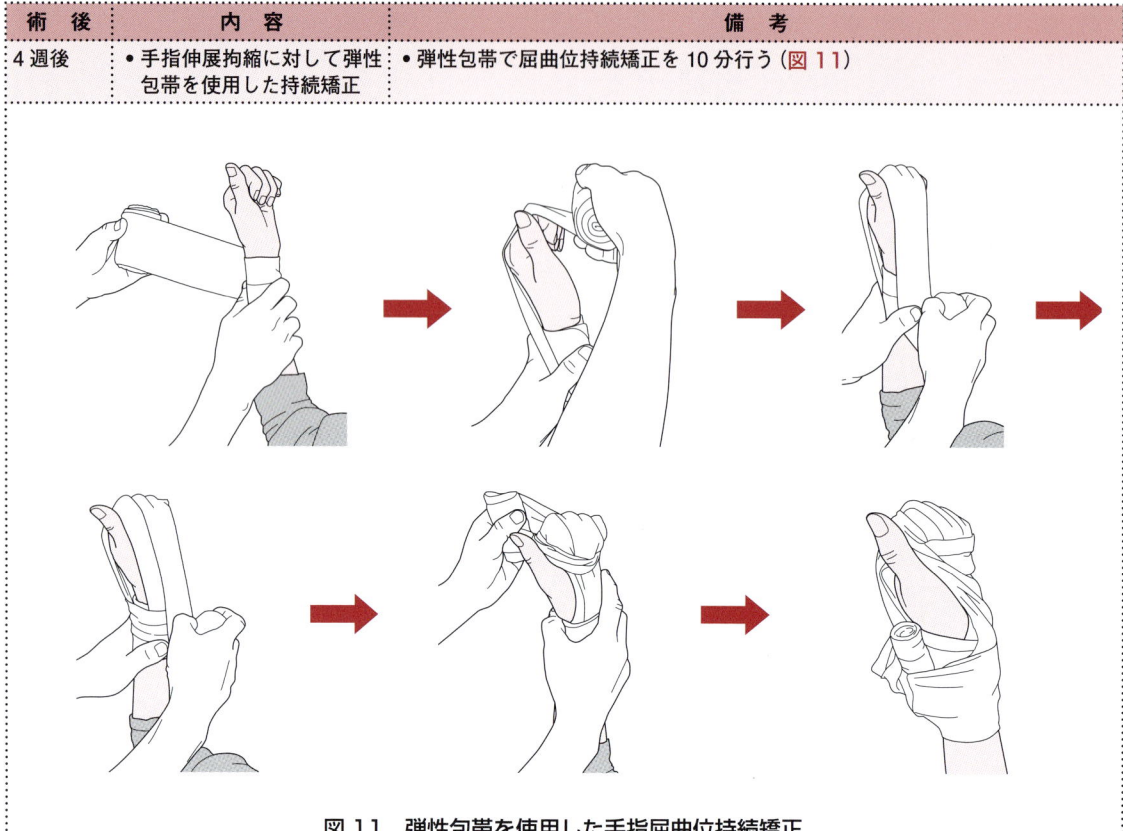

術後	内容	備考
4週後	・手指伸展拘縮に対して弾性包帯を使用した持続矯正	・弾性包帯で屈曲位持続矯正を10分行う（図11）

図11 弾性包帯を使用した手指屈曲位持続矯正

図の順で弾性包帯を巻き，手指を屈曲位に保持する．手指背側から手掌側へ巻いて全体に屈曲位とした後で，DIP関節を屈曲位にするために基節骨背側から手掌側へ横方向に巻く．

3ヵ月	・PIP関節屈曲拘縮矯正スプリント作製	・PIP関節屈曲拘縮が残存したらジョイントジャックスプリントなどで矯正する ・伸展位保持用スプリントの夜間装着を6ヵ月まで継続する

IV デュプイトレン拘縮解離術の基本的な術前・術後評価

1) Active ROM
2) Passive ROM
3) tip palmar distance（TPD）：指尖部と遠位手掌皮線との距離を計測する
4) 握力
5) ピンチ力
6) ADL
7) DASH
8) 創の状態：術後に評価
9) 浮腫・腫脹：術後に周径を計測して評価
10) 痛み
11) 知覚：術後に評価

V ハンドセラピィを成功させるためのポイント

☐ 術後には浮腫，感染，血腫，Complex regional pain syndrome（CRPS：複合性局所疼痛症候群）の徴候などに注意してハンドセラピィを進める．

☐ 術後の早期には手術創から出血することがあ

る．出血が予測されるときには，ディスポーザブルの手袋やシーツなどを準備して血液や体液への接触を避ける．血液による汚染を最小限にとどめるために，汚染された手指やグローブまたは医療材料などで周囲に触れないよう注意する．付着した血液，体液などは洗浄，消毒などの適切な処置を行う．汚染されたグローブやシーツは適切な方法で廃棄する．具体的な感染予防法や汚染物の廃棄法は各施設のマニュアルに従って行う．
- □ スプリントの伸展角度は術中の伸展可動域を参考にして，痛みを増強しない程度の伸展角度とする．術後7～10日目からMP関節・PIP関節の伸展角度を徐々に強める．
- □ 手指の浮腫に対しては，手を挙上位とすること，フリクションマッサージ，自着性包帯を使用したラッピングなどで対処する．
- □ 術後の合併症としてCRPSが生じることがあり，過度の痛み，アロディニア，浮腫の長期化や増強，皮膚温の異常，皮膚色の暗黒色化，発汗異常などCRPSの徴候が見られたらすぐに主治医に連絡して迅速な対応をする．
- □ 術後早期には過度な運動が炎症症状を増強して，浮腫の悪化，痛みの増強，熱感などをひき起こすので，セラピィ中や自主訓練指導で適切な運動量となることを心がける．
- □ 浮腫の悪化，痛みの増強，熱感などの炎症症状がある場合は，セラピィや自主訓練後にcoolingを行う．coolingにはポリエチレンの袋に水道水を適量入れたものを冷蔵庫で冷やして使用する．約5分程度行うと炎症症状は軽快することが多い．触れてみて熱感がなくなるまで行う．
- □ 術後にPIP関節屈曲拘縮が残存したら，ジョイントジャックスプリントなどで矯正することを考慮する．
- □ 手術創が隆起して，肥厚性瘢痕となることが懸念されたらシリコンゲルシートを貼付する．

まとめと展望

デュプイトレン拘縮に対するハンドセラピィは，早期からの適度な運動と伸展位保持スプリントを使用して手術で得られた伸展角度を維持しつつ，手の機能を再獲得することが目標となる．スプリントの種類（背側スプリントか掌側スプリントか），スプリントのMP関節・PIP関節の伸展角度の設定，運動の頻度や回数などは，諸家の見解は一致していない．今後，詳細なプロトコルが示されることが期待される．

文　献

1) Prosser R：Rehabilitation of the Hand and Upper Limb, p95, 2003
2) Judith Boscheinen-Morrin, Conolly W.B：The Hand, Fundamentals of Therapy, p109, 2001
3) Tubiana R, Leclercq C, Hurst L.C, Badalamente M.A, Mackin E：Dupuytren's Disease, p148, 2000
4) Tubiana R, Leclercq C, Hurst L.C, Badalamente M.A, Mackin E：Dupuytren's Disease, p176, 2000
5) Tubiana R, Leclercq C, Hurst L.C, Badalamente M.A, Mackin E：Dupuytren's Disease, p250, 2000

〈加藤正巳〉

12 フォルクマン拘縮（阻血性拘縮）

理解のためのエッセンス

- フォルクマン拘縮は外傷後に生じる筋の虚血の結果起こる麻痺と拘縮であり，症状や重傷度は阻血時間に依存する．
- 筋膜に囲まれた筋の血腫や腫脹によって内圧が上昇して発生するため，筋膜切開を行うことで麻痺や拘縮を最小限にできる．
- 静脈のうっ血と動脈の血流障害により，筋の虚血変性が起こり，その後に生じる浮腫が深部筋膜内に生じ循環障害を助長し筋の壊死が進む[1]．
- 激しい痛み（pain），手指の麻痺（paralysis），手指の蒼白（pallor）の3P症状が出現すれば可及的，速やかな処置が求められる．

I フォルクマン拘縮とは

- □ フォルクマン拘縮は重症度を表1のように分類している[2]．
- □ 上腕骨顆上骨折後，前腕骨折後の合併症，挫滅損傷，睡眠薬服薬後，一酸化炭素中毒症後に続発する．

表1 フォルクマン拘縮の重症度

1. 軽度：mild/located	筋の変性は深指屈筋の一部のみ．中指，環指に発生．知覚障害は軽微．索状の硬化が前腕部で触知できる．手関節屈曲時に深指屈筋の短縮が顕在化する．内在筋の麻痺（−，±），関節拘縮（−）
2. 中等度：moderate	典型的フォルクマン障害．深指屈筋と長母指伸筋に発生．母指，4指の拘縮，手関節は屈曲位．正中，尺骨神経障害（＋）
3. 重度：severe	すべての屈筋と一部の伸筋の変性．重度の神経障害と拘縮

II ハンドセラピィの基本的戦略

- □ フォルクマン拘縮のハンドセラピィのポイントは，保存療法では関節可動域訓練，矯正装具療法（serial corrective plaster），dynamic splintなどのハンドセラピィ介入で改善する．3ヵ月以上継続する拘縮は主治医と相談する．
- □ 外科的介入では変性した筋を切除し，正中，尺骨神経剥離術を施行後，屈筋腱を切除し，腱移行する方法がある．
- □ 重度の症例では有茎皮弁，手関節固定，母指対立のための手根中手関節の固定，神経移植術など機能再建に重点がおかれる．
- □ ハンドセラピィは，いわゆる深部軟部組織性拘縮の改善と末梢神経の回復がその中心となる．

III フォルクマン拘縮の術前評価

1. 変形とその程度（フォルクマン・テストまたはフォルクマン角度）

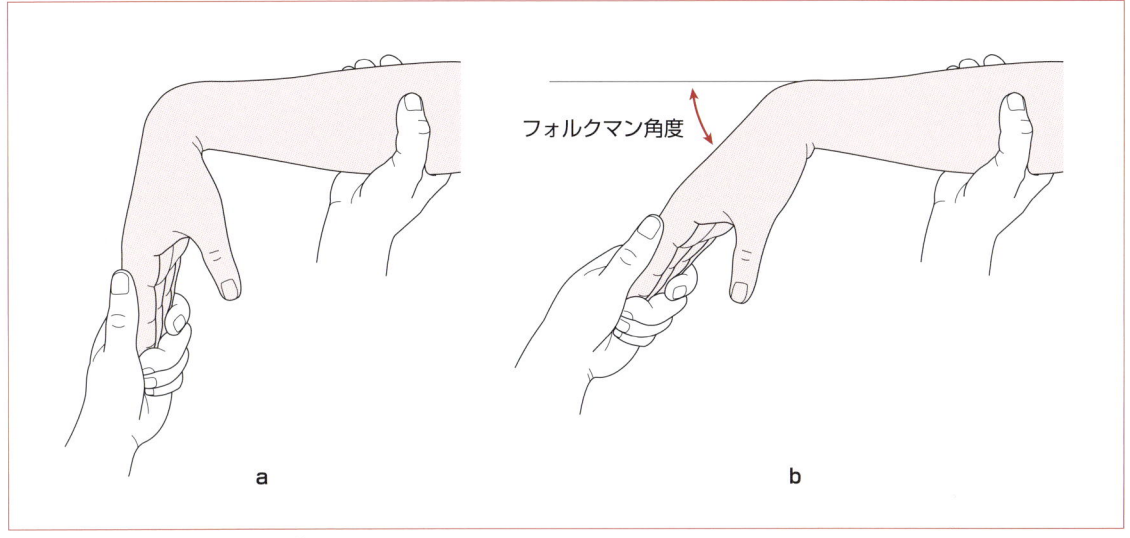

図1　フォルクマン・テスト[3)]
a：手関節完全屈曲でIP・MP関節完全伸展位に検査者が保持する．
b：この肢位を保持したまま，手関節を伸展方向に動かす．この手関節の最終伸展角度をフォルクマン角度とし，筋性拘縮の程度を示す指標となる．

2. 深部軟部組織性拘縮の鑑別（関節外拘縮）

1) **関節包，関節筋または遠位腱性癒着**
   動的腱固定効果：dynamic tenodesis effectを診る評価法（図2）．
   a）手内筋タイトネス・テスト（＋，－）：テスト対象—骨間筋・虫様筋
   b）手外筋タイトネス・テスト（＋，－）：テスト対象—指伸筋，深指屈筋
   c）斜支靱帯タイトネス・テスト（＋，－）：テスト対象—斜支靱帯

2) **深筋膜性拘縮**
   a）骨間筋阻血性拘縮：MP関節屈曲，PIP関節伸展，側索の緊張の結果，PIP関節屈曲不可
   b）母指内転筋阻血性拘縮：母指内転位，外転・伸展不可

3) **浮腫の測定**：手掌部，MP関節近傍の周径測定．容積メーターによる測定

4) **関節可動域測定**：自動および他動運動の測定およびTAM法（total active motion）

5) **知覚検査（異常知覚を含む）**：セメス・ワインシュタインモノフィラメントテスト（SW test），2点弁別（S-2PD，m2-PD），振動覚（30Hz，125Hz），痛覚・温冷覚検査

6) **疼痛検査**：VAS（visual analog scale）

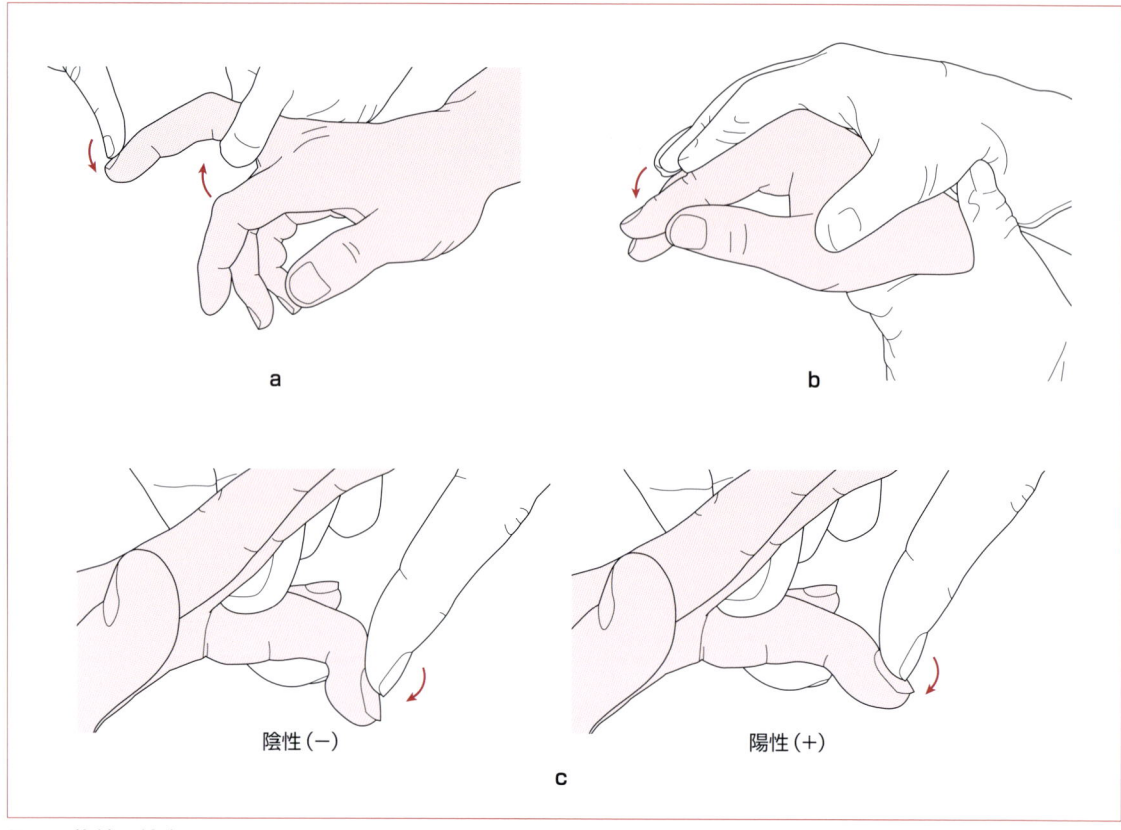

図2 拘縮の検査
a：手内筋タイトネステスト：MP関節伸展位にするとIP関節の屈曲角度が減少すれば陽性．屈曲可能であれば陰性
b：手外筋タイトネステスト：MP関節屈曲位にするとIP関節の屈曲角度が減少すれば陽性．屈曲可能であれば陰性
c：斜支靱帯タイトネステスト：MP・PIP関節伸展位に保持して，DIP関節を屈曲させると関節角度の減少または可動性がなくなる場合を陽性（右）．屈曲可能であれば陰性（左）．

IV 私たちのハンドセラピィ・プロトコル

1. 保存療法：

術後	介入目的	介入手段
1～2週	①浮腫の軽減 ②軟部組織の瘢痕・癒着の解離 ③血流の改善 ④関節可動域改善	・ハドマー，弾力包帯（間欠的） ・friction massage ・バイブラバス，自動運動 ・他動関節可動域訓練装具療法（static splint）
3～12週	⑤自動運動の促進：血行を改善して浮腫を軽減する ⑥深部軟部組織の粘弾性を回復させる ⑦関節可動域改善	・自動運動の促進動的スプリント：②，③，④，⑤継続 ・機能的な運動を回復させる．日中dynamic splint装着．ただし夜間は静的スプリント装着 ・装具療法：12週をこえて装具療法を行っても関節運動の改善がみられないときは主治医と相談する

2. 装具療法における splint（図3）

1) **静的スプリント**：関節可動域を拡大するための持続的矯正．ただし，装着時間，矯正力には十分な注意が必要．矯正を急ぐあまり組織に過剰な強制力を与えるのは禁忌．

2) **動的スプリント**：拮抗筋と主動作筋の動きを交互に行わせ代償運動を防止し，残存筋力を強化させる．

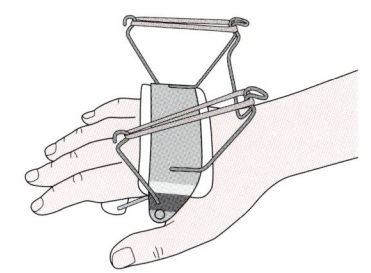

1）屈曲拘縮を改善させるための装具

a　MP関節伸展補助装具（逆ナックルベンダー）

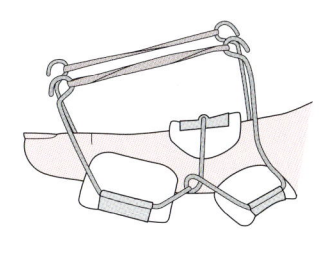

b　指用逆ナックルベンダー

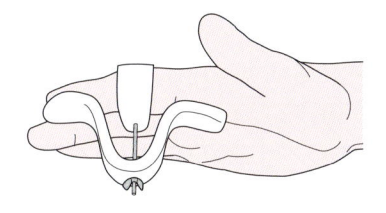

c　ジョイントジャック

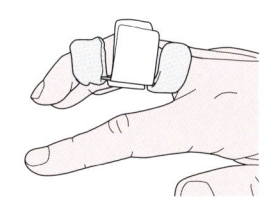

d　安全ピンスプリント

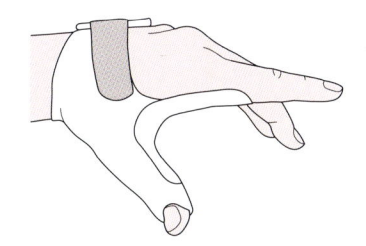

e　母指橈・掌側外転スプリント

2）伸展拘縮を改善させるための装具

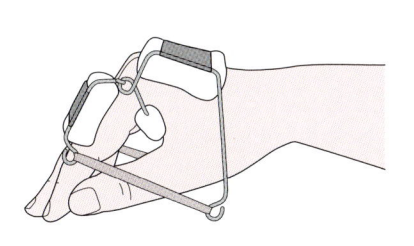

a　MP関節屈曲補助装具（ナックルベンダー）

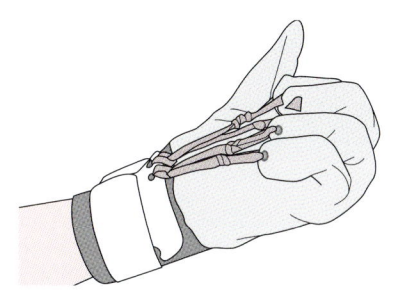

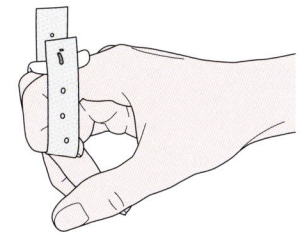

b　フレキショングローブ

c　IP関節屈曲ストラップ

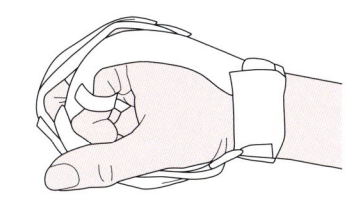

d　IP・MP関節同時屈曲ストラップ

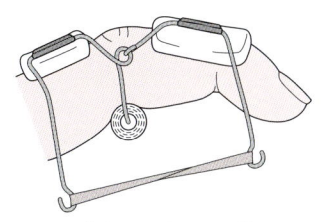

e　指用ナックルベンダー

図3　スプリント療法

3. 術後（神経剝離術，屈筋スライディング術）のハンドセラピィ・プロトコル

術 後	介入目的	介入手段
1週	・ギプス固定	・術後創を閉鎖した後，肘90°屈曲，手関節，指を完全伸展，前腕は回外位で固定
2週後	・ギプス除去，スプリント作製 ・関節拘縮除去	①スプリントによる関節可動域の維持，肢位の保持 ②痛みがなくなれば，愛護的関節可動域訓練開始
3週後	・自動運動，関節可動域の拡大	③愛護的関節可動域訓練開始
4週後	1. 自動運動，関節可動域の拡大 2. 知覚異常の正常化	① dynamic splint 装着 ②脱感作療法
5〜6週	3. 自動運動の拡大 4. 軽い筋力強化 5. 軽い抵抗運動	① dynamic splint 装着 ②自動運動 ③ Putty，ペグなどの把持訓練
12週	6. 最大抵抗運動	・握力など筋力強化

4. ハンドセラピィを成功させるためのポイント

- [ ] 重症度の確認をする．保存療法または外科的介入．
- [ ] 保存療法（重症度分類：軽度）では可能な限り正常な機能を取りもどす．
- [ ] 外科的介入後のセラピィは可能な限り実用的な機能を回復させること．
- [ ] 浮腫の軽減を優先させる．
- [ ] 深部軟部性組織の粘弾性の回復および関節拘縮を最小限にする．
- [ ] 疼痛をひき起こさない愛護的な手技が拘縮を改善させる．
- [ ] 実用的な関節可動域の確保と知覚の正常化をはかり可能な限り使える手にすること．
- [ ] 不可逆性の拘縮や機能障害にたいしては機能再建などの選択肢があることを念頭におく．
- [ ] 長期の経過を取ることが多いので，しっかりしたコンサルテーションが必要である．

> **まとめと展望**
>
> ほとんどの症例は救急搬送で受診することが多い．したがって，退院後通院でその後のハンドセラピィを要請されることが多い．損傷は運動機能ばかりでなく知覚障害や皮膚の瘢痕など広範におよぶことが多く，適切な介入が予後に影響を与える．主治医や対象者の職業や生活スタイルを勘案して現実的なゴールを設定することが必要である．

文 献

1) Mubarak SJ, Carroll NC：Volkmans contracture in children：aetioogy and prevention. J bone Joint Surg 61 B：285-293, 1979
2) 薄井正道 監訳，北川寛之 翻訳：Green の手の外科手術，第4版，Vol 1. 診断と治療社，pp.652-653, 2003
3) Carlson MG：Cerebral palsy. Greens Opeens Operative hand surgery, 2005

（坪田貞子）

13 複合性局所疼痛症候群

理解のためのエッセンス

- 複合性局所疼痛症候群（Complex Regional Pain Syndrome：CRPS）の病態は今なお不明な点が多く，症状も多様であるため，これまでいろいろな名称でよばれてきた．まずは混乱を避けるため，用語と症状をきちんと整理することが必要である．
- 症状の理解，評価の解釈のためには交感神経，体性感覚等の生理学，心理学等の基礎的知識が大切である．
- 末梢の痛みだけに目を向けず，中枢神経や心理面も含めた包括的なアプローチが重要である．完治することはまれであり，最終的には痛みがあっても生活できるよう支援することがハンドセラピィの目標である．

I CRPSとは

1. 用語
- 1800年代から，外傷などにより遷延する焼けるような痛み（灼熱痛）を呈する症候群に対して，多くの名称が付けられてきた（表1）．
- 国際疼痛学会（IASP）は，骨折などの外傷や神経損傷の後に疼痛が遷延する症候群をCRPSという名称で統一し，その診断基準を作成した．

2. 症状
- **疼痛**：灼熱痛（焼けるような痛み）が特徴的である．末梢神経損傷がある場合，その神経支配領域と痛みの部位が一致しない．
- **感覚異常**：アロディニア（非侵害刺激が侵害刺激として知覚されてしまう）を有することが多い．知覚過敏を呈する場合もある．
- **血管運動障害**：交感神経活動が亢進し，末梢の動脈が持続収縮を起こすことにより動静脈吻合による動静脈コントロールが異常となり，手指末梢血流量が減少する．
- **浮腫**：炎症性浮腫とは異なり，外傷後創部が治癒したにもかかわらず，広範囲で長期間存在するのが特徴である．その原因は，血管運動神経活動亢進あるいは血管運動神経麻痺による毛細血管内圧の変化による．
- **発汗障害**：発汗運動神経活動が亢進すると発汗増加を認めるが，交感神経節後線維の麻痺がある場合は減少する．また，亢進していても慢性化すると減少する場合もある．
- **栄養障害**：血流の低下により灌流支配組織への栄養供給が不足し，皮膚，爪，骨の萎縮が生じる．

表1 CRPS の用語に関する変遷

年	内容
1867年	Mitchell は，末梢神経損傷後に発症する四肢の激しい焼け付くような慢性疼痛を，カウザルギーと名付けた．
1946年	Evans は，Sudeck 骨萎縮とそれに類似したものを，反射性交感神経性ジストロフィー（reflex sympathetic dystrophy：RSD）と名付けた．
1953年	Bonica は，RSD にカウザルギーや肩手症候群などをすべて含め，交感神経が関与する四肢の疼痛疾患の総称とした．
1977年	Lankford は，RSD をメジャー・カウザルギー，マイナー・カウザルギー，メジャー・外傷性ジストロフィー，マイナー・外傷性ジストロフィー，肩手症候群の5つに分類した．
1986年	国際疼痛学会（IASP）は，正中神経などの混合神経の不全損傷に起因した疼痛疾患をカウザルギーとし，それ以外の交感神経が関与する疼痛疾患を RSD とし，両者を明確に区別した．
1994年	IASP は，慢性難治性疼痛の総称を複合性局所性疼痛症候群（complex regional pain syndrome：CRPS）とし，RSD を typeⅠ（神経損傷がないもの），カウザルギーを typeⅡ（神経損傷と関連するもの）とした．
2005年	IASP により新たな診断基準が作成された．この基準では神経損傷の有無による症状の違いに差がないとし，typeⅠ，typeⅡの区別は撤廃された．

表2 2005年 IASP が提唱した CRPS 診断基準（文献1，12より引用，改変）

項目	1．感覚障害	2．血管運動障害	3．浮腫，発汗障害	4．運動，栄養障害
症状	自発痛 痛覚過敏	血管拡張 血管収縮 皮膚温の左右差 皮膚色の変化	浮腫 発汗過多 発汗低下	筋力低下 振戦 ジストニア 協調運動障害 爪または毛の変化 皮膚萎縮 関節拘縮 軟部組織変化

臨床目的の診断基準：自覚症状として4項目のいずれか3項目以上のそれぞれについて1つ以上の症状，かつ他覚症状として4項目のいずれか2項目以上のそれぞれについて1つ以上の症状を満たすこと．
研究目的の診断基準：自覚症状として4項目のすべてについて1つ以上の症状，かつ他覚症状として4項目のいずれか2項目以上のそれぞれについて1つ以上の症状を満たすこと．

3．診断基準

- 2005年に提唱された IASP の診断基準[1]では，感覚障害，血管運動障害，浮腫・発汗障害，運動，栄養障害の4つの項目にそれぞれ自覚的な症状と他覚的な徴候が含まれる（表2）．
- 日本では2009年に厚生労働省 CRPS 研究班によって判定基準が示されており，IASP のものとは若干内容が異なる[2,3]（表3）．住谷らは「CRPS の判定をめぐる臨床的な混乱を収束するために，今後 CRPS という病名を用いる際にはこの判定基準に沿って判定されたい．」とこちらの使用を推奨している[3]．著者も臨床的症状が理解しやすいため，こちらの基準を用いることを推奨する．

4．発生機序

- CRPS の発生機序については多くの仮説が存在するが，大別すると，末梢神経説と中枢神経（大脳）説に分かれる．
- 遠心性の交感神経節後線維は皮膚の毛細血管を支配する血管運動神経と，汗腺を支配する発汗運動神経に分かれる．よって，何らかの原因により交感神経が興奮すると，結果として毛細血管の収縮，発汗が生じる．
- 外傷により侵害受容器が刺激，興奮すると，インパルスが上行し，大脳へ伝達され疼痛として知覚される．これを侵害受容性疼痛という．この侵害受容性疼痛は体性-交感神経反射経路を通じて交感神経の活動を高める．反射経路には不明な点が多いが，末梢神経レベ

表3 厚生労働省 CRPS 研究班によって提唱された日本版 CRPS 判定指標（文献3より引用）

臨床用 CRPS 判定指標	研究用 CRPS 判定指標
A 病気のいずれかの時期に，以下の<u>自覚症状のうち2項目以上</u>該当すること． ただし，それぞれの項目内のいずれかの症状を満たせばよい． 　1．皮膚・爪・毛のうちいずれかに萎縮性変化 　2．関節可動域制限 　3．持続性ないしは不釣合いな痛み，しびれたような針で刺すような痛み（患者が自発的に述べる），知覚過敏 　4．発汗の亢進ないしは低下 　5．浮腫 B 診察時において，以下の<u>他覚所見の項目を2項目以上</u>該当すること． 　1．皮膚・爪・毛のうちいずれかに萎縮性変化 　2．関節可動域制限 　3．アロディニア（触刺激ないしは熱刺激による）ないしは痛覚過敏（ピンプリック） 　4．発汗の亢進ないしは低下 　5．浮腫	A 病気のいずれかの時期に，以下の<u>自覚症状のうち3項目以上</u>該当すること． ただし，それぞれの項目内のいずれかの症状を満たせばよい． 　1．皮膚・爪・毛のうちいずれかに萎縮性変化 　2．関節可動域制限 　3．持続性ないしは不釣合いな痛み，しびれたような針で刺すような痛み（患者が自発的に述べる），知覚過敏 　4．発汗の亢進ないしは低下 　5．浮腫 B 診察時において，以下の<u>他覚所見の項目を3項目以上</u>該当すること． 　1．皮膚・爪・毛のうちいずれかに萎縮性変化 　2．関節可動域制限 　3．アロディニア（触刺激ないしは熱刺激による）ないしは痛覚過敏（ピンプリック） 　4．発汗の亢進ないしは低下 　5．浮腫
※但し書き1 1994年のIASPのCRPS診断基準を満たし，複数の専門医がCRPSと分類することを妥当と判断した患者群と四肢の痛みを有するCRPS以外の患者とを弁別する指標である．臨床用判定指標を用いることにより感度82.6％，特異度78.8％で判定でき，研究用判定指標により感度59％，特異度91.8％で判定できる．	※但し書き2 臨床用判定指標は，治療方針の決定，専門施設への紹介判断などに使用されることを目的として作成した．治療法の有効性の評価など，均一な患者群を対象とすることが望ましい場合には，研究用判定指標を採用されたい．外傷歴がある患者の遷延する症状がCRPSによるものであるかを判断する状況（補償や訴訟など）で使用するべきでない．また，重症度・後遺障害の有無の判定指標ではない．

ルで痛覚-交感神経節後線維が短絡することが明らかになっている．

☐ 侵害受容性疼痛により交感神経が興奮すると，毛細血管は収縮する．この興奮が持続的に続くと，毛細血管は拡張することができず，血液の流れが滞り，組織は酸欠状態となる．これにより血管内壁から発痛物質が遊離され，さらに痛みをひき起こし，痛みの悪循環となる（図1）．このように，痛みの発生や維持に交感神経が関与している痛みを交感神経依存性疼痛（Sympathetically Maintained Pain：SMP）とよぶ．

☐ CRPSの中には交感神経が関与していないもの（交感神経ブロックの効果がないもの）があり，これを交感神経非依存性疼痛（Sympathetically Independent Pain：SIP）とよぶ．

☐ 侵害受容器の興奮がなくても，激しい疼痛が知覚されることがある．これを病的疼痛とよぶ[4]．病的疼痛では大脳の前帯状回の活性化が認められることから，その関与が示唆されている[5]．

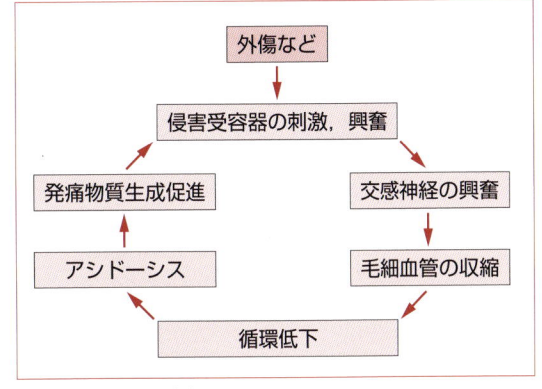

図1 痛みの悪循環
外傷などによる侵害刺激が交感神経を反射的に興奮させ，毛細血管の持続収縮をひき起こす．これにより組織がアシドーシスとなり，生体の警告信号として発痛物質が生成され再び侵害受容器を刺激し，悪循環となる．

- また，侵害受容性疼痛により，正常な体性感覚が視床に入力されず，知覚-運動ループが破綻され，視床や感覚運動野における体部位再現地図の再構築がなされる．これにより病的疼痛が誘発され，CRPS発生機序の一部となっているという説がある[4]．

5. 治療
- 交感神経ブロックやノイロトロピン経口投与などの薬物療法，交感神経節切除術などの外科的手術，自律訓練療法，認知行動療法などの心身医学的治療，リハビリテーションが主たる治療となる．しかし，全CRPSに対し100％効果が得られるという治療法はいまだ存在しない．
- 早期発見，早期治療が重要であり，近年ではビタミンCの投与[6),7)]など，予防も試みられている．

II ハンドセラピィの基本的戦略

- 適切な表在，深部感覚を入力し，過剰な交感神経活動を抑制し，痛みの悪循環を断ち切る．
- さらに，それらにより感覚運動野体部位再現地図の再々構築（正常化）を促し，病的疼痛の発生を阻止する，あるいは減弱させる．
- 除痛や機能訓練だけではなく，「痛くてもなんとかできる」といった行動変容を促すような心理学的アプローチも必要である．
- これらにより，症状が完治しなくても発症前と同じレベルの生活が営めるように支援する．

III 私たちのハンドセラピィ・プロトコル

- CRPSそのものが慢性的に遷延する症状であるため，介入時期によるプロトコルは存在しない．機能障害，活動制限，参加制約，環境因子に対し同時進行的な介入を行う．

【機能障害】 (1)

治 療	方 法	備 考
・交代浴[13]（図2）	・温浴（40℃）を4分間，冷浴（15℃）を1分間とし，温浴－冷浴－温浴－冷浴－温浴－冷浴－温浴の計19分行う	・冷水は冷たすぎると侵害刺激になり，ぬるすぎると効果がないため，必ず温度を確認する

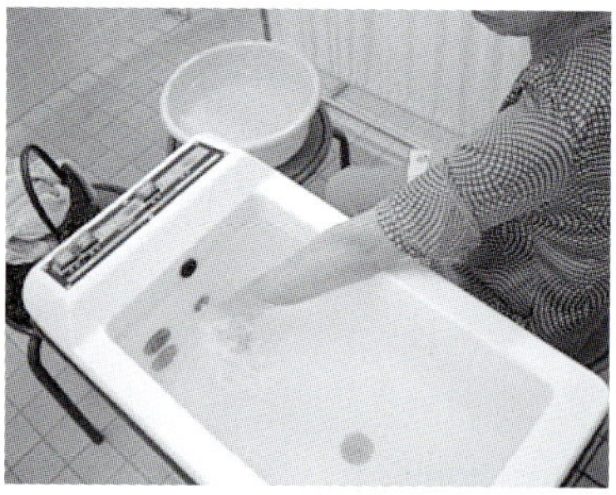

図2 交代浴
40℃に設定されたバイブラバスの中に患手を4分入れ，その後洗面器に用意した15℃の冷水に1分間浸す．

(2)

治療	方法	備考
・Stress loading program[14]（図3）	・scrub：患手でブラシやスポンジ，サンドペーパーなどを持ち，体重を負荷しながら3分間板などを擦る（図3a）．負荷をかけにくい座位からはじめ，立位→四つ這い位と段階づける	・患手との接触面を粗い素材にすることで痛みをひき起こすため注意する
	・carry：患手で重量のある物を持ち運ぶ．立位や歩行時は常に持つようにする（図3b）．握ることが困難な場合には重錘バンドを手関節部に巻くだけでもよい（図3c）	・圧が分散するよう持ち手を工夫する

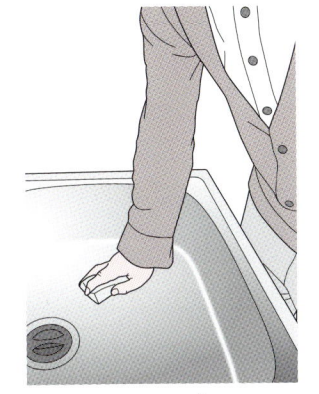

a scrub
患手でスポンジを把持し，体重をかけながらシンクを磨く．

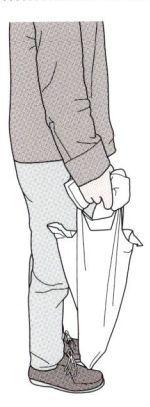

b carry
患手で買い物袋を把持する．このとき手指に圧が均等にかかるよう，持ち手にタオルを巻く．

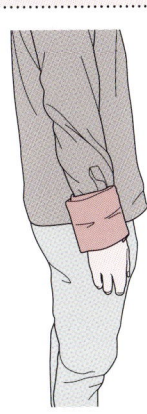

c 重錘バンドを使用したcarry
患手に痛みを誘発しない重さの重錘バンドを巻く．

図3 Stress loading program

(3)

治療	方法	備考
・コンプレッション（図4）	・セラピィパテなどを患手に体重をかけながら押しつぶす（図4a）	・痛みが強く体重を負荷できなければ，机上に置いたタオルの上に患手を耐えられる時間まで置いておくだけでもよい（図4b）

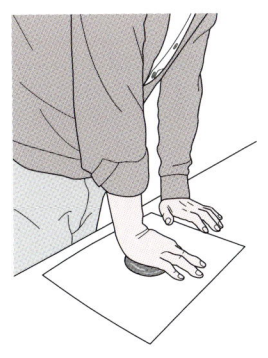

a セラピィパテを患手で押しつぶす

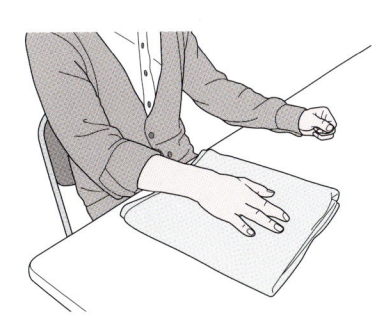

b タオルの上に患手を乗せる

図4 コンプレッション

(4)

治 療	方 法	備 考
・鏡療法[4]（図5）	・健側手を鏡に映し，その鏡像を患側手だと錯覚を起こした状態で，両手同時に自動運動を行う．肘関節（図5a），手指屈伸，手関節掌背屈（図5b）など痛みや拘縮のある関節を50回程度動かす	・運動は必ず鏡像を見ながら行うよう指示する

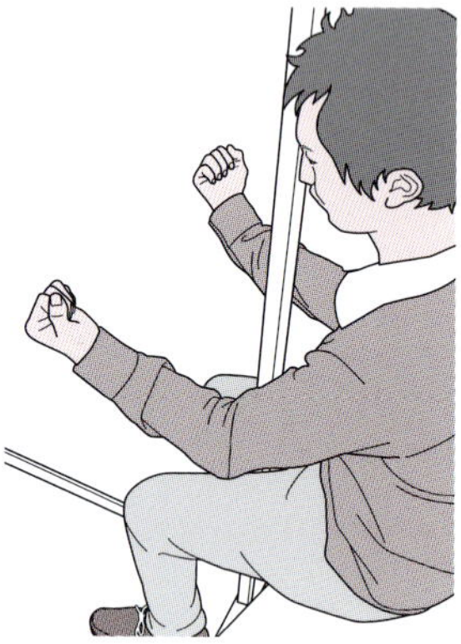

a　肘関節
鏡に健側手を写し，その鏡像を患手だと思って両手同時に屈曲，伸展を行う．

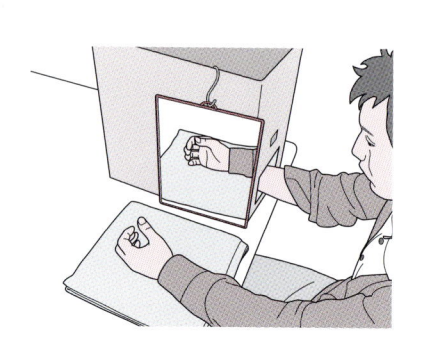

b　手指，手関節
ミラーボックス（鏡の付いた箱）に患手を入れ，健側手を鏡に写し，その鏡像を患手だと思って両手同時に屈曲，伸展を行う．

図5　鏡療法

(5)

治 療	方 法	備 考
・肩甲帯運動[12]（図6）	・上肢，肩甲帯を動かし，リラクセーションを行う	・左右対称な動きを意識しながら行う

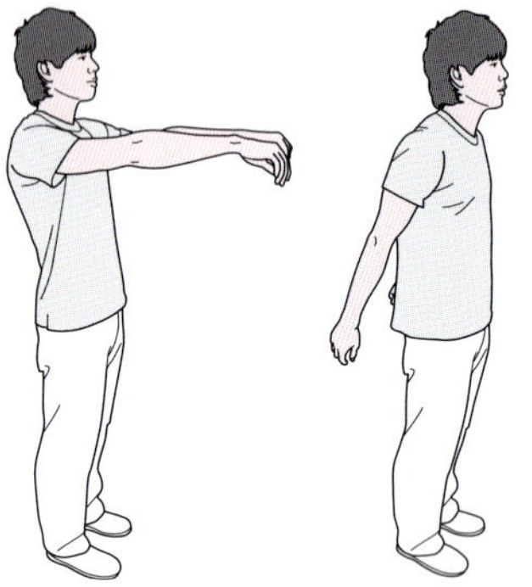

a　肩屈曲－伸展

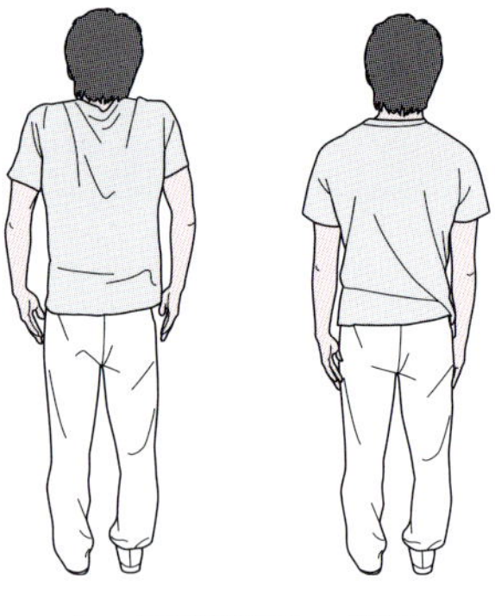

b　肩甲帯挙上－下制

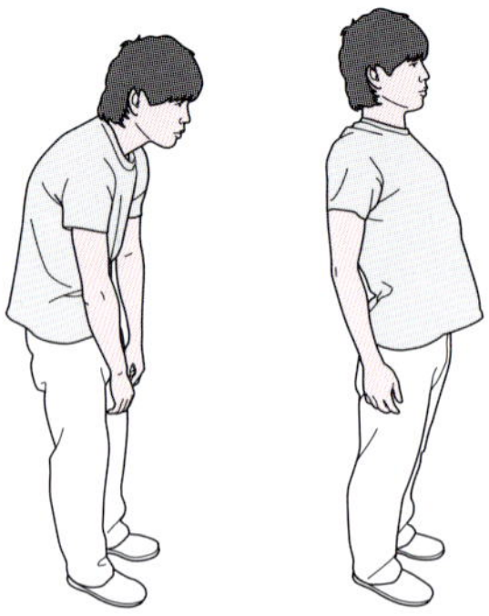

c　肩甲帯前方突出－後退

図6　肩甲帯運動

【活動制限・参加制約】

治療	方法	備考
・認知行動療法[15]	・「痛くて何もできない」というゆがんだ認知を「痛いけどできる」へ修正する．現在の機能で可能と思われる作業活動を本人と話し合いながら行うよう促す．さらにそれをホーム・ワークとして自宅でも継続して行い，遂行できたらチェックするように，チェックシート(図7)などを利用する．	・痛みについて訴えがあった場合，傾聴することは大切だが，評価時以外はこちら側から痛みについてむやみに聞くことは避ける

課題		日(/)	月(/)	火(/)	水(/)	木(/)	金(/)	土(/)
		実施時間	実施時間	実施時間	実施時間	実施時間	実施時間	実施時間
調理	野菜を洗う	☐	☐	☐	☐	☐	☐	☐
	包丁を使う	☐	☐	☐	☐	☐	☐	☐
	フライパンで炒める	☐	☐	☐	☐	☐	☐	☐
	食器を洗う	☐	☐	☐	☐	☐	☐	☐
洗濯	洗濯物を干す	☐	☐	☐	☐	☐	☐	☐
掃除	掃除機で居間を掃除する	☐	☐	☐	☐	☐	☐	☐
	風呂掃除をする	☐	☐	☐	☐	☐	☐	☐
趣味	植木に水をやる	☐	☐	☐	☐	☐	☐	☐
	パズルをする	☐	☐	☐	☐	☐	☐	☐

図7 ホームワーク用チェックシートの1例

課題は本人と相談し，本人とセラピストが可能であると予想されるものを選ぶ．実施できたらチェックし，実施時間を本人に記入してもらう．

【環境因子】

治療	方法	備考
・環境調整	・照明やカーテンの色，音楽など，本人にとって心地よい環境になるよう指導・整備する	・赤などの暖色は副交感神経活動を優位に，青などの冷色は交感神経活動を優位にすると言われている
	・冷たい物，振動は交感神経活動を亢進させるため，直接それに触れないような工夫をする	・水仕事をするときはゴム手袋をはめる，ドライヤーや電動歯ブラシは健側で持つ，ステンレスのスプーンをプラスチック製に変えるなど
	・周囲の人(家族，職場，学校等)に"詐病や精神的問題ではない"ということを理解してもらえるよう，支援する	・具体的に"してはいけないこと""しても大丈夫なこと"を書面で伝える

☐ 痛みを誘発しない，あるいは耐えられる表在感覚刺激を選択し用いる(図8)．

Ⅳ CRPSの基本的な介入前後評価

1) **疼痛評価**：VAS(visual analog scale)などを使用する．
2) **自律神経機能評価**：ハンドセラピィの臨床においては定量的な検査がないため，浮腫計測，皮膚温・色・つや・発汗量の視診と触診を行う．発汗量を健側と比較し，明らかに患側の方が多ければ亢進状態にある．
3) **運動機能評価**：関節可動域検査，徒手筋力検査などを実施する．
4) **知覚評価**：原則明らかな末梢神経損傷がない場合でも行うが，痛覚や温冷覚は侵害刺激となりうるため，無理に行う必要はない．アロディニアについてはフィラメントを使用し，

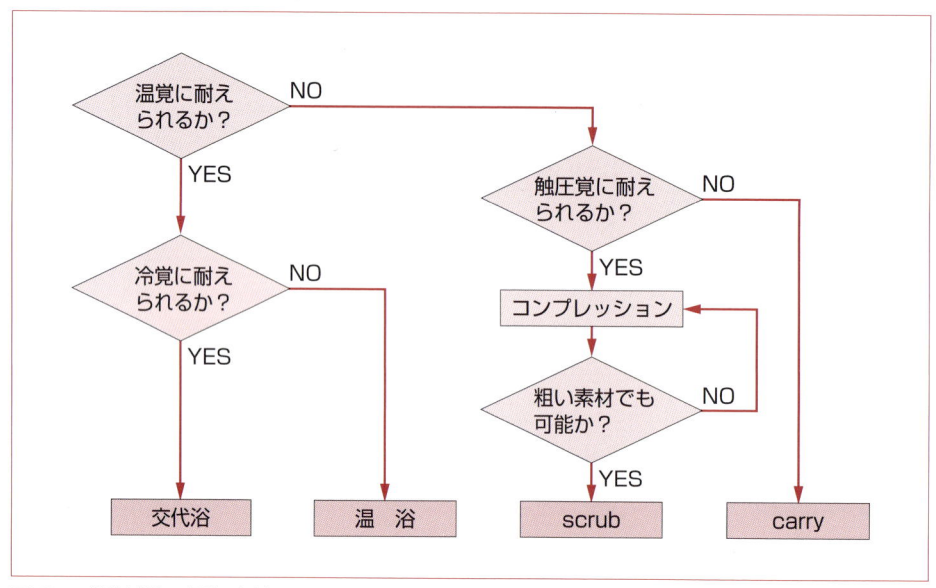

図8 感覚刺激の選択方法
交代浴が可能で、触圧覚にも耐えられるのであればscrubやcarry、コンプレッションも並行して行う。

　　どれくらいの圧から痛覚として知覚されるかを検査する。末梢神経損傷およびアロディニアがないにもかかわらず、触覚の低下が認められた場合は、視床や感覚運動野体部位再現地図の再構築が生じている可能性がある。

5) **上肢機能検査**：簡易上肢機能検査（STEF）が有用である。時間のみならず、疼痛逃避肢位による代償や過緊張を検査中の観察から評価する。

6) **ADL評価**：DASH（Disabilities of the Arm, Shoulder and Hand）が広く使用されている。

7) **心理的状態の評価**：痛みというもの、痛みがある自分の行動をどう捉えているか面接から聴取し、疼痛の認知について考察する。必要に応じて抑うつ検査、不安検査を行う。

V ハンドセラピィを成功させるためのポイント

☐ 痛みの訴えには傾聴する姿勢を持つ。痛みを増悪・軽減させる知覚モダリティ（例えば風呂には入れるが、水仕事はできない、など）を聞き出すことが重要である。

☐ 手外科では骨折に合併して発症する場合が多い。この場合、急性期の炎症症状にCRPSの症状が隠れてしまう場合がある。ポイントは罹患関節以外の関節痛、局部の発汗過多に気づくことである。

☐ 発汗過多、浮腫、皮膚蒼白などの交感神経活動亢進が疑われる状態にある場合、たとえアロディニアや灼熱痛がなくても、予防的に交代浴やコンプレッションなどにより感覚を入力する。

☐ 痛みの評価は主観であり、VAS上では変化がない場合も多い。しかし、閾値が上がり活動面でできることが増えている場合もあるので、必ずしも痛みの評価だけで改善の有無を判断しない。

☐ アロディニアが改善すると手の使用頻度を向上させることが可能である。よって、アロディニアの評価は最低でも1回/月は行う。

☐ 改善が認められなかった場合、「心理的な問題が主たる要因」と安易に判断しない。経過

の中で交感神経の活動が亢進状態から低下し機能不全に陥る場合もありうる．この場合は，違う治療方法を検討すべきである．

□ 痛みは患者自身が克服していくものであり，セラピストはそれを励ましながら支援する人，という共通認識を患者・セラピストが持つことが大切である．

> **まとめと展望**
>
> CRPS症状緩和の基本的な治療戦略は，適切な体性感覚を入力することにより，過剰な交感神経活動を抑制し，加えて病的疼痛への移行を妨げることである．しかし，本稿で紹介した治療プログラムを行えば必ず改善する，という保証は残念ながらできない．特に旧分類のTypeⅡ（末梢神経損傷があるもの），交感神経非依存性疼痛（SIP）は苦渋するケースが経験上多く，この場合は，侵害受容性疼痛から病的疼痛に移行してしまった可能性が考えられる．これらに対しては，鏡療法を用いた高次神経機能へのアプローチが効果的であるという報告が近年増えており[8〜11]，今後はCRPSに対するリハビリテーションの新たな展開が期待される．

文 献

1) Harden RN, et al：Diagnostic criteria The statistical deviation four criterion factors. CRPS：Currant Diagnosis and Therapy. IASP Press, Seattle, 2005
2) 眞下 節 編：厚生労働科学研究費補助金こころの健康科学研究事業 複雑性局所疼痛症候群（CRPS）の診断基準作成と治療法に関する研究．平成19年度総括研究報告書，2009
3) 住谷昌彦，他：CRPSの診断と治療．Anesthesia 21 century 10：13-18, 2008
4) 住谷昌彦，他：療法の考察．高次神経機能に視点を置いた難治性疼痛に対する神経リハビリテーション，理学療法26：649-659, 2009
5) Craig AD, et al：Functional imaging of an illusion of pain. Nature 384：258-260, 1996
6) Zollinger PE, et al：Effect of vitamin C on frequency of reflex sympathetic dystrophy in wrist fractures：a randomized trial. Lancet 354：2025-2028, 1999
7) Zollinger PE, et al：Can vitamin C prevent complex regional pain syndrome in patients with wrist fractures? J Bone Joint Surg Am 89：1424-1431, 2007
8) Harris AJ：Cortical origin of pathologic pain. Lancet 354：1464-1466, 1999
9) Sumitani M, et al：Prism adaptation to optical deviation alleviates pathologic pain. Neurology 68：128-133, 2007
10) McCabe CS, et al：A controlled pilot study of the utility of mirror visual feedback in the treatment of complex regional pain syndrome（type 1）. Rheumatology 42：97-101, 2003
11) Moseley GL, et al：Is mirror therapy all it is cracked up to be? Current evidence and future directions. Pain 138：7-10, 2008
12) 大森みかよ，他：複合性局所疼痛症候群（Complex Regional Pain Syndrome：CRPS）に対するハンドセラピィ．日本ハンドセラピィ学会誌3：43-50, 2010
13) 水関隆也：反射性交感神経性ジストロフィーに対する温冷交代浴療法の試み．臨整外29：167-173, 1994
14) Watson HK, et al：Treatment of reflex sympathetic dystrophy of the hand with an active "stress loading" program. J hand Surg 12A：779-785, 1987
15) 柴田政彦：慢性疼痛に対する認知行動療法．J Clin Rehabil 16：759-761, 2007

〔三﨑一彦〕

14 先天異常

理解のためのエッセンス

- 先天異常には重大な機能的損失があるものから，機能的にほとんど問題がないものまで多様な形態がある．
- 主治医の治療方針（保存療法か手術か，手術の時期など），手術内容をしっかり理解して，治療方針に適した介入を行う．
- 先天異常に対するハンドセラピィは，機能評価，スプリント作製，両親への指導が主体である．
- 乳幼児が対象の場合は指示に従うことができないため，評価では定型的な検査は行えないことが多い．
- スプリント作製でも協力的な行動はとれないことが多いので，両親と協力しながら採型する．
- 成人に行うような可動域訓練，筋力強化訓練，巧緻動作訓練などは行えないので，遊びの中での患手の使用を促していく．

I 先天異常とは

1. 解剖学的特性および生体力学的な特徴

- ☐ 先天異常は胎生期に原因がある異常の総称で，形態異常と機能異常に分けられる[1]．
- ☐ 先天異常は新生児の1〜2％にみられ，このうち約10％が上肢の先天異常である[2]．
- ☐ 日本手外科学会先天異常委員会が先天異常分類マニュアルを作成している[3]．
- ☐ 合短指症は指の欠損を主症状とする一連の疾患群である．その程度は多岐にわたり，最も軽症例では指の軽度の短縮と合指を認めるのみで，重症度が増すにつれて指数が減少し，残存する指も小さくなる[4]．Blauthの合短指症の分類が使用される[5]（図1）．

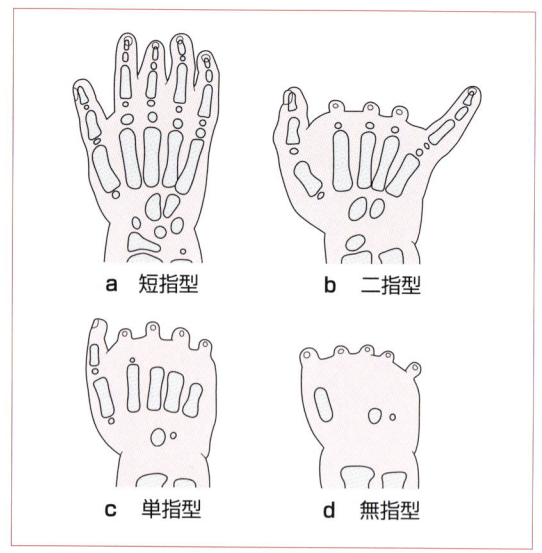

図1　合短指症の Blauth 分類（文献5より引用）
手部に限局した合短指症の分類として最も一般的である．

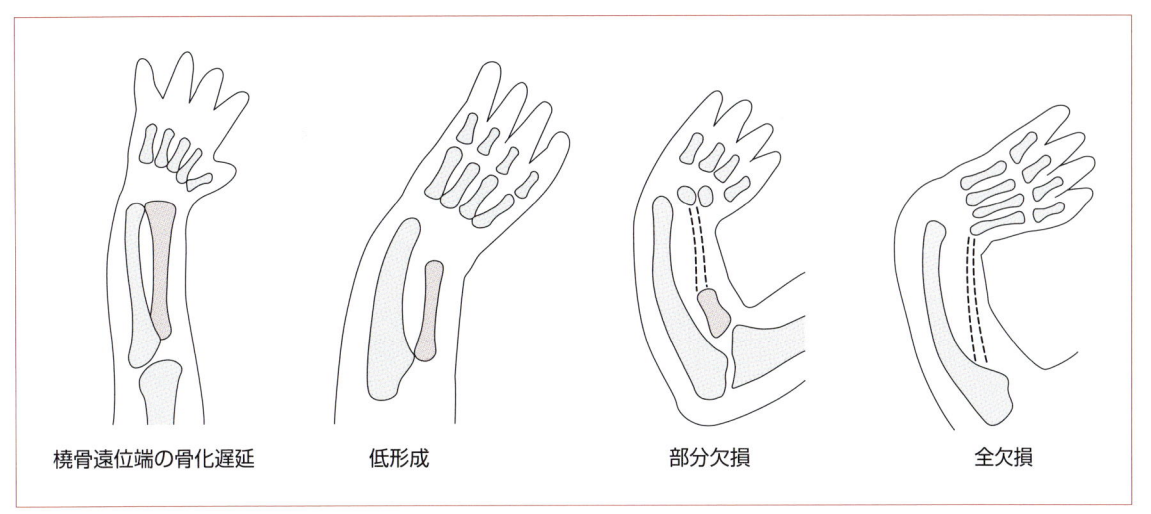

図2　橈側列欠損の橈骨の形成障害（文献6より引用）

橈骨遠位端の骨化遅延　　低形成　　部分欠損　　全欠損

- 合指症は隣接する手指が癒合する先天異常で，中指と環指に多いとされている．絞扼輪症候群，裂手症などを合併することがある．指の全長が癒合する完全合指と，指先までは癒合していない不完全癒合に分類する．また，癒合が骨に及んでいるかどうかで，骨性癒合と皮膚性癒合に分類する．
- 内反手は橈側列形成不全の1型であり，橈骨の低形成あるいは欠損によって手関節の橈屈（内反）が生じる[6]（図2）．
- 母指形成不全は橈側列形成不全の1型であり，手術対象とならない軽症例から中手骨が欠損する浮遊母指，母指完全欠損まで形態は多様である．Blauthの母指形成不全の分類が使用される[7]（図3）．
- 橈尺骨癒合症は近位橈尺関節に骨性あるいは軟骨性に癒合し，両側罹患例もみられる．
- 先天性握り母指症は母指MP関節の自動伸展が不能であり，母指内転拘縮を伴うことが多い．両側罹患例が多い．Weckesserの方法で分類する（表1）．
- 屈指症は原因がない先天的なPIP関節の屈曲拘縮で，両側罹患例が多い．小指が罹患することが最も多く，多数指にわたることもある．
- 裂手症とは中央列を中心に，手掌部を含めて

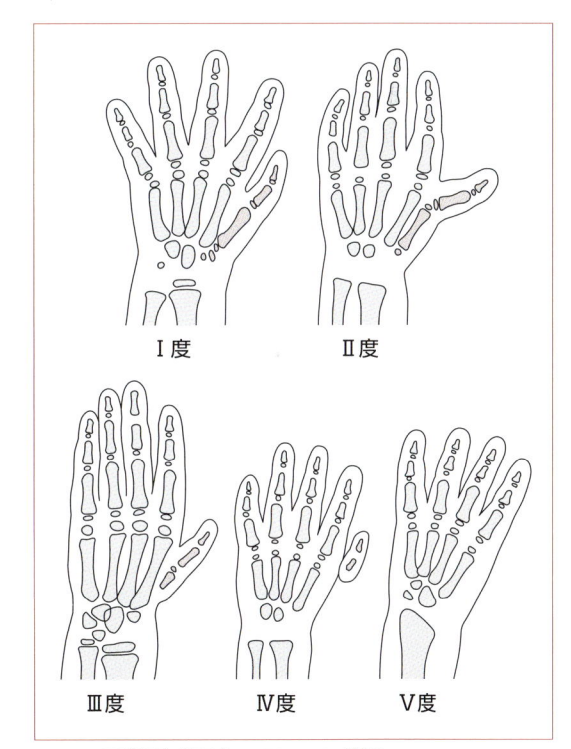

図3　母指形成不全のBlauth分類（文献7より引用）
Ⅰ度は母指の軽度の低形成，Ⅱ度は母指球の低形成と内転拘縮，Ⅲ度は第一中手骨の基部の欠損，Ⅳ度は浮遊母指，Ⅴ度は母指の完全欠損．

Ⅴ字形に深い欠損を示す奇形で，手全体がカニのハサミのような形態を示す．欠損は中指

表1　Weckesser 分類

Group 1	伸展不全
Group 2	伸展不全と屈曲拘縮の合併
Group 3	母指形成不全
Group 4	Group 1〜3 に該当しないもの

列のみにみるものが多いが，程度が進むと橈側列にも及び，環・小指のみ残存するもの，あるいは小指のみの mono-digit を呈するもの[8]もある．

- 絞扼輪症候群は四肢の種々のレベルに輪状の"くびれ"があり，その末梢部にさまざまな病像を示す異常である[9]．絞扼輪，リンパ浮腫，先端合指症，切断などの症状がみられる．

2. 先天異常に対する外科的介入

- 手の先天異常に対する手術は運動機能の評価が困難であること，経過観察で改善があったり，問題が明確化することもあり，1歳以降に行われることが多い．
- 合短指症に対しては，指間形成と植皮による分離手術と足趾趾節骨移植術，指延長術など指の長さを補う手術が行われる．
- 皮膚のみが癒合している皮膚性合指症には，指間形成と植皮による分離手術を1歳前後に行う．
- 骨性合指症に対しても分離手術を行うが，分離後の皮膚欠損部を皮弁で被覆する．
- 内反手に対しては，centralization もしくは radialization で手関節の橈屈を矯正して，アライメントを修正し，手関節の安定化をはかる．
- 母指形成不全は形成障害の程度によって手術は異なり，母指対立運動の障害に対しては腱移行術，浮遊母指や母指の欠損例では示指の母指化術を行う（図4, 5）．
- 橈尺骨癒合症に対しては，骨切り術に加えて筋膜弁や脂肪弁を挿入する方法がある．
- 先天性握り母指症にはスプリントによる矯正

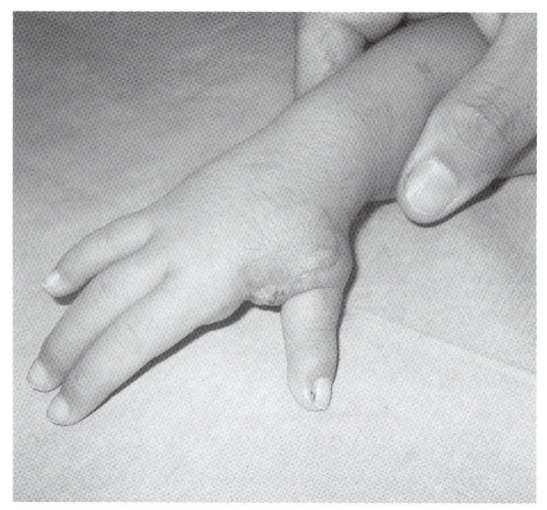

図4　先天性母指形成不全に対する母指化術後

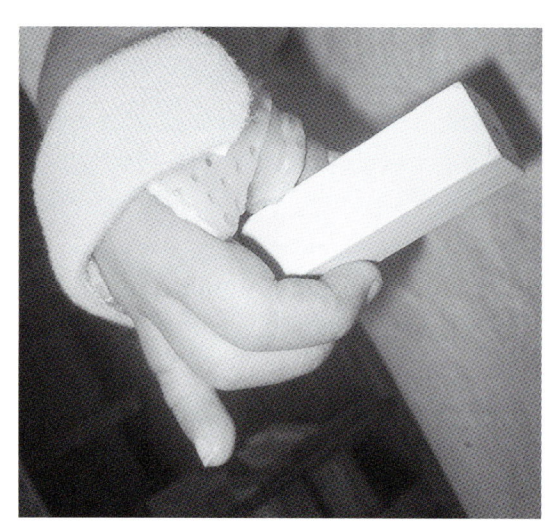

図5　先天性母指形成不全に対する母指化術後の対立装具

を行うが，改善が得られなければ皮膚移植術や軟部組織の解離を行う．伸筋腱形成不全・欠損例に対しては，伸筋腱移行術を行うこともある．

- 屈指症に対してはスプリントによる矯正を行うが，改善がなければ拘縮の原因となっている組織を解離し，必要に応じて皮膚移植を行う．
- 裂手症に対しては外観的な改善を得る目的で

手術を行い，裂隙を閉鎖するために皮弁，Z形成を行い，中手骨の骨切り術を行うこともある．
- 絞扼輪症候群では，絞扼輪に対しては絞扼輪の切除とZ形成，先端合指症に対しては分離術と皮膚移植術や指間形成術を行う．

3. 先天異常の病巣部位
- 合指症は皮膚性と骨性に分類される．皮膚性合指症では骨は正常であり，骨性癒合では癒合が末節骨のみの場合から中手骨にまで及ぶ例まである．
- 内反手は橈側列の縦軸形成障害に分類され，橈骨が欠損した結果生じる．
- 母指形成不全は橈側列の縦軸形成障害の1型であるが，母指欠損から母指球筋の低形成まで程度はさまざまである．
- 橈尺骨癒合症は近位橈尺関節の骨性あるいは軟骨性癒合のため，前腕回内位での強直が生じる．
- 先天性握り母指症は伸筋腱の形成不全・欠損，MP関節包の拘縮などで，MP関節屈曲と内転位を呈し，自動伸展が困難となる．
- 屈指症は浅指屈筋腱の異常，側副靱帯の肥厚，虫様筋の異常停止などいくつかの原因が複合して起きると考えられている．

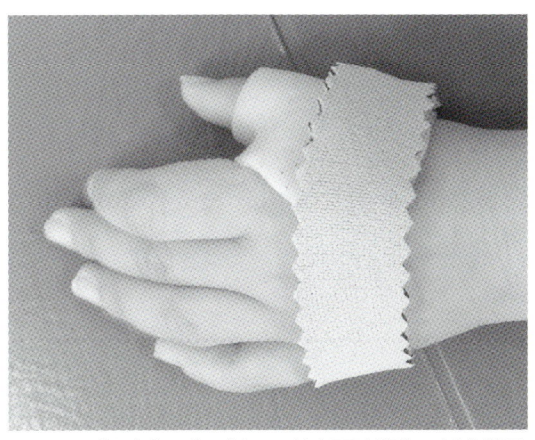

図6 母指形成不全に対する対立再建術後の対立装具

- 裂手は中央指列の欠損であるが，程度はさまざまで中指のみの欠損から小指や母指のみしか残存していない場合まである．

II ハンドセラピィの基本的戦略

- 主治医の治療方針を理解して，適切なスプリント作製する（図6）．
- 両親から普段の生活や遊びの中での患手の使用状況の聞き取りを行い，実際に遊んでいる場面を観察して機能評価をする．

III 私たちのハンドセラピィ・プロトコル

表2 私たちのハンドセラピィ・プロトコル

時期	内容	備考
術前	・術前評価 ・スプリント	・両親からの聞き取り，遊びの観察，Functional Dexterity Testなど ・保存療法の場合には矯正用スプリントを作製する
術後	・スプリント ・評価 ・両親への指導	・固定用スプリントを作製 ・両親からの聞き取り，遊びの観察，Functional Dexterity Testなど ・スプリントの装着時間，スプリントの管理，禁忌事項，患手使用のための誘導などを適宜指導する

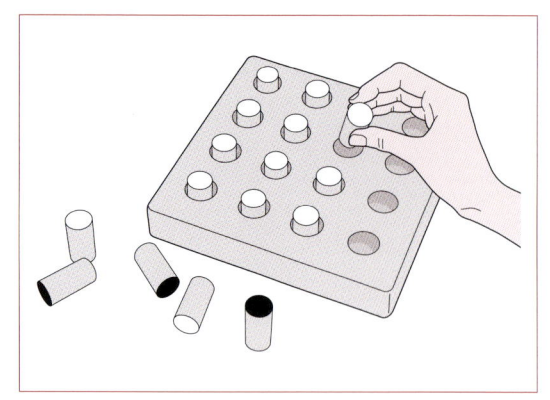

図7 North Coast Medical 社の Functional Dexterity Test (FDT)
（North Coast Medical 社のホームページより転載）

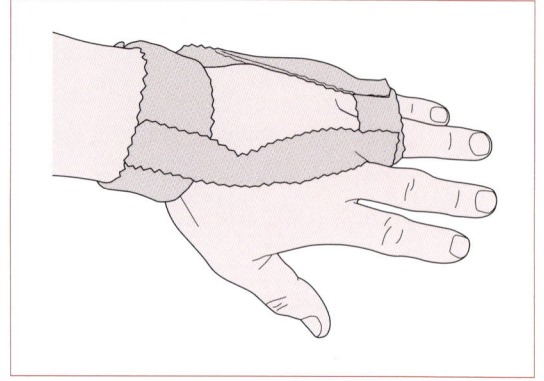

図8 裂手症に対するバディテープの工夫
手関節部にもテープをつくり，2つのリング構造を2本のストラップでつなげる．

IV 先天異常の基本的な術前・術後評価

1) **形態**
2) **運動の状態**
3) **Functional Dexterity Test (FDT)**（図7）：3〜5歳の正常値が示されている．
4) **ROM**：計測可能ならば行う．
5) **握力・ピンチ力**：計測可能ならば行う．
6) **ADL**：母親などからの聴取．
7) **遊びでの手の使用状態**

V ハンドセラピィを成功させるためのポイント

☐ 手が小さいこと，指示に従えないこと，安静にしていられないことなど，スプリント作製には困難があるが，両親と協力しておもちゃで気をそらしたりしながら採型する．

☐ 適切に言語での表出ができないので，スプリント採型時のサーモプラスティックの温度やフィッティングの確認には，成人の場合以上に注意を払う必要がある．

☐ スプリントの縁や突出部で，傷をつくる危険がないかを入念に確認する．最初の装着時には，1時間程度の後に傷や発赤部がないかを両親に確認してもらう．

☐ ある程度の年齢以上では手の機能が発達して，健側手でスプリントをはずしてしまうことがある．このようなことが予測されたら，通常よりもストラップを長めにして，8の字の走行にするなど外されにくいように考慮する．

☐ 裂手の手術後などに使用するバディテープは形状的に遠位方向に抜けやすい．基節部同様に手関節部にもテープをつくり，2つのリング構造を2本のストラップでつなげると抜けにくくなる（図8）．

☐ 主治医の治療方針をふまえて，両親にリハビリテーションの方向性，ゴールを説明する．

☐ 小児は細かい指示に正確に従うのは困難なため，正常値が示されている機能検査はほとんどない．North Coast Medical 社の FDT は 3〜5歳の正常値が示されているため可能であれば行うとよい[10), 11)]．

☐ 両親には患手の運動や遊びの中での患手使用の誘導の仕方，スプリントの装着頻度，洗浄など手入れ法，スプリントを長時間湯に浸さないなどの取り扱い上の注意を説明する．

☐ 出生から比較的早い時期には，先天異常児の出生に両親がさまざまな心理的問題を抱えている場合もあるため，対応には注意を要する．

☐ 先天異常の父母の会は交流の場として，心の

支えになったり,情報交換に重要な役割を担っているため,会の情報を提供する.また,必要に応じてそのほかの社会資源に関する情報を提供する.

> **まとめと展望**
>
> 先天異常に対するハンドセラピィは対象者が小児であり,多くの疾患で行うような他動的ROM訓練など,一般的な治療プログラムは行わない.治療の主体は対象者と両親であり,われわれはよりよい機能的予後に向けてのサポートをする色合いが強い.その中でも,主治医の治療方針をふまえて,適切なスプリントの作製と両親に対しての助言は重要である.

文献

1) 石井清一,平澤泰介 監修:標準整形外科学 第8版,医学書院,p238, 2003
2) 秦 維郎,野崎幹弘 編:標準形成外科学 第5版,医学書院,p148, 2008
3) 日本手の外科学会先天異常委員会:手の先天異常分類マニュアル,日手会誌 17:353-365, 2000
4) 国分正一,岩谷 力,落合直之,佛淵孝夫 編:今日の整形外科治療指針 第6版,p510, 2010
5) 国分正一,岩谷 力,落合直之,佛淵孝夫 編:今日の整形外科治療指針 第6版,p511, 2010
6) 石井清一 編:図説 手の臨床 第1版,p223, 2003
7) 石井清一 編:図説 手の臨床 第1版,p221, 2003
8) 牧野惟男,難波雄哉,塩谷信幸 編:図説臨床形成外科講座―第7巻 手,上肢,メジカルビュー社,p66, 1987
9) 岩本幸英 監修,金谷文則 編:整形外科 Knack & Pitfalls 手の外科の要点と盲点,文光堂,p390, 2007
10) Lee- Valkov PM, Aaron DH, Elandoumikdachi F, et al:Measuring normal hand dexterity values in normal 3-, 4-, and 5- years old children and their relationship with grip and pinch strength. J Hand Ther 16:22-28, 2003
11) 射場浩介,鈴木菜美子,坪田貞子,他:Functional Dexterity Test を用いた幼小児における手指機能評価,日手会誌 23:1009-1013, 2006

(加藤正巳)

15 熱傷

理解のためのエッセンス

- 熱傷はしばしば身体の広範囲に及び，気道を含む全身が損傷され，全身状態の悪化や感染症などの問題が生じることがある．
- 瘢痕形成，関節変形，関節拘縮の予防と抑制が非常に重要である．
- 関節変形，関節拘縮に対して，スプリント固定・矯正が必要である．
- 創治癒後には，圧迫ガーメント手袋やシリコンゲルシートなどで圧迫して，肥厚性瘢痕を抑制する．

I 熱傷とは

1. 解剖学的特性および生体力学的な特徴

- 熱傷とは高温の対象物への直接接触，熱湯，高温の油や蒸気との接触，火や爆発などによって，表皮，真皮，皮下組織に生じる損傷である．
- 特殊な受傷原因として，化学薬品の付着によるもの，高温物による熱圧挫傷，高電圧の通電による電撃傷などがある．
- また，クリーニング工場などで高温のプレス機に手をはさまれて受傷する熱圧挫傷は，屈筋腱や伸筋腱など皮下の組織も損傷されて，重症化することが多い．
- 熱傷は手のみにとどまらないことも多く，上肢全体，全身，顔面にも及ぶこともある（図1～3）．
- 熱傷の重症度は，熱傷の深度と身体表面積に対する熱傷部の割合で示す．
- 熱傷の深度はI度からIII度に分類される[1), 2)]（図4，表1）．
- I度熱傷は表皮のみの損傷で，発赤が生じる．治療は冷却や軟膏塗布のみで，瘢痕を残すことなく治癒する．
- II度熱傷は，水疱が生じ，痛みが強い．真皮の浅層まで損傷される浅達性II度熱傷と深層まで損傷が及ぶ深達性II度熱傷に分類される．
- 浅達性II度熱傷は，2週間程度で瘢痕を生じずに治癒することが多いが，深達性II度熱傷では治癒までに数週間を要し，瘢痕を生じる場合が多い．
- III度熱傷は，損傷が真皮全層および皮下組織も損傷される．壊死が生じ，黒色あるいは白色を呈し，無痛性である．基本的にはデブリードマンと植皮術での創閉鎖が必要となることが多い．
- 受傷早期に正確に熱傷深度を診断することは臨床上困難なことが多く，また，経過とともに深度が進行する場合もある[3)]．また，深度は1人の症例内でも一定ではなく，部位によって異なる深度が混在する．
- 熱傷面積の算出法は，手掌法，9の法則で行

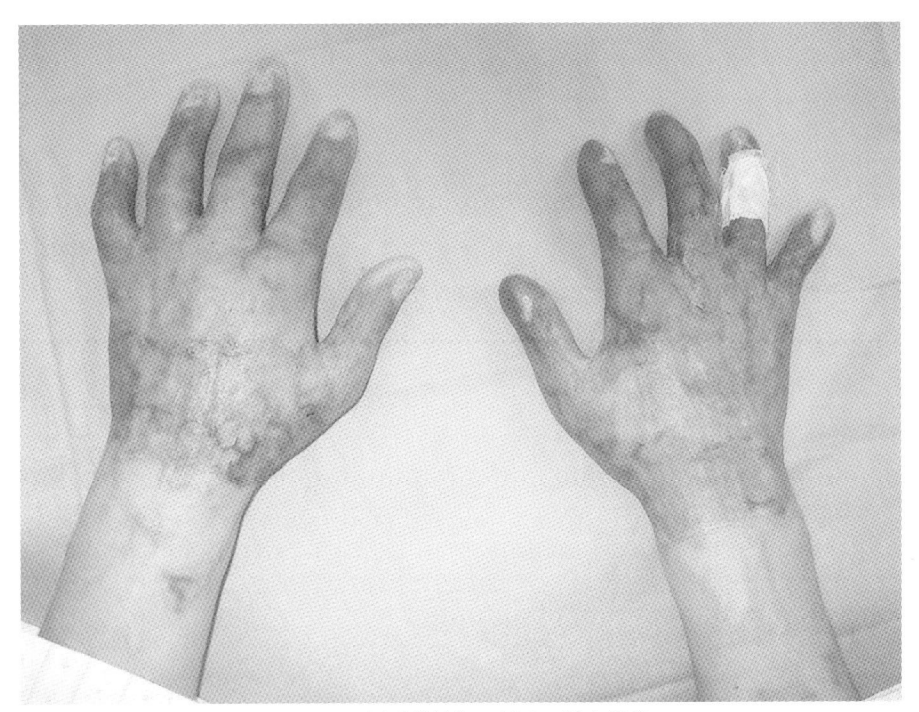

図1 両側手背熱傷に対する植皮術後

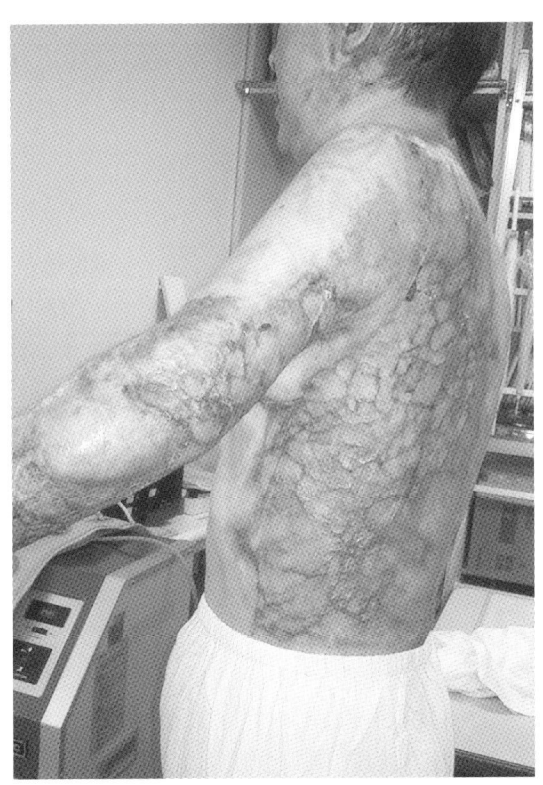

図2 上肢全体から背部，顔面に及ぶ熱傷

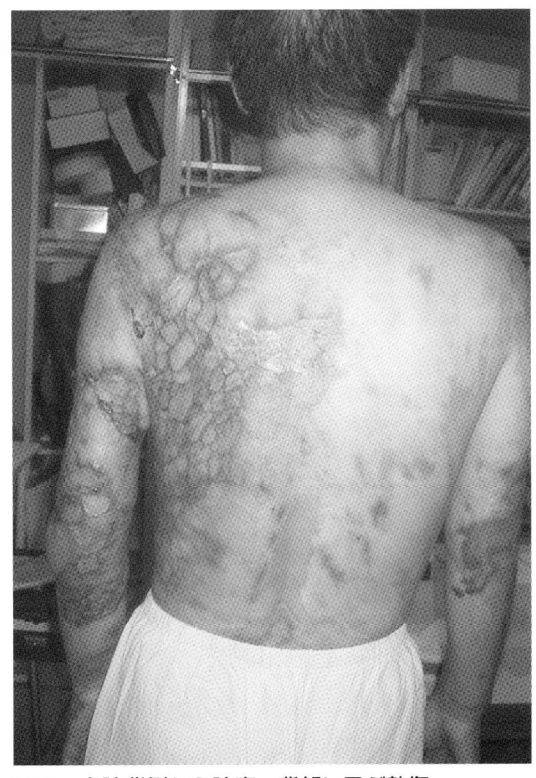

図3 上肢背側から腋窩，背部に及ぶ熱傷

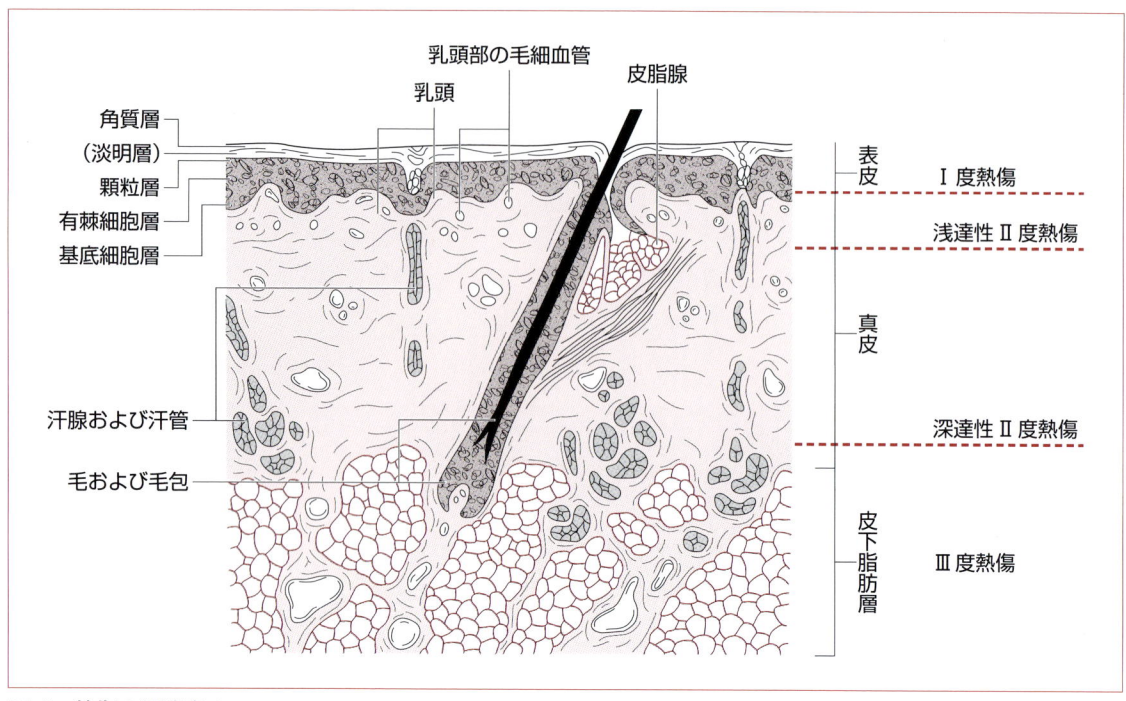

図4 熱傷の深達度(文献1より引用)

表1 熱傷深度の分類(文献2より引用)

熱傷深度		臨床所見	経過
Ⅰ度	浅達性熱傷 表皮熱傷 epidermal burn	乾燥・紅斑・浮腫 知覚過敏・有痛性	3〜4日で治癒 瘢痕形成(−)
Ⅱ度	浅達性Ⅱ度熱傷 superficial dermal burn (SDB)	湿潤・水疱形成 水疱底面紅色 有痛性,pin prick test(＋)	2週間前後で治癒 色素沈着(＋)
	深達性熱傷 深達性Ⅱ度熱傷 deep dermal burn (DDB)	湿潤・水疱形成 水疱底面濁色 知覚鈍麻,pin prick test(＋)	3週間前後で治癒 瘢痕形成(＋) 感染によりⅢ度へ移行しやすい
Ⅲ度	皮膚全層熱傷 full-thickness burn deep burn (DB)	乾燥・羊皮紙様 水疱形成なし 無痛性,pin prick test(−)	1ヵ月以上自然治癒に要する 瘢痕形成(＋) 多くは植皮が必要

う.手掌法は,片手の手掌を体表面積の1％として,受症面積を算出する方法である.9の法則は,頭部9％,上肢9％,下肢9％×2,体幹前面9％×2,後面9％×2として受症面積を計算する[3](図5).

☐ 小児の場合には,胸部,胸腹部,背部,両腕,両脚をそれぞれ20％とする,5の法則で受症面積を計算する[3](図5).

☐ 正確な受傷面積の計測にはLund and Browderの法則を使用する[3](図6).

☐ 重度の熱傷では手指を切断しなければならないこともある.

☐ ハンドセラピィ開始時期,スプリント固定肢位,ハンドセラピィの内容に関しては,主治医と密な連絡を取って行い,治療の進行度や全身・局所状態に応じた適切な介入が行える

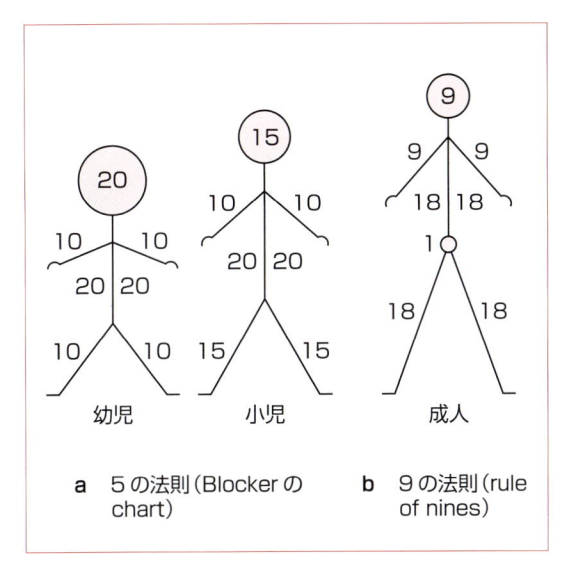

図5 熱傷面積の算定（文献3より引用）

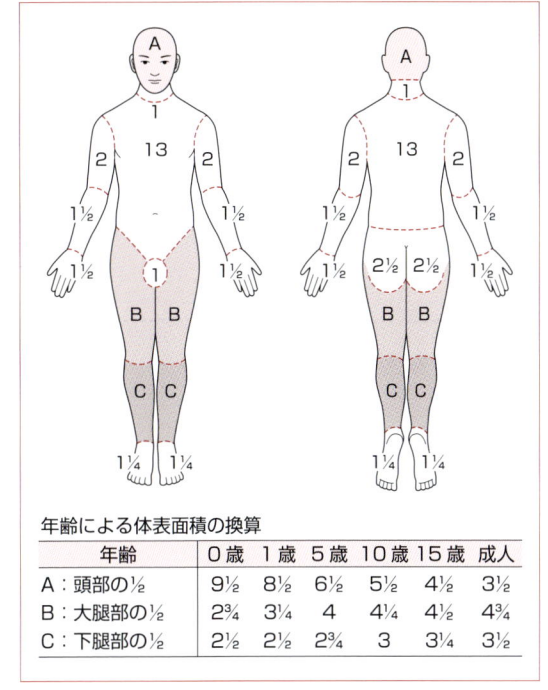

a 5の法則（Blockerのchart）　b 9の法則（rule of nines）

図6 Lund and Browderの法則（文献3より引用）

年齢による体表面積の換算

年齢	0歳	1歳	5歳	10歳	15歳	成人
A：頭部の1/2	9 1/2	8 1/2	6 1/2	5 1/2	4 1/2	3 1/2
B：大腿部の1/2	2 3/4	3 1/4	4	4 1/4	4 1/2	4 3/4
C：下腿部の1/2	2 1/2	2 1/2	2 3/4	3	3 1/4	3 1/2

ようにする．
- ハンドセラピィの対象となる熱傷は手掌部熱傷は少なく，手背部熱傷が多い．
- 手背部熱傷では，手指の伸展機構が障害を受けやすく，MP関節過伸展，PIP・DIP関節屈曲位となる鉤爪変形（claw hand deformity）やMP関節過伸展，PIP関節屈曲，DIP関節過伸展位となるボタン穴変形（buttonhole deformity）を生じることが多い．
- 小児の熱傷は，帯熱した物体に触れて生じる手掌部熱傷が多いとされる．
- 広範囲にわたる熱傷では意識障害を伴っていたり，治療上鎮静されていることがあり，患者自身の協力が得られない場合もある．
- ある程度の深さ以上の熱傷創の治癒過程では瘢痕化が起こる．瘢痕は多くの場合一時的に肥厚化する．すなわち発赤を帯び硬く肥厚を伴う．通常3ヵ月ないし6ヵ月が最盛期であり，その後徐々に沈静化して白色の成熟瘢痕となるが，その時期をこえても一向に成熟化しないものを肥厚性瘢痕とよぶ[4]．
- 肥厚性瘢痕の表皮は脆弱でびらんや潰瘍を生じやすく，弾力性に乏しい．掻痒や疼痛などの症状とともに整容的な問題を残す[5]．
- 肥厚性瘢痕は感染，強い張力，運動などが要因となって発生すると考えられている．
- 肥厚性瘢痕は，関節拘縮や変形の原因となることがある．
- 肥厚性瘢痕の予防法・保存療法として，包帯，サポーター，圧迫ガーメント手袋，スプリントなどによる圧迫がある．
- 瘢痕は皮膚よりも弾性が少なく，瘢痕が形成されるときには面積が縮小するため瘢痕拘縮を生じることがある．瘢痕拘縮は皮膚のひきつれ感を生じ，関節周囲に瘢痕拘縮があるとROM制限の原因となる．
- 顔面熱傷や瘢痕による醜形を負った場合や，受傷時の体験から，外傷後ストレス障害などの心理的問題を抱えてしまうこともある．

2. 熱傷に対する外科的介入

- 深達性熱傷に対しては，デブリードマンで壊死部の切除を行い，植皮術が行われる．

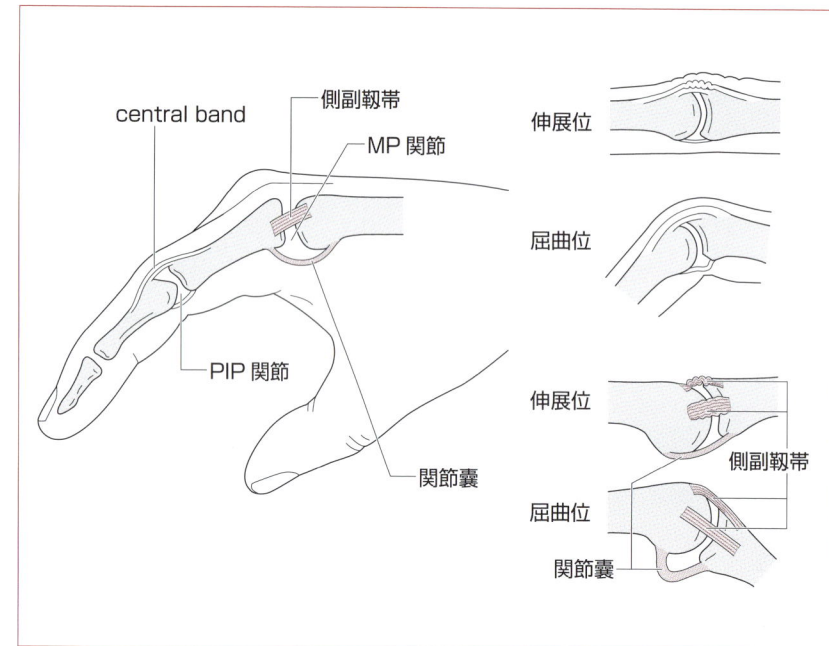

図7　intrinsic plus position 固定の利点（文献7より引用）

表2　分層植皮と全層植皮の特徴（文献6より引用）

性　質	分層植皮	全層植皮
生着	薄いほど生着しやすい	母床の血行がよくなければ生着しにくい
術後収縮	強い	少ない
色素沈着	しやすい	しにくい
整容性	あまりよくない	かなり期待できる
感染に対して	比較的強い	弱い
露出した骨や腱などへの移植	生着しない	生着しない
採皮部	保存的に上皮化する	縫縮もしくは植皮が必要
適応	広範囲の植皮	顔面などの露出部
不適応	荷重部，顔面などの露出部	広範囲の植皮，血行の悪い母床上

- □ 植皮術は，移植する皮膚の厚さで全層植皮術と分層植皮術に分類される[6]（表2）．
- □ 全層植皮は皮膚全層を含み，外観がすぐれている反面，生着しにくい．
- □ 分層植皮は表皮と真皮の一部を含んでいる．分層植皮には真皮の厚さにより薄め，中間，厚めがあり，薄いほど生着しやすいが外観で劣る．また，薄めの分層植皮は採皮部の痕が残りにくいが，厚めでは採皮部に痕が残る．
- □ 重度の広範囲熱傷では，採皮部が限局されているため分層植皮が選択される．
- □ メッシュデルマトームで移植片を網目状にする網目状植皮は，広範囲の皮膚欠損部を被覆する場合に多く用いられる方法である．
- □ 網目状植皮では移植片を数倍に拡大することができ，血液や膿がメッシュから排出され，移植片が生着しやすい．
- □ 網目状植皮の短所は拘縮が生じやすいことで，網目の痕が残るため外観上でも劣る．
- □ 肥厚性瘢痕や瘢痕拘縮に対しては，Z形成術，植皮術，皮弁術，切除縫縮術などの手術を行う．
- □ 熱傷に対する手術は複数回に及ぶことが多い．

3. 熱傷の病巣部位

- □ ハンドセラピィの対象となる熱傷は，主に手背側の損傷が多く，熱傷深度は深達性Ⅱ度と

Ⅲ度の熱傷が多い.
- 掌側熱傷は，小児が高温物体に手掌面で触れて受傷することが多い.
- 手背部熱傷では，手指の伸展機構の障害による変形が生じる.

Ⅱ ハンドセラピィの基本的戦略

- 熱傷に対するハンドセラピィでは，全身状態の悪化や感染症に対する治療を考慮しながら進める.
- 関節変形・関節拘縮を予防するために，スプリントを使用する.
- 手背部熱傷には，intrinsic plus position (safety position)でスプリントを作製する[7]（図7）.
- 創や植皮部の状態を確認して，運動やスプリント装着時の張力のかかりすぎに注意する.

Ⅲ 私たちのハンドセラピィ・プロトコル

術後	内容	備考
ハンドセラピィの処方が出たら	・浮腫コントロール	・ベッド上安静時・就寝時には枕などで手を心臓よりも上の挙上位とする
	・Active ROM ex.	・協力が得られるようになったら行う．十分な自動運動がなければ自動介助運動でもよい
	・Passive ROM ex.	・創処置時中に行うことも考慮する．受傷部位以外の廃用性のROM制限も予防する
	・Intrinsic plus position保持用スプリント作製	・手関節背屈20°，MP関節70°屈曲，PIP・DIP関節伸展，母指対立位とする．7～10日使用する
	・ADLでの受傷手の使用	・創治癒の状態などから判断して問題なければ適宜開始する
創治癒後	・渦流浴	・抜糸後に行う．湯の温度は37°程度とする．熱すぎると浮腫が増悪する
	・瘢痕マッサージ	・ローションなどを使用して皮膚の摩擦抵抗を減らして愛護的に行う
	・手指屈曲抵抗運動	・スポンジなどの抵抗の軽いものから開始する
	・シリコンゲルシート貼付	・創が隆起して，肥厚性瘢痕となることが懸念されたら貼付する
	・コンプレッションガーメント（圧迫手袋）装着	・創が隆起して，肥厚性瘢痕となることが懸念されたら装着する
	・交代浴	・浮腫が残存している場合には考慮する
	・知覚再教育	・知覚過敏があったら脱感作療法を行う．知覚鈍麻・脱失に対しては擦過傷，熱傷などに対する注意を促す
適時	・変形・拘縮に対するスプリント	・変形・拘縮が予測される，あるいは生じてしまったら予防・矯正を行う

Ⅳ 熱傷の基本的な評価

1) 全身状態・意識状態・合併症など
2) 受症部位・範囲・深度
3) 治療経過と今後の治療予定
4) 創の状態：開放している部分や出血があるか
5) 浮腫
6) 痛み
7) ROM
8) 筋力
9) 心理面
10) ADL
11) DASH

Ⅴ ハンドセラピィを成功させるためのポイント

- 感染を生じさせないために十分な注意が必要であり，開放創があったり，出血がある場合にはディスポーザブルグローブを使用する．また，ガウンテクニックが必要となることもあり，主治医や病棟スタッフの指示に従う.
- 出血が予測されるときには，ディスポーザブ

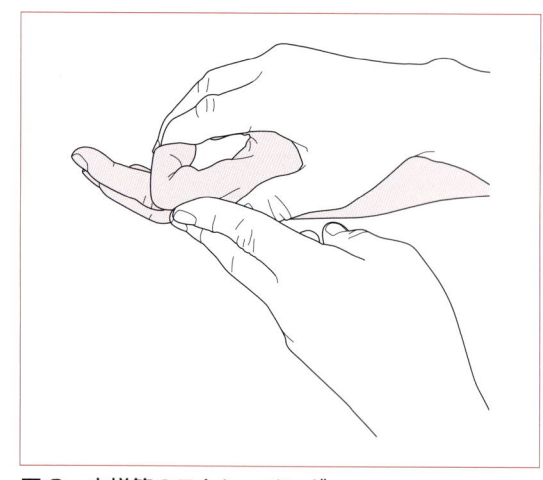

図8　虫様筋のストレッチング
MP関節伸展位でPIP関節とDIP関節を屈曲位に保つ．

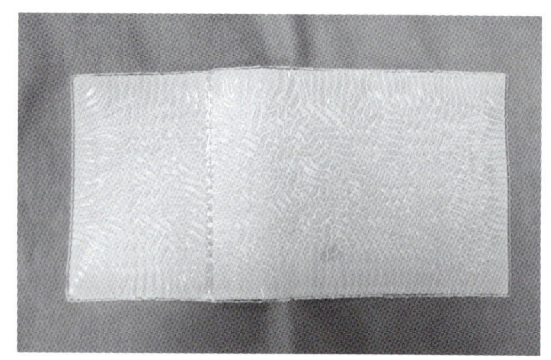

図9　シリコンゲルシート（スミス＆ネフュー社のシカケア®）

ルの手袋やシーツなどを準備して血液や体液への接触を避ける．血液による汚染を最小限にとどめるために，汚染された手指やグローブまたは医療材料などで周囲に触れないよう注意する．付着した血液，体液などは洗浄，消毒などの適切な処置を行う．汚染されたグローブやシーツは適切な方法で廃棄する．具体的な感染予防法や汚染物の廃棄法は各施設のマニュアルに従って行う．

- スプリントのストラップによる循環障害が懸念されるため，弾性包帯を使用して局所を圧迫しないように装着する．
- 熱傷による痛みや治療・処置による痛みを経験していると，痛みに対する恐怖心が増していることがある．また，運動時の痛みを経験すると他動運動に対して，意識的あるいは無意識に防御的に拮抗筋を収縮させてしまうことがある（例えば，他動的肘関節屈曲運動を行うときに肘関節伸筋群を収縮させてしまう）．運動時の痛みを経験し続けてしまうと，他動運動時に脱力できなくなり，防御的収縮運動を抑制することに難渋することがある．そのため，他動運動時の痛みは最小限にとどめるように注意する．

- Passive ROM ex.では，各指の個々の関節の屈曲・伸展，指全体の屈曲・伸展・外転・内転とともに，web spaceや虫様筋のストレッチングを行うことも大切である（図8）．
- 手背部熱傷で伸筋腱損傷を伴う場合には，鉤爪変形からボタン穴変形へと変化することが予測される．
- 瘢痕マッサージは脱感作療法の意味も含めて行うが，ローションなどを使用して皮膚の摩擦抵抗を減らして愛護的に行う．
- 創治癒後に肥厚性瘢痕に対する圧迫目的で，圧迫ガーメント手袋を装用したり，シカケア®などのシリコンゲルシートを貼付する（図9）．
- シリコンゲルシートはある程度の粘着性があるが，皮膚からはがれてしまうことが懸念される場合には図のような固定のための方法を考慮する（図10, 11）．
- 受傷部は摩擦に対して弱くて擦過傷をつくりやすい場合があったり，知覚鈍麻・脱失のために皮膚の新たな創に気がつかないことがあるため注意を促す．
- 手指の屈曲制限のためにスプーン把持ができない場合には，スポンジでスプーンの柄を太くするなど，自助具によるADLの援助が有効である．
- 熱傷後の皮膚は，1年以上は日光に直接曝露することは避ける．

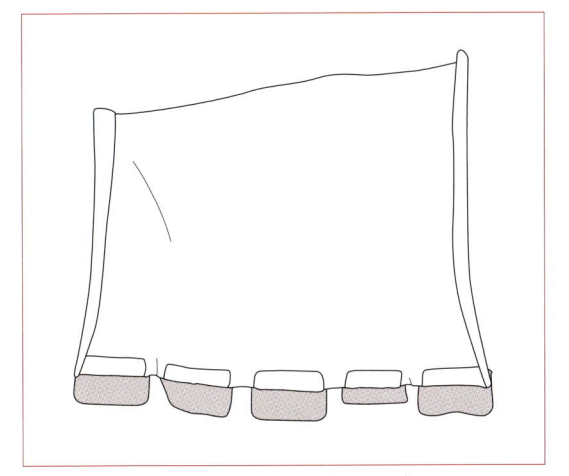

図10 シリコンゲルシート固定用サポーター
布とベルクロテープ®で作製したシリコンゲルシート固定用サポーター．

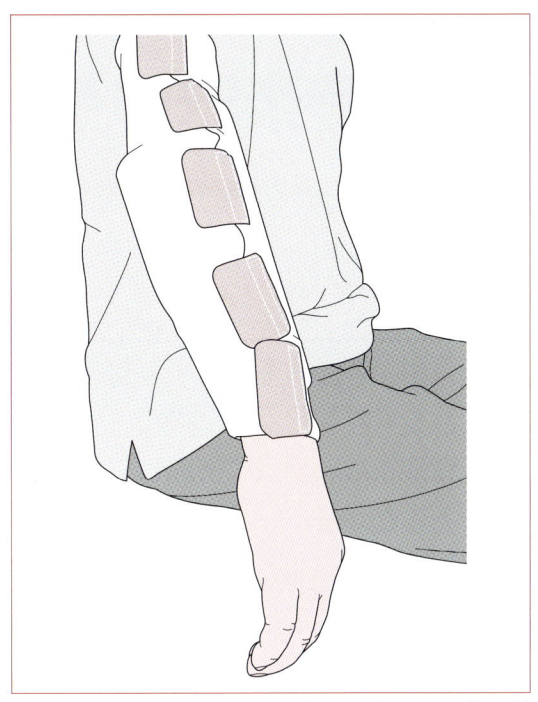

図11 シリコンゲルシート固定用サポーターの使用例
図9・10を上腕-前腕の熱傷に使用している．

まとめと展望

　熱傷のハンドセラピィは，感染症による全身状態の悪化，手術や創の治癒状態を考慮して進める必要がある．形成外科医や看護師と連携して，適切な時期にスプリントやプログラムを導入する．手術は複数回に及ぶことも多く，長期のリハビリテーションが必要となる．機能的な問題とともに醜形や受傷時の体験による心理的な問題も考慮しなければならない．
　ハンドセラピィの目標は受傷前の活動レベルに近づけることである．そのために手の変形を予防あるいは最小限にとどめて，外観上の問題にも対処する必要がある．

文　献

1) 木所昭夫 編：熱傷治療マニュアル，中外医学社，p18, 2007
2) 秦　維郎，野崎幹弘 編：標準形成外科学第5版，医学書院，p205, 2008
3) 秦　維郎，野崎幹弘 編：標準形成外科学第5版，医学書院，p204, 2008
4) 木所昭夫 編：熱傷治療マニュアル，中外医学社，p266, 2007
5) 秦　維郎，野崎幹弘 編：標準形成外科学第5版，医学書院，p213, 2008
6) 木所昭夫 編：熱傷治療マニュアル，中外医学社，p208, 2007
7) 牧野惟男，難波雄哉，塩谷信幸 編集：図説臨床形成外科講座―第7巻　手，上肢，メジカルビュー社，p121, 1987

（加藤正巳）

16 音楽家の手の障害

理解のためのエッセンス

- 音楽家は，スポーツマンと同じように腕や手に特異な障害を起こしやすいと言われ，1日5時間から7時間の練習を行うことが少なくない[1]．
- 音楽家は，演奏に関連して何らかの痛みを抱えたまま，演奏活動を続けていることが多い．
- 本章では，演奏に関連して起こる筋骨格系の障害（Playing Related Musculoskeletal Disorders：PRMDs）の紹介と，ピアニストのPRMDsについて紹介する．

I 音楽家の手の障害

- 音楽家の手の障害の有無を知るためには，アンケート調査や問診，臨床評価があげられる．
- 音楽家を対象にしたアンケート調査には，ピアニストなどの特定の楽器演奏者から，オーケストラ団員を対象にしたものなど幅広く行われている．アンケート調査では，演奏に関連して起こる痛みの有無やその部位などを把握することができる．
- それらの結果からは，音楽家は演奏に関連して起こる何らかの障害を抱えたまま演奏活動を続けていることが珍しくない．
- PRMDsの近年の調査では練習時間と痛みの有無，演奏年数と痛みの発生の関係を報告したものがみられる．
- 1日の平均練習時間が4時間を超えるとPRMDsのリスクが高まる．PRMDsの発症部位は年齢や演奏年数の増加とともに変化するなどといった報告がある[2]．
- アンケート調査は痛みの有無や，部位を自己申告するものであり，具体的な疾患名を特定することは難しい．
- 臨床報告では医師による診察による後ろ向き調査が行われている．マサチューセッツ総合病院の報告では腱炎および腱鞘炎症例が最も多く，次いで演奏時のコントロール障害，関節炎，末梢神経障害症例であった[3]．
- ピアニストのPRMDsで具体的な診断名が付いている報告は少ない．カナダの放射線科医のBardはピアニストの手のX線写真を調査し，MP関節，DIP関節に変形性関節症が高率に認められたと報告した[4]．
- 国内では酒井が職業ピアニスト40人の疼痛部位を報告した[5]．上腕骨外側上顆炎が最も多く，次いで手関節部，手掌，手背の順となっている．中でも手関節部の10例の内訳はドケルバン病6例，橈側手根伸筋腱遠位部腱鞘炎2例，尺側手根伸筋腱遠位部腱鞘炎1例，Lister結節部腱鞘炎1例となっている．

- また，酒井は200例の職業ピアニストの手の使い過ぎ障害について報告している[6),7)]．受診した200名の内，最も多い診断名はドケルバン病であり，次いで上腕骨外側上顆炎であった．
- 受診者の申告によると，特定の練習が使い過ぎ障害の原因となったのは全体の35％であり，練習内容の内訳はオクターブ，和音，フォルテの順に多く，オクターブと和音がその74％を占めていた．
- 母指と小指を外転位にしたまま打鍵する共通点が，手に大きな負担をかけていると結論付けた．また，腱鞘炎は23％にしかすぎなかったとしている．

II ピアニストのPRMDsの原因

- 近年，ピアニストの手のPRMDsの原因を探るための研究が散見される．ピアニストのPRMDsに対しては，手術療法よりも保存療法が推奨される．そのため，ピアノ演奏時の動作分析や，身体へ負担の少ないパフォーマンス指導が重要である．
- Sakaiはピアニストの手の形態（大きさ）の違いによって，手にかかる負担の程度を比較するために母指と小指の最大外転時の指尖距離が大きな群と小さな群の2群に分け，オクターブを演奏し，中指に対する母指と小指の角度を計測した．
- その結果，指尖距離が短い群の母指外転角度が大きく，指尖距離により母指の負担の違いが生じるとした[8)]．その結果からは手の小さなピアニストは手の大きなピアニストよりもオクターブの演奏中の母指の最小外転角度，最大外転角度が大きいことが明らかになった．これは手の小さなピアニストは手の大きなピアニストと比較してドケルバン病や上腕骨外側上顆炎になる可能性が高いことが示唆されたとしている．
- その中で，打鍵時には手指を外転させ，前腕挙上時には弛緩させていると述べている．また，筋の弛緩が影響していると述べている．
- さらにSakaiは，ピアニストの手の大きさ，指の外転角度がPRMDsの有無に与える影響について検討した[9)]．
- 手の小さなピアニストは手の大きなピアニストよりも手部，および前腕にPRMDsが多いとしている．中でも炎症性の疾患が多く，上腕骨内・外側上顆炎，屈筋腱炎，ドケルバン病，母指球筋痛，小指球筋痛などがあげられた．また，手の小さなピアニストは母指の過外転，過伸展が前述のPRMDsの原因になりうるとしている．さらに，手の大きなピアニストと手の小さなピアニストの母指と小指の静的な最大外転角度に有意差はないと報告した．
- また，ピアノ奏法を指導する教書[10)]に，正しい手の形と悪い手の形の例があげられている．ピアノ演奏を通じて先人の教師が経験をもとに習得したものと考えられるが，悪い手の形で演奏した際にピアノ奏者の上肢に実際にどのような運動負荷が生じるか，あるいはどのような理由でそれが悪い手の形なのかについて説明したものはない．
- そこでわれわれは，障害予防の観点からピアニストが障害をひき起こす動作の原因を探ることが必要であると考えた．
- 及川らはピアノ演奏時に，手関節肢位や音量が前腕にどの程度影響を与えるのかを調査するために，手関節伸筋群と屈筋群の筋活動を3種類の音量と3種類の手関節を組み合わせた条件で計測した[11)]．
- 手関節屈筋群は打鍵に応じて急速に反応する筋電位を発揮する一方，手関節伸筋群は基線が明瞭ではなく，持続的な筋活動を基盤として，打鍵に応じて増加し減少する筋電位が導出された．
- したがって，ピアノ演奏時には，手関節屈筋

群が速度の大きい指の動作筋として作用し，手関節伸筋群が手関節・手指の安定化に働いていることが示唆された．また，手関節中間位での筋活動は掌屈，背屈位と比較して小さかった．

- われわれは，ピアノ演奏中の手関節肢位は負荷を減らす面からみて，手関節中間位が最も推奨されると結論付けた．

III 今後の課題

- 今後も PRMDs の原因を明らかにしたり，予防のための指標を提示したりすることが，音楽家の手の障害の予防および対処へ発展すると考える．さらなる研究，報告が望まれる．

文献

1) Hunter JM et al, 津山直一 訳：ハンター・新しい手の外科．東京，共同医書出版，pp.1414-1429, 1994
2) Fruya S, Nakahara H, Aoki T, et al：Prevalence and causal factors of playing-related musculoskeletal disorders of the upper extremity and trunk among Japanese pianists and pianists students. Med Probl Perform Artist 21(3)：112-117, 2006
3) Hochberg FH, Leffert RD, Heller MD, et al：Hand difficulties among musicians. J Am Med Assoc 249(14)：1869-1872, 1983
4) Bard CC, Sylvestre JJ, Dussault RG：Hand osteoarthropathy in pianists. J Can Assoc Radiol 35(2)：154-158, 1984
5) 酒井直隆：職業ピアニストの手の障害．日手会誌 23(1)：43, 2006
6) 酒井直隆：職業ピアニストの手のオーバーユース障害— 200 例の検討—．日手会誌 17：314, 2000
7) Sakai N：Hand pain attributed to overuse among professional pianists, A study of 200 Cases. Med Probl Perform Artist 17(4)：178-180, 2002
8) Sakai N, Liu MC, Su FC et al：Hand span and digital motion on keyboard：Concerns of overuse syndrome in musicians. J Hand Surg 31A(5)：830-835, 2006
9) Sakai N, Shimawaki S：Measurement of a number of indices of hand and morement angles in pianists with overuse disorders. J Hand Surg 35B(6)：494-498, 2010
10) 御木本澄子，酒井直隆，片山早苗：正しいピアノ奏法，美しい音とすぐれたテクニックをつくる．東京，音楽之友社，pp.57-79, 2004
11) 及川直樹，坪田貞子，千見寺貴子，他：ピアノ演奏時の手関節肢位と手関節伸筋および屈筋の筋活動．整・災外 53(1)：79-85, 2010

（及川直樹）

Ⅳ 付 録

… 278 IV 付録

1 評価用紙

1．知覚検査 1（掌側）

date ＿＿＿／＿＿＿／＿＿＿
ID ＿＿＿＿＿ name ＿＿＿＿＿ 検者 ＿＿＿＿＿
利き手　Rt ・ Lt

SW	red line	red	purple	blue	green
	—	6.65-4.56	4.31-3.84	3.61-3.22	2.83-1.65

		Rt	Lt
grip	Smedley	kg	kg
	Jamar	kg	kg
pinch	lateral	kg	kg
	pulp	kg	kg
thumb-little		kg	kg

Tinel's sign	×
pain	V
vibra 30 cps	・・・
vibra 256 cps	○○○
dysesthesia	（網点）
paresthesia	（横線）

Visual Analog Scale (100 mm)		
	Rt	Lt
dysesthesia		
paresthesia		

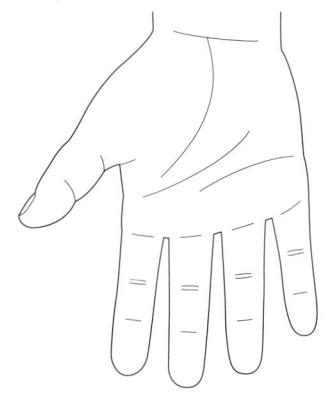

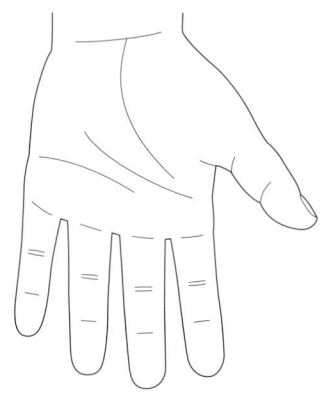

Rt					2PD	Lt				
母指	示指	中指	環指	小指		母指	示指	中指	環指	小指
					static					
					moving					

□正中神経
筋萎縮
・APB　　（＋＋・＋・－）

・tear drop sign　（＋・－）

□尺骨神経麻痺
筋萎縮
・ADM　　（＋＋・＋・－）
・FDI　　（＋＋・＋・－）
・ADP　　（＋＋・＋・－）
・Froment's sign　（＋・－）
・Wartenberg sign　（＋・－）
・clawing　　　　（＋・－）

コメント
・Perfect 0（可・否）

筋萎縮
＋＋：筋萎縮を認め，その筋による運動が見られない場合
＋　：筋萎縮を認め，その筋による運動が見られる場合

2. 知覚検査2（背側）

date　　　/　　　/

ID　　　　　name　　　　　　　　　検者

利き手　　Rt　・　Lt

SW	red line	red	purple	blue	green
	—	6.65-4.56	4.31-3.84	3.61-3.22	2.83-1.65

		Rt	Lt
grip	Smedley	kg	kg
	Jamar	kg	kg
pinch	lateral	kg	kg
	pulp	kg	kg
thumb-little		kg	kg

Tinel's sign	×
pain	V
vibra 30 cps	・・・
vibra 256 cps	○○○
dysesthesia	▦
paresthesia	≡

Visual Analog Scale (100 mm)		
	Rt	Lt
dysesthesia		
paresthesia		

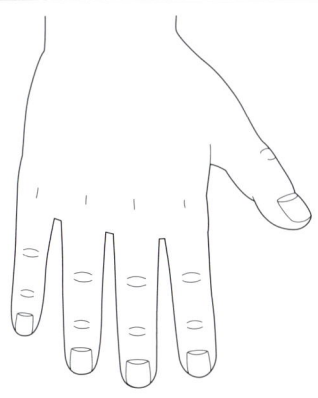

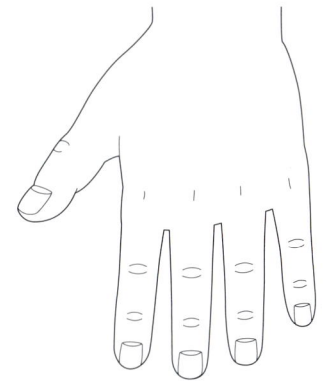

Rt					2PD	Lt				
母指	示指	中指	環指	小指		母指	示指	中指	環指	小指
					static					
					moving					

コメント

3. 知覚検査 3（総合覚評価）

date　　　/　　　/

ID　　　　　　　　name　　　　　　　　　　　　検者

利き手　　Rt　・　Lt

患側　　　Rt　・　Lt

☐ Moberg's picking up test（10 物品）

	所要時間				平均所要時間		差（患側－健側）
	健側1施行	患側1施行	健側2施行	患側2施行	健側	患側	
開眼							
閉眼							

☐ Dellon's object recognition test

	所要時間（制限時間 30 秒）		コメント
	1施行目	2施行目	
翼付きナット			
六角ナット（大）			
六角ナット（小）			
四角ナット			
座金			
鍵			
ボルト			
釘			
コイン大			
コイン小			
クリップ			
安全ピン			

4. 関節可動域検査（ROM-T）

date　　　／　　　／

ID　　　　　　　name
利き手　Rt　・　Lt　　　健側　・　患側

☐ active

ext./flex.	MP	PIP	DIP	TAM	PPD mm
thumb	/	/			
index	/	/	/		
middle	/	/	/		
ring	/	/	/		
little	/	/	/		

☐ passive

ext./flex.	MP	PIP	DIP	TPM	PPD mm
thumb	/	/			
index	/	/	/		
middle	/	/	/		
ring	/	/	/		
little	/	/	/		

		active	passive
thumb	P.add./abd.	/	(　/　)
	R.add./abd.	/	(　/　)
wrist	ext./flex.	/	(　/　)
	r.d./u.d.	/	(　/　)
forearm	pro./sup.	/	(　/　)
elbow	ext./flex.	/	(　/　)

コメント

5. 徒手筋力検査：MMT（腕神経叢損傷）

NERVE MUSCLE EXAMINATION　　　　BRACHIAL PLEXUS

NAME _____　　　RIGHT　　　LEFT
DATE OF EXAM _____
DATE OF INJURY_____　　　HANDEDNESS: RIGHT　　LEFT

MMT GRADE	MUSCLE		ROOT				
		C_4	C_5	C_6	C_7	C_8	Th_1
	Trapezius						
	Rhomboids						
	Supraspinatus						
	Infraspinatus						
	Serratus anterior						
	Teres major						
	Pectoralis major (clavicula)						
	Pectoralis major (sternum)						
	Latissimus dorsi						
	Biceps						
	Deltoid (anterior)						
	Deltoid (middle)						
	Deltoid (posterior)						
	Teres minor						
	Pronator teres						
	P. L.						
	F. C. R.						
	F. D. S. (index)						
	(middle)						
	(ring)						
	(little)						
	F. D. P. (index)						
	(middle)						
	F. P. L.						
	A. P. B						
	O. P. P.						
	F. P. B. (s. h)						
	Lumbricales (l & m)						
	Triceps						
	B. R. D						
	E. C. R. L.						
	E. C. R. B.						
	E. D. C.						
	E. D. Q. P.						
	E. C. U.						
	A. P. L.						
	E. P. B.						
	E. P. L.						
	E. I. P.						
	F. C. U.						
	F. D. P. (ring)						
	(little)						
	A. D. M.						
	F. D. I.						
	V. I.						
	Lumbricales (r & l)						
	Add. p.						
	F. P. B. (d. h)						

OBSERVATION
_____
_____
_____
_____

（椎名喜美子, 仲木右京, 原　徹也, 他：神経麻痺の作業療法. 神経手術と機能再建 OS NOW NO.3（平澤泰介 他編）, メジカルビュー社, 1991 より引用）

（白戸力弥・加藤正巳・坪田貞子）

2 ホーム・エクササイズ

1. ホーム・エクササイズ①：six-pack exercise[1]

目的：橈骨遠位端骨折後などの非固定関節の拘縮予防や周囲筋群の筋力低下の予防，浮腫の軽減を目的に行われる手指の運動として six-pack exercise（図1）を行う．

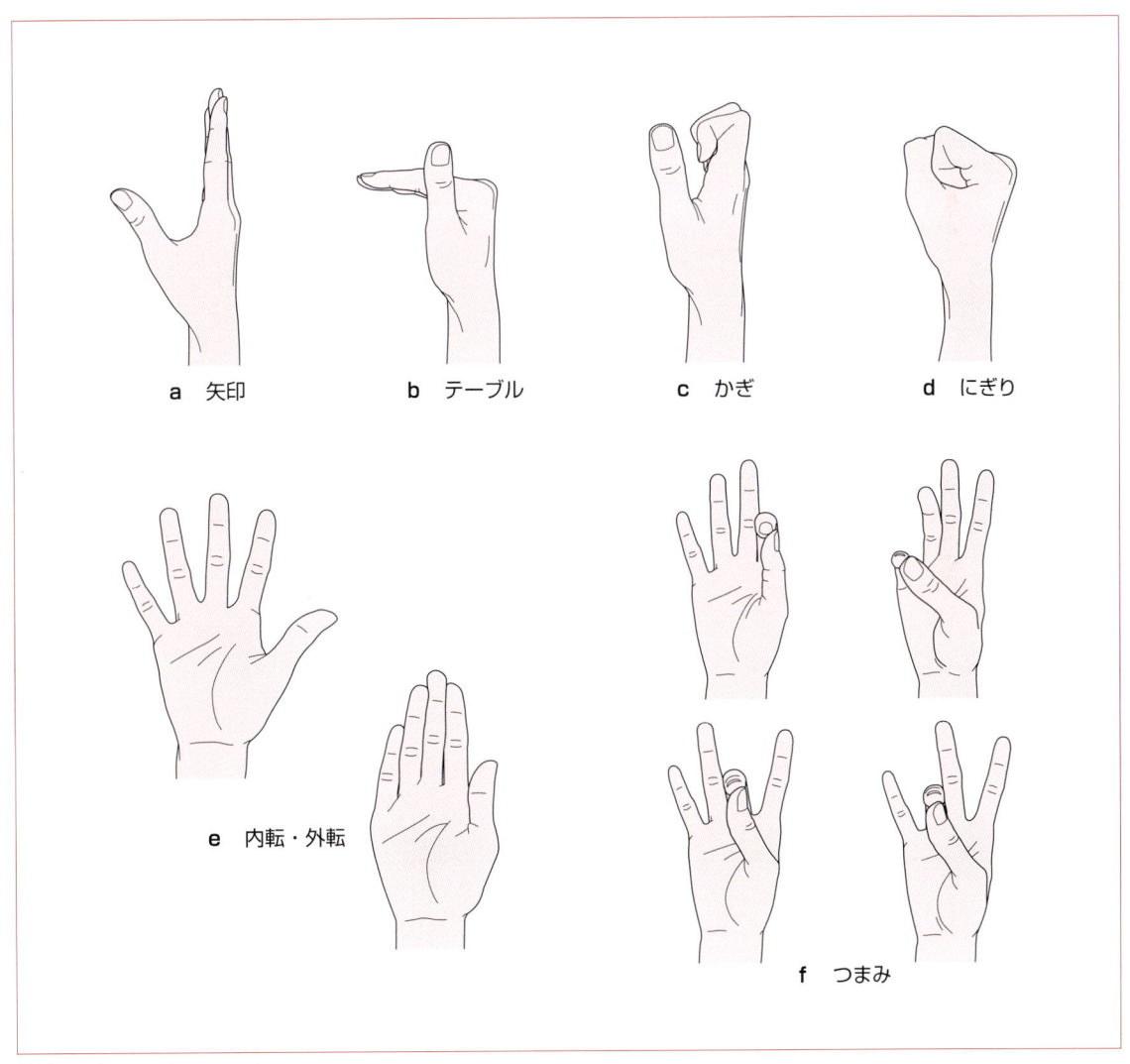

図1 six-pack exercise
a 矢印
b テーブル
c かぎ
d にぎり
e 内転・外転
f つまみ

2. ホーム・エクササイズ②：tendon gliding exercise[2]

目的：tendon gliding exercise は，屈筋腱の運動によって，手根管内の浮腫の軽減，屈筋腱と正中神経の癒着を防止することを目的に実施する．

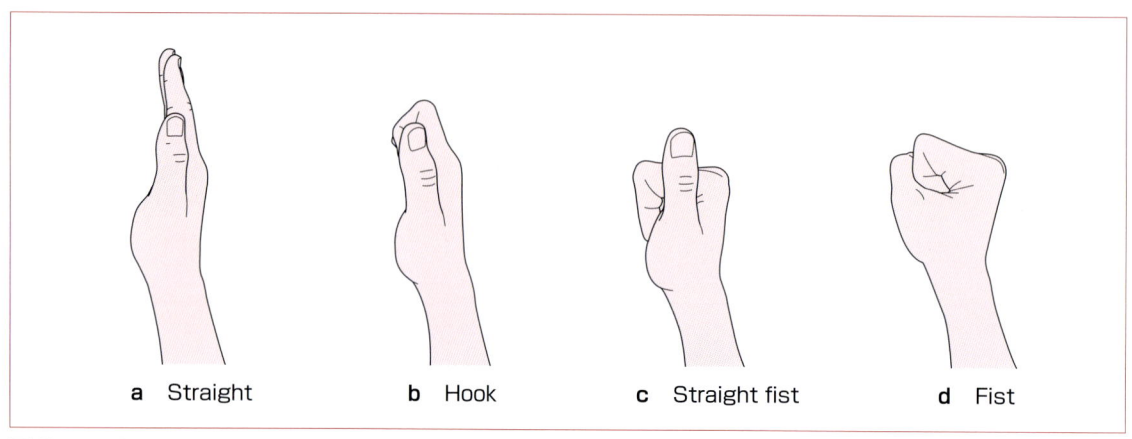

| a Straight | b Hook | c Straight fist | d Fist |

図2 tendon gliding exercise

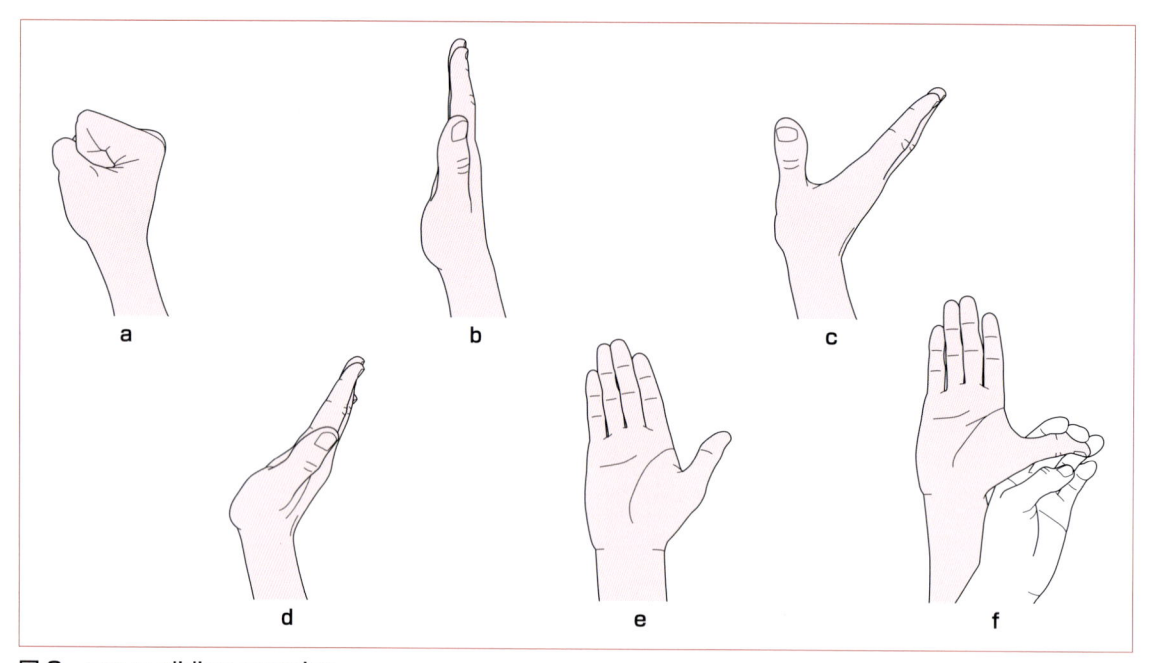

3. ホーム・エクササイズ③：nerve gliding exercise[3]

目的：手根部で神経と腱の癒着を防止する目的で神経を滑走させる．目的としては横手根靱帯の長軸方向の接触面の拡大，ミルキング動作による腱周囲滑膜の浮腫の軽減，神経血管の静脈還流の促進，手根管内圧の減少である．

図3 nerve gliding exercise
a：前腕中間位，手関節中間位，全指屈曲位，b：前腕中間位，手関節中間位，指伸展位，母指伸展位，c：前腕中間位，手関節伸展位，指伸展位，母指中間位，d：前腕中間位，手関節伸展位，指伸展位，母指伸展位，e：前腕回外位，手関節伸展位，指伸展位，母指伸展位，f：前腕回外位，手関節伸展位，指伸展位，母指他動伸展位

4. ホーム・エクササイズ④：nerve gliding exercise[3),4)]（腕神経叢）

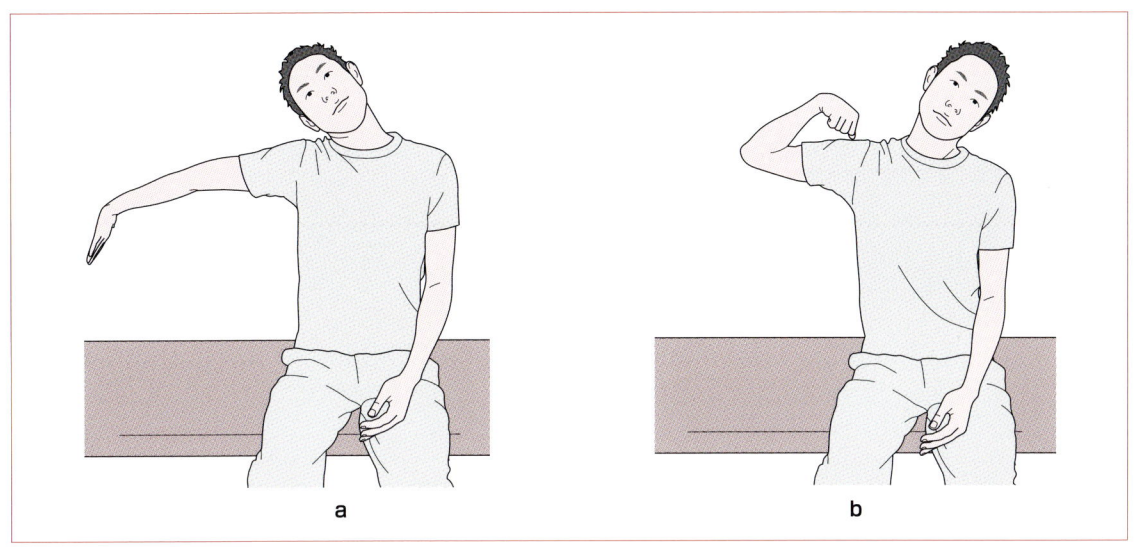

図4　nerve gliding exercise（腕神経叢）
a：肩甲上腕関節90°外転位で，肘関節，手関節，手指の伸展運動と頚椎の同側の側屈により腕神経叢の遠位滑走が得られる．
b：反対側への頚椎側屈と肘関節，手関節，手指の屈曲運動により腕神経叢の近位滑走が得られる．

5. ホーム・エクササイズ⑤：nerve gliding exercise[4),5)]（尺骨神経）

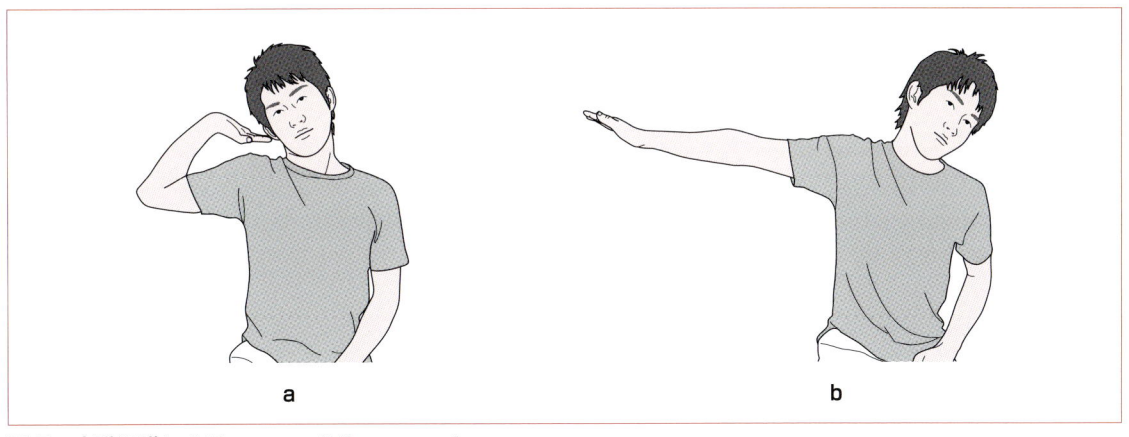

図5　自動運動によるnerve gliding exercise
a：肩甲上腕関節90°外転位で，肘関節屈曲，前腕回内，手関節伸展，手指の伸展運動と頚椎の同側の側屈により尺骨神経の遠位滑走が得られる．
b：反対側への頚椎側屈と肘関節伸展，前腕回内，手関節中間位，手指の屈曲運動により尺骨神経の近位滑走が得られる．

6. ホーム・エクササイズ⑥：僧帽筋中部・下部の筋力増強訓練

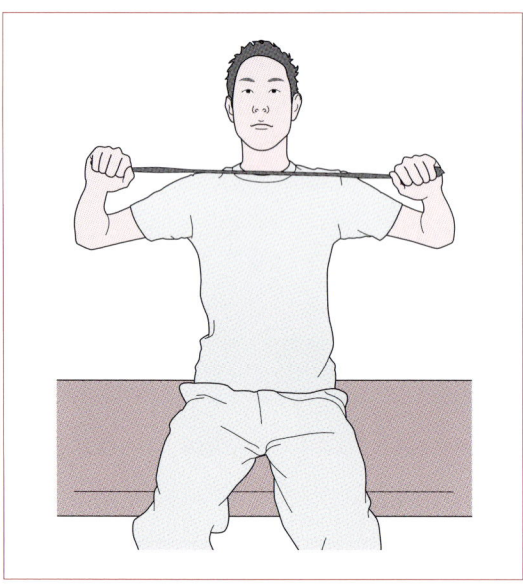

図6　僧帽筋の筋力増強訓練
セラバンドを用いて，肩の挙上運動，肩甲骨の内転運動，肩甲骨の下制運動を実施する．

7. ホーム・エクササイズ⑦：前鋸筋の筋力訓練

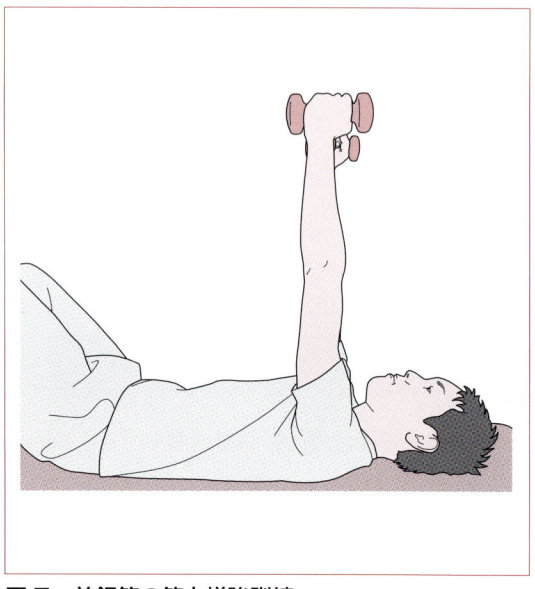

図7　前鋸筋の筋力増強訓練
背臥位で両上肢に重りを，肘関節を伸展した状態で持ち，床面から肩を上げるように押し上げる．

文　献

1) Fernandez DL, Wolfe SW：Distal radius fractures. In Green DP, Hotchkiss RN, Pederson WC, et al editors. Green's operative hand surgery. 5th edition. Philadelphia：Elsevier. Churchill Livingstone. pp.645-710, 2005
2) Wehbe MA, Hunter JM：Flexor tendon gliding in the hand Ⅱ．differential gliding. J Hand Surg 10：575-579, 1985
3) Totten PA, Hunter JM：Therapeutic Techniques to Enhance Nerve Gliding in Thoracic Outlet Syndrome and Crapal Tunnel Syndrome. Hand Clin 7：505-520, 1991
4) Shacklock M：Clinical Neurodynamics. BUTTERWORTH HEINEMANN, EDINBURGH LONDON NEW YORK OXFORD PHILADELPHIA ST LOUIS SYDNEY TRONTO, 2005
5) Oskay D, et al：Neurodynamic mobilization in the conservative treatment of cubital tunnel syndrome：lomg-term follow-up of 7 cases. J Manipulative Physio Ther 33：156-163, 2010

（金子翔拓・玉　珍）

3 ハンドセラピィに必要な機器

番号	品名
【評価に使用する機器】	
1	ディスク・クリミネーター
2	モノフィラメント圧痛覚計
3	チューニングフォーク
4	簡易上肢機能検査ステフ
5	マイオトレース
6	電極ケーブルセット
7	PCインターフェイスキット
8	マイオリサーチXP
9	解析用パソコン
10	ハンドダイナモメーター
11	ピンチゲージ
12	プラスチック角度計
13	手指用ゴニオメーター
【スプリント】	
14	ヒートパン
15	ヒートガン
16	フライ返し
17	ヒートパンライナー
18	万能バサミ
19	スプリントバサミ（AS-2106：酒井医療）
20	スプリントバサミ（AS-2107：酒井医療）
21	ハサミ
22	ホールパンチ
23	ラディアルバー・コックアップ
24	ガントレット・サムスパイカ（S）
25	ガントレット・サムスパイカ（M）
26	ドーサル・コックアップ（A152-1：酒井医療）
27	ドーサル・コックアップ（A152-7：酒井医療）
28	サムホール・コックアップ
29	アクアプラスト-T　2.4mm2％穴あき
30	アクアプラスト-T　1.6mm42％穴あき
31	ポリクッション
32	ストッキネット
33	ベルクロループ　25mm幅
34	ソフトストラップ　50mm幅
35	ベルクロフック（接着性）25mm幅
36	ベルクロフック（接着性）50mm幅

番号	品名
37	ベルクロ・フックコイン
38	ネオプレン
39	ハンドスプリンティングCD-ROM
40	ジェルシェル・パッド
41	50/50エラストマパテ
42	シリコン接着剤
【上肢機能訓練に使用する機器】	
43	ピンチエクササイザー
44	重さちがいペグボード
45	IPU巧緻動作検査セット
46	IPUTペグボードセット
47	角型ペグボード
48	ペグボード
49	丸型ペグボード
50	パーデューペグボード
51	セラピーパテ（ソフト/85g）
52	セラピーパテ（ミディアムソフト/85g）
53	セラピーパテ（ミディアム/85g）
54	セラピーパテ（ファーム/85g）
55	セラピーパテ（ソフト/450g）
56	セラピーパテ（ミディアムソフト/450g）
57	セラピーパテ（ミディアム/450g）
58	セラピーパテ（ファーム/450g）
59	デジフレックス（A397-15：酒井医療）
60	デジフレックス（A397-3：酒井医療）
61	デジフレックス（A397-5：酒井医療）
62	デジフレックス（A397-7：酒井医療）
63	デジフレックス（A397-9：酒井医療）
64	ポータブルスプリングバランサー
65	アクリルコーン
66	ショルダーアーク
67	アールライトフォームブロック
68	ハンドエクササイザー（9253-15：酒井医療）
69	ハンドエクササイザー（9253-16：酒井医療）
70	ハンドエクササイザー（AF-7000S：酒井医療）
71	低周波治療器
72	超音波治療器

（参考資料：酒井医療，日本メディックス）

欧文索引

A

Adoson テスト　131
angular stability　66
AO 分類　66
Art and Science　3
Arthroscopic rotator cuff repair：ARCR　107
ASD　107

B

ballottement test　83
Bateman 法　176
Bennett 骨折　48
Berger's test　139
Bicipital tendon rerouting 法　176
Blauth の合短指症の分類　260
Blauth の母指形成不全の分類　261
boxer's 骨折　47
Boyes 法　177, 178
Brand の many tails 法　177
Brunelli テスト　221
Bunnell-Stiles 法　177, 178
Bunnell 法　176, 177
Burkhalter 法　50, 53

C

Camits 法　177
Capener splint　55
capillary refilling　173
Carpal-compression test　139
Carroll 法　176
circle concept　90
Clark 法　176
cock-up splint　72
Colton 分類　97
Compression & wrist flexion test　139
Cotton-Loder（cotton-loader）肢位　66
cross finger test　145
cuff 型スプリント　85

D

DASH JSSH version　56
DIP 関節屈曲ストラップ　168
DIP 関節伸展位保持用スプリント　167
DIP，PIP 屈曲用ラバ・バンドトラクションスプリント　169
Disabilities of the Arm, Shoulder and Hand　56
DISI（dorsal intercalary segment instability）　59, 194
dorsoradial ligament：DRL　211
DRUJ　82
DTJ スクリュー　61
Duran 法　160
dynamic extension splint　189
dynamic splint　26, 53
dynamic tenodesis effect　183

E

early tendon transfer　176
Eaton の Stage 分類　211
Eden テスト　131
Eichhoff テスト　220
Elson test　203
Enna 法　177

F

fighter's 骨折　47
figure-of-eight 測定法　63, 64
Finkelstein テスト　220
Flick sign　139
Focal dystonia　3
forearm-based thumb spica splint　222
Foucher 法　48
Fovea sign　83
Fowler 法　177
Froment sign　145
functional brace　85, 105
Functional Dexterity Test　264

G

Galveston splint　51
Gilula line　62

H

Hamlin 法　177
hanging cast　105
Herbert スクリュー　61
Herbert の分類　59
Horizontal extension technique　143
Huber-Littler 法　177

I

ICF　25
ICIDH　25
Initial delay　112
internal splint　176
intrinsic minus position（肢位）　53, 172
intrinsic plus position　271

J

Jahss 法　48
joint jack splint　55

K

Kraushaar & Nirschl の分類　232

L

lasso 法　177
Littler 法　177
LT ballottement テスト　196
LT compression テスト　196
Lund and Browder の法則　269
lunotriquetral dissociation：LTD　196

M

Mayer 法　176
Mayo Wrist Score　77
Meyerding 分類　238
Miller の基準　156
Moberg 法　176
mobilization　154

Morley テスト　131
MP 関節　10
MP 関節 flexion blocking splint　227
Mulligan's mobilization　236
multiple muscle transplantation　176

N

nerve gliding exercise　284
Neviaser 法　177

O

overlapping finger　50

P

palmar tilt　76
Palmer 分類　83
Phalen's test　138
piano-key 徴候　83
PIP 関節　10
PIP 関節屈曲用ストラップ　172
place & hold 訓練　179
Playing Related Musculoskeletal Disorders：PRMDs　274
PLRI 誘発テスト　91
posterolateral rotatory instability：PLRI　90
proprioceptive neuromuscular facilitation　102
pseudoclawing　47
PTSD　42

R

radial inclination　76
Reverse Phalen's test　139
RIC（Rehabilitation Institute of Chicago）　179
Riordan 法　178
Rolando 骨折　48
Roos テスト　131
rotational supracondylar fracture　46

S

safety pin splint　55
Saha 法　176
scaphoid maneuver test　197
scaphoid ring sign　195

scaphoid shift test　197
scapholunate dissociation：SLD　194
Seddonの分類　112
Semmes-Weinstein monofilament test　121
serial static splint　26
Shearテスト　196
six-pack exercise　283
SLAC（scapho-lunate advanced collapse）wrist　196
Smith法　177
SNAC（scaphoid nonunion advanced collapse）　59, 197
static extension splint　189
static splint　26
Steindler法　176
strap splint　55
Stress loading program　255
STT関節固定術　196
subchondral support　66
Sunderlandの分類　112

T

TAM　163
tendon gliding exercise　284
tension band wiring　97
Terminal delay　112
Terry-Thomas sign　195
TFCC　8
TFCCストレステスト　83
thumb spica splint　62, 179

Tinel様徴候　138
tip palmar distance（TPD）　56
total active motion（TAM）　56
total passive motion（TPM）　56, 163
triangular fibrocartilage complex　82
trick movement　183
Tubby-Denischi法　176

U

ulnar plus variance　84
ulnar variance　76
ulnocarpal stress test　83

V

volar intercalary segment instability：VISI　196
V-Y前進皮弁　240

W

Wadsworth分類　97
Waller変性　112
Wartenberg sign　145
Watosonテスト　194
Weckesser分類　262
Wrightテスト　131

Z

Zancolli法　176
zig-zag皮切　240
Z形成　240

和文索引

あ
アイスパック 35
アウトリガー付DIP, PIP関節伸展補助用スプリント 169
アウトリガー付手指MP関節・母指伸展アシスト用動的スプリント 181
麻生テスト 221
アメリカハンドセラピィ学会 2
アロディニア 251
安静肢位スプリント 29
安全ピン装具 153

い
医学的アプローチ 43
石黒法 50
痛みの悪循環 253
インフォームドコンセント 19

え
江川サイン 115
遠位橈尺関節 82

お
横骨折 49
音楽家 274
温熱療法 34

か
外在筋拘縮 208
外在筋拘縮評価 209
外側尺側側副靱帯 215
介入の時期 21
介入の頻度 22
開放骨折 57
鏡療法 256
鉤爪指変形 115
鉤爪変形 146
角状変形 51, 53
角度制限継手 94
過誤神経支配 113
型紙法 27
肩引き下げテスト 131
カックアップスプリント 72, 86
カッティング 32
間欠法 34
関節可動域検査 281
関節性拘縮 30
寒冷療法 35

き
偽かぎ爪化 47
基節骨骨折 46
機能障害評価 25
胸郭出口症候群 131
鏡視下腱板修復術 107
筋・腱性拘縮 30
筋電バイオフィードバック装置 183

く
屈筋腱狭窄性腱鞘炎 226
屈筋腱狭窄性腱鞘炎病期分類 227
屈筋腱グライディング訓練 72
屈筋腱の滑走訓練 55
クリッカー 35
クロスフィンガーテスト 115

け
月状三角骨解離 196
月状三角骨靱帯 196
腱滑走訓練 161, 243
腱固定効果 151
腱腫瘤 226
腱性槌指 201
腱板断裂 107
腱ひも 13
肩峰下除圧術 107

こ

光線療法　37
交代浴　254
後方線維　214
骨性槌指　201
ごまかし運動　183
固有受容性神経筋促通法　102
コンプレッション　255
コンプレッション訓練　75

さ

斎藤の評価法　77
斎藤分類　66
札幌医科大学式プロトコル　108
サムスパイカスプリント　62, 179
猿手変形　114
三角線維軟骨複合体　8, 82
3点固定の原理　27

し

ジグザグ変形　204
指伸筋　12
指伸筋機構　15
指伸筋腱の滑走訓練　55
指切断のZone分類　166
指尖手掌間皮線　56
持続法　34
尺側傾斜　76
尺側手根屈筋　13
尺側手根伸筋　12
尺側偏位　203, 208
斜骨折　49
斜支靱帯拘縮　208
斜支靱帯拘縮評価　209
尺骨神経　17, 115
尺骨神経麻痺　117
尺骨短縮術　84
尺骨動脈　17
尺骨バランス　76
尺骨プラスバリアンス　84
舟状月状骨間靱帯　194
修正クライナートスプリント　160
終末遅延　112
手関節の靱帯　7
手根管　12
手根管症候群　138
手根骨　6
手根中央関節　6
手根不安定症　194
手指MP関節屈曲用ラバ・バンドトラクションスプリント　182
手指伸筋腱群第1背側区画　220
手指の蒼白　246
手指の変形　152
手指の麻痺　246
手掌の皮線　7
手段　3
手内筋　14
手内筋マイナス肢位　172
手内在筋　79
ジョイントジャックスプリント　162, 172
小指球筋　15
小指伸筋　12
小指内転障害　145
症状緩解試験　136
掌側傾斜　76
掌側骨間筋　14
掌側凸変形　47
掌側板　11
上腕骨　104
上腕骨外側上顆炎　231
上腕骨骨幹部　104
初期遅延　112
シリコンゲルシート　272
侵害受容性疼痛　252
神経滑走訓練　135
神経縫合　112
人工肘関節　185
深指屈筋　13, 158
深掌動脈弓　18
深静脈　18
心的外傷後ストレス障害　42
心的ダメージ　42

す

水浴療法　39
スーチャーアンカー　108
ストラッピング　32
ストレス　19
スプリント療法　249
スムージング　32
スワンネック変形　201,206

せ

正確な評価　24
精神的なケア　42
正中神経　17,114
正中神経麻痺　117
静的スプリント　26
切断の分類　165
セフティーピンスプリント　172
セラピストアシストテノデーシス運動　163
浅指屈筋　13,158
漸次静的スプリント　26
漸次静的スプリント療法　100
浅掌動脈弓　18
浅静脈　18
宣誓手　114
前方線維　214
全面接触の原理　28
専門職との連携　24
前腕回旋防止用スプリント　84
前腕回内外矯正スプリント　80

そ

装具療法　3
側方動揺防止用両側アルミ支柱継手付肘装具　93
組織の修復　21

た

ダーツスローモーション　73
ダブルクラッシュ症候群　122
短橈側手根伸筋（腱）　12,231
短母指伸筋（腱）　12

ち

知覚検査（掌側）　278
知覚検査（総合覚評価）　280
知覚検査（背側）　279
知覚再教育　113,119
チネル徴候　121
肘関節外側側副靱帯損傷　91
肘関節後外側回旋不安定症　90
肘関節自動運動訓練　217
肘関節内側側副靱帯損傷　90
肘屈曲位固定用スプリント　99
中手骨骨折　47
肘部管症候群　145
虫様筋　14
長橈側手根伸筋（腱）　12,231
長母指外転筋（腱）　12
長母指伸筋（腱）　12
治療　3

て

テニス肘　231
テニス肘バンド　235
手の機能障害　2

と

橈骨神経　17,116
橈骨神経麻痺　117
橈骨動脈　17
同時収縮性運動障害　102
橈側手根屈筋　13
橈側側副靱帯　215
動的腱固定効果　183
動的伸展スプリント　154
動的スプリント　26
橈背側靱帯　211
ドケルバン病　220
徒手筋力検査　282
トリミング　32
ドレープ　27

な

内在筋拘縮　208

内在筋拘縮評価　209
内側側副靱帯　214
ナックルキャスト型　50

に

2010年森谷・斎藤評価法　77
日本語版改訂出来事インパクト尺度　42
入浴介助　110
認知行動療法　257
認知行動療法的アプローチ　43

ね

熱傷深度の分類　268
熱傷の深達度　268
熱傷面積の算定　269

の

能力低下評価　25
野末テスト　221
ノーマンズランド　160

は

背側型カックアップスプリント　182
背側骨間筋　14
背側コンパートメント　12
背側凸変形　48
背側保護用スプリント　167
パイロットスプリント　27
白鳥の首変形（スワンネック変形）　201, 206
激しい痛み　246
パーデューペグボード検査　121
ばね指　226
パーフェクトOテスト　114
ハンドベース背側保護スプリント　166

ひ

ピアニスト　274
引き寄せ鋼線締結法　97
肥厚性瘢痕　269, 270, 272
ピックアップテスト　121
ヒーティング　32
皮膚性拘縮　30
評価　3

病的疼痛　253
ピンチ&ラップ　27

ふ

ファンクショナルブレース　85
フィッティングチェック　32
フォルクマン・テスト　247
副靱帯　215
浮腫の防止　19
プーリー　13
不良姿勢　133
プレースアンドホールド訓練　179
プレート固定　104
プログラムの作成　3
ブロッキングスプリント　171
フローマン徴候　115
粉砕骨折　49

ほ

防御性筋収縮　87, 102
縫合法　159
母指CM関節症　9, 211
母指球筋　14
ボタン穴変形　203, 206
ホーム・エクササイズ　283

ま

末梢神経損傷　111
末節部切断の分類　166
マレット指（槌指）　201, 205
マレット指用装具　153

め

メジャーリング　32

も

モールディング　32

や

夜間手指伸展位保持用スプリント　168
夜間装着手指・母指伸展位保持用静的スプリント　181

ゆ
弓なり現象　13

ら
螺旋骨折　49

り
リストラウンダー　74, 85
良姿勢　133
輪状靱帯　215

ろ
肋間神経移行術　125
肋間神経移行術後　127
ロテーションバー　74

わ
ワルテンベルク徴候　115
腕神経叢　131
腕神経叢損傷　124
腕神経叢麻痺　124

検印省略

臨床ハンドセラピィ
Our Hand Therapy Protocol

定価（本体 6,800 円 + 税）

2011年9月1日　第1版　第1刷発行
2021年10月4日　　同　　第7刷発行

編集者　坪田　貞子
発行者　浅井　麻紀
発行所　株式会社 文光堂
　　　　〒113-0033　東京都文京区本郷7-2-7
　　　　TEL（03）3813-5478（営業）
　　　　　　（03）3813-5411（編集）

©坪田貞子, 2011　　　　　　　　印刷・製本：広研印刷

ISBN978-4-8306-4386-6　　　　　　　Printed in Japan

- 本書の複製権，翻訳権・翻案権，上映権，譲渡権，公衆送信権（送信可能化権を含む），二次的著作物の利用に関する原著作者の権利は，株式会社文光堂が保有します．
- 本書を無断で複製する行為（コピー，スキャン，デジタルデータ化など）は，私的使用のための複製など著作権法上の限られた例外を除き禁じられています．大学，病院，企業などにおいて，業務上使用する目的で上記の行為を行うことは，使用範囲が内部に限られるものであっても私的使用には該当せず，違法です．また私的使用に該当する場合であっても，代行業者等の第三者に依頼して上記の行為を行うことは違法となります．
- JCOPY〈出版者著作権管理機構 委託出版物〉
本書を複製される場合は，そのつど事前に出版者著作権管理機構（電話03-5244-5088，FAX 03-5244-5089，e-mail：info@jcopy.or.jp）の許諾を得てください．